全国造口治疗师规范化培训教材

# 伤口护理学

顾　问　彭泽厚

主　审　刘玉村　万德森

主　编　丁炎明

副主编　于卫华　辛　霞　郑美

编　者（以姓氏笔画为序）

于卫华（合肥市第一人民医院）　　　　　　余　梅（合肥市第一人民医院）

龙小芳（中山大学附属第三医院）　　　　　辛　霞（西安交通大学第一附属医院）

朱燕英（暨南大学附属华侨医院）　　　　　陈玉盘（湖南省肿瘤医院）

乔莉娜（西安交通大学第一附属医院）　　　金鲜珍（西安交通大学第一附属医院）

任　辉（吉林大学白求恩第一医院）（兼秘书）周长青（北京大学第一医院）

齐　心（北京大学第一医院）　　　　　　　郑美春（中山大学附属肿瘤医院）

阮瑞霞（西安交通大学第一附属医院）　　　赵　静（江苏省人民医院）

李会娟（北京大学第一医院）　　　　　　　赵士琴（合肥市第一人民医院）

李静如（南京市第一医院）　　　　　　　　胡海燕（吉林大学白求恩第一医院）

杨　静（中南大学湘雅二医院）　　　　　　徐建文（上海市东医院）

吴　玲（南京大学医学院附属鼓楼医院）　　谌永毅（湖南省肿瘤医院）

吴　燕（复旦大学附属中山医院）　　　　　傅晓瑾（北京大学第一医院）

吴仙蓉（中山大学孙逸仙纪念医院）　　　　蔡蕴敏（复旦大学附属金山医院）

何丽娟（深圳市第二人民医院）　　　　　　霍孝蓉（江苏省护理学会）

何淑敏（广东药科大学附属第一医院）

人民卫生出版社

U0391952

**图书在版编目（CIP）数据**

伤口护理学/丁炎明主编. —北京：人民卫生出版社，2017

ISBN 978-7-117-24512-8

Ⅰ.①伤… Ⅱ.①丁… Ⅲ.①创伤外科学-护理学 Ⅳ.①R473.6

中国版本图书馆 CIP 数据核字（2017）第 217879 号

| 人卫智网 | www.ipmph.com | 医学教育、学术、考试、健康，购书智慧智能综合服务平台 |
| --- | --- | --- |
| 人卫官网 | www.pmph.com | 人卫官方资讯发布平台 |

# 伤口护理学

主　　编：丁炎明

出版发行：人民卫生出版社（中继线 010-59780011）

地　　址：北京市朝阳区潘家园南里 19 号

邮　　编：100021

E - mail：pmph @ pmph.com

购书热线：010-59787592　010-59787584　010-65264830

印　　刷：北京盛通印刷股份有限公司

经　　销：新华书店

开　　本：710×1000　1/16　印张：25　插页：4

字　　数：462 千字

版　　次：2017 年 11 月第 1 版　2024 年 12 月第 1 版第 14 次印刷

标准书号：ISBN 978-7-117-24512-8/R·24513

定　　价：98.00 元

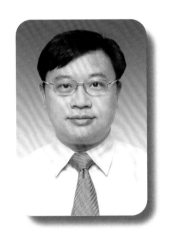

彭泽厚,男,1987 年毕业于香港玛丽医院护士学校;1992 年获澳洲 La Trobe 大学护理学士学位;1994 年获英国 Salford 大学造口护理专业文凭及英国注册造口护士资格;2011 年获澳洲 Monash 大学护理硕士学位。1994 年推动创立香港造瘘治疗师学会,任第一届会长;1994 年至今任香港造口人协会名誉会员及执行委员;2004 年任亚洲造口服康协会委员;2006 年任世界造口治疗师协会双年会筹委会主席;2008 年至 2016 年任香港选举委员会成员及第十一届全国人民代表大会代表选举会议成员;2014 年至 2016 年任香港医院管理局检讨督导委员会成员。

2000 年获泰山功德会第一届"爱心医护奖";2010 年获"爱心全达慈善基金"颁发"最惠及病人奖";2017 年获国际造口协会亚洲及南太平洋区大会"Dr Harikesh Buch 专业服务奖"。

现任世界造口治疗师协会教育委员会委员、香港造瘘治疗师学会主席、香港大学校外进修学院造口治疗师文凭课程学术委员会成员及导师、香港仁济医院造口及伤口护理专科顾问护师、北京大学医学部国际造口治疗师学校名誉校长、西安国际造口治疗师学校特聘副校长、湖南国际造口治疗师学校特聘教授、《上海护理》杂志审稿专家。

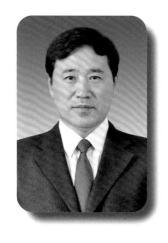

　　**刘玉村**　男,1960 年生,中共党员。胃肠外科教授,博士生导师。1983 年毕业于北京医科大学医学系,获医学学士学位;1988 年,毕业于北京医科大学,获临床医学博士学位;1988 至 1990年,北京医科大学第一医院普通外科主治医师;1990 至 1992 年,国家教委公派赴丹麦国家医院进修,从事肝脏移植及胃肠外科的临床工作和实验研究;1992 年任北京医科大学第一医院普通外科副主任医师、副教授;1999 年任主任医师、教授;1999 年至 2002 年任北京大学第一医院副院长;2002 至 2006 年,北京大学医学部副主任;2006 年 6 月至今任北京大学第一医院院长。第十二届全国政协委员、第十四届北京市人大代表、第十五届西城人大代表。现任北京大学医学部党委书记。

　　1995 年,被卫生部评为"教书育人、管理育人、服务育人"先进个人;2005年中国十大教育英才;2008 年起享受政府特殊津贴;2010 年获中国医院"先声杯"优秀院长;2011 年获全国卫生系统职工职业道德建设标兵;2012 年获全国医院(卫生)文化建设先进工作者。

　　现任国家卫生标准委员会医院感染控制标准专业委员会主任委员、教育部高等学校教学指导委员会临床医学类专业教学指导委员会委员、中国研究型医院学会副会长、中国医院协会医院文化专业委员会副主任委员。

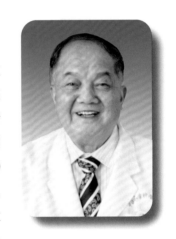

**万德森** 男,肿瘤外科教授,博士生导师,主要研究方向为大肠癌手术为主的综合治疗。在大肠癌外科治疗、化疗领域方面技术精湛、造诣精深,多次荣获科研成果奖,创立我国第一所国际认可的造口治疗师学校。发表医学论文 200余篇,主编《临床肿瘤学》(第一、二、三、四版)、《社区肿瘤学》(第一、二版)、《肝胆肿瘤学》《大肠癌》《造口康复治疗-理论与实践》《结直肠癌》《结直肠癌诊治纲要》和两套肿瘤防治科普丛书,主译《癌症化疗》,合译《肿瘤外科学》,参编专著 10 余部。

多次被评为"优秀共产党员""先进工作者""优秀教师",荣获国务院颁发的专家特殊津贴,并先后被评为卫生部"有突出贡献的中青年专家""广东省卫生系列白求恩式工作者""南粤优秀教师""十佳师德标兵""全国医德标兵""全国师德师风先进个人"、"羊城十大名医",荣获"柯麟医学奖""中国医师奖"等。

现任中山大学肿瘤防治中心结直肠科主任导师、主诊教授、结直肠癌首席专家、中山大学首届资深名医、亚洲知识管理学院院士、全国大肠癌专业委员会名誉主任、广东省抗癌协会荣誉理事长、广东省抗癌协会大肠癌专业委员会终身名誉主任、中山大学造口治疗师学校名誉校长,兼任《中华肿瘤杂志》副总编辑、《实用肿瘤杂志》和《结直肠肛门外科》副主编。

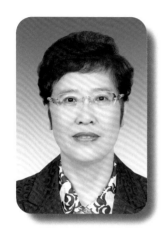

　　**丁炎明**,女,主任护师,硕士生导师。现任北京大学第一医院护理部主任。从事护理工作 30 余年,其专业领域为普外科、手术室、泌尿外科和造口伤口失禁护理及管理。曾分别于 2011 年、2013 年、2014 年短期在美国德克萨斯医学中心、德国柏林工业大学、英国皇家护理学院及美国霍普金斯医学中心学习医院管理。2014 年至 2015 年在北京大学医学部"护理管理 EMBA 高级研修班"学习并毕业。组织并参与省部级研究课题多项,承担并负责院级课题数十项。负责组织本院护理科研团队申报课题并荣获中华护理学会科技奖一等奖。以第一作者在核心期刊发表论文 40 余篇,并获得 2008 年度《中国期刊高被引指数》生物类学科高被引作者前 10 名;主编 40 余部护理书籍。

　　现任中华护理学会副秘书长;中华护理学会第 24 届、25 届外科专业委员会主任委员;中华护理学会第 24 届、25 届造口伤口失禁专业委员会主任委员及《中华护理杂志》副总编辑;教育部高等学校护理学专业教学指导委员会专家;首届中国研究型医院学会评价与评估专业委员会委员;中华医学会医疗事故技术鉴定专家库专家;北京护理学会继续教育工作委员会主任委员;《中国护理管理》《中华现代护理杂志》《中国实用护理杂志》《护理研究》《护理学杂志》十余家护理核心期刊编委。

It gives me great pleasure and it is an honour to have the opportunity to write the foreword of the first *Chinese Enterostomal Therapy ( ET ) Nursing* textbook. For many years, I witnessed the expansion of ET Nursing in China which was first supported by the HonkKong ET nurses through the WCET Norma N. Gill Foundation ( NNGF ) Twinning project. Fifteen years later, Chinese ET nurses have gained a solid body of knowledge, competencies and expertise.

Individuals experiencing wound, ostomy and continence challenges present specific needs requiring specialised nursing care known as ET Nursing. Almost inexistant in the year 2000, ET Nursing has expanded tremendously in China and the number of specialised nurses is still growing, with several ET Nursing training programs recognized by the World Council of Enterostomal Therapists ( WCET ) available in China.

The next logical step was therefore to provide future ET Nursing students and Health Care Professionals ( HCP ) interested in wound, ostomy and continence problems with a reference textbook specific to China that would respect its language, culture, beliefs and values. A group of Chinese ET nurses accepted to get involved in this outstanding project and worked on writing down the science and art of ET Nursing principles. I congratulated all of them for their contribution to this ambitious task and thanked them for their interest to share their knowledge and expertise to improve the quality of education and the quality of care in the domain of ET Nursing.

This textbook will assist HCP in getting a better understanding of the role of the ET nurse and realizing the difference that ET Nursing evidence-based knowledge and appropriate interventions can make in the life of patients, ultimately improving their quality of life. Norma N. Gill Thompson, the first ET and a person with an ostomy herself, would be extremely proud to see this book which represents a prolongation of her mission: improving the quality of life of people with wound, ostomy and continence needs all over the world.

ET Nursing is a wonderful nursing speciality that requires a comprehensive training provided by ET nurses, surgeons and several other health care professionals involved in the domain. This textbook will contribute to assist them when preparing their classes, making sure that standardzed and updated evidence-based knowledge is transmitted to students. It will also assure that ET Nursing principles are available to the majority of ET nurses and caregivers.

This publication will support nurses in their daily practice, it will be an invaluable resource for Nursing and ET Nursing students. It will assist all professionals involved in the care of people with wound, ostomy or continence needs, assist them in managing difficult cases, update their knowledge thus improving their clinical practice.

Finally, this textbook will benefit our patients, by improving their quality of life through the optimisation of the quality of care.

Once again, congratulations and many thanks to all involved in the preparation of this textbook.

Happy reading!

Louise Forest-Lalande
WCET Past President

随着社会的发展和人民生活水平的提高,人类疾病谱也发生了剧烈变化,创伤已被列为我国第四位死因,由各类创伤导致的急、慢性伤口也日益增多。与此同时,我国人口老龄化发展迅速,预计到2030年,60岁以上的老年人将占据中国人口构成比的30%,而我国慢性伤口的高发人群以60～80岁的老年人为主,这预示着未来我国将有几亿老年人可能面临各类慢性伤口的威胁。研究发现,在我国住院患者中,每位慢性伤口患者用于伤口治疗的平均费用高达12 227元,其中,糖尿病足溃疡的直接医疗费用已占到全国卫生总费用的18%,远远高于国际水平。综上所述,各类急、慢性伤口不仅严重危害患者的身心健康,给我国卫生机构、社会经济发展带来沉重负担,更对我国伤口治疗与护理工作提出了严峻的挑战。

近年来,伤口愈合理论的重大变革及新型敷料的发展与应用使现代伤口治疗与护理专业发生了巨大的改变,我国伤口专业的规范化治疗于近年来逐渐得到发展。为降低各类伤口引起的致死率和致残率,提高患者的生活质量,各类伤口的预防及护理已成为我国伤口护理工作的重中之重。然而,我国的伤口护理工作才刚刚起步,近年来的伤口护理工作主要由造口治疗师承担,不但伤口专科护理人才紧缺,而且伤口护理专业教材寥寥可数,伤口护理缺乏强有力的人才后盾与理论支撑。自2001年至今,承蒙国际造口治疗师协会及中国香港造瘘师协会的帮助,经由各地区一流医学高等学府及权威学术组织的齐心合作,我国内地已建立12所国际造口治疗师培训学校,培养了1000余位具有国际造口治疗师文凭的专科护士,对伤口护理人才建设起到了巨大的推动作用,实现了伤口专科护理人才从无到专,辐射全国的专业突破。然而,我国却缺乏符合中国国情和医疗环境的统一规范的专业培训教材。特此,由北京大学第一医院联合北京大学医学部国际造口治疗师学校共同牵头,融合全国7所颇具影响力的造口治疗师培训学校的优秀师资力量,历经两年多的反复斟酌与讨论修改,共同编写本书及其系列教材《造口护理学》《失禁护理学》。全套系列教材严格依照国际造口治疗师文凭教育项目的课程设置要求,紧跟国际先进理念,为我国伤口、造口、失禁护理实践工作奠定严谨的理论基础,为我国伤口、造口、失禁治疗师人才队伍建设提供有力保障。

本书编写过程始终坚持将教材建设与学科前沿发展相结合，并以"精理论、强实践，精基础、强临床，培养实用技能型人才"为本书编写的核心指导思想，不但符合伤口护理专科教育的发展需要，能作为全国伤口治疗师培训学校的教材使用，还能为广大关注伤口治疗与护理的医护工作者提供理论支持与实践指导。

本书首先回顾了伤口护理的发展历史，系统阐述了皮肤的解剖生理和各类常见急、慢性伤口的病因、临床表现、治疗及护理要点，重点讲解了与伤口护理相关的基础知识和实践原则，并以彩色图谱的形式图文并茂地介绍了各种伤口病例的治疗要点及护理措施。此外，本书精准全面地讲述伤口护理专业中的关键理论、护理重点、操作难点，特别是在描述病案分析、护理产品使用、专科护理操作等时，注重理论联系实际，通过详细、精练、完整的病案分析来加强培养读者分析问题和解决问题的能力，引领读者们更科学合理得开展临床工作。

本书充分响应《十二五专科护理》号召，紧跟我国专科护理发展形势，确保伤口专科护理教材的高品质、高标准和高使用价值。与此同时，本书首次规范了我国伤口治疗师学校的教学模式及课程体系建设，落实了国际伤口治疗师文凭教育项目的课程设置要求，并充分发挥了伤口治疗师学校与医学高等院校的整合优势，梳理了伤口专科护理的理论教学与操作实践的循证资源，融合了全国 7 所颇具影响力的造口治疗师学校师资力量，不但弥补了我国伤口护理专业教材编写的空白，在伤口护理专业教学和临床实践上具有引领专科发展的科学价值，在专科护理发展历史舞台上塑造了重要的历史意义，并充分体现了我国护理人勤奋钻研的学术理念和团结自强的文化氛围。

本书承蒙世界造口治疗师协会（WCET）主席 Louise Forest-Lalande 女士为本书作序，中国香港造瘘师协会副主席彭泽厚顾问审阅全书章节，并得到万德森教授的悉心指导及全国资深造口治疗师的倾力支持，在此对他们的专业精神和职业素养及对肠造口护理专业做出的卓越贡献深表敬佩和衷心感谢。由于时间较紧，且本书基于大量英文文献存在语言与文化差异，本书难免存在错误和遗漏之处，敬请读者、专家批评匡正，以便我们在再版时能及时修正和补充。

丁炎明
2017 年 6 月

# 目 录

# 第一章

# 概　述

## 第一节　伤口护理发展的历史

### 一、伤口护理发展的古代史

自地球上出现人类的足迹开始便有伤口的形成。最早的关于伤口治疗的记录来源于古代幼发拉底河苏美尔人在黏土平板上和古埃及人在莎草纸上所做的记载;在远古人类居住的山洞墙壁上,也发现了人类因狩猎受伤的绘画。

古代人类因狩猎等原因造成的伤口,他们会用手指在伤口周围进行压迫止血,或根据经验用蔬菜和蛋清涂抹伤口,继而覆以羽毛或兽皮,捣烂的植物茎叶、烟灰等。古代埃及人用腐烂的面包敷在小伤口上,用浸软的木条覆盖较大伤口。古希腊人甚至用一些简单的外科学方法来处理伤口,他们将无机盐与植物混合在一起做成膏剂,涂抹在伤口上,并用能吸收渗出液的布料覆盖伤口。公元前 2000 年,古埃及人提出切开排脓。Ebers 提出用羊粪、生肉、热油烫熟的青蛙来治疗烧伤和咬伤,这被认为是开放伤口生物学敷料的首次应用。公元前 700 年,Homer 的论著中提到,Makaon 为 Menalaus 拔出箭头,排除淤血并敷膏油,这是最早的对清创和软组织处理的描述。公元前 460 年至公元前 377 年,已有伤口需要保持清洁及干燥的概念,用温水、乙醇及醋来清洁伤口,并阐述了 I 期愈合、II 期愈合及化脓的临床表现,说明古人已经知道感染会影响切口愈合。

公元 129—199 年,Galen 提出脓液产生是伤口愈合过程所必需的。其后,不少医生利用不同的物质处理伤口来促进脓液形成。13 世纪,Theodoric 曾提出反对 Galen,他认为脓液会延长伤口愈合期,他极力主张用酒来清洁伤口,将伤口内的异物清除,再将伤口边缘缝合后用敷料保护。18 世纪,Pasteur 发现微生物的存在,确立了微生物是伤口感染原因的学说,并引用高温方法消灭微生物,Galen 的理论才被推翻。

在中国古代,勤劳智慧的人民,也在孜孜不倦地研究探索伤口处理的办法。早在商代的甲骨文上已有了外科病名的记载。春秋战国时期,中医外科学逐步形成,代表作有《黄帝内经》《五十二病方》中提到童尿、酒能治伤止血,还记载了创伤、冻疮、肿瘤等多种疾病及处理,是我国目前发现最早的一部医学文献。东晋葛洪所著《肘后备急方》已记载有烧灼和压迫止血法等。到了南北朝时期的《刘涓子鬼遗方》,书中更是详细记述了用烙法火针切开止血的方法和治疗金疮、皮肤病方法。唐朝医学家孙思邈的著作《千金要方》和《千金翼方》以及明朝医学家李时珍的著作《本草纲目》也都记载了中国传统的关于伤口的中草药的处理方法。元明清时期,人们更注重扶正与祛邪相结合,内治与外治相结合。出现了诸如南宋陈自明的《外科精要》、元代危亦林的《世医得效方》、清代王洪绪的《外科全生集》等著作,影响久远。

## 二、伤口护理发展的近代史

### (一) 伤口湿性愈合理论的形成

18 世纪以前,古人多就地取材选用大自然物品,如蔬菜、泥土、树叶等作为伤口的敷料。18 世纪后,人们都是在干性愈合理论的指导下进行伤口护理。该理论认为,伤口愈合需要干燥环境,有大气氧的参与可以促进伤口愈合。因此透气的敷料才能使伤口获得足够的氧,以供细胞生长的各种生化反应所需。

直到 1962 年,英国皇家医学会 Winter 博士在动物实验中证实,在湿性环境下,伤口愈合速度是干性环境下的 2 倍,首次提出了湿性愈合理念。这一实验结论不仅为现代湿性伤口愈合理论奠定了基础,同时也促进了湿性伤口愈合在护理技术方面的应用。不过专家也指出,所谓"湿润的环境"并不意味着伤口周围皮肤浸渍。真正的"湿性伤口愈合"指的是伤口局部的湿润,不会形成结痂。1962 年 Winter 在 Nature 杂志上发表具有突破性的研究成果。他发现皮肤表面的水疱如果不刺破而保持完整时,将避免结痂的形成,且能促进上皮表层细胞的移动,从而有利于伤口的愈合。1963 年 Hinman 博士首次在人体伤口处理中得出同样的湿性愈合的结论。

在中国,直到 20 世纪 90 年代初,随着医护人员对伤口湿性愈合理论的认识及新型密闭型敷料的引进、伤口专科护士的培养及伤口专科的发展,伤口湿性愈合理论才被医护人员所认可,但由于干性愈合观念在人们的思想已根深蒂固,所以湿性愈合理论被患者及家属广泛接受仍需要时间。

**（二）新型敷料的出现和使用**

在湿性愈合理论的促进下,随着对伤口愈合研究的不断深入,人们认识到使用敷料的目的不仅是覆盖伤口,还要帮助伤口的愈合,创造促进伤口愈合的最佳环境。1981 年,美国加州大学旧金山分校外科系的 Knighton、Silver、Hunt 这 3 人首次发现伤口的含氧量与血管增生的关系:在无大气氧存在下的血管增生速度为大气氧存在时的 6 倍,新血管的增生速度随伤口大气氧含量的降低而增加,提出了伤口护理中的密闭式愈合理念,为新型密闭型敷料的研制奠定了理论与实验基础。

1974 年全球第一块密闭性敷料诞生。此敷料是一种可黏性透明膜,具有隔离作用,可预防细菌入侵伤口组织。1977 年,研究者将封闭袋用于肠造口患者伤口竟无感染发生,据此研制出第 1 块水胶体敷料,适用于中等渗液量以下的伤口,能维持伤口的湿性环境。随后研究表明,水胶体敷料用于慢性溃疡和压力性损伤后,能明显缩短伤口愈合时间。1989 年藻酸盐类敷料问世,其优点是具有高吸湿性、促进胶原蛋白合成和止血性能,适用于术后须促进止血的伤口,以及中度或重度渗出的慢性伤口和窦道等。1992 年,有学者研制出具有吸收性且非黏性的新型敷料,中间为吸收层,外面包有多孔薄膜,透气不透水,标志着水凝胶敷料的出现。这种敷料含水量高,可用于伤口焦痂的软化,促进伤口自溶性清创,促进上皮形成及伤口闭合。同时,水凝胶温度仅为 5℃,有温和的冷却作用,可以减轻伤口疼痛和炎症反应。

除此之外,还有适用于重度渗出伤口的泡沫类(海绵类)敷料,以及含有银、碘等成分的具有局部抗菌作用的敷料等。2000 年后,更新型、功能更齐全的封闭式敷料逐渐成为伤口敷料的主流。但是到目前为止,还没有哪一种敷料具备所有理想特点并适用于伤口治疗的各个阶段,也没有哪种敷料适用于所有类型的伤口。近年来,许多欧美国家的厂家都在进行新型医用敷料的研制与生产,市场上已经涌现出几十种不同类型和功能的现代敷料。

随着国内伤口专科护理的发展,新型敷料在中国的应用越来越多,大家都在总结自己的使用经验,新型敷料在各类伤口的应用效果研究不断增加,但除了新型敷料的应用,人们也在不断研究其他促进伤口愈合的方法,并取得了良好的效果。

**（三）其他促进伤口愈合的方法**

1. 高压氧疗法　高压氧疗法即将患者置于高压氧舱内,呼吸 100% 氧气,以增加血液内的氧含量,将营养及含氧血液输送至伤口,促进伤口愈合。临床观察发现,出血较多的伤口大部分愈合良好,而出血较少的伤口愈合较差或不愈合。任何类型的伤口愈合都需要受损组织的血液灌注和充氧。所以高压氧疗法对伤口愈合和预防感染起到了非常重要的作用。Gottrup 的一项临床研究证明,对于结肠、直肠切除的患者术前采用氧疗法可使术后伤口感染的发生率减少一半。对慢性延迟愈合的伤口采用高压氧疗法也取得较好的效果。

2. 负压封闭引流疗法(vaccum sealing drainage,VSD) VSD 是一种设计思维独特、对传统外科引流作出了重大改进的新型引流技术,由德国 Ulm 大学附属创伤外科医院的 Wim Fleischmann 博士于 20 世纪 90 年代初原创。裘华德于 1994 年引进并发展、改良,并通过临床实践证明,这一技术明显改善了引流效果,减轻了病人痛苦,减少了医务人员工作量,解决了传统的外科引流技术的一些弊端,为伤口的治疗提供了新的可能性。裘华德、宋九宏主编的《负压封闭引流技术》第 2 版里有关于负压封闭引流技术的原理及在伤口方面的应用描述。

3. 蛆疗法 蛆疗法源自英国,是一种以无菌的蛆来帮助人类疗伤的新型医疗技术。先针对伤口大小判断需要多少专门培育的无菌小蛆,再将其植入伤口表面后以医疗胶带贴上。蛆在伤口里只将腐肉啃食干净,防止细菌污染,促进伤口愈合,而且不会伤到正常的肌肉,但必须在蛆化成蛹之前将其取出。

4. 细胞生长因子 细胞生长因子是一类刺激细胞分裂的生物活性多肽,与伤口愈合关系密切。根据其作用及细胞的来源可分为 TGF、FGF、胰岛素样生长因子 OPGFQ、TNF、PRM 1 等。这些生长因子在组织修复过程中可产生趋化作用,合成分泌作用以及增殖分化作用。在伤口愈合过程中,生长因子与细胞因子是重要的信号传导物,也是细胞周期正常调控的一部分。但不同愈合所需的生长因子有所不同,因此何时使用适合的生长因子尚在研究中。

5. 其他 水疗法、激光、超音波等治疗伤口的方法仍在进一步研究中,疗效有待进一步确定。

### 三、国外伤口专科护士的发展现状

"专科护士"一词源于美国,1900 年,De Witt 在《美国护理学杂志》创刊号上撰文讨论了护理专科问题(specialties in nursing),被认为是正式提出专科护理(specialty nursing)的概念。1909 年美国开始了麻醉科护士的培养,逐渐扩展到 ICU、急救、糖尿病等护理领域。专科护士的教育培养分为初级专科护士(specialty nurse,SN)和高级专科护士(advanced practice nurse,APN)。SN 工作在专科护理领域一线,通常并无强制性资格认证的要求,她们是在注册护士的基础上积累了充足的专科护理领域实践经验,并接受符合规定的继续教育培训后获得的资格认定。而 APN 必须是专科领域临床护理实践基础上的接受硕士以上学位教育者。要以 APN 从事相关专科护理实践,必须接受强制性资格认证才能被授予相应资格,并取得执业执照。

20 世纪 60 年代,英国、加拿大、德国等开始实施专科护士培养制度。他们对专科护士的培养主要是根据专科特点,设置包括理论、实践、研究等方面在内的专科教育课程进行培训。

1988 年,在 Health Management Publications(现在更名为 HMP Communications)的发动下,召开了第一年度的高级伤口护理论坛(Symposium on Advanced Wound Care,SAWC),成为了全球第一个发起伤口护理教育的组织。1991 年,英国成立了全球第一个伤口护理研究性的协会——伤口愈合研究协会(Wound Healing Research Unite,WHRU),推动了伤口护理的进一步发展。

WHRU 的教育活动涉及范围广泛,包括国家学术组织、国际会议、本地学校学习、药企短期培训(3~5 天)。WHRU 的培训对象包括初级外科医师、护士、伤口愈合/组织修复硕士研究生以及相关领域代表。WHRU 的教育形式多样,包括网络教学、远程教育、学校教育以及短期培训。目前,在欧洲、加拿大、美国、澳大利亚的伤口护理教育发展比较成熟,其中欧洲有 23 个国家成立了国家伤口护理教育组织以促进伤口护理教育。亚洲的伤口护理发展比较落后,仅有土耳其成立了国家伤口护理组织。1958 年,国际慢性伤口委员会(Initiative Chronische Wound,ICW)成立,并随后在 26 个国家机构成员的参与下从 2008 年 1—6 月开始执行慢性伤口的国际专家标准。该标准于 2009 年 2 月制定,并为国际伤口治疗师的认定奠定了基础。

## 四、中国伤口专科护士的发展现状

在我国,专科护士指经过某专科系统培训后获得某专科资格证书的护士,而伤口专科护士在国内还没有统一的定义。一般认为伤口专科护士是指在各种急慢性伤口护理领域内具有较高水平的理论知识和实践技能,有丰富临床经验的高级护理人才。2005 年,原卫生部在《中国护理事业发展纲要(2005—2010 年)》中明确要求:要分步骤在重点专科护理领域开展专业护士培训,并提出:根据临床专科护理领域的工作需要,有计划地培养临床专业化护理骨干,建立和发展临床专业护士。原卫生部护理处讨论会上也提出,专科护士是方向,专业护士是过程。2008 年 5 月 12 日实施的《护士条例》中也明确提出:根据临床专科护理发展和专科护理岗位的需要,开展对护士的专科护理培训。

2001 年,我国第一所国际造口治疗师学校由中山大学护理学院、香港造瘘治疗师学会和香港大学专业进修学院合办而成。2004 年,受北京大学医学部委托,北京大学第一医院和香港造瘘治疗师学会主办了我国第二所国际造口治疗师学校,现在国内有 12 所国际造口治疗师学校,分别是广州、北京、南京、上海、温州、湖南、西安、安徽、天津、沈阳、郑州、山东国际造口治疗师学校。从 2001 年至今,共培养了 1000 多名国际造口治疗师。2010 年,四川大学华西医院、国际慢性伤口委员会、欧洲技术监督协会联合在成都开办了我国第一所伤口治疗师培训学校,面向全国招收有专科实践经验的优秀临床护士。培训合格的学员结业可获得以上三方联合颁发的国际伤口治疗师证书。2015 年,北京大学第一医院成功获得欧洲伤口管理协会(EWMA)授权开设伤口管理认证课程,成立"北京大学第一医院国际伤口治疗师学校",2016 年首批培养了国际伤口治疗师 37 人。

**(一) 我国对专科护士的培养方式主要有以下 4 种**

1. 以医院为基础的专科护士培养模式 该模式主要由医院负责,如浙江邵逸夫医院于 2000 年在国内设立了糖尿病专科护士和伤口(造口)专科护士并进行培养。

2. 以学校为基础的培养模式 培训方法的设计、培训内容及教学实施由学校负责,其理论部分在学校完成,临床训练部分在医院完成。在学校培训中,有业余培训和脱产培训两种形式,培训的运行根据学生的数量决定,整个培训项目合格后颁发学校的证书。如 2005 年 2 月,广东省卫生厅委托南方医科大学、香港理工大学联合进行研究生课程专科护士培训试点工作,该项目开设了糖尿病、老年病、医院感染控制和重症监护 4 个专科的培训,获到了较好的效果。

3. 医院和学校联合培养模式 此种模式是以培养临床护士为主,培训项目由医院设计,课程由教育机构讲授,理论部分在学校完成,临床实践在医院完成。项目设计、课程时间和教学内容取决于医院的需求,如造口治疗师学校。此种模式可以将学习者的理论知识和实践技能充分结合在一起,提高了学习者的综合素质,符合"学习-劳动-再学习-再劳动"的教育模式,是我国培养专科护士的主要发展方向。

4. 医院联合培养模式 该模式为一个地区的多所医院联合培养专科护士,此种培养基于参加培训的各医院需要基础之上,有的附属于学术机构,有的则不附属于当地的学术机构,由多家医院联合培养专科护士。

**(二) 伤口护士的角色功能**

关于伤口护士的角色功能虽然尚未达成共识,但是伤口专科护士在伤口的评估与管理中扮演的独立角色已得到充分肯定,概括起来主要有:

1. 临床护理工作者 我国的伤口专科护士本身资质准入要求较高,加上又经过伤口专业学校的系统学习及临床实践,因而在临床护理工作中,可以通过正确的护理诊断、制定完善的护理计划、采取有效的护理措施从而取得最佳的护理效果。

2. 教育者　伤口专科护士本身拥有丰富的临床经验及专科知识,拥有很强的临床工作能力,伤口护士可在临床工作中评价技术的使用状况,积累经验,开展相关教育工作。一方面,伤口专科护士指导下级护士开展伤口治疗,对护士和护生进行指导,如编写教材、进行课程设计、开展伤口研讨班、更新继续教育的内容。另一方面,定期在科室或社区举办健康教育会和伤口治疗沙龙,为患者解惑答疑,帮助患者选择治疗方案。同时定期进行家庭访视,监测评估者的自我护理水平,并及时给予指导。

3. 研究者　伤口护士工作的最终目的是提高护理质量,推动护理学的发展。因此,伤口护士一方面要着重于解决临床护理问题,通过对临床实践中的问题进行研究,建立伤口护理管理指南,使伤口护理规范化;另一方面,因为工作与许多学科存在交叉,要注重边缘问题的研究和探索,指导护理革新,将研究的新成果推广至临床,并给予正确的评价。

4. 管理者　管理作为护士的角色之一,对沟通能力和临床决策能力的要求高。而经过专业培训可以提高护士的管理能力,伤口护士逐渐成为了医生和医院管理者之间的桥梁,伤口护士在创伤小组中担当着管理的核心地位。Wuster 等的研究显示,拥有自主性的伤口护士一方面可以提高团队在病人中的印象,另一方面可以巩固组织凝聚力,促进有效沟通和构建良好的团队关系。

5. 沟通联络者　为了更好地为病人提供优质的服务,需要许多部门的配合协作。而伤口护士是医生与患者沟通的桥梁,一方面可以和主管医生探讨最优化的治疗方案,另一方面可以及时向医生传达患者的诉求,保证患者的利益,促进患者的康复,还有利于构建和谐的医患关系。

近年来,随着伤口专科护理的发展,护士在伤口专科护理中的作用日益凸显,在提高护理质量、改善病人的生活质量方面起到了积极的作用,但由于我国的专科护理工作起步较晚,还有很多方面需进一步健全和完善,如缺乏完善的培训体制,缺乏专门法律保障,伤口专科护士应进一步向社区及家庭延伸等,但我们坚信通过护理同仁们的共同努力,我国的伤口护理专科发展将更加专业化、规范化。

## 第二节　伤口的定义与分类

### 一、定　义

伤口(wound)是广义的概念,覆盖在人体表面的组织连续性遭到破坏,就

7

形成了伤口。伤口在创伤和组织修复与再生领域中也称"创面",是指正常皮肤组织在致伤因子(如外科手术、外力、热、电流、化学物质、低温等)作用以及机体内在因素(如局部血流供应障碍等)作用下导致的损害。常伴有皮肤完整性的破坏以及一定量正常组织丢失的同时,皮肤的正常功能受损。伤口愈合过程指"创面修复",是指由于各种因素造成皮肤组织缺损后,通过自身组织的再生、修复、重建或人为进行干预治疗,从而达到伤口愈合目的的一系列过程。

## 二、分　类

### (一) 按愈合时间分类

按伤口愈合的时间分为急性伤口、慢性伤口。此种分类方法是目前临床使用最多的分类方法,但关于急性伤口和慢性伤口的时间界定目前尚没有统一的标准。急性伤口(acute wounds)是指愈合过程符合经典的创伤修复过程的伤口。伤口的愈合遵循一定的顺序,包括炎症阶段、增生阶段、上皮阶段和重塑阶段。各个愈合阶段相互重叠,愈合起于止血阶段。慢性伤口(chronic wounds)是指在各种内在或外界因素影响下,无法通过正常、有序、及时的修复过程达到解剖和功能上完整状态的伤口。临床上多指各种原因形成伤口,接受超过1个月的治疗未愈合、也无愈合倾向的伤口。

1. 急性伤口　主要包括手术切口、创伤后的清洁伤口、Ⅱ度烧烫伤伤口(图1-1)等。急性伤口处理得当,修复多以原来的细胞为主,修复过程快,恢复后结构与功能良好。但若急性伤口处理不当或进一步受损,可能会导致伤口的感染或裂开,最终可能是瘢痕愈合,或导致伤口愈合时间延长转变为慢

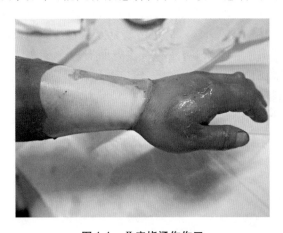

图 1-1　Ⅱ度烧烫伤伤口

性伤口,所以慢性伤口是伤口护理的主要内容。

2. 慢性伤口　主要包括糖尿病足(图 1-2)、血管性溃疡、压力性损伤(图 1-3)、急性伤口迁延不愈等。慢性伤口的主要特征是伤口愈合时间延长,容易继发感染,增加了患者的痛苦及社会的医疗负担。

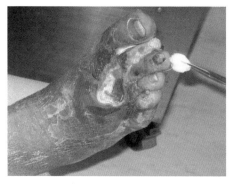
图 1-2　糖尿病足

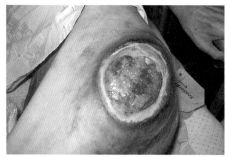
图 1-3　压力性损伤

**(二)按伤口清洁情况分类**

1. 清洁伤口　用"Ⅰ"类表示,指无菌切口(图 1-4)。

2. 可能污染伤口　用"Ⅱ"类表示,指手术时可能带有污染的切口,如胃大部切除术。

3. 污染伤口　用"Ⅲ"类表示,指邻近感染区或组织直接暴露于污染或感染物的切口(图 1-5)。如阑尾穿孔行阑尾切除术后的手术切口、肠梗阻坏死的手术切口等。

4. 感染伤口　微生物生长在伤口上伴有组织反应,已发生感染的伤口,化脓性疾病的引流性手术切口和手术切口感染等(图 1-6)。

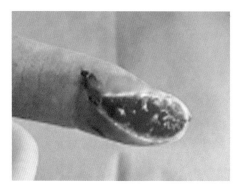
图 1-4　清洁伤口

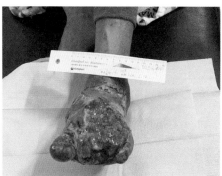
图 1-5　污染伤口

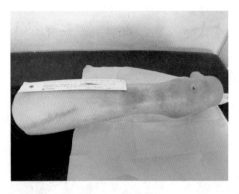

图1-6 感染伤口

（三）按愈合类型分类

1. 一期愈合 此类愈合过程中,肉芽组织形成较少,完全愈合后仅留下一条线性瘢痕,而且不会导致明显的功能障碍,如手术切口。

2. 延迟愈合 此类愈合特点与一期愈合相似,只是因伤口被污染或感染,愈合时间延长了3～5天,如开放性手术切口(图1-7)。

3. 二期愈合 伤口表皮再生时间延迟,肉芽组织形成多,伤口愈合后留下的瘢痕较大,有时还伴有正常功能的丧失,且愈合时间长,过程反复。如压力性损伤、糖尿病足、下肢溃疡等。

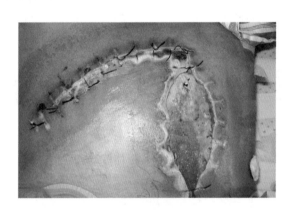

图1-7 延迟愈合伤口

（四）按伤口基底部的颜色分类

1988年,*American Journal of Nursing* 编者 Cuzzell 和 Blanco 从欧洲引进了伤口 RYB 分类法。将Ⅱ期或延期愈合的开放伤口分为黑色伤口、黄色伤口、红色伤口、混合型伤口。

1. 黑色伤口 伤口内有坏死组织,软或硬的结痂,伤口无愈合倾向(图1-8)。

2. 黄色伤口 伤口内有腐肉、渗出液或感染,伤口暂无愈合倾向(图1-9)。

3. 红色伤口 伤口内有健康的肉芽组织,常见于干净或正在愈合的伤口(图1-10)。

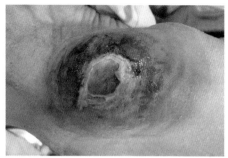
图 1-8　黑色伤口

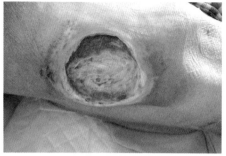
图 1-9　黄色伤口

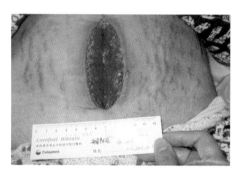
图 1-10　红色伤口

4. 混合型伤口　伤口内有不同颜色的组织,常以百分比来描述各颜色组织所占的比例(按25%、50%、75%、100%描述)。

（五）其他伤口类型

按受伤原因分为癌性伤口、药物外渗性伤口以及电击/触电性伤口、电疗引起的伤口、化学物品引起的伤口、温度引起的伤口(冻伤或烧伤)、动静脉血管功能障碍导致的伤口等。

1. 癌性伤口　癌性伤口是因上皮组织完整性被恶性癌细胞破坏并日趋严重,促使肿瘤浸润上皮细胞及周围淋巴、血管、组织时,造成皮肤溃疡,产生蕈状物,若持续进行而导致组织坏死时即称为恶性肿瘤蕈状伤口(图1-11)。

2. 药物外渗性伤口　化学药物外渗后损伤皮肤组织,注射部位常有尖锐的刺痛或烧灼感且肿胀,严重者出现皮肤溃疡、组织坏死。化疗药物外渗损伤早期为化学炎症反应,并发感染时疼痛加重,体温升高,可有白细胞计数升高,渗液常见黄色黏稠液体,或其他典型临床感染表现。按照损伤程度分为三级:1级为皮肤红斑、瘙痒;2级为疼痛或肿胀,伴炎症或静脉炎;3级严重为溃疡或坏死,需要手术治疗(图1-12)。

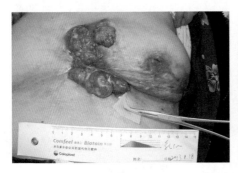

图 1-11　乳腺癌晚期伤口

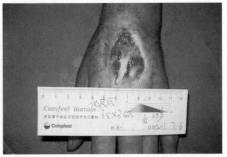

图 1-12　化疗药外渗伤口

（于卫华　赵士琴）

# 第二章

# 皮肤的解剖与生理

## 第一节　皮肤的解剖

皮肤(skin)覆盖于人体表面,与外界环境直接接触,是人体最大的器官,总重量约占个体体重的 16%,成年人皮肤的总面积约为 $1.5m^2$,新生儿约为 $0.21m^2$。皮肤由表皮、真皮和皮下组织构成。皮肤中尚有由表皮衍化而来的附属器官如毛发、指(趾)甲、皮脂腺、汗腺等。此外,皮肤中还含有丰富的血管、淋巴管、神经及肌肉(图 2-1)。

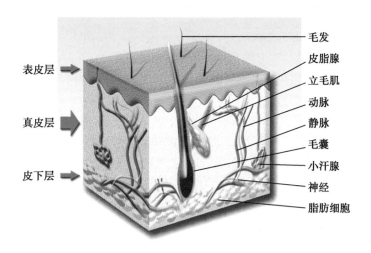

图 2-1　皮肤解剖结构的模式图

皮肤通过皮下组织与深层相附着,受真皮纤维束的牵引,形成了致密的多走向沟纹,称为皮沟(skin grooves)。皮沟将皮肤划分为大小不等的细长隆起,成为皮嵴(skin ridges)。较深的皮沟将皮肤表面划分成菱形或多角形的微小区域,称为皮野。皮沟、皮嵴平行排列构成特殊的涡纹形图样,称为指(趾)纹。

真皮结缔组织纤维束的排列方式决定了皮肤具有一定方向的张力线,在皮肤缺损修复中具有重要的意义。如果沿着张力线的方向切开皮肤,那么皮肤裂口的宽度则较窄;相反,如果沿着张力线的垂直方向切开皮肤,那么裂口则较宽,而且伤口愈合后容易产生瘢痕。

## 一、表　皮

表皮(epidermis)由角质形成细胞和非角质形成细胞组成,其中非角质形成细胞包括黑素细胞、麦克尔细胞。两者的区别是,角质形成细胞内有张力丝,细胞间有桥粒,可以产生角蛋白,参与表皮角化。表皮的厚度不一,其中在眼睑处最薄,约为0.04mm;手掌和足底最厚,厚约1.6mm。

### (一)表皮层的结构

表皮层由内向外可分为五层,分别是基底层、棘层、颗粒层、透明层和角质层。

1. 基底层(stratum basale)　位于表皮最底层,由一层矮柱状细胞组成,基底层细胞具有分裂能力,是表皮的干细胞,此处细胞分裂、分化,成熟为角质层细胞,并最终由表皮脱落,其过程约28天,称为表皮通过时间或更替时间。

2. 棘层(stratum spinosum)　位于基底层的上方,由4~8层的多角形细胞组成,其细胞表面有许多细小的突起,相邻的细胞突起互相连接,形成了桥粒。电镜下可见胞质内有很多微丝束附着于桥粒,棘层的上部胞质中有散在分布的胞膜颗粒,称为角质小体。

3. 颗粒层(stratum granulosum)　位于棘层的上方,由扁平细胞或梭形细胞组成,在角质层薄的地方,由1~3层细胞构成,在掌跖等角质层厚的地方可厚达10层。该层的细胞核和细胞器退化,其胞质内充满大小形状不等的透明角质颗粒(keratohyaline granule),胞质内膜颗粒增多,其所含的糖脂等物质以胞吐的方式被释放到细胞间隙中,封闭细胞间隙,对表皮渗透,起着重要的屏障作用。

4. 透明层(stratum lucidum)　位于颗粒层的上方,由2~3层扁平的细胞构成,透明层仅见于掌跖等表皮层较厚的部位。在电镜下,其细胞核与细胞器消失,胞质内充满了角蛋白丝,细胞的界限不清,折光性强。

5. 角质层(stratum corneum)　位于表皮的最上层,是由5~20层扁平的角质细胞组成,角质细胞已经死亡,细胞正常结构消失,胞质中充满着角蛋白,是构成角质细胞的主要成分。角质层表层细胞之间桥粒消失,或形成残体,不断地脱落,形成皮屑。

**(二) 表皮层细胞类型**

1. 角质形成细胞　角质形成细胞(keratinocyte)是表皮的主要构成细胞,约占表皮细胞的80%。角质形成细胞可产生角蛋白,参与表皮分化及角化的病理生理过程。

2. 黑素细胞　黑素细胞(melanocyte)是生成黑色素的细胞,位于表皮的基底层,黑素细胞最大的特征是胞质内含有黑素小体(melanosome),黑素小体内含酪氨酸的细胞器,能将酪氨酸转化为黑色素。黑素细胞通过其树枝状的突起向角质形成细胞提供黑色素。黑素细胞的数量与部位、年龄有关,与肤色、人种、性别等无关。所有人种的黑素细胞的数量几乎是一样的,而肤色的深浅主要取决于黑素颗粒的大小、分化等。黑素能遮挡及反射紫外线,保护真皮及深部组织。

3. 朗格汉斯细胞　朗格汉斯细胞(Langerhans cell)是表皮的免疫活性细胞,分布于基底层以上的表皮及毛囊上皮中,一般面颈部较多,掌跖部较少。朗格汉斯细胞内有特殊形状的 Birbeck 颗粒。朗格汉斯细胞有多种表面标记,是皮肤的抗原提呈细胞,能识别、结合和处理侵入皮肤的抗原,参与免疫应答。

4. 麦克尔细胞　麦克尔细胞(Merkel cell)位于基底细胞之间,有短指状的突起,胞质内含神经内分泌颗粒,麦克尔细胞多分布于感觉灵敏的部位(如鼻尖和指尖),可能具有非神经末梢介导的感觉作用。

5. 角质形成细胞间及其与真皮间的连接

(1) 桥粒:桥粒(desmosome)是连接角质形成细胞间的主要结构,由相邻细胞细胞膜的卵圆形致密增厚而共同构成。桥粒由两类蛋白质组成,跨膜蛋白和胞质内的桥粒斑蛋白。桥粒具有很强的抗牵张力,再加上由细胞间张力细丝构成的连续结构网,细胞间的连接更为牢固。在角质形成细胞的逐渐分化、成熟过程中,桥粒可以分离或重新形成,使得表皮细胞能够上移至角质层,并有规律地脱落。桥粒的破坏可引起角质形成细胞之间的分离,临床上表现为表皮内水疱或大疱。

(2) 半桥粒:半桥粒(hemidesmosome)是基底层细胞与下方基底膜带的主要连接结构,其结构类似半个桥粒。

(3) 基底膜带:基底膜带(basement membrane zone,BMZ)位于表皮与真皮之间,皮肤的附属器与真皮之间、血管周围也存在 BMZ。BMZ 由四层结构组成,分别是胞膜层、透明层、致密层和致密下层。这四层结构有机结合在一起,使真皮与表皮紧密连接,具有渗透和屏障作用。表皮中没有血管的分布,血液中的营养物质是通过基底膜带才进入表皮,表皮的代谢产物也是经过

BMZ 才得以进入真皮。一般情况下，BMZ 限制大分子的通过，但是当其发生损伤时，炎症细胞、肿瘤细胞等大分子物质可通过 BMZ 而进入到表皮。BMZ结构的异常会导致表皮与真皮分离，表现为表皮下水疱或大疱。

## 二、真　　皮

真皮（dermis）位于表皮下，分为乳头层（papillary layer）和网状层（reticular layer），两层之间无明确界限。乳头层位于真皮层最上面、最薄的一层，结缔组织凸向表皮底部形成许多乳头状突起，扩大了表皮与真皮的连接面，乳头层含有丰富的毛细血管和毛细淋巴管。网状层位于真皮层下方，内有较大的血管、淋巴管及神经穿行。真皮层在组织学上由结缔组织组成，由纤维、基质及细胞组成，其中以纤维为主。

### （一）胶原纤维

胶原纤维（collagen fibril）含量最丰富，真皮中下部的胶原纤维聚成粗大的纤维束，几乎与平面平行，相互交织成网，各自延伸在不同的水平面上。胶原纤维由胶原原纤维（collagen fibril）聚合而成，主要成分是Ⅰ型胶原。胶原纤维韧性大，抗拉力强，但缺乏弹性。

### （二）网状纤维

网状纤维（reticular fibers）是幼稚的未成熟胶原纤维，主要分布在乳头层及血管、神经周围。由网状原纤维（reticular fibril）组成，其主要成分为Ⅲ型胶原。

### （三）弹力纤维

弹性纤维（elastic fibers）在电镜下，呈波浪状，之间相互交织呈网状，缠绕在胶原纤维束之间。弹力纤维由弹力蛋白（elasticin）和微原纤维（microfibril）构成。弹力纤维具有较强的弹性。

### （四）基质

基质（matrix）是填充于纤维、纤维束间隙和细胞间的物质，其成分主要为蛋白多糖（proteoglycan）。基质是有许多微孔隙的分子筛立体结构，小于这些空隙的物质如水、营养物质等可自由通过，进行物质交换；大于空隙的物质如细菌等则不能通过，被局限于局部，以利于吞噬细胞的吞噬。

### （五）细胞

主要有成纤维细胞、肥大细胞、朗格汉斯细胞等，还有少量的淋巴细胞和白细胞，其中成纤维细胞和肥大细胞是真皮中主要的常驻细胞。

## 三、皮　下　组　织

皮下组织（subcutaneous tissue）位于真皮的下方，由疏松的结缔组织和脂肪组织（脂肪小叶）组成，又称为皮下脂肪层。皮下组织与真皮之间没有明确的界限,结缔组织纤维彼此过渡,皮下组织内含有血管、淋巴管等,其厚度受到部位、性别及营养状况的影响,皮下组织的功能主要是热的绝缘体,是振动吸收器及营养仓库,而且还可使皮肤易于活动。

# 第二节　皮肤的生理

皮肤被覆于人体表面,对人体的内环境稳定起着十分重要的作用。皮肤具有屏障、感觉、调节体温、免疫、物质代谢等多种功能。皮肤能接受外界环境的各种刺激,并通过其反射调节,使机体能好地适应外界环境的各种变化。

## 一、屏　障　作　用

皮肤的屏障作用主要表现在两方面,一方面可以保护机体内部各种组织和器官免受机械性、物理性、化学性或生物性等有害因素的损伤;另一方面,可以防止体内的水分、电解质和其他物质的丧失。

### (一) 对物理性损伤的防护

皮肤对物理性损伤(如摩擦、冲撞等)具有一定的防护作用。角质层是主要的防护结构。皮肤各个部位的摩擦系数不同,在经常受摩擦的部位,角质层可增厚。真皮层的胶原纤维、网状纤维、弹力纤维等交织成网,使皮肤具有了弹性和伸展性。皮下脂肪层能够对外力起到缓冲作用。皮肤角质层能对电损伤起到防护作用。皮肤通过吸收作用能够起到对光线的防护,黑素细胞接受紫外线照射后,能够产生更多的黑素,使皮肤对紫外线的防护作用增强。

### (二) 对化学性刺激的防护

角质层是对化学性刺激防护的主要结构,具有抗弱酸和弱碱的作用。

### (三) 对微生物的防御作用

角质层细胞之间排列紧密,其他层的角质形成细胞也通过桥粒结构而互相镶嵌,因此能防止微生物的侵入;角质层含水量少,皮肤表面呈弱酸性环境,不利于细菌的生长;一些皮肤表面的正常细菌通过产生酯酶,对其他的细菌如白色念珠菌能具有一定的抑制作用。

### (四) 防止营养物质的丢失

角质层具有半透膜的性质,可以防止体内营养物质及电解质的丢失,皮肤表面的皮脂膜能够减少水分的丢失。

## 二、感　觉　作　用

皮肤与外界直接接触,皮肤内分布着很多感受器。皮肤的感觉可以分为两类,由体外单一刺激引起的单一感觉,如触觉、痛觉、冷觉和温觉。痛觉为游离的神经末梢,广泛分布于全身皮肤的表层和脏器黏膜内。与机体大多数感受器不同的是,感觉感受器很少或几乎没有适应,若伤害性刺激持续作用,痛觉感受器的兴奋性会变得越来越高,致使外界轻微的刺激也会引起强烈的疼痛,这种情况称为痛觉过敏。在日常生活中,我们不愿意别人碰自己已经受伤的伤口,就是这个道理。另一类是复合感觉,是由大脑综合分析后形成的感觉,如湿、糙等。瘙痒很常见,又称为痒觉,属于皮肤黏膜的一种特有感觉,机制尚不清楚。

## 三、调节体温作用

皮肤的体温调节在体内有化学性和物理性两种机制。皮肤感受到热刺激时,皮肤血管扩张,血流量增加,皮肤散热增加;受到冷应激时,血管收缩,皮肤血流量减少,皮肤散热减少。体表散热通过辐射、对流、传导和汗液蒸发实现。

## 四、吸 收 作 用

皮肤具有吸收功能,这是经皮用药的理论基础。皮肤的吸收部位主要是角质层,其次是毛囊和皮脂腺、汗腺。皮肤的吸收功能受到皮肤的结构与部位、药物的理化性质等因素的影响。皮肤的吸收能力与角质层的厚薄、完整性以及通透性有关,不同的部位,角质层厚薄不同,吸收的能力也不同。当角质层破坏时,皮肤的吸收能力增强,此时应注意药物的浓度,避免因吸收过量而引起不良反应。此外,角质层的水合程度越高,则皮肤的吸收能力越强。正常情况下,完整的皮肤只能吸收少量的水分和气体,脂溶性物质和油脂类物质吸收良好,其吸收强弱的顺序为羊毛脂>凡士林>植物油>液状石蜡。此外皮肤还能吸收重金属和盐类。外界的环境温度升高,使皮肤血管扩张,血流量增加,可使吸收能力增强。皮肤的病理情况下如充血、损伤也会影响皮肤的吸收。

## 五、分泌和排泄作用

皮肤的分泌和排泄功能主要通过小汗腺、顶泌汗腺和皮脂腺来完成。小汗腺发汗受到体内外温度、精神因素以及饮食等的影响。在精神紧张、情绪激动等大脑皮质兴奋的情况下,可引起掌跖、前额等部位出汗,称为精神性出汗。进食辛辣刺激等食物时,引起的口周、鼻面等处出汗,称为味觉性出汗。汗液主要为水分,含少量的无机离子、乳酸、尿素等。小汗腺的分泌对维持体内电解质平衡非常重要。

顶泌汗腺在青春期、情绪激动及环境温度增高时,其分泌会增加。一些人的顶泌汗腺会分泌一些有色的物质(可呈黄、绿、黑或红),使局部皮肤或衣服染色,称为色汗症。

皮脂腺分泌胞内物分布于皮肤表面形成皮脂膜。皮脂是多种脂类的混合物。皮脂腺的分泌受到多种激素的影响,雄激素可加快皮脂腺细胞的分裂,使皮脂增多。雌激素可抑制皮脂的分泌,禁食及表皮受损使皮脂分泌较少或停止分泌。

## 六、新陈代谢作用

皮肤和大多数组织一样,参与整个机体的代谢活动,但由于其解剖结构和生理功能的特殊性,同时具有其特殊性。

### (一) 糖代谢

皮肤中主要的糖为糖原、葡萄糖及黏多糖等。在有氧的条件下,表皮中50%~70%的葡萄糖是通过有氧氧化作用提供能量;在缺氧的情况下,则70%~80%通过无氧酵解提供。糖尿病时,皮肤中的糖含量增加,容易引起细菌及真菌的感染。真皮中,黏多糖含量丰富,黏多糖与蛋白质形成蛋白多糖(又称黏蛋白),蛋白多糖与胶原纤维形成网状结构,起着支持、固定真皮及皮下组织的作用。黏多糖的降解主要通过酶促反应完成,此外,内分泌因素也可影响到黏多糖的代谢。

### (二) 蛋白质代谢

皮肤的蛋白质主要包括纤维性和非纤维性蛋白质,纤维性蛋白质主要包括角蛋白、胶原蛋白和弹性蛋白,非纤维性蛋白包括细胞内的核蛋白以及调节细胞代谢的酶类。角蛋白是角质形成细胞和毛发上皮细胞的代谢产物和主要成分,胶原蛋白有四型,分别是Ⅰ、Ⅲ、Ⅳ、Ⅶ型,胶原纤维和网状纤维分别以不同类型的胶原蛋白为主,弹性蛋白是弹性纤维的主要构成成分。

### (三) 脂类代谢

皮肤中的脂类包含脂肪和类脂质,占皮肤总重量的3.5%~6%。脂肪的主要功能包括储存能量和氧化,类脂质是细胞膜的主要成分,并参与某些生物活性物质的合成。表皮细胞在不同的分化阶段,其类脂质的组成有显著不同。死亡的角质层细胞和衰老的颗粒层细胞,与处于增殖和分化的基层和棘层细胞中的脂质相比,其类固醇含量较高,而磷脂则缺乏,表皮脂质对于表皮的角化以及角质层完整的屏障作用上,发挥着重要的作用。表皮中最丰富的必需脂肪酸为亚油酸和花生四烯酸。花生四烯酸在日光作用下可以合成维生素D,维生素D有助于钙的吸收,可预防佝偻病。血液中的脂类代谢异常会到影响皮肤的脂类代谢,如高脂血症时,脂质局限性沉积于真皮,形成皮肤黄瘤。

## （四）水和电解质代谢

皮肤中的水分主要蓄积于真皮中，能起到调节全身水代谢的作用。当机体脱水时，皮肤可提供其水分的5%～7%，以补充循环血容量。儿童皮肤含水量高于成人，成年中女性略高于男性。皮肤中含有各种电解质，主要在皮下组织中，其中 $Na^+$、$Cl^-$ 主要在细胞液中，$K^+$、$Ca^{2+}$、$Mg^{2+}$ 在细胞内含量较高，它们对维持细胞间渗透压和细胞内外酸碱平衡起着重要作用，$K^+$ 可激活某些酶，$Ca^{2+}$ 可维持细胞膜的通透性和细胞间黏着。

# 七、皮肤的 pH 值

由于在人体皮肤表面存留着尿素、尿酸、盐分、乳酸、氨基酸、游离脂肪酸等酸性物质，所以皮肤表面常显弱酸性。正常皮肤表面 pH 值为 5.0～7.0。皮肤只有在正常的 pH 值范围内，也就是处于弱酸性，才能使皮肤处于吸收营养的最佳状态，此时皮肤抵御外界侵蚀的能力以及弹性、光泽、水分等，都为最佳状态。皮肤表面的这种弱酸环境对酸、碱均有一定的缓冲能力，称为皮肤的中和作用。皮肤对酸性物质也有相当的缓冲能力，被称为酸中和作用。皮肤对碱性物质的缓冲作用，称为碱中和作用。当肌肤表面接受到碱性物质的刺激而改变 pH 值时，酸性脂肪膜也有能力在短时间内，将肌肤表面的酸碱度调整回原来的 pH 值。

（于卫华　余梅）

# 第三章

# 伤　口　愈　合

## 第一节　伤口愈合的理论基础

### 一、皮肤的组织修复和再生

损伤造成机体部分细胞、组织缺损后,机体对所形成缺损进行细胞再生和(或)纤维结缔组织增生的方式加以修补恢复的过程,称为修复。修复后可完全或部分恢复原组织的结构和功能。

**（一）组织修复**

组织修复首先通过肉芽组织增生,溶解、吸收损伤局部的坏死组织及其他异物,并填补组织缺损,以后肉芽组织转化成以胶原纤维为主的瘢痕组织,完成修复。

1. 肉芽组织

（1）概念:肉芽组织(granulation tissue)是指富有新生薄壁的毛细血管和增生的成纤维细胞并伴有炎细胞浸润的新生组织。在伤口常呈颗粒,肉眼表现为鲜红色,柔软湿润,形似鲜嫩的肉芽故而得名。除创伤愈合之外,体内任何慢性炎症病灶、坏死组织周围、血栓机化过程、梗死边缘等病变,凡由新生的毛细血管、成纤维细胞和炎细胞浸润构成的组织,均称为肉芽组织。

（2）镜下结构:镜下可见大量由内皮细胞增生形成的实性细胞索及扩张的毛细血管,向伤口垂直生长,并以小动脉为轴心,在周围形成祥状弯曲的毛细血管网;新增生的成纤维细胞散在分布于毛细血管网络之间,很少有胶原纤维形成;此外常有大量渗出液及炎症细胞,炎症细胞中常以巨噬细胞为主,也有多少不等的中性粒细胞及淋巴细胞,因此肉芽组织具有抗感染功能。肉芽组织内不含神经纤维,故无疼痛。

（3）肉芽组织的功能

1）抗感染保护伤口:在伤口有感染的情况下,肉芽组织可对感染及异物进行分解、吸收,以消除感染、清除异物,保护伤口洁净,利于愈合。

2）机化或包裹坏死、血栓、炎性渗出物及其他异物:肉芽组织向伤口生长的过程也是对伤口中血凝块和坏死组织等异物的置换过程。由新生的肉芽组织吸收并取代各种失活组织或其他异物的过程称为机化,只有当凝血块和坏死组织被肉芽组织完全机化后,才能为伤口愈合创造良好的条件,否则将会影响愈合过程。如果失活的组织或异物不能完全被机化时,在其周围增生的肉芽组织成熟为纤维结缔组织形成包膜,将其包裹与正常组织隔离开。

3）填补伤口及其他组织缺损:肉芽组织在组织损伤后 2~3 天内即可开始出现。早期肉芽组织仅能机化异物、填补伤口和初步连接缺损,随着时间的推移,肉芽组织按其生长的先后顺序,逐渐成熟。成纤维细胞转变为纤维细胞,毛细血管闭塞、数量减少,水分逐渐吸收,炎症细胞减少并逐渐消失,最终肉芽组织成熟为纤维结缔组织并转变为瘢痕组织。

2. 瘢痕组织

（1）瘢痕组织的形成:瘢痕组织的形成是肉芽组织逐渐纤维化的过程。此时网状纤维及胶原纤维越来越多,网状纤维胶原化,胶原纤维变粗。与此同时,成纤维细胞越来越少,少量剩下者转变为纤维细胞;间质中液体逐渐被吸收,中性粒细胞、巨噬细胞、淋巴细胞和浆细胞先后消失;毛细血管闭合、退化、消失,留下很少的小动脉及小静脉。这样,肉芽组织转变成主要由胶原纤维组成的血管稀少的瘢痕组织,肉眼呈白色,质地坚韧。

（2）瘢痕组织的成分及形态特点:肉眼观察:局部呈收缩状态,色苍白或灰白、半透明,质坚而韧,缺乏弹性。镜下结构:由大量平行或交错分布的胶原纤维束组成。纤维束均质红染,玻璃样变,纤维细胞少、核细长而深染,血管少见。

（3）瘢痕组织的作用:瘢痕是机体创伤修复的必然产物,其可以填补伤口缺损,保持组织器官完整性、保持组织器官的坚固性。虽然没有正常皮肤抗拉力强,但这种填补及连接已相当牢固。

（4）瘢痕组织并发问题

1）瘢痕隆起:这与皮肤创伤愈合过程中的纤维增生和组织含水量明显增加有关。当大量纤维组织形成后,即使经过组织重塑和改构,局部仍残留多余的纤维组织。这可解释为何一些瘢痕经过较长时间后仍明显高于皮面的现象。

2）瘢痕凹陷:瘢痕组织形成后经历了重塑期,多种细胞分泌的胶原酶及其他蛋白水解酶的降解作用使得细胞外基质被分解吸收,加之组织中液体成分明显减少,终致瘢痕变平甚至出现凹陷。

3）瘢痕收缩:瘢痕收缩不同于伤口的早期收缩,而是瘢痕在后期由于水分显著减少所引起的体积变小,肌纤维细胞收缩引起整个瘢痕的收缩。由于瘢痕坚韧又缺乏弹性,加上瘢痕收缩可引起器官变形及功能障碍,所以发生在关节附近和重要脏器的瘢痕,常引起关节痉挛或活动受限,如在关节附近则引起运动障碍。

4)瘢痕性粘连:发生在器官之间或器官与体腔壁之间的瘢痕性粘连,常不同程度地影响其功能。如器官内广泛损伤后发生广泛纤维化、玻璃样变,则导致器官硬化。

5)瘢痕组织过度增生:又称"肥大性瘢痕"。一般情况下,瘢痕中的胶原还会逐渐被分解、吸收,以致改建,因此瘢痕会缓慢地变小变软;但偶尔也有的瘢痕胶原形成过多,成为大而不规则的隆起硬块,突出于皮肤表面,并超过原有损伤范围向四周不规则扩张,称为"瘢痕疙瘩",又名"蟹足肿"。易见于烧伤或反复受异物等刺激的伤口,一般认为与皮肤张力及体质有关。容易出现瘢痕疙瘩的人的体质称为瘢痕体质。其分子机制不明,瘢痕疙瘩中的血管周围常见一些肥大细胞,故有人认为由于持续局部炎症及低氧,促进肥大细胞分泌多种生长因子,使肉芽组织过度生长,因而形成瘢痕疙瘩。

(5)瘢痕组织的分类及临床表现:临床上根据瘢痕组织学形态和形态学的区别,可以将其分为以下几种类型。

1)表浅性瘢痕:因皮肤受轻度擦伤,或由于浅Ⅱ度灼伤,或皮肤受浅表的感染后所形成的,一般累及表皮或真皮表层。临床表现为表面粗糙,有时有色素改变。局部平坦、柔软,有时与周边正常皮肤界限模糊。一般无功能障碍,不需特殊处理。

2)增生性瘢痕:凡损伤累及真皮深层,如深Ⅱ度以上的灼伤、切割伤、感染、切取中厚皮后的供皮区等,均可能形成增生性瘢痕。临床表现为瘢痕明显高于周围正常皮肤,局部增厚变硬。在早期因有毛细血管充血,瘢痕表面呈红色、潮红或紫色。在此期,痒和痛为主要症状,甚至可因搔抓而致表面破溃。在经过相当一段时期后,充血减少,表面颜色变浅,瘢痕逐渐变软、平坦,痒痛减轻以致消失。增生期的长短因人和病变部位不同而不同。一般来讲,儿童和青壮年增生期较长,而50岁以上的老年人增生期较短。增生性瘢痕虽可厚达2cm以上,但与深部组织粘连不紧,可以推动,与周围正常皮肤一般有较明显的界限。增生性瘢痕的收缩性较萎缩瘢痕小。因此,发生于非功能部位增生性瘢痕一般不致引起严重的功能障碍,而关节部位大片增生性瘢痕,由于其厚硬的夹板作用,妨碍了关节活动,可引致功能障碍。位于关节屈面的增生性瘢痕,在晚期可发生较明显的收缩,从而产生如颌颈粘连等明显的功能障碍。

3)萎缩性瘢痕:其损伤累及皮肤全层及皮下脂肪组织,可发生于大面积Ⅲ度灼伤、长期慢性溃疡愈合后,以及皮下组织较少部位如头皮。临床表现为瘢痕坚硬、平坦或略高于皮肤表面,与深部组织如肌肉、肌腱、神经等紧密粘连。瘢痕局部血液循环极差,呈淡红色或白色,表皮极薄,不能耐受外力摩擦和负重,容易破溃而形成经久不愈的慢性溃疡。如长期时愈时溃,晚期有发生恶变的可能,病理上多属鳞状上皮癌。萎缩性瘢痕具有很大的收缩性,可牵拉邻近的组织、器官,而造成严重的功能障碍。

4)瘢痕疙瘩:其发生具有明显的个体差异。大部分瘢痕疙瘩通常发生在局部损伤1年后。

**（二）组织再生**

再生(regeneration)是指为修复缺损而发生的同种细胞的增生。需强调再生是一种细胞的增生。这种增生本质上是为了修复缺损,而不是为了吸收坏死物质或消除致炎因子(如局部增生的巨噬细胞等)。再生的细胞应是与缺损的实质细胞完全相同。

1. 再生的种类

（1）生理性再生:在生理过程中,有些细胞、组织不断老化、消耗,由新生的同种细胞不断补充更新,始终保持着原有的结构和功能,维持着机体的完整与稳定,称生理性再生。例如,表皮的表层角化细胞经常脱落,而表皮的基底细胞不断地增生、分化,予以补充。

（2）病理性再生:在病理状态下,细胞或组织受损坏死后,如果损伤程度较轻,损伤的细胞又有较强的再生能力,则可由损伤周围的同种细胞增生、分化,完全恢复原有的结构与功能,称为病理性再生。如Ⅱ度压力性损伤常出现水疱,基底细胞以上各层细胞坏死,此时基底细胞增生、分化,完全恢复表皮的原有结构与功能。在病理情况下,不能进行再生修复的组织,当其发生缺损时,是由纤维结缔组织来修复,称为纤维性修复。由于肉芽组织填补以后形成瘢痕,故也称瘢痕修复,过去常称为不完全再生。

2. 再生的方式　由于组织损伤的程度和范围大小不同以及再生能力不同,再生又可分为完全性再生和不完全性再生两种方式。

（1）完全性再生:组织受损较轻,死亡细胞由同类细胞再生补充,完全恢复了原有结构和功能。

（2）不完全性再生:组织受损严重,缺损过大,或具有再生能力的细胞死亡,则常由新生的肉芽组织填补修复,不能恢复原有结构和功能而形成瘢痕。虽具有修复作用,但也造成新的危害。

3. 组织的再生能力　各种组织有不同的再生能力,这是在动物长期进化过程中形成的。一般说来,低等动物组织的再生能力比高等动物强,分化低的组织比分化高的组织再生能力强,平常容易遭受损伤的组织以及在生理条件下经常更新的组织,有较强的再生能力。反之,则再生能力减弱或缺乏。

4. 各种组织的再生过程

（1）上皮组织的再生

1）被覆上皮再生:鳞状上皮缺损时,由伤口边缘或底部的基层细胞分裂增生,向缺损中心迁移,先形成单层上皮,以后增生分化为鳞状上皮。黏膜如胃肠黏膜上皮缺损后,同样也有邻近的基底部细胞分裂增生来修补,新生的上皮细胞起初为立方形,以后增高变为柱状细胞。

2)腺上皮再生:腺上皮虽有较强的再生力,但再生的情况依损伤的状态而异:如果仅有腺上皮的缺损而腺体的基底膜未被破坏,可由残存细胞分裂补充,完全恢复原来的腺体结构。如腺体构造(包括基底膜)被完全破坏,则难以再生。构造比较简单的腺体如子宫腺、肠腺等可从残留部细胞再生。

(2)纤维组织的再生:在损伤的刺激下,受损处的成纤维细胞进行分裂、增生。成纤维细胞可由静止状态的纤维细胞转变而来,或由未分化的浆液细胞分化而来。幼稚的成纤维细胞胞体大,两端常有突起,突起亦可呈星状,胞浆略显嗜碱性。电镜下,可见胞浆内有丰富的粗面内质网及核蛋白体,说明其合成蛋白的功能很活跃;胞核体积大,染色淡,有1~2个核仁。当成纤维细胞停止分裂后,开始合成并分泌前胶原蛋白,在细胞周围形成胶原纤维,细胞逐渐成熟,变成长梭形,胞浆越来越少,核越来越深染,成为纤维细胞。

(3)软骨组织和骨组织的再生:软骨组织再生起始于软骨膜的增生,这些增生的幼稚细胞形似成纤维细胞,以后逐渐变为软骨母细胞,并形成软骨基质,细胞被埋在软骨陷窝内而变为静止的软骨细胞。软骨再生力弱,软骨组织缺损较大时由纤维组织参与修补。骨组织再生力强,骨折后可完全修复。

(4)血管的再生

1)毛细血管的再生:毛细血管多以生芽方式再生。首先在蛋白分解酶作用下基底膜分解,该处内皮细胞分裂增生形成突起的幼芽,随着内皮细胞向前移动,其后的内皮细胞分裂增生,形成一条细胞索,靠近血管处的内皮细胞先分化成熟,并有新的基底膜形成,数小时后便可出现管腔,形成新生的毛细血管,进而彼此吻合构成毛细血管网。增生的内皮细胞分化成熟时还分泌Ⅳ型胶原、层黏连蛋白和纤维黏连蛋白,形成基底膜的基板。成纤维细胞分泌Ⅲ型胶原及基质,组成基底膜的网板,本身则成为周细胞(血管外膜细胞)。至此,毛细血管的结构构建完成。新生的毛细血管基底膜不完整,内皮细胞间空隙较多较大,故通透性较高。为适应功能的需要,这些毛细血管还会不断改建,有的管壁增厚发展为小动脉、小静脉,其平滑肌等成分可能由血管外未分化间叶细胞分化而来。

2)大血管的修复:大血管离断后需的手术吻合,吻合处两侧内皮细胞分裂增生,互相连接,恢复原来内膜结构。但离断的基层不易完全再生,而由结缔组织增生连接,形成瘢痕修复。

(5)肌组织的再生:肌组织的再生能力很弱。横纹肌的再生依基膜是否存在及肌纤维是否完全断裂而有所不同。横纹肌细胞是一个多核的长细胞,长度可达4cm,核可多达数十个乃至数百个,损伤不太重而基膜未被破坏时,肌原纤维仅部分发生坏死,此时中性粒细胞及巨噬细胞进入该部吞噬清除坏死组织,残存部分肌细胞分裂,产生肌浆,分化出肌原纤维,从而恢复正常横纹肌的结构。如果肌纤维完全断开,断端肌浆增多,也可有肌原纤维的牺牲,使断端膨大如花蕾样。但这时肌纤维断端不能直接连接,而靠纤维瘢痕愈合。愈合后的肌纤维仍可以收缩,加强锻炼后可以恢复功能。如果整个肌纤维(包括基膜)均破坏,则难以再生,只能通过瘢痕修复。

(6)神经组织的再生:脑及脊髓内的神经细胞破坏后不能再生,由神经胶质细胞及其纤维修补,形成胶质瘢痕。外周神经受损时,如果与其相连的神经细胞仍然存活,则可完全再生。首先,断处远侧端的神经纤维髓鞘及轴突崩解,并被吸收;近侧端的数个 Ranvier 节神经纤维也发生同样变化。然后由两端的神经鞘细胞增生,形成带状的合体细胞,将断端连接。近端轴突以每天约 1mm 的速度逐渐向远端生长,穿过神经鞘细胞带,最后达到末梢鞘细胞,鞘细胞产生髓磷脂将轴索包绕形成髓鞘。此再生过程常需数月以上才能完成。若断离的两端相隔超过 2.5cm 时,或者两端之间有瘢痕或其他组织阻隔,再生轴突均不能达到远端,而与增生的结缔组织混合在一起,卷曲成团,成为创伤性神经瘤,可发生顽固性疼痛。

5. 再生的调控　就单个细胞而言,细胞增殖是受基因控制的,细胞周期出现的一系列变化是基因活化与表达的结果,已知的有关基因包括癌基因及细胞分裂周期基因。然而机体是由多细胞组成的极其复杂的统一体。部分细胞、组织丧失引起细胞再生予以修复,修复完成后再生便停止,可见机体存在着刺激再生与抑制再生两种机制,两者处于动态平衡。刺激再生的机制增强或抑制再生的机制减弱,则促进再生,否则再生受抑。目前已知的短距离调控细胞再生的重要因素包括以下三方面。

(1)细胞与细胞之间的作用:细胞在生长过程中,如果细胞相互接触,则生长停止,这种现象称为生长的接触抑制。细胞间的缝隙连接(可能还有桥粒)也许参与了接触抑制的调控。肿瘤细胞丧失了接触抑制特性。

(2)细胞外基质对细胞增殖的作用:正常细胞只有黏着于适当的基质才能生长,脱离了基质则很快停止于合成前期或静止期。基质各种成分对不同细胞的增殖有不同的作用,如层黏连蛋白可促进上皮细胞增殖,抑制成纤维细胞的增殖,而纤维黏连蛋白的作用则正好相反。组织中层黏连蛋白与纤维黏连蛋白的相对比值可能对维持上皮细胞与间质细胞之间的平衡有一定的作用。

(3)生长因子及生长抑素的作用:近年来分离出许多因子,某些细胞分泌的多肽类物质,能特异性地与某些细胞膜上的受体结合,激活细胞内某些酶,引起一系列连锁反应,从而调节细胞生长、分化。能刺激细胞增殖的多肽称为生长因子,能抑制细胞增殖的则称为抑素。

目前已分离、纯化出一些重要的生长因子,如表皮生长因子,对上皮细胞、成纤维细胞、胶质细胞及平滑肌细胞都有促进增殖的作用;血小板源性生长因子,来源于血小板 α 颗粒,在凝血过程中释放,对成纤维细胞、平滑肌细胞及胶质细胞的增生有促进作用;成纤维细胞生长因子,能促进多种间质细胞增生及小血管再生;转化生长因子,最初从肉瘤病毒转化的细胞培养基中分离出来。其实许多正常细胞都分泌 TGF,TGF-α 与 EGF 在氨基酸序列方面有 33% ~44% 同源,也可与 EGF 受体结合,故有相同作用。TGF-β 能刺激间质细胞增生;许多细胞因子也是生长因子,例如白介素 I(IL-1)和肿瘤坏死因子(TNF)能刺激成纤维细胞的增殖及胶原合成,TNF 还能刺激血管再生。此外还有许多生长因子,如造血细胞集落刺激因子、神经生长因子 IL-2 等。

与生长因子相比,对抑素的了解甚少,至今还没有一个抑素被纯化和鉴定。抑素具有组织特异性,似乎任何组织都可产生一种抑素抑制本身的增殖。例如已分化的表皮细胞能分泌表皮抑素,抑制基底细胞增殖。当皮肤受损使已分化的表皮细胞丧失时,抑素分泌中止,基底细胞分裂增生,直到增生分化的细胞达到足够数量和抑素达到足够浓度为止。前面提到的 TGF-β 虽然对某些间质细胞增殖起促进作用,但对上皮细胞则是一种抑素。此外干扰素-α、前列腺素 E2 和肝素在组织培养中对成纤维细胞及平滑肌细胞的增生都有抑制作用。

## 二、伤口愈合的基本过程

伤口愈合分为三个阶段,即炎症期、增生期、重塑期。愈合过程是各种组织的再生和肉芽组织的增生、瘢痕形成的复杂组合,各阶段既连续发生,又相互交错,相互影响。

### (一)炎症期

炎症期在组织受伤后立刻开始,一般持续 3 ~6 天。在此期主要参与的细胞有血小板、中性粒细胞、巨噬细胞,表现为凝血、缺血、炎症细胞趋化,渗出至局部伤口,巨噬细胞吞噬坏死的细胞碎片,中性粒细胞吞噬细菌并释放蛋白水解酶以清除细胞外基质中受损和失活的成分,是一连串的细胞性与血管性的反应,主要为止血过程和炎症反应。急性伤口表现为红、肿、热、痛,慢性伤口可表现为伤口床覆盖黑色或黄色坏死组织。

1. 止血过程　止血是伤口修复的首要步骤,其过程为受损组织细胞释放血管活性物质,使局部血管收缩,血管收缩持续 5 ~10 分钟,血液内的血小板凝集,激活凝血系统。纤维蛋白原形成不溶解性纤维蛋白网,产生血凝块,封闭破损的血管并保护伤口,防止进一步的细菌污染和体液丢失。

2. 炎症反应　炎症反应是复杂的机体防御反应,其目的是去除死亡的细胞及细菌、有害物质或使其失活,清除坏死组织并为随后的增生过程创造良好的条件。炎症反应有4个典型症状即红、肿、热、痛。

（1）炎症发红、发热：损伤初始，收缩的小动脉在组胺、5-羟色胺、激肽等血管活性物质的作用下扩张，伤口血液灌注增加，局部新陈代谢加强，使有害物质得以清除，临床表现为局部发红或发热。

（2）炎性渗出：血管扩张的同时还使血管通透性增加，血浆渗出液增多。第一阶段的渗出发生在伤口10分钟；第二阶段的渗出发生在伤口1~2小时后，3~5小时达到渗出高峰，临床表现为肿胀；5天后开始回吸收。

（3）疼痛：神经末梢暴露和肿胀，大量炎性介质如缓激肽的刺激性引起伤口局部的疼痛，但缺血坏死所形成的伤口可无疼痛。

3. 吞噬作用和免疫应答

（1）吞噬过程：皮肤组织损伤2~4小时后，宿主的多形核白细胞会大量浸润到伤口，并于4小时内大量增生，目的主要在于清除坏死的组织与异物。伤口上混合着受伤的组织、受伤时引入的异物（缝合线、污垢）、凝血（血小板、红细胞、纤维蛋白原）、细菌（来自皮肤表层与外在环境）、渗出的血清蛋白（糖蛋白与黏多糖）等。接着几天，巨噬细胞会逐渐取代多形核白细胞，成为主控的细胞类型。巨噬细胞是衍生于流行的单核白细胞或组织巨噬细胞的单核吞噬细胞。巨噬细胞移入伤口，吞噬伤口内的碎片、异物和微生物。其作用不只是吞噬细胞，清除坏死的组织，其吞噬过程为识别异物后，吞噬细胞向异物移动，然后黏附，伸出伪足将异物包裹、吞并，吞噬体与溶酶体形成吞噬溶酶体，将异物消化。

（2）伤口的首次清洁：炎症的初期阶段，以中性粒细胞为主，分泌各种炎性介质及细胞因子，如肿瘤坏死因子-$\alpha$（TNF-$\alpha$）和白介素。中性粒细胞吞噬细菌并释放蛋白水解酶，以清除细胞外基质中受损和失活的成分，主要包括胶原蛋白、透明质酸和黏附分子，此过程称为伤口的首次清洁。白细胞的移行约持续3天，直到伤口"清洁"。但是，如果抗生素或消炎药使用过多，会影响伤口的自动清洁，容易导致伤口经久不愈。

（3）脓液形成：若有感染发生，则白细胞持续移行，吞噬活动也随之加强，炎症期延长，导致伤口延迟愈合，吞噬细胞只有在有氧条件下才能杀死细胞，因此保证机体的氧供对免疫反应极为重要。吞噬细胞吞噬组织细胞碎片后裂解，与被溶解的组织共同形成脓液，需要通过更换敷料和局部引流的方式清除出伤口。脓液淤积在伤口内也会影响伤口的愈合。

（4）趋化作用：目前认为，如果缺乏功能性的巨噬细胞，伤口便不可愈合，因为巨噬细胞不但有杀菌和"清洁"伤口的作用，还有刺激细胞增殖的作用。其机制为巨噬细胞受细菌素等趋化刺激物质吸引，被中性粒细胞进一步活化，从血液中向伤口大量聚集，分泌促进炎症反应的细胞因子（如白介素-1、白介素-2、肿瘤坏死因子-$\alpha$）以及多种生长因子（碱性成纤维细胞生长因子、表皮生长因子、血小板衍生生长因子等)。这些生长因子为多肽,引起成纤维细胞增生、内皮细胞增生(新生血管)、细胞外细胞基质生成,且它们聚集并活化更多巨噬细胞,吸引并促进细胞涌入伤口内部,刺激细胞增生,此作用称为"趋化作用"。

(5) 细胞激酶的作用:细胞因子和多种生长因子全称为"细胞激酶",对各种组织细胞有抑制和刺激两方面的作用。通过复杂的方式相互作用来精准控制伤口的愈合。随着对伤口愈合机制研究的深入,发现巨噬细胞可产生许多细胞激酶,以溶解血块和细胞碎片,血块溶解后形成充满液体的空腔,使成纤维细胞核内皮细胞可以长入。巨噬细胞可以释放许多生长因子促进新的血管再生,以恢复组织的血管结构,这是肉芽组织生长的基本条件。

**(二) 增生期**

增生期约在创伤后 48 小时开始,持续 2~3 周。主要参与的细胞为巨噬细胞、成纤维细胞,细胞活动现象表现为肉芽组织出现、伤口填补缩合、上皮细胞再生。此期的特征是血管和肉芽形成并开始上皮化。伤口特征为鲜红色,伤口缩小,上皮增生覆盖。在此期主要的反应如下:

1. 新生血管和血管化　伤口形成后 2~3 天,由巨噬细胞产生的生长因子的刺激下引起血管增生。血管壁的内皮细胞突破基底膜向伤口周围区域移动,通过细胞分裂形成血管芽。在伤口周边的完整微血管会先萌芽,单个血管芽向另一个血管芽生长,两个血管芽沟通后形成血管通路。接着内皮细胞继续增生与迁移,最后内皮细胞连在一起形成新的微血管,再进一步形成血管分支、血管网和毛细血管环。这些血管继续生长直到接触到由其他方向生长而来的新血管,进而形成血管环;周而复始地重复这些步骤,最后达成了血管新生的任务。

毛细血管以每日延长 0.1~0.6mm 的速度生长,其方向大都垂直于伤口,此过程又称毛细血管重建过程,完成整个过程需 1~4 天。新生血管是保证伤口充分的血氧供应和营养的基础,没有血管的新生和重建,就不可能有肉芽的生长,伤口也就不能愈合。但是,新生毛细血管对机械张力的耐受性差,易破裂出血,临床在撕揭纱布敷料时可见伤口有新鲜点状出血或渗血。因此,此期伤口需特别保护,保持局部处于湿润状态,可避免机械性损伤。新生血管形成于伤口边缘完好无损的血管,是肉芽组织生长的基础。

2. 肉芽的组织形成　这些新生血管会长入细胞基质内形成新的复杂的血管网络,形成外观鲜红的芽状组织,通称为肉芽组织。新生血管的形成时间决定了新生肉芽填补伤口开始于伤后 3~4 天,在新生血管形成时,每个肉芽都有相应的血管分支,并伴有大量的毛细血管环。最初由成纤维细胞产生胶原,在细胞处形成纤维,支撑肉芽组织。当肉芽组织生长良好时,肉芽颗粒随时间增加而增多,形成鲜红色湿润有光泽的外表。肉芽组织填补伤口的基底床,可封闭伤口并作为上皮形成的"床"。若伤口内出现此类肉芽,称为"红色伤口"或"红色肉芽",提示愈合过程良好。肉芽组织的形成都与凝血及炎性反应直接相关,包括在吞噬作用协助下机体自身清创过程。任何影响凝血及炎性反应的因素都会影响伤口的愈合,如伤口不洁、温度过低(最适宜的温度是 28 ~ 32℃)、血供不良等均可导致肉芽生长不良,表现为肉芽组织有腐肉沉积或覆盖,外观苍白、疏松,表现为愈合过程停滞。

3. 成纤维细胞的活动 成纤维细胞是伤口愈合过程中的主要功能细胞,巨噬细胞及血小板刺激成纤维细胞产生。创伤后,成纤维细胞进入局部增殖、分化、合成和分泌胶原蛋白。但是成纤维细胞移行至伤口区域有一定条件:若伤口有血肿、坏死组织、异物或细菌时,则成纤维细胞的移行和新生血管的形成都将延迟。因此要促进伤口愈合,就必须尽早清除伤口内的坏死组织、异物和血凝块等,为成纤维细胞发挥其活性功能和作用创造一个良好的伤口环境。

伤后 5 ~ 6 天,成纤维细胞开始合成胶原蛋白,其后一周胶原纤维形成甚为活跃,以后逐渐慢下来。胶原蛋白纤维以交叉连接在一起,支持新生组织基质。胶原蛋白产生及胶原蛋白酶分解胶原蛋白之间必须保持平衡,以避免过度增生或不适当的生成,从而分别造成肥大及形成萎缩性瘢痕。

**(三) 修复期或重塑期**

重塑期大约在受伤后第 8 天开始,代表着伤口愈合的最后阶段,一般平均1 ~ 2 年。此时期伤口中的特殊细胞作用于肌弹性纤维使之收缩,从伤口边缘内部拉紧伤口边缘使伤口缩小,肉芽组织所含血管和水分减少,逐步变硬形成瘢痕,瘢痕持续修复、变软、变平和强度增加。上皮从伤口边缘开始,通过有丝分裂和细胞移行形成新生上皮细胞覆盖伤口,使伤口缩小,肉芽组织逐步变硬形成瘢痕组织,标志着伤口愈合过程完成。

1. 伤口收缩 伤口收缩是指伤口边缘的整层皮肤及皮下组织向伤口中心移动的现象。当伤口成纤维细胞的分泌结束后,一部分变成静止状态的成纤维细胞即纤维细胞,另一部分变成肌纤维细胞,肌纤维细胞形态似平滑肌细胞,含收缩性的肌动蛋白,拉近伤口边缘使之收缩。此过程开始于伤后 2 ~ 3 天,无论伤口面积大小,持续以每天 0.6 ~ 0.7mm 的速度收缩变小,直到 14 天左右停止。伤口收缩与胶原无关,5-HT、血管紧张素及去甲肾上腺素能促进伤口收缩,糖皮质激素及平滑肌拮抗药则能抑制伤口收缩。抑制胶原形成则对伤口收缩无影响,植皮可使伤口收缩停止。

2. 上皮形成 上皮的形成主要经过伤口上皮细胞移行,防止脱水及感染。上皮形成是伤口愈合过程结束的标志。伤口边缘上皮的形成从上皮完整性中断处开始,分裂的上皮细胞通过阿米巴样运动向一边爬行生长,直至在伤口形成一张纸似的覆盖于肉芽组织的表面,并增生、分化成鳞状上皮。

此过程仅发生于裂隙样的表浅伤口,目的是封闭伤口裂隙,表皮细胞不能爬入空洞或伤口窦道,而且要求爬行表面光滑湿润,基于此理论,伤口护理中需以促进肉芽组织生长为目的,注意营造有利于表皮细胞移行的湿性愈合环境。

3. 瘢痕形成　随着结缔组织的成熟,成纤维细胞开始停止分裂,而其产生胶原纤维逐渐增多,出现瘢痕形成过程,大约在伤后 1 个月瘢痕完全形成,瘢痕可使伤口比较牢固地结合。

### 三、伤口的愈合类型

根据损伤程度及有无感染,创伤愈合可分为以下三种类型:

（一）一期愈合

一期愈合(healing by first intention)是指清洁切口,对合良好,无并发症的修复过程。见于伤口较小、出血较少、组织破坏较轻、伤口边缘整齐、无感染、经黏合或缝合后伤口对合严密的伤口,如一般手术的伤口或外伤、慢性疾病造成的各种开放性伤口,此类型为外科术后伤口的主要愈合方式。这种伤口内的血液、淋巴液凝固使伤口密接,周围组织充血,炎症细胞浸润并清除病理产物使局部净化,炎症反应轻微,表皮再生在 24~48 小时内便可将伤口覆盖。肉芽组织在第 3 天就可从伤口边缘长出并很快将伤口填满,5~6 天胶原纤维形成(此时可拆线),2~3 周完全愈合,留下一条白色线状瘢痕。此种伤口愈合过程通常仅伴有轻微水肿,没有感染灶或者严重的渗出,愈合时间短,因不需要形成肉芽组织填满深部组织的缺损或死腔,故瘢痕形成也最少。

（二）二期愈合

二期愈合(healing by second intention)是指开放性伤口肉芽组织形成,填充组织缺损,最后上皮组织移行覆盖伤口的愈合方式。见于组织缺损较大、伤口边缘不整、无法整齐对合,或伤口内坏死组织多,出血重,伴有感染的伤口,如压力性损伤、糖尿病足、下肢溃疡等。这种伤口的炎症反应明显,必须控制感染、清除坏死组织后才能愈合。伤口若过大则要植皮(一般认为>20cm),且伤口愈合时间较长,形成的瘢痕也大。与一期愈合不同,因坏死组织多,或由于感染,继续引起局部组织变性、坏死,炎症反应明显;伤口大,伤口收缩明显,从伤口底部及边缘长出大量的肉芽组织才能将伤口填平;伤口组织缺损多由结缔组织取代,故瘢痕较为显著,易有瘢痕增生的情形;愈合时间较长,通常需要 4~5 周或以上。

（三）痂下愈合

痂下愈合(healing under-scab)是一种特殊条件下的伤口愈合方式,见于较浅表的并有少量出血或血浆渗液的皮肤伤口。此类型伤口表面的血液、渗出液及坏死物质凝固后,水分被蒸发,形成干燥硬固的黑褐色厚痂,在痂下进行上述愈合过程。如小面积深Ⅱ度烧伤伤口的愈合。待上皮再生完成后,痂皮即脱落。虽然痂皮干燥不利于细菌生长,但若痂下渗出物较多,尤其是已有细菌感染,痂皮成为了渗出物引流排除的障碍,使感染加重,痂下愈合所需时间通常较无痂长,不利于愈合。因此,此时的表皮再生必须首先将痂皮溶解,然后才能生长。方法是采用"切痂"或"削痂"手术将伤口敞开愈合 5 天,当伤口为感染性伤口,或有深部缺损及无效腔时,会先让伤口以二期愈合方式愈合,待伤口较干净或无效腔缺损填满后,再做重建缝合手术,进行第一期之愈合。

## 第二节　影响伤口愈合的因素

损伤的程度及组织的再生能力决定修复的方式、愈合的时间及瘢痕的大小。因此治疗原则为缩小伤口(如对合伤口)、防止再损伤和促进组织再生。虽然组织的再生能力是在进化过程中获得的,但仍受局部及全身因素的影响。因此,应当避免一些不利因素,创造有利条件促进组织再生修复。

### 一、影响伤口愈合的局部性因素

**(一) 伤口因素**

1. 伤口感染　伤口感染是影响伤口愈合最常见的原因。所有伤口都有微生物的存在,但是细菌数 $<10^5$ 个菌落$/cm^3$,体内白细胞有足够能力对付这些细菌,来抑制细菌的活动,伤口可自然地生长,此现象就是正常菌群现象。如果细菌数 $>10^5$ 个菌落$/cm^3$,伤口的炎症期就会延长,伤口局部会有红、肿、热、痛、功能障碍、有脓性分泌物、渗出液量增多及伤口生长停滞,伤口渗液的味道及颜色随着细菌繁殖的种类而发生改变,也会引起全身反应,如发热、白细胞数增加等。

常见的感染细菌为金黄色葡萄球菌、链球菌、大肠杆菌感染外,还存在着铜绿假单胞菌、结核杆菌及真菌感染的可能。伤口感染时,伤口在大量细菌外毒素、内毒素和蛋白水解酶的综合作用下,并通过他们的细胞毒作用引起细胞因子的生物学效应及自由基损伤,造成组织水肿、出血、脓性分泌物数量增多,蛋白质大量丧失和电解质紊乱,化脓伤口的肉芽组织中蛋白质大量水解,细菌大量侵入周围组织,使肉芽组织生长缓慢或因肉芽的过度增生严重影响上皮形成。例如金黄色葡萄球菌 α 毒素不仅引起红细胞及血小板的破坏,还促使小血管平滑肌的收缩、痉挛,导致毛细血管阻滞和局部组织缺血坏死。伤口感染后渗出物很多,可增加局部伤口的张力,常使正在愈合的伤口或已缝合的伤口裂开,或者导致感染扩散加重损伤。尤其化脓菌产生一些毒素和酶,能引起组织坏死,基质或胶原纤维溶解,这不仅加重局部组织损伤,也妨碍愈合。因此,对于感染伤口,不能缝合,应及早引流,只有感染被控制后,修复才能进行。对于长期难以愈合的伤口,要清洗伤口,去除坏死组织,并进行伤口分泌物细菌培养,然后根据药敏试验,有针对性地使用抗生素,促进伤口愈合。

2. 黑痂、坏死组织或异物　坏死或无活力的组织及异物会阻碍伤口愈合,且会成为感染的来源。异物本身带有大量细菌和具有一定的组织毒性,同时刺激周围组织,这种留有异物的伤口很难愈合,虽经反复换药,但伤口的红、肿、疼痛无好转,分泌物也不减少,如能及时清除伤口异物、缝线等,再配合抗生素处理,伤口可很快愈合。

3. 伤口湿润程度及渗液　临床上证实在潮湿的环境下,伤口愈合速度较干燥环境下快,且较无痛。因为干燥环境会使细胞脱水凋亡,形成一层硬痂,延缓表皮细胞上皮细胞化的进行。但是过多的渗液会造成周边皮肤浸渍、表皮破损,让细菌及异物侵入。

4. 伤口所处的病态阶段及伤口细胞表型　一般来说,急性伤口愈合过程遵循伤口愈合三个时期,而慢性伤口的愈合似乎并没有遵循这个过程。对糖尿病足溃疡而言,伤口"停滞"在炎症期或增生期。有研究表明,慢性伤口的细胞表型发生了改变,从而影响细胞的增殖和移动能力。

5. 局部脂肪液化　伤口处脂肪较多,由于机械作用或采用电刀操作时,可能由于电刀所产生的高温造成皮下脂肪组织浅表烧伤及部分脂肪细胞因热损伤发生变性,同时脂肪组织内毛细血管由于凝固作用而栓塞,使本身血运较差的肥厚脂肪组织血液供应进一步发生障碍,术后脂肪组织发生无菌性坏死,形成较多渗液,影响切口愈合。

6. 组织水肿　伤口轻微的水肿,对于伤口及周边组织不会有太大影响。而明显的过度肿胀会使伤口的缝合线张力加大,周围组织受到压迫,影响细胞间氧气及养分的传送,血液中的营养物质的运送受到阻碍,使伤口愈合速度减慢,甚至缝合线张力过大而伤口裂开。

**（二）局部血液循环不良**

良好的局部血液循环既保证所需的营养和氧,也有利于坏死物质的吸收、运输和控制局部感染。反之,则影响组织细胞再生修复,延滞愈合,特别对于一些特殊部位的伤口,药物作用及营养输送很难到达伤口。

**（三）神经损伤**

完整的神经支配对组织再生有一定的作用。神经损伤使局部血液供应发生变化,对再生的影响更为明显。

**（四）局部外环境和固定不良**

伤口及周边是否承受到过大的摩擦力、剪切力、压力。持续过大的摩擦力、剪切力、压力会造成伤口反复受伤,影响局部血液循环。伤口的温度和湿度也影响伤口的愈合。相比伤口干燥,伤口保持湿润愈合速度要快。有研究证实保持伤口局部温度接近或恒定在正常的37℃时,细胞的有丝分裂速度增加108%,且酶的活性处于最佳状态。邻近关节的伤口,伤后需制动。过早活动易加重渗出反应,加重局部肿胀,影响血供,牵扯到的新生肉芽组织易于损伤出血,影响成纤维细胞的分化和瘢痕组织的形成。

## 二、影响伤口愈合的全身性因素

### （一）高龄

高龄是引起创伤愈合障碍的主要因素之一。随着年龄的增长,组织成纤维细胞的细胞周期明显延长,致使愈合延迟甚至不愈合,对伤口的机械性强化的过程也显著迟缓。老年人各自组织细胞本身的再生能力已显著减弱,加之血管老化导致血液供应减少,而儿童和青年人代谢旺盛,组织再生力强,因此,老年人的愈合能力较年轻人弱,愈合时间长。

### （二）营养状况

营养不足的情况会影响细胞的生长、降低免疫力、增加感染机会、降低伤口愈合能力。

1. 蛋白质缺乏　严重的蛋白质缺乏可使组织细胞再生不良或缓慢,尤其当含硫氨酸(如蛋氨酸)缺乏时,常导致伤口组织细胞生长障碍,肉芽组织形成不良,成纤维细胞无法成熟为纤维细胞,胶原纤维的合成减少。

2. 维生素缺乏　维生素缺乏的影响更大,如维生素 C 缺乏虽不影响成纤维细胞的再生,但使其合成胶原的功能发生障碍(包括脯氨酸的氢化障碍),且影响其转化为纤维细胞,使其瘢痕形成少,抗拉力强度弱,因此,创伤后每天维生素 C 的平均最低摄入量 100～300mg。另外维生素 $A_1$、维生素 $B_2$ 和维生素 $B_6$ 的缺乏可导致纤维化不良,全身和局部锌含量降低也致伤口愈合迟缓。

### （三）是否有其他慢性疾病

常见如糖尿病、慢性肝脏、肾脏疾病以及皮肤结核等会影响伤口愈合。当糖尿病患者血糖>11.1mmol/L 时,白细胞吞噬细菌的功能受到抑制,同时伤口的糖基化产物也影响伤口愈合。肿瘤、结核等慢性消耗性疾病患者,多数全身营养差,机体抵抗力弱,影响伤口的愈合。特别是经化疗、放疗的肿瘤患者,伤口愈合更加困难。

### （四）低血容量休克或严重贫血

严重贫血患者,氧供无法满足组织代谢。低容量和贫血患者全身抵抗能力较低,术后易发生局部或全身感染。

### （五）药物的使用

1. 类固醇激素　类固醇激素抑制伤口愈合,创伤初期使用类固醇时,炎症反应受到抑制。如应用大剂量肾上腺皮质激素,能明显抑制新生毛细血管的形成、成纤维细胞的增生及胶原合成,并加速胶原纤维的分解,致使愈合不良。因此,在创伤后 4~5 天内应杜绝使用类固醇药物,以保证炎症反应的过程良好地进行。近年来也有研究表明,掌握创伤后类固醇药物的应用时间与用量,对创伤修复有时也有促进作用。

2. 青霉胺 青霉胺也有类似作用,并减弱其抗拉力强度,系因其能与胶原 α-肽链上的醛基结合,干扰胶原分子内和分子间的交联形成,致使胶原纤维失去稳定性,加速胶原纤维的分解吸收。

### (六) 是否有慢性潜在因素或习惯

如肥胖、皮肤癌、吸烟、喝酒等。肥胖患者广泛的皮下脂肪术后容易形成无效腔和血肿,妨碍血氧向伤口释放,为感染提供了病灶;脂肪组织的血液供应相对较少,伤口血供不足,易发生液化坏死;太多的脂肪组织会导致伤口的张力增加,阻碍伤口局部血液循环,影响伤口愈合。吸烟产生的尼古丁使小动脉收缩,血流缓慢;增加血小板黏附,形成血栓,堵塞微循环;抑制红细胞、纤维原细胞、巨噬细胞的生成。香烟中的一氧化碳的亲和力比氧对血红蛋白分子的亲和力大,其竞争性地与血红蛋白结合,从而使血液携氧能力下降,影响伤口组织的氧供。香烟中的氰化物抑制新陈代谢所必需的氧化酶系统和细胞间氧的传送。这些因素使吸烟者伤口的愈合缓慢,且增加感染率。

### (七) 免疫系统受损的状况

疾病或药物造成的免疫系统功能低下会影响伤口愈合,如接受化学治疗、血液肿瘤或使用类固醇的患者。由于白细胞数降低,蛋白的摄取受损及其他相关的免疫系统功能降低,延长了伤口愈合的时间。若艾滋病或接受放、化疗的患者,伤口难以愈合。主要是因为细胞的有丝分裂受阻,胶原蛋白合成受阻,伤口炎症期反应迟钝,巨噬细胞功能受损,白细胞数减少。因而患者极易受到感染,伤口感染期不易度过。

### (八) 凝血机制障碍

凝血机制障碍主要见于血液系统疾病、营养不良、慢性肝病及接受抗凝剂治疗等患者。由于伤口愈合的最初阶段是凝血的过程,而此类患者会凝血时间过长或无法凝固。因此,只能使用各种止血的方法,例如缝合止血、压迫止血、止血药或输血等。

### (九) 其他

如神经系统、放射治疗、心理状态等因素。神经系统受损后,会影响局部血流,严重者会破坏感觉神经,皮肤容易受到伤害。射线损伤小血管,抑制成纤维细胞增殖和胶原蛋白的合成与分泌等,造成的破坏与放射剂量有关,剂量过高会造成皮肤溃疡,局部皮肤血液减少,因此,人们推荐术后 2 周放疗比较安全。长期压抑、紧张、焦虑等社会因素,通过神经内分泌系统致机体免疫功能受损,从而间接影响伤口的愈合。相反积极的心态有利于伤口的愈合。

## 三、促进伤口愈合的方法

为缩短伤口愈合的时间和促进伤口的修复,人们一直在寻找各种方法或药物,许多研究表明,除了传统手术处理外,通过采用新型敷料或外用生长因子类制剂等可以对伤口的愈合起"推动"和"促进"作用。

### (一)敷料

敷料实际上是指用于伤口覆盖、填充伤口,或伤口治疗的一类物质的总称,包括生物材料和非生物材料等多种。作为治疗伤口的一种手段,传统敷料在伤口治疗中发挥了重要作用,其设计理念主要在于覆盖伤口,将伤口与外界隔离,避免其受到外界进一步污染等。传统敷料大致包括植物类敷料(如棉质敷料、芦荟汁、香蕉叶、马铃薯皮、树皮提取物以及海藻类等)、金属类敷料(如金箔、银箔、铝箔以及金属的霜剂等,如银锌霜、磺胺嘧啶锌等)、喷雾类敷料(如凝血酶喷雾剂、细胞喷雾剂等)、薄膜类敷料(聚氨酯薄膜、塑料薄膜等)等10余种类型。

新型敷料具有保湿与修复作用的生物活性敷料,包括藻酸盐类敷料、水胶体敷料及水凝胶敷料等。现代敷料使伤口保持一个微湿的环境,以利于坏死组织的溶解,但又不增加感染的危险;有利于促进和加速多种与组织修复和再生有关的生长因子蛋白或多肽的释放;能够显著加速肉芽组织的形成;有助于减轻伤口疼痛;在更换敷料时不对新生肉芽组织或上皮组织产生破坏作用;减轻医生与护士的劳动和方便生活,如减少更换敷料的频次以及可以在应用敷料的情况下洗澡等。因此,新型敷料包括多种采用高科技手段生产的现代敷料及多种组织工程产品,如各种先进的保湿敷料和组织工程皮肤等。

### (二)生长因子

生长因子不仅直接参与伤口的炎症反应,而且影响着组织修复细胞周期的转变等一系列生物学过程。生长因子转基因疗法的应用目的主要有两方面:一是生长因子半衰期短,应用后伤口微环境改变特别是在蛋白酶的作用下极易灭活,不易形成局部高浓度和相对长久时间的作用;其二是对局部组织修复成分的改造,将与修复密切相关的目的基因导入局部,营造一个良好修复环境。目前已发现许多生长因子有促进伤口愈合的作用,其中有表皮细胞生长因子、血小板衍生生长因子、血小板激活因子、转化生长因子β、成纤维细胞生长因子、纤维接连蛋白、透明质酸及生长调节素等。由于生长因子对伤口愈合的促进作用得到明确证实,其临床剂型也得到不断发展。现已有水剂、粉针剂和凝剂,而且含有生长因子的各类敷料也开始问世。经过10余年的临床应用,目前没有关于应用生长因子后出现明显不良反应的报道。

### (三)负压吸引

负压吸引可增加伤口内的氧张力,减少细菌数,加速肉芽组织形成,预防伤口剪切力,且可减少污染,减少水肿。实验证实,25mmHg 负压可增强伤口愈合速度,而 50mmHg、75mmHg 和 125mmHg 之间无明显差别。Moues 研究显示,与常规使湿纱布换药的伤口相比,负压吸引的伤口清洁肉芽组织的生长能力明显增强,伤口面积减少。因此,负压治疗能减少伤口细菌菌落数,使伤口组织间隙的水肿液迅速被抽出,减轻微循环障碍,改善血流供应,同时其机械张力作用能直接刺激细胞增殖,促进肉芽组织生长,刺激血管新生。负压治疗也有相应的禁忌证,坏死组织较多、有焦痂、严重感染、骨髓炎等伤口并不适合用负压治疗,当发现伤口有恶性组织出现时需先处理恶性组织,负压治疗不能用于暴露的血管或内脏器官。

### (四) 新型药物

新型药物透明质酸和磺胺嘧啶对伤口有明显的抑制炎症发生、加速愈合进程的作用。己酮可可碱( Pentoxifylline )是一种可抑制刺激性和接触变态反应,有效促进慢性愈合的新型药物。从法国海岸松树皮提取的 1% 碧萝芷( Pycnogenol)可明显缩短愈合时间,5% Pycnogenol 的效果更为明显,且可减少瘢痕形成。从海藻中分离出来的高浓度甘露糖醛酸可使机体的自身清创能力提高,促进伤口尽快从炎症阶段进入增殖阶段。因机体营养对伤口愈合影响的原因,合理使用精氨酸促进伤口愈合是当前研究的另一方向。

### (五) 中药

中药的临床运用需根据坏死组织的多少、脱腐难易及肉芽组织的有无使用祛腐类药和生肌类药。通常外用中药对伤口愈合的细胞和化学介质进行调节,应用较多的愈创方药有"生肌玉红膏""去腐生肌膏"。此类方药可促进血液循环、成纤维细胞增长、激活、趋化巨噬细胞、增强伤口免疫活性细胞氧化代谢功能、提高伤口纤维结构蛋白含量、促进伤口收缩物质增生等。

### (六) 激光、电、磁等辅助治疗

低能量的激光治疗能直接作用于细胞,提高中性粒细胞的吞噬能力,增加胶原的合成,刺激伤口的愈合。$CO_2$ 激光、氩激光、Nd-TAG 激光"焊接"是一种新型的组织修复技术。如 He-Ne 激光为细胞分裂准备了物质基础,为表皮增生提供条件,促进成纤维细胞核新生血管增生,促进胶原合成及肉芽组织生长,并有助于控制感染。

电刺激激活成纤维细胞 DNA 与胶原蛋白增加,生长因子作用的位点增加,刺激多种细胞的迁移活动,如增强表皮细胞的迁移活动,且促进血管形成,其机制为磁场非热生物效应。电磁效应使细胞代谢活动加强,包括巨噬细胞、粒细胞、淋巴细胞的生物活性提高,在抗感染过程中发挥更积极作用。短波具有促进血液循环、促进炎症物质吸收的作用,同时增加吞噬细胞的功能,作用部位较深,对伤口炎症的控制疗效较好。

### (七) 酶学清创

酶学清创即采用蛋白酶类物质清除伤口坏死组织的非手术清创方法。

研究发现胶原酶能清除坏死组织。健康组织细胞能产生一定量的胶原酶，并在体内维持清除坏死与促进生长两者的平衡。但在创伤后，伤口组织产生的内源性胶原酶受限而不足以清创伤口坏死组织，如给予外源性胶原酶补充，能协同内源性胶原酶一起清除坏死组织。大量研究证实胶原酶能有效促进伤口的愈合。

### （八）组织工程技术

组织工程学是综合应用细胞生物学和工程学原理，在实验室将人体某部分组织细胞进行体外培养扩增，然后把培养的细胞种植和吸附在一种生物材料上，再一并移植到人体所需的部位，以修复组织缺损，替代组织器官的一部分或全部功能，或作为一种体外装置，暂时代替器官部分功能。目前，可应用的有组织工程产品与组织人工皮肤、组织工程化软骨和骨、组织工程化肌腱、组织工程化周围神经等。

### （九）干细胞

干细胞在伤口修复中发挥两方面作用，一是多能干细胞在损伤部位局部微环境的作用下，转变为相关的组织修复细胞发挥促进修复和再生作用；二是干细胞在伤口发挥自分泌和旁分泌作用，分泌大量关于组织修复和再生的生长因子，促进伤口修复和再生。有报道表明，局部应用间充质干细胞对糖尿病足的血管再生和严重烧伤后皮肤汗腺再生起积极作用。

### （十）其他治疗

欧洲利用蛆吞噬伤口的坏死因子和蛆分泌的因子和酶类，以促进坏死组织溶解和加速伤口的修复与再生。

## 第三节 伤口床准备

### 一、伤口床准备的定义

伤口床准备（wound bed preparation，WBP）即贯彻对导致伤口发生的全身性情况、伤口局部情况、伤口分期的系统评估，着重去除伤口的细菌性、坏死性和细胞性负荷，应用敷料、生长因子和酶等创造一个相对适宜的伤口微环境，加速伤口愈合，为进一步手术治疗做好准备的一系列过程。伤口床准备是一个全新的体系型概念，既涉及慢性伤口病理性愈合整体过程，也兼顾伤口愈合各个时期所需要的条件并强调伤口床的外观和达到愈合所需的状态。最重要的是伤口床的概念使慢性伤口的局部处理和急性伤口区分开来，成为一个相对独立的而又系统的过程。完整的伤口床准备包括清创、抗感染、渗液管理、促进伤口边缘聚拢四大方面内容，即伤口床准备的 TIME 原则。

## 二、伤口床准备的原则

伤口床准备"TIME"原则即 Tissue(清除坏死组织)、Infection(控制感染,恢复菌群平衡)、Moisture(保持伤口湿度平衡)、Edge(促进伤口边缘聚拢)。该准则四个字母各自代表不同的伤口病理变化。T 代表 tissue(组织),评估组织是否存有坏死或无活力的组织,这些因素都是影响伤口停滞不愈的原因,必须进行清创,才能促使伤口进入增生期。I 代表 infection or inflammation(感染或炎症),评估伤口感染或炎症状态,伤口有感染现象发生,会让伤口持续在炎症期停滞不愈。需尽快减少伤口的微生物负载,才能促使伤口进入增生期。M 代表 moisture imbalance(伤口湿润环境不平衡),评估伤口湿润环境。伤口太干燥会影响角质细胞上皮化,伤口有浸泡现象,表示渗出液量过多。E 代表 edge of wound(伤口边缘),评估伤口边缘情况,若无上皮细胞移行现象或伤口边缘有潜行窦道形成,表示伤口内的细胞可能提早衰老,逐渐丧失了增生的能力,或对生长因子的刺激没有反应。

### (一) 清除坏死组织

清创方法取决于伤口的特点,包括疼痛程度、有无感染、渗出量的多少、累及的组织;治疗要求的速度;患者的个人意愿;现有可用的资源。临床多采用联合清创方法。

1. 高渗透性清创 使用高渗盐水或高渗性敷料,吸收细菌所需水分,吸附坏死组织,并可促使营养运输至伤口。

2. 机械性清创 包括机械性洗刷、高压性冲洗、由湿到干的敷料应用三种方式。

3. 自溶性清创 利用自身的酶将坏死组织溶解,清创过程无痛,一般用于非感染性坏死或腐肉。

4. 酶清创 运用一些无毒性、无刺激的酶将纤维素溶解,但不会伤害健康组织,以达到清创的作用。由于酶在干性环境中不能发挥作用,故不适用于干燥伤口。

5. 生物性清创 利用特殊培植的蛆虫,将坏死组织及病原菌消化,具有高选择性、对健康组织无害的特点。

6. 外科清创 用尖锐物品切除坏死组织,同时可能有正常组织的损伤,一般由有经验的外科医师或取得相应资质的治疗师来进行。保守的外科清创指只去除坏死组织而不对正常组织造成伤害,可酌情采用。

## （二）控制感染

伤口床上并不需要完全无菌状态,适量细菌有利于伤口愈合。根据细菌的数量和活动情况可以将伤口污染情况分为四类:污染(有微生物存在于伤口,但没有复制)、定植(有可复制的微生物黏附于伤口,但没有对伤口造成细胞损害)、严重定植(伤口中的微生物对细胞损害增加,引起局部免疫反应,但没有全身反应)、感染(伤口内存在复制的细菌,对宿主造成反应,引起伤口愈合延迟)。

不是所有慢性伤口均是感染伤口,感染伤口需要有严格的判断标准。局部表现为:组织塌陷、红肿加重、分泌物增多、渗出液颜色改变、气味改变、疼痛、肉芽脆弱。伤口感染判断的金标准为伤口组织培养。但考虑到组织培养的有创性,更多条件下会采用棉拭子取伤口渗液培养。与传统的 10 点法取样相比,与伤口组织培养结果有较好一致性的是 Levine 法棉拭子培养:即在伤口清洗、清创后,将灭菌棉签头置于开放伤口表面,在 $1cm^2$ 的伤口区域内转动棉签头,时间达到 5s,同时施加足够的压力,使得棉签头压迫下的组织发生少量出血。留取标本后尽快送检。细菌培养不作为常规,一般在出现感染征象时才进行,便于指导用药。

用于控制感染的敷料有非含药敷料如交互式敷料(德湿威)、藻酸盐敷料;含药敷料如抑菌的美盐,杀菌的含银敷料、含碘敷料。

全身治疗只有在出现临床感染征象时才需进行,治疗前必须进行细菌培养。骨骼、肌腱暴露的伤口,建议预防性行全身抗感染治疗。另外,吸烟可导致感染机会增加 6 倍以上,需引起重视。

## （三）保持伤口湿度平衡

伤口过湿或过干都不利于伤口愈合。伤口过干会影响伤口床细胞的增生和生长因子的作用;伤口过湿可导致蛋白流失,破坏伤口周围皮肤,成为细菌生长的良好培养基。如何维持湿度平衡尤为重要。局部处理上,伤口过干可酌情选用水凝胶、水胶体敷料、薄膜敷料;伤口过湿时,控制渗出液的方式如下。

1. 压力治疗 特别是针对静脉溃疡,压力治疗是促进伤口愈合必需的方法。它可以增加淋巴引流、减低静脉压力、增加静脉血流速度、减少静脉血流淤积、减少组织水肿等。

2. 使用吸收性敷料 现在有多种吸收性敷料,根据渗出液的量选择适当的敷料。临床常用的吸收性敷料有传统性纱布、亲水纤维敷料、藻酸盐敷料、泡沫敷料等。

3. 运用负压创面治疗技术 利用无菌海绵放置在伤口上,外用透明薄膜密闭,海绵上有许多400~600μm大小的孔洞,再连接一管子到负压吸引机上的渗液收集容器,机器维持100~125mmHg(1mmHg=0.133kPa)的持续或间歇性的压力吸引。海绵每2~3天更换一次,渗液收集容器则在容器装满了之后更换。负压创面治疗技术可移除过多的渗液,减少组织水肿情况,改善局部血液循环;刺激血管新生;促进肉芽组织生长;减少伤口细菌菌落数。

**(四) 促进伤口边缘聚拢**

慢性伤口内的细胞存在老化现象,炎症反应过长影响伤口愈合,成纤维细胞和角质细胞的正常程序化凋亡受到抑制导致表皮移行障碍。需要采用一些手段来矫正。常用治疗手段包括超声波、电刺激、高压氧疗、远红外线、生长因子等,可根据具体情况选择相应治疗方案。

## 三、伤口床准备的临床意义与评估

准备伤口床的目的是提供理想的伤口愈合环境,血供好,渗液适量。清创是一个循序渐进的过程;预防及控制感染是伤口愈合的必要条件;控制渗液是伤口愈合的重要措施;慢性伤口存在细胞功能失调及老化现象,须引起重视并及时处理。做好伤口床的准备,为伤口愈合或者为进行下一步手术治疗创造有利条件。

## 病例与思考

### ——病例3-1——

【病例摘要】

患者,女性,65岁,上腹部不适3个月,间断性排黑便,诊断为胃癌,并有腹膜后淋巴结转移,在全麻下行全胃切除术。术后第5天发生腹部伤口脂肪液化,渗出液涂片镜检可见大量脂肪滴,连续3次分泌物培养为无细菌生长,血常规白细胞计数正常,病房常规换药,未见好转,转入造口伤口门诊换药处理。

【临床诊断】

腹部伤口脂肪液化。

【治疗原则】

1. 严密观察切口情况,及时处理切口脂肪液化。

2. 及早处理伤口,充分引流渗出液,促进伤口愈合。

3. 对切口液化范围较大的患者,按医嘱合理使用抗生素预防切口感染。

4. 增加营养,提高白蛋白的水平,保证伤口愈合营养需求。

5. 适时予免缝胶带拉合切口或行切口二期缝合,以缩短愈合时间。

【护理评估】

1. 全身评估　患者 BMI 30.3kg/m²,属于肥胖。体温 36.8℃,血压 120/75mmHg,白细胞计数 $9.0×10^9$/L,中性粒细胞占比 77.4%,白蛋白 31.3g/L,血红蛋白 114g/L,血糖 4.95mmol/L,无糖尿病及自身免疫性疾病,无不良嗜好,不吸烟,不饮酒。

2. 局部评估　右下腹部伤口大小为 11cm×4.5cm×4cm,大量黄色渗出液,无明显异味,伤口基底呈 75% 黄色,25% 红色(图 3-1)。伤口周围皮肤可见明显红肿、炎症表现,术后体温波动在 36.5~37.1℃。

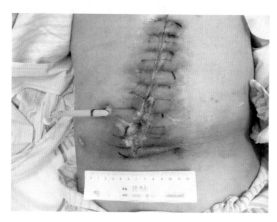

图 3-1　腹部伤口脂肪液化

【护理措施】

1. 充分引流　在渗液明显处拆除部分或全部缝线以充分引流渗液,予保守性锐器清创清除切口内失活的脂肪组织和异物。

2. 伤口清洗　采用生理盐水对伤口进行低压冲洗,可较好地清洁伤口,减少细菌定植,对组织无不良反应。

3. 选择敷料　为预防伤口感染及控制大量渗液给予亲水纤维填充引流,可起到吸收及引流渗出液的作用,使切口保持适度的湿度,促进肉芽组织尽快生长以填充创腔,加速切口愈合。评估渗液的多少,外层再予纱布、棉垫或泡沫敷料覆盖,再用腹带加压包扎固定。渗液少可放置胶片引流,或应用高渗盐敷料填充引流;渗液多时应彻底清除切口内失活组织和异物,并应用吸收性较强的伤口敷料如藻酸盐敷料、亲水纤维填充引流。周围皮肤可用护肤粉加伤口保护膜保护,使皮肤保持干爽,以免受伤口渗出液浸渍带来的损伤。

4. 适时予免缝胶带拉合切口 伤口渗液减少呈湿润状态,基底100%红色、肉芽组织开始生长时,应用免缝胶带拉合切口,可避免伤口二期缝合和拆线引起的疼痛,缩短愈合时间,促进伤口愈合。免缝胶带由具有强拉力的细丝和低敏性胶合剂所组成的透气的无纺布制成。它具有非常强的拉力,裂口应用此胶带粘合能使裂口两端自然对合,不留残腔,伤口间迅速被少量瘢痕组织、上皮组织再生所连结。

5. 感染的预防与控制 密切观察患者的实验室检查指标,及时发现患者有无出现全身感染及切口局部感染情况,按医嘱合理使用抗生素预防切口感染。指导患者多进食高蛋白、高维生素、低脂及富含叶酸和锌的食物,如瘦肉、蛋、鱼、土豆、茄子、南瓜、萝卜等,保持机体充足的营养,增强机体抵抗力和组织修复能力,促进伤口愈合。必要时静脉营养纠正低蛋白血症,以保证血运较差的脂肪组织的血液供应。

【护理体会】

切口脂肪液化是腹部外科手术伤口愈合过程中较为常见的并发症。如处理不当,切口脂肪液化可转化为切口感染。动态评估伤口渗液情况,及时发现及处理切口脂肪液化非常重要。对老年、肥胖、低蛋白血症患者,术后发生脂肪液化的病例呈上升趋势,术后应每天仔细观察切口情况,如有液化症状及时处理。评估切口大小和渗液多少,选择合适的填充敷料,注意切口周围有无潜行、窦道,记录引流条的数目,以免遗留切口影响伤口愈合。通畅的引流、及时的清创、合适的敷料可防止脂肪液化的加重并促进肉芽组织生长。佩戴腹带(尤其是肥胖患者)是促进腹部伤口愈合,减轻腹部张力的重要辅助措施。

## ——病例 3-2——

【病例摘要】

患者,女性,73 岁,体型肥胖,因子宫内膜癌在全麻下行"子宫及双侧附件切除+盆腔淋巴结清扫术",术后使用了抗生素及紫杉醇巩固化疗一疗程。有高血压史 5 年,糖尿病史 3 年余,血糖控制在空腹 11 ~ 16mmol/L,餐后 13 ~ 19mmol/L,胰岛素皮下注射早晨 14U,晚上 12U,血压靠口服降压药物控制。术后 10 天因用力咳嗽引起伤口裂开,伤口大量浑浊黄棕色渗液浸渍周围皮肤,疼痛评估 8 分,心理焦虑,担心预后不良,伤口分泌物细菌培养结果为金黄色葡萄球菌感染。

【临床诊断】

子宫内膜癌术后化疗合并腹部伤口感染。

【治疗原则】

1. 控制感染,合理清创,去除坏死组织。

2. 有效吸收渗液,促进伤口愈合。

3. 治疗保护伤口周围皮肤。

4. 监测蛋白水平,纠正营养不良。

5. 监控血压、血糖的变化。

6. 医护合作,加速伤口的愈合。

7. 健康教育,心理安慰,营养指导。

【护理评估】

1. 全身评估　肿瘤患者、年龄大、体型肥胖,术后体温 36.2～39.3℃,血压 130/80mmHg,白细胞计数 $1.0×10^9$/L,中性粒细胞占比 89.4%,手术较大、术后化疗及抗生素的使用、血糖控制不稳定、营养不良、血红蛋白 76g/L(正常值为 110～150g/L)、血清白蛋白 28.4g/L(正常为 35～50g/L),低蛋白血症。

2. 局部评估　伤口大小 6.5cm×4.5cm×4.5cm,11～1 点处潜行 10cm,5～7 点潜行 3.5cm,伤口基底 25% 红色组织,75% 黄色组织,大量浑浊黄棕色渗液,气味 0 级,伤口周围皮肤浸渍、红肿、瘙痒、皮温升高,范围约伤口周围 18.0cm×20.0cm,疼痛评估 8 分(图 3-2～3-4)。

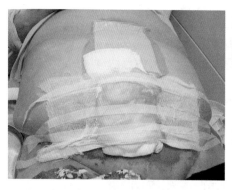 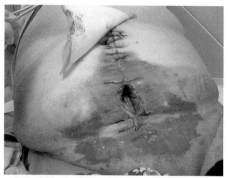

图 3-2　大量渗液引起渗漏　　　　　图 3-3　大量渗液引起皮肤浸渍

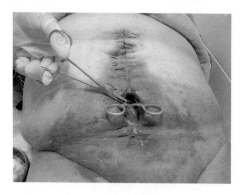

图 3-4　伤口测量有潜行

【护理措施】

1. 坏死组织的清创 坏死组织的清创是伤口感染控制的重要措施。患者伤口局部处理以清创抗感染为主,配合全身使用敏感抗生素控制感染。以生理盐水棉球清洗伤口和络合碘消毒周围皮肤,对坏死组织予以保守性锐器清创,用无菌手术剪和血管钳小心清除黄色坏死腐肉和无活性组织,然后用生理盐水棉球清洗干净伤口,并用纱布轻轻拭干。动态评估伤口周围皮肤情况,发现皮肤红肿向伤口上方蔓延,及时拆开伤口缝线对口引流,确保引流充分。

2. 抗菌敷料的应用 患者伤口大量浑浊黄棕色渗液,疼痛明显。根据伤口临床表现和细菌培养结果判断为感染伤口,当伤口发生感染时内层敷料选用抗菌敷料对控制伤口局部感染具有重要作用。银离子敷料是一种新型广谱抗菌敷料,持续释放低浓度银离子,抑制微生物生长和促进愈合。本案例选择亲水纤维银离子敷料填充伤口(图3-5),该敷料能锁住细菌和渗液,促进清创作用,能控制感染性炎症的扩散。再以纱布覆盖固定,外加棉垫吸收渗液,更换频率开始时每天更换一次,渗出减少后可隔天或每2天更换一次,根据伤口渗液量增加更换外敷料次数。

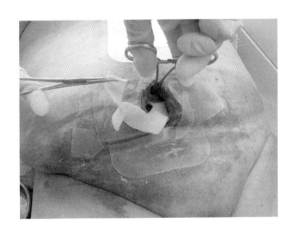

图3-5 银离子敷料的填充

3. 伤口周边皮肤的治疗和保护 伤口渗液是从伤口渗出来的分泌物。正常的伤口渗液有助于伤口愈合;而伤口感染导致渗液量增加,大量渗液除了阻碍伤口愈合外,还可引起伤口周边皮肤浸渍,严重时可引致皮炎湿疹。该患者年龄大、化疗后合并低蛋白血症,皮肤抵抗力差,伤口大量渗液均易引起皮肤损伤。在伤口处理后,清洗并擦干伤口周边皮肤受损部位,涂皮肤保护粉保护伤口周围皮肤,然后喷伤口保护膜1~2层(图3-6),伤口保护膜喷后迅速在皮肤表面形成一层透明薄膜,再粘贴超薄水胶体敷料以隔离渗液与皮肤(图 3-7),然后外层覆盖棉垫敷料(图 3-8),妥善固定。

4. 伤口二期缝合　做好伤口床准备后适时行二期缝合可缩短伤口愈合时间(图 3-9),避免因愈合时间延长影响对后续化疗进程。当伤口感染控制、基底100%红色肉芽生长,渗液减少至

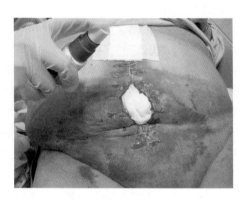

图 3-6　喷洒皮肤保护膜

伤口敷料呈湿润状态时,可采取二期缝合,缝合后密切观察伤口有无红、肿、

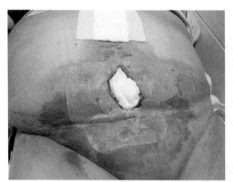

图 3-7　水胶体敷料隔离保护

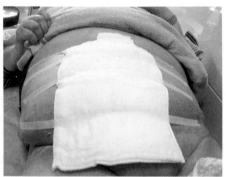

图 3-8　外层敷料覆盖棉垫

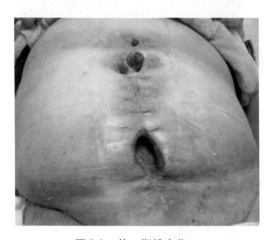

图 3-9　待二期缝合伤口

热、痛及渗液情况。该患者在清创及应用亲水性纤维含银敷料 10 天后伤口感染控制，基底红润、肉芽组织生长良好，周围皮肤红肿、浸渍等损伤逐渐消退，渗液呈浆液性、伤口敷料呈湿润状态即予二期缝合，缝合后第 12 天拆除缝线伤口愈合良好。

5. 对症支持治疗　按医嘱予以抗感染、控制血糖水平、营养支持、对症和预防感染等治疗护理。该患者手术加上化疗导致免疫功能低下，白细胞计数低及贫血、低蛋白血症，易诱发各种感染，针对患者采取保护性隔离措施，严格执行消毒隔离制度和无菌操作技术。

6. 心理护理与健康教育　充分评估患者的全身情况，做好患者及家属的心理护理。患者因子宫内膜癌在全麻下行"子宫及双侧附件切除+盆腔淋巴结清扫术"，术后使用了紫杉醇巩固化疗，身体抵抗力差，同时腹部伤口合并金黄色葡萄球菌感染，患者及家属担心疾病预后、伤口愈合困难，产生焦虑心理。详细介绍疾病特点、疾病及化疗对伤口的影响、伤口的愈合过程，并指导患者及家属加强营养、控制血糖等配合知识，及时告知伤口进展情况，帮助其树立战胜疾病的信心。

【护理体会】

当伤口发生时，首先要辨认伤口愈合延迟的原因，选择合适的治疗方案并重视阻碍伤口愈合的因素。评估可能发生的并发症并执行预防措施，如本例患者伤口大量渗液引起皮肤浸渍，要考虑敷料选择和使用是否正确及引起渗液增加的原因。治疗伤口渗液增加的原因极为重要，如静脉性溃疡、坏死性脓皮病等，注意敷料更换频率是否合适，伤口周围皮肤是否需要保护。关注伤口渗液与敷料的关系。评估及探查伤口要细致，注意伤口有无潜行、窦道、瘘管等，以免遗留伤口死角影响伤口愈合。适时用免缝胶带拉合切口或转诊医生二期缝合，以缩短愈合时间。注重全身综合治疗及健康教育的落实与反馈。

（陈玉盘　谌永毅）

# 第四章

# 伤 口 护 理

## 第一节　伤 口 评 估

在处理任何伤口前,必须对患者进行全面且客观地评估,以判断伤口的严重程度及预后,并为实施有效的干预提供依据。伤口评估是一个动态的过程,便于不断调整处理方案。

伤口评估的目的:

1. 提供伤口现状资料,作为伤口治疗和评估伤口进展的资料。

2. 以相同的方法及工具去评估伤口,便于临床工作人员沟通和统计。

3. 预知可能需要的治疗时间及费用。

### 一、全 身 评 估

对患者进行全身评估有助于判断影响伤口愈合的全身因素,进而有针对性地采取有效的治疗措施。全身评估的内容包括:

#### (一) 患者营养状况

营养是影响伤口愈合的重要因素之一,伤口愈合过程中必要的营养素有蛋白质,足够的热量,维生素 C、A、$B_6$、$B_{12}$,叶酸,锌及铁等。胶原代谢是机体代谢的一部分,营养不良所致的负氮平衡必然影响胶原合成而影响伤口愈合。常用营养评定的方法有:

1. 人体测量　是简便易行的营养评定方法,内容包括身高、体重、皮褶厚度、上臂围、上臂肌围等,可综合反映人体的营养储备情况。

2. 实验室检查　血浆蛋白(包括白蛋白、转铁蛋白、前白蛋白、视黄醇结合蛋白)是反映蛋白质能量营养不良(protein energy malnutrition PEM)的敏感指标。

3. 营养缺乏体征的检查　例如维生素 D、钙缺乏表现为佝偻病;锌缺乏表现为发育停滞、味觉嗅觉异常或异食癖;硒缺乏导致的克山病和大骨节病;

碘缺乏可表现为单纯性甲状腺肿等。

4. 营养筛查及评定工具 常用的营养风险筛查工具有 NRS2002（Nutritional Risk screening 2002），营养评定工具有主观全面评定法（Subjective Global Assessment，SGA）、微型营养评定（Mini Nutrition Assessment，MNA）、营养不良通用筛查工具（Malnutrition Universal Screening Tool，MUST）等。

### （二）年龄

老年人的伤口愈合较为缓慢，由于老年人细胞活性广泛降低、组织再生能力衰退而致伤口愈合延迟，愈合质量下降。

### （三）代谢性疾病

1. 糖尿病 其伤口难以愈合的原因有动脉硬化导致血液循环受阻使组织坏死；周围神经病变导致足部感觉不灵敏或麻痹；血糖水平过高导致伤口愈合初期的炎症受损，白细胞作用失常，胶原蛋白合成受阻及血液循环不良，增加伤口感染的机会。

2. 肾衰竭 影响了全身废物和毒素的排泄、血压的调节、水及电解质的平衡及凝血的功能，导致伤口感染机会增加，伤口愈合减慢。

### （四）免疫状态

免疫应答在伤口愈合中起着重要作用。免疫力降低时，由于白细胞数目的减少，蛋白质的摄取受损，延迟了伤口的愈合。如艾滋病、癌症、化疗、放疗患者，由于药物作用，造成机体细胞分裂受阻，无法合成蛋白质，使白细胞数减少，阻碍巨噬细胞的功能，无法引导正常的炎症反应。

### （五）药物

类固醇的抗炎作用，使伤口愈合的炎症期被抑制，且使血中的锌量减少，致使伤口愈合的过程受阻。化疗药物可减少骨髓中的细胞成分，使炎症细胞和血小板数量降低，相关生长因子不足，延迟伤口的正常愈合。

### （六）血管功能

血管功能不全包括动脉功能不全和静脉功能不全。

1. 动脉功能不全 由于局部动脉功能不全，造成局部组织没有血流供应，缺血而致缺氧，使局部组织溃疡。可通过触摸局部动脉搏动、踝肱指数检查（ankle-brachial index test，ABI）、超声血管检查、经皮氧分压（transcutaneous oxygen pressure，TcPO$_2$）、数字减影血管造影（digtal subtraction angiography，DSA）、计算机体层扫描血管造影（computed tomographic angiography，CTA）及磁共振血管造影（magnetic resonance angiography，MRA）等方法进行动脉血管功能的评估和判断。

2. 静脉功能不全 由于静脉瓣关闭不全使下肢血液回流受阻，下肢静脉压力升高，导致脚踝部分的表层静脉血管受压而产生水肿；同时因为静脉压力上升,使纤维蛋白原由血管内渗出至局部组织,形成纤维蛋白环层,阻挡了组织中氧的输送、营养的交换及废物的排泄。静脉功能不全可以通过病史和症状评估,多普勒超声血流检查、光电容积描计检查、下肢静脉顺行或逆行造影等方法进行评估。此外,体格检查,例如深静脉通畅试验(Perthes 试验)、大隐静脉瓣膜功能检查、交通静脉瓣膜功能试验(Pratt 试验)也能够反映下肢静脉功能。

**(七) 神经系统障碍**

由于神经系统障碍,造成患者知觉、感觉和运动的受损,包括昏迷、半身麻痹、长期卧床、神志不清、卒中、脊髓损伤、大小便失禁及肢体活动受损的患者。感觉系统受损的患者对刺激没有反应,无法自卫性地保护伤口;活动受损的患者血流速度减慢,甚至出现肢体肿胀,导致伤口愈合速度减慢;大小便失禁患者易造成尿路感染或皮肤溃烂而影响伤口愈合。

**(八) 凝血功能**

常见于血友病、营养不良、血小板减少,或接受抗凝剂治疗的患者。由于这些患者凝血功能障碍,伤口出血时间过长而影响伤口的愈合。

**(九) 心理状态**

伤口是局部的,但影响是身心整体的。心理学家认为:适度的心理应激反应有助于调节机体免疫系统的功能,但若心理反应过于强烈或担忧、焦虑、恐惧、悲观等负性心理明显时,则会抑制机体免疫功能。伤口愈合,特别是糖尿病等原发性代谢性疾病等慢性伤口的愈合,很大程度上需要病人的配合。

## 二、局 部 评 估

对伤口进行局部评估,以便确定伤口的分期和特点,有助于选择合适的伤口处理措施和相应的敷料。局部评估内容包括:

**(一) 伤口的类型**

1. **伤口愈合的时间** 按伤口愈合的时间将伤口分类为急性伤口、慢性伤口。急性伤口是指突然发生和持续时间较短的伤口,对治疗迅速发生反应,没有感染愈合,愈合过程有规律、及时,并能维持解剖上的完整性,如手术切口、擦伤、供皮区等。慢性伤口是指无法通过正常有序而及时的修复过程达到解剖和功能上的完整状态的伤口,包括长期存在或反复复发的伤口,如压力性损伤、下肢血管性溃疡等。

2. **伤口造成的原因** 按致伤因素分为受物理因素伤害的伤口,如枪伤、刀伤、撕裂伤、摩擦伤、压力性损伤;化学物品引起的伤口,如灼伤;放射线引起的伤口,如癌症患者接受化疗引起的伤口;温度引起的伤口,如烫伤、冻伤、电击伤;血管病变导致的伤口,如糖尿病足、动静脉性溃疡。

3. **组织破坏的深度** 按组织受损程度分为部分皮层损伤和全皮层损伤

的伤口。部分皮层损伤的伤口是指皮肤破损至表皮或部分真皮,但未涉及深层真皮层,伤口愈合是靠再上皮化的过程。全皮层损伤的伤口是指皮肤的表皮、真皮全部损伤,并深入到皮下脂肪、筋膜、肌肉或骨骼,伤口愈合必须靠肉芽组织的增生、伤口收缩及再上皮化。若有骨、肌腱暴露,伤口无法自行愈合时,需要外科皮瓣重建术来重建。

**(二) 伤口的颜色**

使用黑(black)、红(red)、黄(yellow)三种颜色来描述开放性伤口。形容伤口时可使用单一颜色或者同时合并有两种或三种颜色。即采用 RYB 方法将伤口分为红色、黄色、黑色及混合型。

1. 红色伤口(图 4-1) 表示伤口有健康血流的肉芽组织,干净或正在愈合当中的伤口。

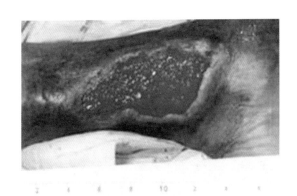

图 4-1 红色伤口

2. 黄色伤口(图 4-2) 表示伤口内有腐肉、渗液和感染。

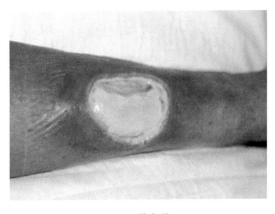

图 4-2 黄色伤口

3. 黑色伤口（图4-3）　伤口内缺乏血流供应的坏死组织、软或硬的结痂。

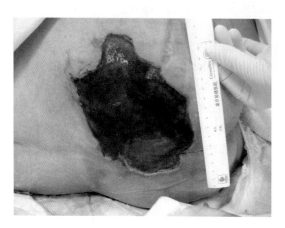

图4-3　黑色伤口

4. 混合伤口（图4-4）　伤口内有上述各颜色,表示伤口内混有部分健康和不健康的腐肉或结痂的组织,例如红黄、红黄黑、或黄黑等,可用"四分之几"或"八分之几"来说明某种伤口颜色大约占伤口表面积的百分之几。

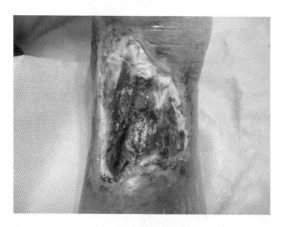

图4-4　混合伤口

**（三）伤口位置**

伤口位置是指伤口与身体解剖位置的关系,准确描述伤口位置能为确定伤口的病因提供线索。如压力性损伤常发生在骶尾部、静脉性溃疡常发生在"足靴区",缺血性溃疡好发于肢体末端,糖尿病足常发生在足底部。有些部位要考虑可能出现的护理问题,如骶尾、臀部的敷料容易被污染,且不易固定,四肢伤口在包扎时要考虑到功能等。特殊部位清创要注意保护血管、肌腱、神经等,防止损伤。

**(四)伤口测量方法**

1. 伤口大小的测量　伤口大小的测量有两种方法:①用厘米制的尺测量,沿人体长轴测出伤口最长处为伤口的长,身体横轴测出伤口最宽处为伤口的宽;描述为长×宽,例如伤口的面积为3cm×5cm(图4-5)。②以伤口本身最长处为伤口的长,以垂直该长轴方向最宽处为伤口的宽(图4-6)。在测量时,要注意即使伤口外形有了明显的改变,测量的位置与方向也不可以改变。

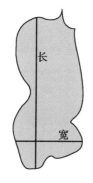

图4-5　伤口长、宽的
　　　　测量方法①

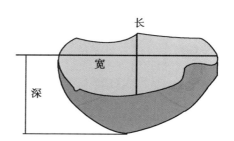

图4-6　伤口长、宽、深的测量方法②

2. 伤口深度的测量　用无菌棉棒或探针垂直放入伤口最深处,去掉皮肤外面的部分后放在厘米尺上测量。描述为长×宽×深度,例如3cm×5cm×3cm(图4-7)。

3. 伤口容量的测量　是较实用的方法,用以测量深广的伤口。先用无菌薄膜把伤口黏紧,用注射器将生理盐水经透明薄膜注入伤口,记录注入的生

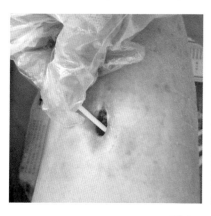
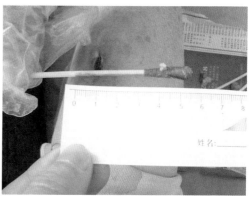

图4-7　伤口深度的测量

理盐水量,就是伤口的容积。此项测量临床意义不大,故工作中较少操作。

4. 潜行的测量 潜行是指伤口边缘下无法用肉眼看到的深部组织坏死。用棉棒或探针沿伤口四周逐一测量。测量时从伤口边缘直接放至伤口最深处,去掉皮肤外面的部分后放在厘米尺上测量。记录时以时针方向来描述。例如 4~5 点间潜行 3cm(图 4-8)。

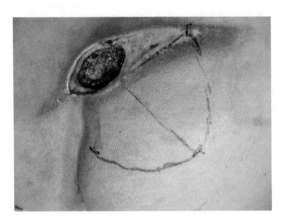

图 4-8 潜行的测量

5. 瘘管、窦道的测量 瘘管是指由于先天原因或疾病导致体内空腔脏器等形成一端通向体表,另一端与空腔脏器相通的管道。窦道是指由体表通向深部组织的病理性盲管,仅有一个开口通向体表,测量时使用探针沿窦道方向伸入直到盲端,用镊子夹住露在皮肤表面的探针,再进行测量(图 4-9)。

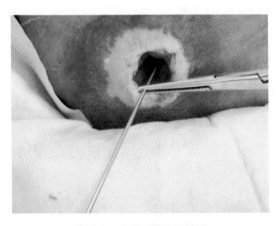

图 4-9 瘘管、窦道的测量

### （五）伤口渗液

渗液是指由血管中渗透出来的液体及细胞留在组织或伤口床中。渗液的成分有水、电解质、营养、炎症介质、白细胞、蛋白水解酶、生长因子。渗液的评估包括渗液的量、性状及气味的评估。

1. 渗液量　伤口的渗液量部分取决于表面面积,当较大时渗液的量也会增加。有些高渗出性伤口的渗液量也会增加,如烫伤、下肢静脉溃疡、炎症性溃疡等。渗液量的评估方法主要有纱布评估法(Mulder,1994 年)、Falanga 评估法(Falanga,2000 年),以及伤口愈合学会世界联盟(World Union of Wound Healing Society,WUWHS)制定了以"伤口潮湿程度"为描述目标的评价方法(WUWHS,2008 年)。其中在国外应用较为广泛的是 WUWHS 评估方法,2013 年发布的《中国压力性损伤护理指导意见》已将其列入伤口评估表中(表 4-1)。

表 4-1　WUWHS 伤口潮湿程度评估法的描述及含义

| 状态 | 含　义 |
|---|---|
| 干涸 | 伤口床干燥,无可见的水分,首层敷料未见痕迹,敷料可贴于伤口表面,例如某些缺血性伤口 |
| 湿润 | 去除敷料后可见少量液体;首层敷料有明显痕迹;敷料更换频率适合于所用敷料类型。此状态往往是渗液管理的目标 |
| 潮湿 | 去除敷料后可见少量液体;首层敷料有明显痕迹,但尚未渗透;敷料更换频率适合于所用敷料类型 |
| 饱和 | 首层敷料潮湿并已渗透;如不更换敷料种类,换药间隔需缩短 |
| 渗漏 | 敷料饱和,渗液已从首层以及二层敷料溢出,沾湿衣物;如不更换敷料种类,换药间隔需大幅度缩短 |

2. 渗液的颜色及性状　渗出液有清澈的、血性的、绿黄脓或褐色,或有臭味等(表 4-2、表 4-3)。

表 4-2　渗液颜色的意义

| 特征 | 可能的原因 |
|---|---|
| 清澈 | 正常、纤维溶解酶的细菌感染、尿瘘、淋巴液漏 |
| 浑浊、黏稠 | 炎症反应或感染 |
| 粉红或红色 | 毛细血管损伤 |
| 绿色 | 细菌感染 |
| 黄色或褐色 | 伤口出现腐肉或肠瘘 |
| 灰色和蓝色 | 与使用含银敷料有关 |

表4-3 渗液黏稠度的意义

| 特征 | 可能的原因 |
|---|---|
| 高黏稠度 | 感染或炎症含有大量蛋白质<br>有坏死物质<br>肠瘘<br>敷料残留 |
| 低黏稠度 | 静脉疾病或心脏病导致蛋白质含量低<br>泌尿道、淋巴系统、关节腔漏 |

3. 渗液的气味 伤口有细菌生长或坏死组织感染时会产生恶臭味,除去密闭性敷料时也会有气味。渗液气味的评估可按照以下评分,得分越低,说明气味异常越严重,提示存在感染或坏死组织(表4-4)。

表4-4 渗液气味分级

| 渗液气味分级 | 得分 |
|---|---|
| 一进屋/病房/诊室就能闻到 | 0分 |
| 进入屋内能闻到 | 1分 |
| 与患者一个手臂距离能闻到 | 2分 |
| 敷料存在时可闻到 | 3分 |
| 移除敷料后可闻到 | 4分 |
| 无气味 | 5分 |

### (六)伤口边缘及周围皮肤

观察伤口边缘的颜色、厚度、内卷、潜行情况,伤口边缘若出现内卷或与基底分离则提示伤口停止生长或发生变化,应查找相关因素。

观察伤口周围皮肤颜色、完整性,注意有无红斑、瘀斑、色素沉着、糜烂、浸渍、水肿等。伤口干燥时,伤口边缘的上皮化和再修复就会迟缓,伤口边缘就会出现坏死组织和结痂。渗液过多而导致伤口边缘浸渍、发白时,上皮化过程也会受阻。肉芽过度增生时、伤口菌群失调时伤口,伤口边缘会变钝、内卷,需要去除诱发因素。

### (七)疼痛

患者对疼痛的反应,可抑制自体免疫系统的活动,间接阻碍伤口愈合。疼痛作为一种主观感觉,要客观判定疼痛的轻重程度比较困难。目前常用方法有:

1. 口述言词评分法 一般将疼痛分为四级:无痛、轻微疼痛、中度疼痛、剧烈疼痛,每级一分。

2. 视觉模拟评分法　在纸上画一条直线,长度10cm,两端分别标有"0"和"10"字样,"0"端代表无痛,"10"端代表剧烈疼痛,让患者根据感觉疼痛的程度,在直线上标出相应的位置。

（八）伤口感染的评估

详见本章第三节。

（吴　玲）

# 第二节　伤口护理技术

## 一、伤口护理原则

历史上最早有关伤口处理的记载主要是清洗伤口、盖上敷料、包扎伤口三个方面,这也成为今日伤口处理的主要原则。随着慢性疾病的发病率越来越高,伴随的慢性伤口也越来越多。如何提高慢性伤口的愈合质量,加快伤口的愈合时间,成为临床医疗的一大挑战。具体来说,伤口护理原则包括以下几个方面:

1. 清洁伤口　去除附着于伤口和皮肤表面的刺激。每次更换敷料时要仔细去除黏附于伤口表面的坏死组织和感染性渗出液,注意勿将棉织纤维遗留于伤口内,使之成为异物,影响伤口愈合。

2. 预防和控制感染　伤口感染发生的因素包括伤口本身状况、细菌毒性、患者免疫力、营养状况及潜在疾病等。所以要及早发现伤口感染,及时处理,避免感染扩散。监测感染情况,必要时进行伤口细菌培养。

3. 伤口探查　遇到有穿刺、切割伤或怀疑有深部组织受伤时,要进行伤口探查,检视是否有异物存在或深部组织受损,以免影响伤口愈合。

4. 移除失活的组织及异物　可以通过清创术来进行,因为失活的组织或污染的组织会成为伤口感染的来源。

5. 保护伤口及其周围组织　在清创时,注意保护伤口床的正常组织和伤口周围组织,减少组织二度伤害。

6. 为伤口愈合提供湿润平衡的环境　根据伤口大小、深度、颜色及渗液量等情况,选择恰当的敷料,为伤口愈合提供一个低氧、湿润的愈合环境;对于渗液量较多(>10ml/24h),特别是有感染性渗液的伤口,应采用吸收渗液的敷料,如采用藻酸盐敷料或交互式敷料,对于洞穴性伤口可用封闭式负压吸引技术。

7. 使患者感到舒适　伤口护理都不应给患者带来或加重疼痛。应采取减轻疼痛的方法,尽可能使患者感到舒适。这种舒适包括躯体上和心理上的,因此伤口护理中应重视做好身心整体护理。

8. 伤口闭合 依据伤口的情形进行伤口闭合。若伤口床准备完毕,组织缺失少,可直接缝合或使用免缝胶带,负压闭合技术等;组织缺失多时,可选择合适的敷料,使其自然愈合,也可使用负压闭合技术。

## 二、伤 口 清 洗

伤口清洗(cleaning)是伤口处理最基本且重要的步骤,适当的冲洗可将伤口表面上的污染源及异物清除,促进伤口的愈合。

### (一) 伤口清洗目的

除去异物、细菌或坏死组织,避免细菌感染,促进新细胞的增生;但清洁伤口时,不应使健康细胞受损。

### (二) 伤口清洗原则和方法

1. 伤口清洗的基本原则 从较清洁部位先清洗,避免将污染部位的细菌带到清洁部位

(1) 一般认为清洁伤口的中间部位较周边清洁,所以应从中间往外缘方向逐一清洗;而污染伤口的周边部位较中间清洁,应先清洗伤口周围开始,然后清洗伤口床。之后用消毒的干纱布或棉球擦干。

(2) 伤口部位有引流管时,先清洗伤口,再清洗引流管。

(3) 若为不同部位的伤口亦先清洗较清洁的伤口,例如植皮手术的伤口换药时,应先清洗捐皮区后再清洗受皮区。

2. 伤口清洗液 一般来说冲洗液最理想最经济的是生理盐水(0.9%NaCl 溶液)。在欧美国家有些医院使用不含离子的清洁液,例 Poloxamer 188、Pluronic F-8 或 Shur-Clens,但成本过高,不是必要的。应注意的是尽量避免使用下列清洁消毒液于清洁伤口的清洗;若有必要用于感染或污染的伤口中,一定要稀释后使用,而且清洗后一定要用生理盐水完全冲洗干净,避免伤口的健康细胞受破坏而影响伤口的愈合。这些消毒液常见的有肥皂水、过氧化氢溶液、碘酒、Chlorhexidine( Hexol、Hibitan 或 Hibiscrub 等)、醋酸( Acetic Acid)或 Dakin's solution 等。碘液、过氧化氢(双氧水)或醋酸等溶液虽有杀菌的效果,但会对细胞造成伤害,阻碍伤口愈合。若需使用碘液清洗伤口,研究发现最合适的碘液浓度为 0.001% 。

## 三、伤 口 清 创

伤口清创最早由巴黎学者德索( Desault,1744—1795 年)提出,指的是利用手术方式除去坏死组织,后来这个名词被更广泛地解释为各种形式的清创

术,在 Dorland 医学辞典里定义为从伤口或其周围组织除去坏死的或无活性的组织及外来的异物,直到健康的组织暴露出来为止。现代伤口护理的观点认为:对坏死组织应尽早清除。理由是:①坏死组织自溶后经创面吸收可成为毒素,引起机体中毒。②坏死组织富含蛋白质等营养,是细菌生长繁殖的良好培养基,易招致感染。③坏死组织附着于创面可成为不良刺激源,影响毛细血管重建与生长,阻止肉芽生长和上皮再生,因而会阻碍伤口愈合。伤口清创方法包括以下类型:

**(一) 外科清创或手术清创(surgical debridement)**

因深部的感染或伤口会成为全身性感染的来源,所以需利用手术刀直接将坏死及感染的组织切除,一般适用于存有大范围坏死及感染的部分。

1. 优点　最快速、有效的方式;可快速控制全身性感染来源;缩短伤口愈合时间。

2. 缺点　较具侵犯性,较易出血,较疼痛,且连周围正常组织一起除去。

3. 禁忌证　有血液疾病,容易出血不止(血小板不足);在服用抗凝血制剂。

**(二) 机械清创(mechanical debridement)**

已经应用几十年,常用的方式为水疗法、湿纱浸泡法(包括湿至干敷料或湿至湿润敷料)以及连续性伤口的冲洗。

1. 水疗法　将伤口浸泡在水中来软化腐肉或黑色结痂,促进痂皮的脱落,同时可以清洗掉伤口上的细菌。注意事项:①避免长时间浸泡,否则会造成伤口周边皮肤过度浸润,一般建议浸泡时间不要超过 15 分钟。②浸泡器具要有消毒灭菌处理,否则容易造成交互感染。

2. 湿纱浸泡法　此类方法较适用于存有中量坏死组织或腐肉的伤口,不适用于已有肉芽组织生长或上皮化的伤口。

(1) 湿至干敷料:湿至干敷料(wet-to-dry dressing)是利用湿纱浸泡生理盐水覆盖在伤口上,当湿纱布上的水分蒸发后,更换纱布时可将部分坏死的组织或腐肉一起移除,但也很容易破坏新生成的肉芽组织或上皮组织。

(2) 湿至湿润敷料:湿至湿润敷料(wet-to-moist dressing)是利用纱布浸泡生理盐水覆盖在伤口上,4~6 小时更换一次,维持纱布湿润度。当这些坏死组织软化后,在清洁伤口的过程时,即可随着棉棒擦拭或生理盐水冲洗一并被带走,以达到清创的目的。

3. 连续性伤口的冲洗　有些感染的深部骨科伤口,用生理盐水不停地冲洗伤口。

总体而言,机械性清创术具有费用低、取材容易、实施方便有效等优点,但是清创无选择性,易破坏新生成的上皮细胞,耗时长;疼痛感较明显,易造成伤口周围的皮肤过度浸润,有时会导致感染扩散。

**(三) 化学清创**

以化学制剂或酶溶解坏死组织,促使其及早脱落。优点是只溶解痂皮而不破坏活的组织,治疗过程不会造成伤口明显出血,患者一般无疼痛感;缺点是费用较昂贵,伤口感染率有增加的趋势,有时会有炎症症状和不适感。

目前临床上使用的有两种,一种是含木瓜蛋白酶(papain)及尿素(urea),另一种是含胶原蛋白酶(collagenase)。木瓜蛋白酶是一种蛋白质分解酶,由木瓜萃取而来,可以分解坏死的组织,而尿素可以帮助木瓜素的蛋白质分解作用。过氧化氢(hydrogen peroxide)会破坏木瓜蛋白酶的活性,所以不可以和木瓜蛋白酶一起合用于伤口。另外,重金属(例如铅、银、汞)亦会破坏木瓜蛋白酶的活性。

胶原蛋白分解酶是由溶组织梭状芽胞杆菌(clostridium histolyticum)制造出来,它作用环境的理想酸碱度是 pH 6~8,重金属(例如铅、银、汞)亦会破坏它的活性,过氧化氢、氯化钠则不会。

**(四) 自溶清创**

利用封闭敷料或半封闭敷料覆盖伤口,维持伤口湿润的环境,让身体本身产生酶(如蛋白质分解酶),软化坏死组织进行自体清创。适用于年纪大或抵抗力低的患者、慢性伤口或没有细菌感染的伤口。其优点是选择性高,不会破坏正常的组织,安全性高、有效、容易实行,患者一般无疼痛感;缺点是时效性较慢,需观察有无感染变化,有时会引发厌氧菌感染,而且此法不适用于感染性或较深有空腔的伤口。

**(五) 蛆虫清创**

将特定无菌培养的幼蛆放在伤口表面,盖上浸泡生理盐水的纱布,外层覆盖封闭性敷料,每2~3天更换一次。重复更换直到坏死的组织被清除干净。幼蛆会选择性地吃掉坏死的组织,而不损伤正常组织。幼蛆分泌的蛋白酶(protease),可分解、液化、溶解坏死组织。幼蛆还会分泌抗细菌的物质以及一些促进伤口愈合的物质,例如尿囊素,生长因子等。其优点是实施方便有效,有选择性,可减少伤口上细菌的负荷,可促进伤口愈合,无过敏、毒性的报道。缺点是获取较不易、费用高;患者的接受度低。此法禁用于接近身体空腔(如腹腔)、内部器官或较大血管的伤口。

## 四、渗液管理

渗液的成分包括水、电解质、营养、炎症介质、白细胞、蛋白消化酶、生长因子。伤口血管丰富、血管通透性增加,局部充血和伤口坏死组织成为细菌过度繁殖的培养基,感染或炎症反应会产生的过多渗液。适量的渗液有益于防止伤口床干涸,帮助组织修复,细胞移动,提供细胞代谢所需营养,协助生长因子和免疫因子扩散,帮助分解坏死组织。渗液过多会延缓或阻止伤口愈合,引起生理或心理疾病,消耗医疗资源。渗液的评估见第四章伤口评估。渗液处理中的重要目标是将渗液的有利作用增至最大,不利作用减至最小。影响渗液产生的因素见表4-5。

表4-5 影响渗液产生的因素

| | 渗液增加 | 渗液减少 |
|---|---|---|
| 伤口愈合阶段 | 正常伤口的炎症期;伤口愈合不佳;清创及坏死组织溶解 | 伤口即将愈合;伤口有焦痂 |
| 局部因素 | 局部感染/炎症/创伤异物;水肿;静脉淋巴功能障碍;淋巴水肿;窦道;泌尿道、肠道、淋巴道、关节腔漏 | 局部缺血 |
| 全身因素 | 心脏病、肝、肾衰竭;脱水;感染/炎症;内分泌疾病;药物;肥胖/营养不良 | 低容量性休克;微血管疾病 |
| 临床因素 | 伤口位置受压;敷料使用不当;临床干预 | 敷料使用不当;临床干预 |

渗液的处理方法:伤口引流和使用造口袋对控制此问题和减少更换敷料的频率是经济有效的办法。需要选择恰当的适应证,在不能使用造口袋的伤口中,考虑使用伤口腔洞填充敷料或高吸收性敷料,如泡沫敷料(foam dress-ings)、藻酸盐填充条、银离子泡沫敷料等(图4-10~4-12)。

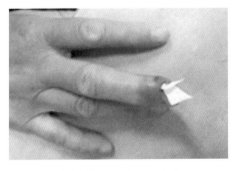

图4-10 藻酸盐填充条

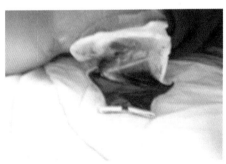

图4-11 使用造口袋管理渗液

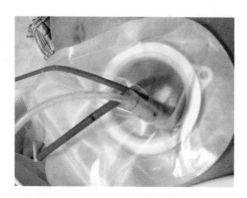

图4-12 使用造口袋和引流管管理渗液

## 五、伤口引流管护理

### （一）引流管的分类

1. 按引流目的 可将引流管分为预防性引流和治疗性引流。其中预防性引流放置时间短，术后几天可拔除。治疗性引流留置时间较长，可长达数月。

2. 按引流的作用机制 可分为被动引流和主动引流。被动引流是借助体内液体与大气压差、引流管的虹吸作用或体位引流，达到引流液排出体外的目的，例如留置导尿引流、脓肿的切开引流、甲状腺术后的皮片引流等。主动引流则是利用负压吸引的方法将体液引流出体外，如乳腺癌术后负压吸引、胃肠减压、大手术后的腹腔负压吸引等。

### （二）引流的目的

1. 预防严重感染 急诊腹腔外伤，大手术污染比较严重、手术区内渗血较严重，可能会有积血。

2. 降低局部压力 如胆道术后 T 管引流。

3. 预防吻合口瘘。

4. 促进脏器功能恢复 如胸腔闭式引流，可促进肺的早日膨胀，尽早恢复肺功能。

### （三）引流器材的种类和选择

1. 橡皮片引流 适用于表浅的切口及渗出量较少的引流，如甲状腺手术后引流、脓肿切开引流等。

2. 纱布类引流 常用的为纱条、盐水纱条、油纱布及凡士林纱布或纱条。适用于表浅的切口感染、有窦道的伤口、脓肿切开后的引流。

3. 烟卷引流 用纱布卷入薄型乳胶片中制成。常用于胆囊手术时胆囊窝的引流、某些深部组织间的引流。

4. 单腔管状引流管　常用的有硅胶管、乳胶管、软塑管,例如导尿管(福来导尿管、蕈状导尿管)、T形管。适用于体腔、深部组织、膀胱、胆道术后引流。

5. 多腔管状引流管　双腔以上的引流管。一般都是根据引流的需要自制的。使用的材质同单腔管状引流管。外管较粗,内管较细,并剪有多个侧孔。体液由于吸引力而积聚于粗管内,再由细管的吸引将液体吸出体外,而不会将周围的组织由引流管吸入,而遭到损伤。

**(四) 引流的原则**

1. 放置引流的位置应处于引流液的最低位。

2. 采用捷径的通路,不能绕经多脏器。

3. 不能将引流管吸引口放置在吻合口或穿孔修补处。

4. 不能直接放置在大血管、神经、肠管等重要脏器旁吸引,避免吸引力过大而直接造成损伤。

5. 引流管一般不应通过切口直接引出,以免发生感染、切口疝或切口裂开等并发症而应自切口旁重新打小孔将引流管引出。

**(五) 引流管的护理**

1. 妥善固定引流管。

2. 保持引流的通畅。

3. 严密观察引流液,应在无菌操作下更换引流袋或引流瓶,使用的引流袋应有防反流装置,避免逆行感染。

4. 引流管需经常挤压,放置时间过长者可更换引流管(>7 天)。

5. 放置合适的体位,尤其是盆腔脓肿的引流,应取半坐卧位,以保持体位引流的顺利畅通(图 4-13、4-14)。

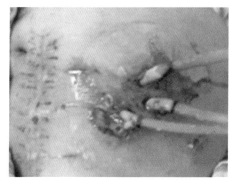

图 4-13　引流管周围渗漏,皮肤破溃

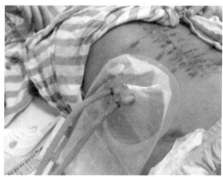

图 4-14　使用一件式造口袋管理
引流管周围渗液

### （六）引流管周围皮肤的护理

1. 保护引流管周围的皮肤,避免引流液的刺激,可采用保护皮肤的敷料,例如皮肤保护膜、伤口保护粉等。

2. 引流管周围必须用无菌的开口纱布覆盖,也可用无菌的伤口敷料如水胶体敷料、岛状敷料、泡沫敷料等。

3. 严密观察引流管周围皮肤的情况,观察有无因引流液刺激引起的皮肤过敏,或由于放置时间过长及其他原因引起的引流管周围皮肤感染。如有以上情况可咨询皮肤科医生或按伤口护理的原则处理引流管周围的感染。

## 六、伤口敷料的粘贴技巧

1. 以不引起皮肤紧张力或牵拉力的方法把胶布粘在敷料及皮肤上。先把敷料放在适当位置以全部盖住伤口,第一条胶布放在敷料的最上方,一半的宽度粘住敷料,一半的宽度粘在敷料旁的皮肤,粘时由敷料的中间先粘,再分别向两方各轮流粘住。在敷料中间放置第二条胶布,以同上的方法固定胶布;第三条胶布放置在敷料的最下方,一半的宽度粘住,一半的宽度粘在敷料旁的皮肤,方法同上。

2. 胶布的粘贴与身体动作方向应相反。例如贴胶布横过关节面时,不要直贴,因为直贴时胶布会随着关节的移动而松动。

3. 如果伤口在骨突处或不易固定的部位,例如骶尾部、尾骨或膝盖处,则可考虑使用管状网或固定网或使用自黏性绷带或胶带。

4. 免缝胶带 Steri-Strip 固定

（1）用酒精消毒或生理盐水清洁伤口周围 5cm 皮肤并待其干燥。

（2）以无菌技术从包装袋中取出粘有胶带的卡片。

（3）卡片的两端都有预切口,移除一侧的纸片。

（4）用镊子将胶带从卡片上剥离,以 45°角剥离胶带,防止黏连。

（5）从伤口的中部开始粘贴第一条免缝胶带,先将一半免缝胶带无张力的于伤口一侧的皮肤上,加压确保粘贴牢固。

（6）用手尽量将伤口另外一侧皮肤与同侧对齐,然后同时将免缝胶带的另一半贴紧。

（7）按照同样的方法闭合剩下的伤口部分。

（8）两条胶带的间距在 0.3cm 左右。

（9）如果伤口没有对齐,应将胶带移除并重新粘贴。

（10）在伤口闭合后,可在平行于伤口 2～4cm 处,粘贴几条免缝胶带。这样可以减轻张力,防止产生水疱、皮肤缺损(图 4-15)。

5. 免缝胶带的移除方法。

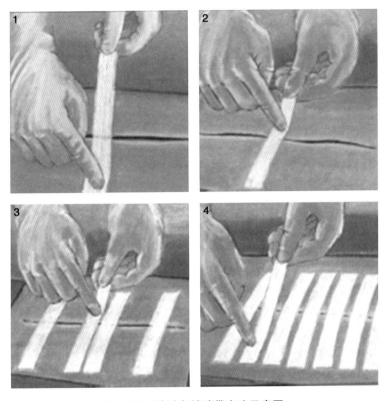

图 4-15　粘贴免缝胶带方法示意图

（1）用手固定压住胶带的一端,慢慢地用手轻轻拉起另一端的胶布,这时应顺着体毛生长的方向往下轻拉。

（2）轻柔、慢慢地打开各两侧的胶布(先慢慢打开一侧,再慢慢打开另一侧胶布),之后再整个移除胶布,避免由一侧用力移走胶布造成物理性的皮肤伤害。

6. 透明敷料粘贴及移除的方法。

（1）选择比伤口边缘长 2~3cm 的透明敷料。

（2）除去透明敷料上的纸,露出黏性表面,直接贴在伤口上,用手施压把敷料压平,避免拉得太紧,以致活动不便。

（3）用剩下的纸胶布粘贴敷料周边,记上日期、时间及签名。

（4）有渗液流出时,敷料变软、潮湿、松弛或边缘卷起时应更换。

（5）透明敷料的移除方法(图 4-16)。

7. 纱布敷料的粘贴方法。

（1）放消毒的纱布或棉垫在伤口上。

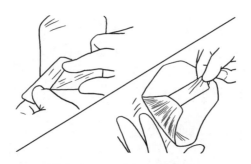

图 4-16 透明敷料的移除方法

（2）选择合适的胶布或绷带把伤口固定好。

8. 纱布绷带包扎方法（图 4-17~4-22）

（1）环形包扎法（图 4-17）。

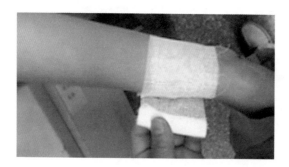

图 4-17 环形包扎法

（2）螺旋包扎法（图 4-18）。

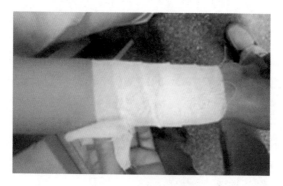

图 4-18 螺旋包扎法

（3）螺旋反折包扎法（图4-19）。

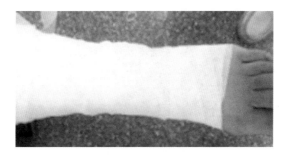

图4-19 螺旋反折包扎法

（4）8字形包扎法（图4-20）。

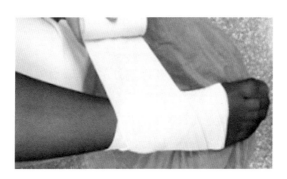

图4-20 8字形包扎法

（5）回返包扎法（图4-21）。

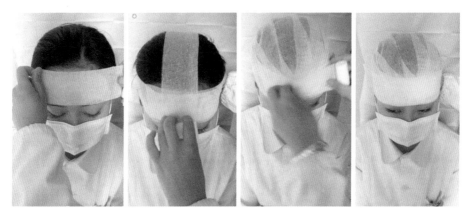

图4-21 回返包扎法

（6）特殊部位包扎法（图 4-22）。

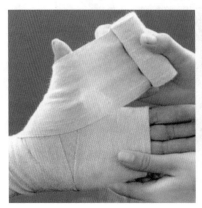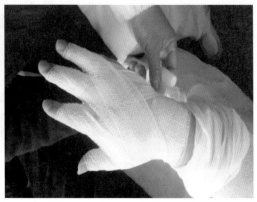

图 4-22　特殊部位包扎法

9. 绷带包扎注意事项。

（1）先做伤口、被包扎部位及其远端处的皮肤、血液循环及神经状况的评估，例如手指及脚趾部位等。

（2）为避免绷带直接摩擦骨突处而皮肤缺损，可在包扎前用衬垫保护骨突皮肤脆弱的部位。

（3）包扎时，让肢体保持自然正常的姿势，关节要稍微弯，以避免肌肉、关节或韧带的过分牵拉。

（4）为帮助静脉血回流，应由身体远端处往近端处包扎。

（5）应使用平均的力量包扎，以免血液循环受阻。

（6）为便于观察末梢肢体的血流循环及判断病人的感觉，应让末端肢体露出。

（7）绷带要能包扎盖住伤口敷料的上方及下方边缘处远于 5cm 的部位。

10. 特殊部位敷料粘贴　由于身体某些部位有特殊性，伤口敷料固定较为困难，导致伤口敷料容易脱落，增加患者的治疗费用和护理时数。另外，患者担心伤口敷料脱落而不敢翻身或下床活动，影响伤口和疾病的康复。粘贴好特殊部位的伤口敷料，使伤口敷料粘贴稳妥、牢固持久，既便于患者活动又使其感到舒适，同时利于伤口愈合。

（1）骶尾部（图 4-23）。

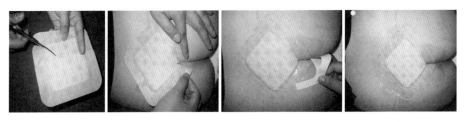

图 4-23 骶尾部

（2）足跟部（图 4-24）。

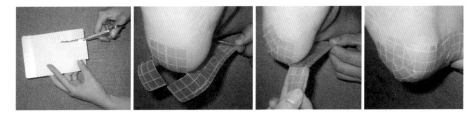

图 4-24 足根部

（3）手指（图 4-25）。

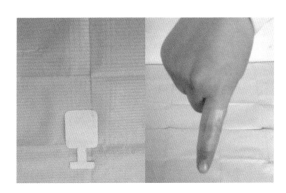

图 4-25 手指

（4）耳郭（图4-26）。

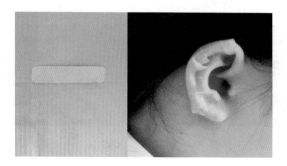

图4-26　耳廓

（5）足部（图4-27）。

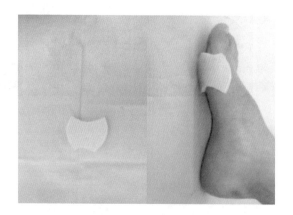

图4-27　足部

（6）足跟（图4-28）。

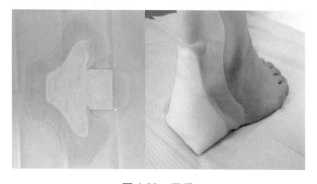

图4-28　足跟

（7）足趾（图 4-29）。

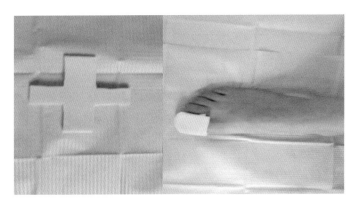

图 4-29　足趾

（李静如）

## 第三节　感染伤口的处理

### 一、污染、定植和感染的概念

细菌存在于人体皮肤表面,属正常菌群寄居。当机体的第一道防线皮肤被破坏时,皮肤缺失处就会有细菌滋生;当机体的第二道防线人体免疫系统与细菌之间进行相互攻击,由于细菌的数量或者毒力增加,机体免疫系统防御能力不能抵抗时,伤口就会被细菌污染、定植乃至感染发生。

#### （一）污染

污染（contamination）是指伤口表面有微生物存在,但未出现增殖。此阶段处于宿主控制阶段,人体通过自身防御机制可以完全抑制细菌的数量和毒性。

#### （二）定植

定植（colonisation）是指伤口表面有微生物存在且增殖,但未出现宿主反应。此阶段仍处于宿主控制阶段,细菌数量明确,菌群平衡。

#### （三）感染

感染（infection）是指伤口内细菌附着、增殖并引起宿主反应。此阶段为细菌控制阶段,必须予全身或局部的抗菌治疗。

组织感染过程取决于微生物数量、毒性和侵袭力,与宿主伤口的愈合延迟也有关。宿主防御机制在抵抗微生物中起着重要的作用,吞噬细胞和巨噬细胞有力地保护受损组织免遭感染。患者全身疾病如免疫系统疾病、血液系统疾病、糖尿病等均会削弱机体防御能力,从而增加感染的危险。

## 二、病因与机制

### (一)病因

1. 致病菌 由于致病菌种类的不同可分为非特异性感染和特异型感染。非特异性感染(nonspecific infection)亦称化脓性感染或一般性感染,致病菌有金黄色葡萄球菌、溶血性链球菌、大肠杆菌、变形杆菌、铜绿假单胞菌等。特异性感染(specific infection)在致病菌、病程演变及治疗处理等方面有所不同,致病菌有结核杆菌、白色念珠菌、产气荚膜梭菌等。此外,致病菌的数量与被污染的组织是否发生感染存在直接关系。伤口愈合时间越长,细菌越容易定植和繁殖,感的概率也越大。

2. 环境因素 伤口内的失活组织、异物、血凝块等均为细菌滋生的良好环境。

3. 机体的防御机制 机体的免疫防御机制包括天然免疫和获得性免疫,两者相互协调并密切配合,共同完成复杂的免疫防御功能。因此,机体的防御机制减弱无疑会增加感染的概率。

### (二)机制

伤口感染时,愈合的基本过程会出现变化,局部的炎症反应加剧,白细胞和渗液均会增加,脓液形成。机体内的自由基通过蛋白变性、过氧化脂质化、核酸氧化分解来消灭有害细菌。伤口感染导致伤口愈合时间延长的主要原因为胶原代谢紊乱。感染区中性粒细胞吞噬细菌后,释放的蛋白酶和氧自由基可破坏组织,使胶原溶解的速度大于合成,引起伤口延迟愈合。感染存在时,细菌和炎症细胞会增加局部氧及其他物质的消耗,导致伤口愈合的炎症期延长。伤口感染会导致伤口延迟愈合,甚至会引起宿主的全身反应。

非特异性感染致病菌入侵伤口并繁殖,产生多种酶与毒素,可以激活凝血、补体、激肽系统以及血小板和巨噬细胞等,导致炎症介质的生成,引起血管扩张与通透性增加,白细胞和巨噬细胞进入感染部位发挥吞噬作用,单核巨噬细胞通过释放促炎细胞因子协助炎症及吞噬过程。病灶内含活菌、游离血细胞及死菌、细胞组织的崩解产物。引发炎症反应的作用是使入侵微生物局限化并最终被清除,同时局部出现红、肿、热、痛等炎症的特征性表现。部分炎症介质、细胞因子和病菌毒素等还可以进入血液循环,引起全身性反应。病程的演变与结局取决于病原菌的毒性、机体的抵抗力、感染的部位以及治疗措施是否得当。

然而,特异性感染的病原菌致病机制各不相同。如结核杆菌的致病因素是菌体的磷脂、糖脂、结核菌素等,不激发急性炎症而形成独特的浸润、结节、肉芽肿、干酪样坏死等,病变组织液化后形成无局部疼痛、发热表现的冷脓肿。产气荚膜梭菌释放多种毒素,可使血细胞、肌细胞等迅速崩解,组织水肿并有气泡,病变迅速扩展。

## 三、临 床 表 现

### (一)局部反应

1. 蜂窝织炎 红斑和局部温度升高是蜂窝织炎最常见的表现,提示伤口周围组织感染。伤口周围组织发红,肿胀。

2. 异常渗液 脓液的存在通常表示感染,但在脓疱性银屑病或坏疽性脓皮病的伤口培养中可能没有发现细菌。伤口渗液增加。渗液黏稠度增加,或变为脓性。

3. 伤口愈合延迟 愈合比预期慢的伤口,应考虑伤口感染。伤口出现新的破溃或面积增加。

4. 疼痛 急性疼痛或长期疼痛愈来愈严重,表明有缺血或急性炎症。

5. 肉芽表面变化 感染的肉芽组织表现为比正常潮湿、色暗、更脆和容易出血。某些细菌引起的感染导致局部皮肤变色,如铜绿假单胞菌感染通常表现为绿色或者蓝色。

6. 软组织和上皮的连接 表现为伤口边缘内卷,主要是因为细菌抑制上皮下新生组织生长造成的,阻止愈合。

7. 气味 厌氧菌感染通常会产生难闻的气味,而含坏死物的伤口可产生腐烂的气味。

### (二)全身反应

1. 全身状态 感染较轻者可无全身症状,严重时常有发热、呼吸心跳加快、全身不适等表现。

2. 实验室检查 血白细胞计数$>12\times10^9/L$ 或$<4\times10^9/L$ 或发现未成熟的白细胞,提示重症感染。疑有免疫功能缺陷者需检查淋巴细胞分类、免疫球蛋白等。

## 四、感染伤口的评估

### (一)局部评估

局部的伤口评估方法,可归纳为"一嗅二视三触四量五摄"。

1. 一嗅 距离伤口10cm处辨别伤口散发的气味,如恶臭味明显,考虑存在厌氧菌感染。

2. 二视 观察伤口床的颜色、渗液量及性质、伤口周围组织皮肤情况。如金黄色葡萄球菌多表现为黄色无臭脓液,但有腥味。大肠杆菌感染多表现为黄绿色黏滞、稠厚有臭味脓液。铜绿假单胞菌多表现为淡绿色脓液稍稀薄，带有特殊的甜臭味。厌氧菌多表现为暗红色脓液，伤口内有气泡冒出，有大量坏死组织，带有腐败或恶臭味。

3. 三触 触摸伤口周围组织有无血肿、硬块、疼痛等。

4. 四量 使用伤口尺测量伤口的面积或体积，探测伤口有无潜行、窦道或瘘管。

5. 五摄 选择像素较高的数码相机，调节至微距，关闭闪光灯，在同一部位、同一角度、同一距离拍摄伤口图片，作为治疗前后效果比较的依据。

**（二）全身评估**

高龄、糖尿病、免疫系统疾病、血液系统疾病患者均会出现伤口愈合延迟，患肢血液循环障碍、服用激素及免疫制剂者等也会增加感染的风险。

**（三）微生物测定**

1. 创面细菌培养 最常用伤口表面拭子法，采样后在定量液体培养基中振荡一定时间进行稀释，再接种到营养琼脂培养基表面，孵育后计数并鉴定菌落，用每平方厘米的细菌数表示。但此项技术只能显示表层定植的微生物，不能反映深部组织感染。

2. 组织活检术 是目前的金标准，可以定量细菌以及观察细菌入侵情况，优于创面细菌培养。常用的方法有组织定量培养和快速切片法。

（1）组织定量培养：对切取的伤口组织进行称重，置于有已知体积稀释液的灭菌组织研磨器中，通过研磨释放微生物，再将匀浆稀释液定量接种到营养琼脂培养基表面，用每克组织的细菌数表示。

（2）快速切片法：用定量革兰染色技术来测定伤口细菌量。即取已知量的活组织，匀浆制成显微镜涂片，通过显微镜评价，估算每个视野平均菌落形成单位数，说明每克组织菌量$>10^5$个。

<h2 style="text-align:center">五、感染伤口的处理</h2>

1. 清洗伤口 伤口存在感染或严重定植时，可先用聚维酮碘清洗，减少细菌负荷和降低炎症反应，再用大量的生理盐水冲洗伤口，降低局部消毒液的细胞毒性。过氧化氢对厌氧菌的杀菌效果较好，用于开放性的感染伤口时，应再用大量的生理盐水冲洗，如伤口合并闭合性的腔洞时应禁止使用。

2. 清创 在处理感染的伤口时，清除失活组织尤为重要。患者若有焦痂、脓、感染或大面积坏死组织，具有丰富的循环和愈合能力，则应立即清创。当伤口周围出现明显的红、肿、热、痛，局部有波动感时，应配合医生及时切开引流，并确保引流通畅。锐器清创是最快速的清创方法，借助手术刀、剪刀等锐器去除坏死组织。感染伤口慎用密闭性敷料,以免加重感染。当感染控制后,选择锐器清创联合自溶性清创效果较好。

3. 伤口敷料的选择　感染伤口的敷料选择同样可以根据伤口床准备的TIME 原则,即考虑伤口床组织类型、感染状况、渗液情况以及伤口边缘情况,合理选择敷料。而感染伤口往往有比较明显的局部或全身反应,需要局部或全身应用抗菌制剂对抗感染。由于局部应用抗生素易造成过敏和产生细菌抗药性,因此不建议局部应用抗生素。常用的局部抗菌剂包括,银离子(含银敷料)、碘剂、高渗盐敷料,聚六亚甲基双胍盐酸盐(Polyhexamethylene biguanidine hydrochloride,PHMB)等。

4. 全身应用抗生素　如感染严重且伴有全身症状,例如发热、白细胞计数增高、中性粒细胞占比增高,CRP 升高等,应考虑使用全身抗生素。尽可能根据伤口细菌培养及药敏结果,选择抗生素。在未取得药敏结果时,按需选用广谱抗生素,选择时注意患者有无过敏史。如出现骨髓炎,应相应延长抗生素应用时间。

(赵　静)

# 第四节　营 养 支 持

伤口的愈合与机体的营养状况密切相关。良好的营养状况可以改善患者对创伤的耐受能力,对提高患者伤口的愈合、减少创伤或并发症有着重要的意义。

## 一、营养素对伤口愈合的影响

### (一) 蛋白质

蛋白质不是主要的供能物质,却是各种细胞增殖、胶原合成所需的原料并能促进正常免疫反应,在伤口愈合过程中起着重要的作用。蛋白质摄入量和摄入氨基酸的种类都与伤口愈合密切相关。如精氨酸、谷氨酰胺、蛋氨酸、胱氨酸、脯氨酸等就直接参与了胶原的合成。机体蛋白质缺乏可减慢新生血管形成、成纤维细胞增殖和胶原合成,同时影响细胞吞噬功能,降低免疫力,肉芽组织形成障碍,伤口不易愈合。

### (二) 维生素缺乏

维生素类在伤口愈合过程中的作用十分广泛。抗氧化剂维生素 A、C、E主要参与胶原合成和交联环节,从而对促进伤口发挥积极作用。其中维生素A 通过溶酶体膜的作用提高炎性反应,可促进伤口单核吞噬细胞及淋巴细胞等炎症细胞聚集,并调节胶原酶活性,利于胶原蛋白合成、上皮再生和血管形成。而维生素 C 是中性粒细胞产生过氧化物杀灭细菌所必需的,并有利于巨噬细胞吞噬和游走,促进细胞间质及胶原纤维的合成。如机体缺乏维生素 C,会降低抗休克和抗感染的能力,影响糖、蛋白质的代谢,还可造成毛细血管脆性增加,发生出血倾向。

### （三）微量元素

锌、铁、铜、硒等作为胶原合成环节中某些酶的辅基,成为促进伤口愈合过程中不可缺少的营养素。其中锌作为机体必不可少的微量元素之一,又作为 DNA 聚合酶和 RNA 聚合酶的辅酶成分,与细胞分裂和蛋白质合成密切相关。锌不足时,伤口的成纤维细胞增生减少,胶原合成量降低,愈合延迟。

## 二、营养评估

患者的营养状况直接影响着伤口的愈合,因此正确地进行营养评估是必不可少的。营养状况是指营养素满足生理需要的程度,机体常因代谢异常、食欲不振、进食困难、消化功能不良或需要禁食等原因发生营养不良。营养状况评价旨在了解患者的营养状况、确定营养支持治疗的方案、监测营养状况的变化以及营养干预治疗在急性与慢性疾病中的作用和效果,在临床医学中起到重要作用。

### （一）人体测量方法

1. 体重测定　体重是营养评价中最简单最直接和最重要的指标,成人理想体重可采用适合我国情况的公式计算:

$$\text{Broca 改良公式:理想体重(kg)} = \text{身高(cm)} - 105$$

2. 体重指数　近年来体重指数(body mass index,BMI)也逐渐成为重要的评价指标,可以在一定程度上避免身高差异引起的偏倚。

$$\text{体重指数} = \text{体重(kg)} / \text{身高}^2(\text{m}^2)$$

### （二）皮褶厚度

皮下脂肪含量约占全身脂肪总量的 50%,通过皮下脂肪含量的测定可推算体脂总量的贮备和消耗,并间接反映能量的变化。最常测定的指标是三头肌皮褶厚度,男性三头肌皮褶厚度正常参考值为 8.3mm,女性三头肌皮褶厚度正常参考值为 15.3mm。低于正常值的 80% ~ 90% 为轻度体脂亏损,60% ~80% 为中度体脂亏损,如小于 60% 为严重体脂亏损。

### （三）上臂肌围

上臂肌围可间接反映体内蛋白质储备水平,与血清白蛋白的含量具有相关性。上臂肌围正常参考值男性为 24.8cm,女性为 21.0cm。低于正常值的

80% ~90% 为轻度营养不良,60% ~80% 为中度营养不良,如小于 60% 则为重度营养不良。

### (四) 蛋白质营养状况评价

1. 血清白蛋白　白蛋白在血浆蛋白质中含量最多,反映机体较长时间内的蛋白质营养状况。在应激状态下,血清白蛋白水平降低,如这种低水平维持 1 周以上,则表示有急性营养缺乏。

评价标准:35 ~50g/L 为正常,28 ~34g/L 为轻度不足,21 ~27g/L 为中度不足,<21g/L 为重度不足。

2. 血清前白蛋白　主要由肝脏合成的一种糖蛋白,可与甲状腺素结合球蛋白及视黄醇结合蛋白结合,转运甲状腺素及维生素 A。前白蛋白半衰期较短(1.9 天),血清含量少,体内储存也较少,使得它能更加及时反映营养状况和能量状况。在临床上常作为评价蛋白能量营养不良和反映近期膳食摄入状况的敏感指标。

评价标准:0.2 ~ 0.4g/L 为正常,0.16 ~ 0.20g/L 为轻度不足,0.10 ~ 0.15g/L 为中度不足,<0.10g/L 为重度不足。

3. 转铁蛋白　转铁蛋白为 β 球蛋白,是血浆中主要的含铁蛋白质,负责运载由消化道吸收的铁和由红细胞降解释放的铁。在高蛋白摄入后,血浆转铁蛋白的浓度上升较快。转铁蛋白能反映营养治疗后的营养状态和免疫功能的恢复率,是较敏感的指标,比血清白蛋白、人体测量学等指标发生变化要快。

4. 视黄醇结合蛋白　视黄醇结合蛋白是血液中维生素的转运蛋白,由肝脏合成、广泛分布于血液、脑脊液、尿液及其他体液中。视黄醇结合蛋白是一种低分子量的亲脂载体蛋白,能够特异地反映机体的营养状态,是诊断早期营养不良的敏感指标,故较前白蛋白有更高的敏感性。

### (五) 营养风险筛查

营养风险筛查工具(Nutritional risk screening 2002 ,NRS 2002)是欧洲肠内肠外营养学会提出的,其目的是反映患者目前的营养状态导致其不良治疗结局的风险。该方法是基于 128 个随机对照研究研制的营养筛查工具,信度和效度在欧洲已得到验证。

1. NRS 2002 具体内容　包括四个方面的评估内容,即体重指数、近期体重变化、膳食摄入情况、原发疾病对营养状态影响的严重程度以及年龄的影响。NRS 2002 评分由三个部分构成:营养状况评分、疾病严重程度评分和年龄调整评分(若病人≥70 岁,加 1 分)。三个部分评分之和为总评分,得分范围为 0 ~7 分。若 NRS 2002 的评分≥3 分,需制订营养支持计划,评分<3 分

暂不需营养支持,但要定时进行营养风险筛查。

2. 调查方法和评价 第一步初筛包括 4 个方面内容:①BMI<20.5kg/m$^2$?②病人在过去 3 个月有体重下降吗?③病人在过去 1 周内有摄食减少吗?④病人有严重疾病吗(如 ICU 治疗)?

其中前 3 个问题可适用于所有人群,如社区人群、老人和儿童等,第 4 个问题用于住院患者的营养风险筛查。如果以上任一问题回答"是",则直接进入第二步筛查。如果所有的问题回答"否",应每周重查 1 次。

第二步筛查是根据病人的营养状况和疾病损伤状况的风险而定。NRS 2002 采用评分的方法对营养风险加以量度(表 4-6)。

表 4-6 营养风险筛查 NRS 2002 评估表

(一)疾病严重程度

| 疾 病 状 态 | 分数 |
| --- | --- |
| 髋关节骨折、慢性疾病有并发症、慢性阻塞性肺病、血液透析、肝硬化、糖尿病、一般恶性肿瘤 | 1 分 |
| 腹部重大手术、卒中、重症肺炎、血液恶性肿瘤 | 2 分 |
| 颅脑损伤、骨髓抑制、急性生理学与慢性健康状况评分(APACHE)>10 分的 ICU 患者 | 3 分 |
| 合计 | |

(二)营养状态

| 营养状况指标(单选) | 分数 |
| --- | --- |
| 正常营养状态 | 0 分 |
| 3 个月内体重减轻>5% 或最近 1 周进食量(与需要量相比)减少 20% ~50% | 1 分 |
| 2 个月内体重减轻>5% 或 BMI 18.5 ~20.5kg/m$^2$ 或最近 1 周进食量(与需要量相比)减少 50% ~75% | 2 分 |
| 1 个月内体重减轻>5%(或 3 个月内减轻>15%)或 BMI<18.5kg/m$^2$(或血清白蛋白<35g/L)或最近 1 周进食量(与需要量相比)减少 70% ~100% | 3 分 |
| 合计 | |

(三)年龄

| | |
| --- | --- |
| 年龄≥70 岁 | 1 分 |

(四)营养风险筛查评估结果

营养风险筛查总分

### （六）主观全面评定

主观全面评定（subjective global assessment，SGA）是 Detsky 等学者于 1987 年提出的临床营养评价方法。SGA 的特点是以详细的病史与临床检查为基础，省略人体测量和实验室及生化检查。其理论基础是：若身体组成改变，会引起进食和消化吸收的改变以及肌肉的消耗，身体功能及活动能力的改变。在重度营养不良时，SGA 与人体组成评定方法有较好的相关性。并且此方法简便易行，适于在基层医院推广。SGA 的主要指标包括体重改变、饮食状况、胃肠道症状、活动能力、应激反应、肌肉消耗情况、三头肌皮褶厚度和有无水肿等（表 4-7）。

表 4-7　SGA 评价标准

| 指标 | A 级 | B 级 | C 级 |
| --- | --- | --- | --- |
| 1. 近期（2 周）体重改变 | 无/升高 | 减少不到 5% | 减少超过 5% |
| 2. 饮食改变 | 无 | 减少 | 不进食/低热量流食 |
| 3. 胃肠道症状（持续 2 周） | 无/食欲不振 | 轻微恶心、呕吐 | 严重恶心、呕吐 |
| 4. 活动能力改变 | 无/减退 | 能下床走动 | 卧床 |
| 5. 应激反应 | 无/低度 | 中度 | 重度 |
| 6. 肌肉消耗 | 无 | 轻度 | 重度 |
| 7. 三头肌皮褶厚度 | 正常 | 轻度减少 | 重度减少 |
| 8. 踝部水肿 | 无 | 轻度 | 重度 |

## 三、营 养 支 持

如果营养筛查发现患者有营养风险，应该由多学科团队对患者进行全面的营养评估，以便提供营养支持方案。营养不良是导致伤口延迟愈合的重要因素，其中蛋白质是机体组织修补所必需的物质，维生素可促进伤口的愈合，应根据病人的营养状况有针对性地进行营养供给，予高蛋白、足热量、高维生素膳食，防止负氮平衡和脱水，以增加机体抵抗力和组织修复能力。

### （一）肠内营养

口服营养［通过正常进食和（或）其他喂食方法］是营养的首选路径，并应尽可能采用，口服营养补充剂的价值已得到肯定。

### （二）肠外营养

根据患者的情况和营养支持目标，当经口进食不便或者管饲不能应用时，肠外营养是必要的。一般用于出现肠功能衰竭、肠瘘、胰腺炎等创伤的最初几天。当感染得到有效控制，患者肠道功能耐受能力增强，应及时改为肠内营养支持。

### （三）混合营养

根据患者情况，必要时可选择肠外营养和肠内营养综合使用。

（赵　静）

## 第五节　疼痛管理

疼痛是伴随现有的或潜在的组织损伤而产生的生理和心理因素复杂结合的主观感受。世界伤口愈合协会将伤口疼痛定义为：与开放性皮肤损伤直接相关的一种不良症状和不愉快的经历。大量的流行病学研究发现，伤口导致的疼痛发病率较高，应引起医护人员的足够重视。

### 一、疼痛对伤口愈合的影响

伤口疼痛不仅会影响患者的舒适程度，还会造成伤口的愈合障碍。剧烈疼痛导致的免疫功能亢进或抑制均会使免疫球蛋白下降，影响伤口愈合；疼痛导致的机体过度应激，使肾上腺素能神经活性和血浆儿茶酚胺水平明显增加，使小动脉收缩，伤口灌注量减少，从而导致伤口愈合延迟；疼痛使代谢水平紊乱，皮质醇水平升高，可导致血压升高、心率和呼吸频率增快，继而引起皮肤生理状况发生变化。

伤口疼痛会加重患者的焦虑情绪，还会加重神经性疼痛。心理压力过大可导致患者伤口中的促炎症反应细胞因子水平降低，炎症过程是清除伤口残留及感染物质的过程，促炎症反应细胞因子的减少将抑制该过程，使伤口缺血、缺氧、水肿，从而导致伤口愈合速度减慢。

### 二、伤口疼痛的特点

#### （一）疼痛的部位

伤口相关性疼痛是困扰患者的重要难题，多为躯体性疼痛，并分为表浅疼痛和深部疼痛。表浅疼痛多源于皮肤或皮下组织的损伤，此部位富含疼痛感受器，疼痛的范围明确、固定，持续时间较短。深部疼痛多源于韧带、肌腱、血管和神经等深部组织的损伤，但这些部位的疼痛感受器含量不足，疼痛多为钝痛、位置不固定，持续时间较长。

#### （二）疼痛的性质

伤口疼痛的性质多为触痛、锐痛、烧灼样疼痛、胀痛、刺痛等，影响患者的生活质量。如动脉性溃疡的疼痛多为刺痛，而静脉性溃疡的疼痛表现为胀痛。

## 三、伤口疼痛的药物治疗

### （一）常用的镇痛药物

1. 阿片类 效果相对较好,但作用时间短,主要不良反应为呼吸抑制、低血压、胃肠蠕动抑制。常用于创面的急性疼痛,最佳的用药时间为清创和换药之前。

2. 非阿片类镇痛药 如对乙酰氨基酚、阿司匹林和非甾体类抗炎药。主要用于创面的慢性疼痛,镇痛效果较弱,可以缓解患者的不适感。

3. 抗焦虑药物 如苯二氮䓬类药物,用药后可减轻焦虑情绪,明显增强镇痛药的疗效,减少镇痛药的用量和副作用。

4. 镇静剂 大面积清创前,评估患者可能会出现严重疼痛,考虑在麻醉中使用镇静剂。

### （二）常用的给药途径

1. 口服给药 对于胃肠道功能正常者口服给药是最适宜的给药途径。

2. 直肠给药 由于禁食或无法忍受口服药物的患者可以考虑直肠给药。但较口服给药剂量较大,达到药物峰浓度的时间偏长。

3. 鼻内给药 适用于不能口服液体药物的患者。如儿童患者、吞咽困难者。

4. 皮下或肌内注射给药 主要用于成人镇痛。但在低体温或低血容量患者中,药物容易在皮下组织或肌肉内蓄积,故应慎用。

5. 静脉给药 适应于急性疼痛,给药后可迅速达到镇痛效果,但持续时间较短。

6. 表面或经皮给药 通常清创前使用,也可在局部浸润麻醉前使用。

## 四、老年患者伤口疼痛的特点

### （一）疼痛感受退化

老年人对疼痛的阈值较年轻人高,对低水平的疼痛刺激感受较弱。老年人下行性抑制纤维作用减弱,从而导致对严重疼痛的耐受性降低。

### （二）疼痛表达能力下降

随着年龄的老化,患者对疼痛的理解和表达能力及准确性均有下降趋势。如老年卒中后语言表达能力下降,可能会用特殊的肢体语言来表达疼痛的感受,如烦躁、摩擦不适部位、不合作等。

### （三）机体代谢功能下降

由于老年人肌肉组织减少、组织的脂肪沉淀增加、肾小球滤过率降低等原因,导致镇痛药物易蓄积体内。

五、伤口疼痛的护理要点

**（一）疼痛的评估**

1. 评估内容　对伤口相关性疼痛的初步评估及重复评估是非常重要的。疼痛的评估应包括疼痛的位置、疼痛的性质、疼痛的频率及程度、伤口疼痛对生活质量的影响。

2. 常用的疼痛评估法

（1）视觉模拟评分法（visual analogue scale，VAS）：也称直观类比标度法，有线性图和脸谱图两类，是最常用的疼痛评估工具。国内临床上通常采用中华医学会疼痛医学会监制的 VAS 卡，是一线形图，分为 10 个等级，数字越大，表示疼痛强度越大，疼痛评估时用直尺量出疼痛强度数值即为疼痛强度评分。另一类是脸谱图，以 VAS 标尺为基础，在标尺旁边标有易于小儿理解的笑或哭的脸谱，主要适合用于 7 岁以上、意识正常的小儿的各种性质疼痛的评估。术前向病人解释疼痛发生机制，表述方法和使用方法，告诉病人准确地评估自己的疼痛是帮助医务人员了解其疼痛程度的关键，并采取相应措施消除或减轻疼痛，以求得患者的配合。该评估方法可以较为准确地掌握疼痛的程度，可用于评估控制疼痛的效果。

（2）数字疼痛分级法（Numerical rating scale，NRS）：此法是由 0～10 共 11 个数字组成。病人用 0～10 这 11 个数字描述疼痛强度，数字越大疼痛程度越来越严重。此法类似 VAS 法。NRS 具有较高信度与效度，易于记录，适用于文化程度相对较高的患者。曾有报道，文化程度高者在各种疼痛评估工具中倾向于选择 NRS，高中以上文化程度 50% 选择 NRS。但 NRS 的刻度较为抽象，在临床工作中向患者解释 NRS 的使用方法比较困难，故不适合文化程度低或文盲患者。

（3）Wong-Banker 面部表情量表法（FPS-R）：该方法 1990 年开始用于临床评估，是用 6 种面部表情从微笑，悲伤至痛苦得哭泣的图画来表达疼痛程度的，是在 7 个面部表情的面部表情疼痛量表（FPS）基础上修订来的。疼痛评估时要求患者选择一张最能表达其疼痛的脸谱。此法最初用于儿童的疼痛评估，但实践证明此法适合于任何年龄，尤其适用于 3 岁以上，没有特定的文化背景或性别要求。这种评估方法简单、直观、形象且易于掌握，不需要任何附加设备。特别适用于急性疼痛者、老人、小儿、文化程度较低者、表达能力丧失者及认知功能障碍者。有研究证明 FPS-R 评估法在 FPS-R、NRS、VDS 和 VAS 这四种评估方法中也最适合老年人疼痛评估的最佳评估量表。

**（二）疼痛的护理措施**

1. 清洗伤口　清洗液温度应接近人体温度，可减轻换药时的疼痛感受。

患者疼痛明显或伤口面积较大时,可以选择冲洗、淋浴或涡流式冲洗的方法清洗伤口。

2. 清创 清创前应先进行疼痛评估,疼痛明显者可根据创面情况选择自溶性清创,如果必须行机械清创时,可征求医生意见,考虑使用有效的镇痛措施。

3. 选择合适的敷料 尽量使用能够避免引起疼痛的敷料或不需要经常更换的敷料,如水胶体敷料、水凝胶敷料、藻酸盐敷料、薄膜敷料、泡沫敷料、软聚硅酮敷料以及布洛芬敷料。

4. 镇痛药的使用 患者感伤口疼痛明显,应遵医嘱局部使用镇痛药可缓解疼痛,局部镇痛较全身使用镇痛药效果更佳。患者应该定期、规范地接受疼痛评估和个体化的疼痛管理计划。

5. 做好记录 动态观察伤口疼痛变化及转归情况。记录单应明确疼痛的位置、强度、发作的时间、持续时间、缓解及恶化的影响因素和疼痛缓解方式。

（赵　静）

# 第五章

# 伤口敷料的选择与运用

早在4000年前,古埃及人已经学会使用自然黏性绷带包扎伤口。3500年前,古埃及人开始使用棉纤维、马鬃作缝合线缝合伤口。埃及文明历史悠久,古埃及人记录并列举了许多特效治疗局部创伤的例子,细心观察并提出了诊疗建议,促进了人类对创伤和创伤治疗方法的关注。公元前1550年,埃及文献中就讨论了许多用于局部创伤敷料的混合制品,如添加棉麻、油脂和蜂蜜在伤口敷料中。公元前1700年,埃及的Smith Papyrus详细描述了创面愈合过程,并第一次提出用轻柔的方法处理伤口。

18世纪前,人们多使用自然物品,如茶叶、羽毛、树叶及泥土等作为伤口敷料,伤口护理完全凭经验,毫无科学研究证实。18世纪末,Louis Pasteur的细菌学研究提出干敷料覆盖伤口可以保持伤口干燥,避免细菌感染,并以此作为主要的伤口护理原则,开创了干性愈合理念的先河。当时,伤口敷料的原料只有棉花、亚麻和羊毛等天然纤维的纺织材料,纱布类敷料凭借纺织织布机械的发展得到了广泛应用。在Louis Pasteur病菌学说基础上,英国外科医生Lister建立了全新的系统的观察方法,详细论述了化学剂可以杀死病菌或细菌,并防止病菌或细菌从周围环境蔓延至创伤组织的作用。Lister运用消毒剂使医院患者的病死率从50%降至15%,消除了人们对使用消毒剂的疑虑。随着消毒剂的广泛使用,1876年,Johnson开始制造具有防腐抗菌功能的伤口敷料。10年后,美国主要的抗菌敷料为碘仿棉纱,即含有碘酊、金属离子和抗生素软膏或浸渍抗生素的纱布敷料,并从美国逐渐推广到西方发达国家。

20世纪50年代,随着工业化大发展,人们用聚合物生产人工纤维和纺织品,如聚乙烯、聚丙烯、聚酯、丙烯树脂类等。在临床应用前,科学家在实验室研究了这些聚合敷料对创伤治疗的作用与影响。1958年,Odland发现保持完整的水疱,其皮肤愈合的速度比破的干燥水疱速度更快。1962年,英国皇家医学会动物生理学家Winter博士用猪做实验,发现被聚乙烯制成片(聚氨酯薄膜)覆盖保护的伤口愈合速度比暴露的伤口快 2 倍。Winter 博士于 1971 年将其论文发表在 *Science* 杂志上,首次提出了"湿性伤口愈合"观念。研究发现保持完整的水疱比将水疱挑破后的愈合速度快 2 倍,并指出因上皮细胞无法游移过干燥结痂的细胞层,而需花时间向痂皮下的湿润床游移,使得上皮细胞愈合的时间拉长,而湿性环境则可以促进上皮细胞爬行,减少瘢痕形成。这一实验结论不仅为现代湿性伤口愈合理论奠定了基础,同时也促进了湿性伤口愈合在护理技术方面的应用。

1963 年,Hinman 和 Maibach 在人体进行实验,再次证实湿性伤口比干燥伤口愈合更快。1972 年,Rovee 的实验证实了干净没结痂的湿性伤口的上皮细胞移行增生的速度较快,能加速伤口的愈合。1974 年,初期的半透性透明膜伤口敷料(transparent semipermeable film dressing)开始出现。该敷料具有密闭性与通透性,既可以允许氧气及水蒸气的通透,又能有效隔离外界污染的作用,并维护伤口湿性愈合环境。1980—1985 年,多项实验证明封闭性及半封闭性的伤口敷料能有效促进伤口愈合。1990 年,Turner 再次证实湿性愈合环境能迅速缩小创面,增加肉芽组织,促进创面再上皮化湿性创面愈合与干燥创面愈合的组织学研究显示,干燥创面除了创面容易"脱水坏死"之外,还将导致组织进一步死亡。而湿润创面表面的上皮细胞在湿性环境移行速度更快,停留在创面表面的液体中含有蛋白水解酶和促进创面愈合过程的多种生长因子。随着多项实验研究对"湿性伤口愈合"观念的不断巩固证实,符合湿性愈合理念的伤口敷料开始被广泛地应用。上述研究成果促进了 20 世纪 70—80 年代用聚合性敷料治疗创面商业化的发展,并流传至今,也标志着现代伤口敷料的到来。

近 40 年来,大量关于创面的基础研究和临床治疗验证了为创面提供合适的湿润环境有利于伤口的愈合,证明了湿性敷料具有很多优点。伤口敷料的发展是随着时间推移、临床需求的变化而不断发展演变的。迄今,越来越多的伤口敷料在临床上被广泛运用。据不完全统计,目前市场上已存在 3000 余种伤口敷料,新型敷料在发达国家使用得较为普及,国内也开始将其应用于各种急、慢性创面的治疗中。

2000 年,美国食品与药品管理局(food and drug administration,FDA)在新颁布的创面医疗用品(外用药和敷料)的行业指南中特别强调,保持伤口创面的湿润环境是标准的伤口处理方法。现代功能性伤口敷料可以维持伤口湿润环境,吸收过多的渗液,填满无效腔以避免渗液的局部堆积、引起感染或过分潮湿,对伤口提供保护环境,避免细菌入侵,然而,伤口敷料种类繁多,只有科学合理地选用伤口敷料,为患者提供个性化的伤口护理,才能帮助减轻患者痛苦,缩短伤口愈合时间。

# 第一节　伤口敷料的分类与特点

伤口的愈合是以湿性愈合理论为基础,充分利用密闭、半密闭敷料或为伤口提供湿润环境的敷料进行伤口床的准备。伤口专科护士的职责之一就是通过系统、科学、全面的评估选择适合的敷料,既要听取医生意见和参考厂家的建议,也应以患者为中心,减少不舒适感和疼痛等。

伤口敷料包括与伤口床直接接触的初级敷料及覆盖在初级敷料之上,起辅助作用的次级敷料。初级敷料是根据创面的需要直接覆盖在创面上,起到治疗和保护创面的作用。次级敷料可以巩固初级敷料的作用,以更充分地满足伤口愈合的需要。例如,水胶体在用于较浅的有轻度渗出的创面时就是初级敷料,如果填充较深的创面时就是次级敷料。伤口敷料包括传统敷料,也称被动型敷料(纱布、人工合成纤维、油纱等),新型敷料即相互作用型敷料(水胶体敷料、水凝胶敷料、藻酸盐敷料、海绵类敷料、薄膜类敷料、透明薄膜类敷料、硅凝胶敷料、亲水性纤维敷料),生物活性型敷料(抗菌敷料如银离子敷料;含生长因子类敷料如生物活性敷料)。

从临床应用的角度可以将伤口敷料依据其不同的结构和功能特点简单分为以下几类:薄膜敷料、水胶体敷料、水凝胶敷料、藻酸盐敷料、泡沫敷料、含银敷料、纱布类,每一类里又可分为不同产品类型。迄今为止,尚没有一种敷料能适用于各种类型及不同时期的伤口创面,每一种敷料都有其各自的优缺点和适应证,正确理解每一类伤口敷料的特性、适应证和禁忌证可以帮助医护人员做出科学正确的选择。

## 一、藻酸盐敷料

### (一)产品特性

藻酸盐是在海藻中提取的天然多糖碳水化合物,属于一种天然纤维素,对人体无任何毒性。藻酸盐中的钙离子不但可以起到轻微止血作用,接触创面或伤口渗液中的钠离子后还会发生离子置换,形成一层和创面形状相似的亲水凝胶,即含钠的藻酸盐,覆盖在伤口之上,可以吸收并保持渗液,为伤口愈合提供理想的湿润环境,促进肉芽组织和上皮的形成。

藻酸盐敷料(alginates)是一种不粘、非密闭的初级敷料,使用时还需要次级敷料。藻酸盐敷料有片状和条状,分别适合平面伤口和与腔洞填塞,既可用于创面覆盖,也可以切成创面的大小或松弛的填充到潜行或窦道中,用藻酸盐作头端的拭子可以用于探测和测量伤口,不会因残留棉絮纤维而引起炎症反应。

藻酸盐敷料吸收渗液的能力取决于其中的藻酸盐含量,有些吸收渗液后依然保持完整,可以直接从创面上完整去除;有些吸收渗液后会崩解,需要用生理盐水冲洗后才能彻底清除。如果需要增加吸附力,可以将藻酸盐进行分层覆盖。

**（二）作用机制**

1. 高吸收能力　藻酸盐可吸收相当于自身重量 17 ~ 20 倍的液体。

2. 止血　藻酸盐接触伤口渗液释放钙离子,能促进凝血酶原激活物的形成,加速凝血过程。

3. 促进伤口愈合　藻酸盐吸收伤口渗液后,在伤口表面形成稳定的网状凝胶,可以为伤口营造一个微酸、无氧或低氧、适度湿润的微环境,有利于促进生长因子释放,刺激细胞增殖,提高表皮细胞的再生能力和细胞移动,促进伤口愈合。

4. 抑菌　将有害细菌固定在纤维内部,可减少细菌与创面接触的机会,并有效抑制其繁殖。同时,保持创面湿润、微酸的环境有利于中性粒细胞发挥作用,增强局部杀菌能力,降低感染发生率。

5. 减轻疼痛　藻酸盐凝胶可有效保护神经末梢,且在更换敷料时不易粘连,易移除。

**（三）临床适用**

适应证:藻酸盐敷料适用在中、重度渗出的创面,如感染伤口、坏死伤口、愈合停止伤口、存在出血倾向的伤口。

禁忌证:藻酸盐禁用在Ⅲ度烧伤创面、结痂伤口以及干燥或微量渗出的创面。如果藻酸盐不恰当地用在微量渗出的创面,藻酸盐的纤维将会植入创面,从而使创面变得干燥。

**（四）注意事项**

1. 当机体出现生理机制无法控制、必须借助外科手段止血的大量、持续出血等情况时,单独使用藻酸盐敷料不能有效止血。

2. 当藻酸盐被渗液浸透时,应及时更换,且每次清洗伤口都应将藻酸盐去除干净。当肉芽组织开始形成,渗液减少,更换藻酸盐的次数也相应减少,使用时应避免超过伤口边缘。

3. 一旦出现变态反应,请立即停止使用。

4. 藻酸盐不可以浸湿后再使用;当用来填塞较深的通道或窦道时,最好使用纱布条,方便日后取出。

## 二、薄膜类敷料

**（一）产品特性**

薄膜敷料(film dressings)的主要成分为聚氨酯类材料和脱敏医用粘胶,其内面附有丙烯酸低变应原的黏着物,后者遇水失活,不会与潮湿的创面或伤口周围皮肤粘连。薄膜敷料有隔离液体和细菌的特性,但对氧气和水蒸气等气体是半通透的。作为初级敷料时可用来保护皮肤,防止其受到摩擦或剪切力的损伤,还可用于一些医疗器械的固定,保护穿刺部位,预防感染。此外,此类敷料还可以被用做其他产品(如藻酸盐、泡沫)的次级敷料,起到固定作用。

薄膜类敷料多数呈透明,利于观察伤口变化。但此类敷料几乎没有吸收性能,对渗液的控制是靠其对水蒸气的转送蒸发,理想的薄膜类敷料的呼吸速度与正常人体皮肤的呼吸速度相当。同时,由于它能紧密黏附于伤口表面,可通过效保持渗液提供利于伤口愈合的湿润环境。此外,因为暴露的末梢神经纤维被保护在等张渗液中,可适当减轻伤口疼痛。

**(二) 作用机制**

1. 阻隔环境微生物入侵创面,防止交叉感染。

2. 保持伤口湿性愈合环境,有助于细胞移行。

3. 促进肉芽组织形成和坏死组织的自我分解。

4. 具有自黏性,使用方便,而且透明,便于观察创面情况。

**(三) 临床适用**

适应证:薄膜敷料作为初级敷料适用于保护高危的(伤口周围)完整皮肤,用于表浅伤口及少量渗液或无渗液的浅表创面及压疮预防等,带焦痂的自溶创面。固定留置针、导管等。也可作为其他敷料的辅助性敷料,如常用于水胶体敷料的边缘,防止卷曲。与水凝胶敷料联用,可对结痂伤口起到自溶性清创的作用。

禁忌证:禁用于Ⅲ度烧伤、填塞较深的、剥离的或有窦道的创面,避免用于需要频繁监测的动脉性溃疡和感染性溃疡。

**(四) 注意事项**

1. 不能用于无效腔、深部腔洞伤口或感染伤口。

2. 使用薄膜敷料时须扩展到伤口周围完整皮肤 2.5cm。在该敷料覆盖前应使用液态皮肤屏障以防止皮肤剥脱,尤其在脆弱的伤口周围皮肤,应慎重使用。

3. 在去除透明薄膜敷料时,应平行于创面方向牵拉敷料,使封胶失去黏着力,而不是向上暴力撕扯。

4. 当渗出液超过创缘到达伤口周围皮肤时,应立即换药。通常每 3 天更换敷料一次。

5. 当透明薄膜敷料用于带焦痂的创面时,应密切观察,尽可能地经常更换敷料。在自溶过程中,焦痂发生液化,积聚的液体有可能逐渐破坏薄膜的黏性。当焦痂软化、溶解并被去除后,创面深度就变得一目了然了,此时需要选择适当的敷料填充无效腔并吸收创面渗液。

## 三、泡沫敷料

### （一）产品特性

聚氨基甲酸酯泡沫敷料或聚乌拉坦泡沫胶敷料（有孔泡沫敷料）是由聚合物发泡、溶解形成的板状物。它含有大小不等的孔隙，表面张力低，富有弹性，具有高吸收性，通过海绵型的水蒸气转运和吸收机制来控制渗液，适用于有渗液的伤口。

泡沫敷料（foam dressings）种类繁多，有些将渗液"锁"在其内部，有些会转变成凝胶状，有些表面附加水凝胶结构，可以在伤口变干时主动释放水分，让伤口保持湿度平衡，有些表面加入银离子，增加其抗感染功能，有些表面增加防粘连涂层（硅酮、脂质水胶体），不粘连伤口，摘除时不会再次发生机械性损伤，对伤口无刺激。泡沫敷料也分有粘边型与无粘边型两种，患者有皮肤过敏时最好使用无边型。

泡沫敷料可作为初级敷料也可作为次级敷料，非黏性泡沫敷料应使用次级敷料固定，例如透明薄膜、非黏性的外包裹如纱布等。

### （二）作用机制

1. 快速而强大的渗液吸收能力，可减少伤口浸渍。
2. 通透性低，使创面保持湿润，避免更换敷料时再次发生机械性损伤。
3. 表面半透膜的阻隔性能，可防止环境颗粒性异物如灰尘和微生物的侵入，预防交叉感染。
4. 富有弹性、顺应性好，能满足不同部位的外形（突起或凹陷）需要。
5. 隔热保温、缓冲外界压力、剪切力和摩擦力。
6. 结合弹力绷带使用时有抑制肉芽组织增生的作用。
7. 可以和其他敷料合用以提高创面渗液的处理效率（如藻酸盐、有吸收能力的膏剂、粉剂）。

### （三）临床适用

适应证：适用于中度或重度渗液的创面；薄泡沫敷料可用于保护完整的皮肤，或用于少量渗出的表浅创面；普通厚度的非黏性泡沫敷料用于加压状态下的静脉曲张性溃疡，以及任何脆弱的创伤和伤口周围皮肤渗出液的处理。

禁忌证：Ⅲ度烧伤、没有渗液的创面禁用泡沫敷料；仅有少量渗液的创面（如上皮期），有些吸收能力强的泡沫敷料不宜使用，一定要使用的话应选择带有防粘连涂层的泡沫敷料；当使用泡沫敷料填充死腔或窦道时，应确保泡沫敷料吸收渗液后在创面中有充分的拓展空间，否则也不应使用泡沫敷料。

### （四）注意事项

1. 无粘胶型泡沫敷料，需使用辅助绑扎材料来固定，如弹力绷带、胶布等。

2. 不透明,不便于伤口的观察。

3. 泡沫敷料最合适的大小为覆盖创缘正常皮肤至少 2.5mm(1 英寸)。

4. 有些含腔泡沫敷料裁剪后会破坏敷料的完整性和功能,除此之外,其他泡沫敷料可被修剪以适合不同的解剖区域。

## 四、水胶体敷料

### (一) 产品特性

水胶体敷料(hydrocolloid dressings)内含羧甲基纤维素、动物胶、果胶、弹性体、增塑剂等,可制作成糊剂、粉剂或有弹性、有黏性的片状胶凝剂。水胶体敷料吸收创面渗液后,在创面形成胶态凝胶,提供给创面肉芽组织生成、上皮形成及自溶分解所需的潮湿环境。有的水胶体敷料还添加了藻酸盐成分或吸收性粉剂,以增强敷料的吸收能力。

大多数水胶体敷料是半密闭的薄膜,对气体和水蒸气是半通透的,但可以阻隔液体和细菌。此类敷料的伤口接触面是有黏性的,可附着于潮湿的表面。水胶体敷料作为次级敷料可以制成多种形状和尺寸,有的水胶体敷料在水胶体外周附有一黏性边缘,防止由于剪切力和摩擦力使水胶体边缘松开,避免额外的胶带粘贴或绷带缠绕。

### (二) 作用机制

1. 水胶体敷料易于观察伤口变化,也可通过观察敷料里渗液或水分的集聚程度决定是否需要更换,应结合产品说明。

2. 水胶体敷料因其富有弹性,延展性好,适用于黏附于骶骨、足踝、膝盖和肘部等部位。

3. 水胶体敷料吸收水分后会变成凝胶状而失去黏性,移除时不粘连伤口。

4. 伤口有干燥的腐肉,即坏死组织与细菌的混合物时,必须清创才能使伤口顺利愈合,使用水胶体敷料可以软化腐肉,促进自溶性清创,亦可结合水凝胶使用。

### (三) 临床适用

适应证:预防压疮,保护未受损皮肤免受摩擦;用于伤口自溶性清创;用于渗液较少的肉芽期与上皮期;治疗轻度静脉炎。

禁忌证:水胶体敷料禁用于Ⅲ度烧伤、感染性伤口。有感染倾向的伤口在使用时要密切监控,以免加重感染。

### (四) 注意事项

1. 需要 1 周去除敷料查看两次以上的伤口不宜使用水胶体敷料,避免更换太频繁降低水胶体的作用。

2. 伤口渗液较少或更换太频繁时,因敷料黏性还很大,易造成皮肤或伤口撕脱性损伤。正确的移除方法是一手压住对侧皮肤作为支撑,另一手水平向相反方向牵拉,缓慢移除。如果敷料黏性很大不易去除,可以先用温水浸泡。

3. 应选用较创面大的敷料,其边缘至少超出创缘 2 ~ 2.5cm。

4. 由于水胶体在体温时最有效,使用前可以适当温暖敷料,使其更加柔软贴合。

## 五、水凝胶敷料

### (一) 产品特性

水凝胶敷料(hydrogel dressings)是以水或甘油为基质的敷料,主要成分为水,但各产品中的水含量不同,通常在 60% ~ 70% ,主要作用是向坏死组织主动释放水分,将其软化,加速自溶性清创的过程。

水凝胶敷料主要有膜状或无定形式。膜状水凝胶是三维立体的网状构造,由亲水聚合体横向连接而成。这些交联聚合物(聚氧化乙烯、聚丙烯酰胺或聚乙烯吡咯烷酮)整体渗入水中形成的膜状水凝胶可以密闭 96% 的水。水凝胶膜状敷料分为有黏性和无黏性、消毒和未消毒的。水凝胶膜有冷却作用,故适用于晒伤等需要冷却的创面。无定型水凝胶在组成上与水凝胶膜片相似,只是其中的聚合物并未交联成膜状,因此失去了膜状水凝胶的冷却效应。

### (二) 作用机制

1. 水凝胶敷料的一个特征是为创面提供水分,因此它通产用于促进坏死组织的液化。

2. 对于浅表的伤口或伤口愈合的上皮期,使用片状水凝胶可给上皮的生长爬行创造良好的环境。

3. 对于一些放射性皮炎,也有报道使用片状水凝胶取得了很好的效果。对于局部痛感明显的患者,片状水凝胶可以有很好的镇痛效果。

4. 由于片状水凝胶为半透明形式,便于直观观察伤口愈合进展。

5. 水凝胶敷料的一个特征是为创面提供水分,因此它通常用于促进坏死组织的液化。

### (三) 临床适用

适应证:水凝胶敷料可用于干燥或微渗出性创面,无论有无清洁的肉芽创面;水凝胶敷料可以做成多种形式,适用于浅表创面,深部创面和有潜行或窦道的创面;无黏性水凝胶可以用纱布等敷料进行固定,适用于痛性伤口、热损伤及脆弱的伤口周围皮肤。

禁忌证:水凝胶敷料不能用于Ⅲ度烧伤。

### (四) 注意事项

1. 使用水凝胶时应注意用量,过量将引起伤口周围皮肤浸渍。

2. 可适当选用皮肤保护膜或皮肤屏障防止浸渍伤口周围的皮肤。

3. 水凝胶敷料应覆盖整个伤口,再使用次级层敷料(如透明膜敷料或水胶体敷料)固定。

4. 不应与有吸收渗液能力的次级敷料联合使用,避免吸收水凝胶向伤口提供的水分。

5. 伤口有坏死的黑痂时,如果持续暴露,会进一步干燥,紧密地附着在其下的正常组织上,可通过用水凝胶进行水化,将其清除。在换药时,可能会因为吸收的坏死组织而发生颜色变化,应注意鉴别。

## 六、纱　布　敷　料

### (一) 产品特性

纱布(gauze)的种类繁多,有针织或非针织材质,棉质或人工合成材料,清洁或无菌的纱布,同时,纱布可以制作成很多形状,如海绵状、垫子、带状、创可贴、卷状。纱布的孔洞大小会直接影响其吸收性和通透性,其中无纺纱布比纺织纱布有更强的吸收性。随着科技的发展,制造商常使用一些具有特殊功效的物质将其浸泡,如碘化物、凡士林、氧化锌、结晶氧化钠、氯己定、葡萄糖盐、水、盐水、水凝胶或其他试剂,增加了纱布的多用性和适用性。例如盐水纱布具有防止创面干燥的能力,但也是由创面渗液量和纱布更换或浸湿的频率决定的,加盖凡士林浸泡的纱布可以增强盐水纱布的保湿能力。

### (二) 作用机制

1. 具有吸收渗液的能力,可用于各种病因引起的中度或重度渗液的伤口,可作为初级敷料吸收渗液,外加绷带等次级敷料,也可以作为次级敷料用于伤口包扎固定。

2. 使用简便,价格便宜,适用于更换敷料频繁(例如每日一次)的伤口。

3. 纱布通常会用来包扎暂时不能闭合的伤口和用来吸收过多的渗液。

4. 纺织纱布对空气的通透性大,但也容易将伤口组织碎屑嵌顿在纱布孔洞中,有利于清创,但可能会对新鲜的肉芽组织造成伤害。

5. 使用特殊功效物质浸泡的纱布将携带特殊材质的抗菌、溶解、保湿、增加营养等特殊功能,如充当创面水化合物(如水凝胶或盐水浸泡纱布)、吸收渗出物(如干的或结晶氯化钠纱布)、传递抗生素或营养物质。

### (三) 临床适用

适应证:纱布常用来填塞较深的创面、潜行性腔隙和窦道;干纱布适用于有较严重渗液的创面;非针织的干纱布大多用于创面擦洗、术前准备、吸收或保护之用;而针织纱布多用于创面引流、清创或填塞。

禁忌证:干纱布不利于保持创面的潮湿环境,禁用于干燥创面。

### (四) 注意事项

1. 应注意观察伤口周围皮肤,避免水分过度蒸发或发生浸渍。

2. 注意保护伤口周围的皮肤,可用皮肤保护屏障进行保护。

3. 使用纱布填塞较深的伤口、潜行性腔隙和窦道时,推荐采用疏松填塞技术。

4. 需要每天大量更换敷料时,纱布作为高性价比的敷料,能保证高效吸收伤口渗液。

5. 因通透性高,被渗液浸湿后对细菌失去屏蔽作用,需护士及时、频繁更换。

6. 去除纱布时,如果与伤口床吸附较紧可用生理盐水将其湿润后再取出,避免损伤伤口床和增加疼痛。

7. 可能会在伤口床留下纤维或其他残留物,导致肉芽肿,应注意清洗干净。

8. 使用纱布卷包扎时要避免长期压迫,造成损伤。

## 七、银离子敷料

### (一) 产品特性

银离子敷料(silver ions dressing;Ag)是一种新型的广谱抗菌敷料,无耐药性产生,且不损伤肉芽组织,已被广泛用作局部抗菌制剂。敷料中含有银离子或敷料表面涂有银离子、金属银或银化合物,与伤口渗液接触时可在30分钟内快速持续释放银离子达3~7天,通过银离子与细菌产生化学反应,对抗多种细菌并抑制微生物增长,因此,银离子不产生耐药性,可长期使用的杀菌剂。同时,在湿润环境释放的银离子可使网状植皮的上皮形成率增加40%,进而促进伤口愈合。

银按配方可制成膏状物(例如磺胺嘧啶银),还可以添加到不同材料中可制成很多种半密闭性敷料,如泡沫银敷料、藻酸盐银敷料、亲水纤维银敷料等。银离子敷料根据银离子载体不同有不同特性,藻酸盐银敷料具有藻酸盐和银离子双重效果,泡沫银敷料则具有泡沫敷料和银离子双重效果等。其中,2%~7%的磺胺嘧啶银具有减少细菌密度,降低炎症细胞迁移的作用。

银离子安全性高,对生物组织尤其对人体细胞毒害作用小,但仍有一些不良反应(如粒细胞减少和银中毒)的报道。因此,银敷料使用限制应控制在2~4周内。

### (二) 作用机制

1. 释放银离子杀菌,控制感染　银离子与细胞 DNA 结合,抑制细菌分裂、组织形成;银离子与细胞壁结合导致细胞膜破裂,细胞渗漏;与细菌细胞内的蛋白(包括酶)结合,影响细胞的呼吸系统和传递系统导致细胞缺乏营养;银在光的作用下激活空气或水中的氧,产生对细菌有很强毒性的羟基自由基和活性氧,导致细菌发生完全破坏性氧化死亡。

2. 持续杀菌时间长,可保护创面,减少换药次数,减轻患者痛苦。

3. 银离子敷料抗菌性能不仅受含银总量和释放速度的影响,同时也与敷料中载银形式、活性银的含量、载体材料的性能、银与载体的结合方式以及病原菌的种类等因素有关。

4. 使用泡沫敷料、藻酸盐敷料等做载体时,将同时具备各类载体敷料的特殊功效。

**(三) 临床适用**

适应证:适用于各种急、慢性感染伤口的治疗和预防。

禁忌证:对银离子过敏者禁用;磁共振检查的病人禁用;如果裸露在干性伤口上,银离子不能充分释放,将造成医疗资源的浪费或延误治疗。

**(四) 注意事项**

1. 使用时间超过 1 个月需重新评估。

2. 不能用在良好生长的肉芽伤口上。

3. 会有轻微伤口着色现象,可用生理盐水消除。

4. 不用于磁共振检查的病人。

# 第二节 伤口敷料的选用原则

伤口湿性愈合理论提出后,随着科学技术的飞速发展,各种新型的功能性敷料应运而生。随着伤口敷料的增加,人们的选择性变得越来越多,如何根据患者伤口情况及经济承受能力选择最安全、经济、有效的敷料,是临床工作中医护人员经常面临的问题。国内外学者做了大量关于敷料选择及应用的研究,但目前尚未形成一致意见,可以肯定的是伤口敷料的选择及应用必须评估伤口床的情况、伤口周围皮肤情况、伤口位置以及疼痛情况,还要符合医疗机构的规定和生产厂商的推荐意见。

## 一、选择伤口敷料的影响因素

1. 伤口成因 形成伤口的原因直接影响伤口敷料的适用性。例如,静脉性溃疡的成因是静脉回流不畅,选择敷料时应选择渗液管理能力强的敷料,兼顾适当加压功能。动脉性溃疡(血管再通之前)通常无渗出、伤口干燥,所以需要选用保湿型敷料。压力性损伤引起的伤口可能会产生潜行,应选择可填充坏死腔隙的伤口敷料。

2. 伤口位置 伤口位置会影响到敷料种类的选择,特别是伤口处于手指、足趾、肘部等敷料固定困难的位置时。例如骶尾形状的敷料比方形和矩形的敷料更适用于骶骨、尾骨和膝盖部位。肘部是使用敷料比较困难的部位,需要用弹性舒适的敷料。位于易摩擦部位的伤口则需要背面光滑且有黏性的敷料。

3. 伤口床情况　当肉芽组织是创面的主要成分时,应选择可维持表面湿润的敷料。当创面有坏死组织和焦痂时,需要清除坏死组织以减少生物负荷和去除愈合障碍。敷料可使创面保持湿润以促进自溶过程。敷料选择还要考虑到渗出物的量和伤口愈合情况。例如,当伤口渗液较少且有结痂时,可选择水凝胶薄片敷料覆盖结痂,再用透明敷料覆盖 24～28 小时,结痂会液化并从创面松动。此时,可继续使用水凝胶,或根据伤口的深度及渗液量再次选择。

4. 伤口边缘　伤口边缘指围绕伤口的组织,可表现为附着、游离(悬空)或向下卷曲。伤口边缘附着是较理想的状态,而伤口边缘游离或者上皮化的伤口边缘向下卷曲可能会使修复期延长或伤口延迟愈合。游离的伤口边缘需要使用敷料轻柔的填塞,而上皮形成的伤口边卷应予以清除,可采用硝酸银或外科切除方法。

5. 渗液量　伤口的渗液量是决定创面治疗的重要指标。有效管理渗液,对处理创面生物负荷、保护伤口周围皮肤、控制异味极为重要。此外,患者伤口渗液量持续过多可导致肉芽组织过度增生,控制创面过度渗出可以选用增强渗液吸收的藻酸盐或泡沫敷料。

6. 伤口周围皮肤情况　伤口周围皮肤可表现为完整的、干燥的、破裂的、浸渍的、有红斑的,甚至是感染的,伤口周围皮肤浸渍表明渗液管理不充分,也容易罹患真菌(多数为白色念珠菌)感染或皮肤红斑,需根据伤口周围皮肤情况选用合适的皮肤护理产品。例如,干燥、破裂的皮肤在粘贴敷料前需要使用保湿剂,脆弱的皮肤则需使用皮肤保护剂和液态皮肤屏障(liquid skin barriers),进而保护皮肤避免潮湿和浸渍。

7. 细菌负荷　伤口存在感染或细菌过度繁殖会影响伤口愈合进程,每次换药时应评估伤口局部的感染体征,局部伤口评估发现感染症状后应尽快完成全身评估。不建议在感染伤口使用密闭性敷料,如采用半密闭性敷料则应加强观察,并增加换药频率,每次更换伤口敷料时应进行清除坏死组织和细菌生物膜。

8. 伤口气味　很多伤口都存在不同程度的异味,可能与伤口感染有关。在微生物高度定植的伤口,如果真菌感染伤口或存在的坏死组织覆盖压迫伤口,可能出现恶臭味。当伤口密闭或应用某种敷料(如水胶体)时也可能在敷料更换时产生轻度臭味。伤口气味也可以是敷料裂开或渗液渗漏、卫生条件较差或敷料使用不当(如敷料更换不及时或超期使用)造成。

9. 疼痛　疼痛已被世界卫生组织(WHO)列为第五大生命体征,医护人员应充分评估患者伤口疼痛的程度和发生时机,进而采取相应的措施。如对局部缺血引起的慢性疼痛,需给予持续止痛。若在更换敷料时引起伤口局部疼痛,可于换药前给予适当镇痛药,或在换药过程中提高换药技术和选择合适的伤口敷料。液态皮肤屏障可以保护伤口周围皮肤,避免伤口敷料的机械性压力,伤口敷料的易揭除性及取出敷料时的无创性,可有效减轻更换敷料时的伤口疼痛。

## 二、伤口敷料选用原则

一个正常的局部生理性创面愈合环境应具有适当的温度、正常的湿度、菌群平衡和中性到弱酸性的 pH 值,能维持局部生理性创面愈合环境。理想的伤口敷料应该能够促进伤口愈合或最大限度地控制感染、缓解或减轻疼痛、使用简单、安全。每一种敷料都应该达到生理性创面环境的某一目标(如消除无效腔),从而可以促进愈合。医护人员在选择局部伤口敷料时应考虑遵循以下原则:

1. 预防和治疗伤口局部感染。

2. 能保护伤口周围皮肤,不引起周围皮肤的浸渍。

3. 保持伤口湿润的微环境,不透水,具有类似正常皮肤的水分蒸发能力。

4. 能保持伤口的生理性创面愈合环境,促进伤口愈合。

5. 有利于清除坏死组织,保持伤口基底洁净,减少感染危险。

6. 良好的控制渗液的能力,有利于引流和控制气味。

7. 维持伤口温度在 28～32℃,有利于细胞移行和肉芽组织形成。

8. 有良好的黏附性,迅速而牢固地与伤口床黏附,顺应性良好,活动时不脱落。

9. 敷料黏性,是否容易揭除,不损伤肉芽组织,减轻疼痛,不产生疼痛。

10. 起屏障保护作用,舒适、防擦伤,保护伤口免受微生物入侵。

11. 考虑伤口的愈合阶段,不干扰伤口的正常愈合机制。

12. 安全、无毒、无过敏作用、无刺激性和任何不良反应。

13. 患者的经济情况、就诊难易度及敷料更换频率,是否增加患者舒适度,减少异物感。

14. 储存和运输方便,灭菌,独立包装及易用性。

因为没有一种伤口敷料可用于所有伤口的全部愈合过程,同时治疗效果也是因人而异,所以医护人员需动态、准确评估伤口,灵活选用伤口敷料,并注意将传统敷料及新型功能性敷料结合使用,以达到用较少的经济成本实现最佳的、最安全的伤口愈合效果。

## 三、依据伤口创面分类法

1988 年,《美国护理学杂志》编辑 Cuzzell 和 Blanco 从欧洲引进了 RYB 伤口创面分类法,即根据伤口基底颜色的不同,将伤口分为红、黄、黑及混合型,此方法直接易记、操作性强,已得到多数专家的认同并在临床上得到推广应用。

1. 红色伤口　可能处于伤口愈合过程中的炎症期、增生期或成熟期,此时的护理原则是保护创面,并提供适宜的湿度,避免脱水,使肉芽组织与表皮细胞能够生长。此时根据伤口渗液情况可以选用藻酸盐、水胶体、聚氨酯泡沫等敷料。

2. 黄色伤口　是以黄色、白色或灰色坏死组织为主,无愈合倾向,其护理原则为去除坏死组织,清除细菌,让伤口转成红色。此时可以直接手术清创或选用水凝胶敷料进行自溶性清创,加用银离子敷料抗感染,同时可以选用藻酸盐、聚氨酯泡沫等吸收过多的渗液。

3. 黑色伤口　是指以全层皮肤坏死形成棕色、棕褐色或黑色的干而厚的痂皮或焦痂为主,无愈合倾向。清创是此类伤口的护理原则,可以减轻伤口感染的风险,促进修复。此时可以直接手术清创,亦可以选用水胶体、水凝胶等敷料软化焦痂,达到自溶性清创的目的。

4. 混合伤口　是指慢性创面可能同时存在两种或两种以上颜色,表示伤口内混有部分健康及部分不健康的腐肉或结痂组织。此时应根据混合创面所含不同颜色的比例来选择适宜伤口敷料,例如 25% 红色+75% 黑色伤口应以清除坏死组织为主兼顾保护红色伤口,25% 黄色+75% 黑色的伤口应以清除坏死组织为主,控制局部感染兼顾去除黄色分泌物,50% 红色+50% 黄色的伤口应以去除黄色分泌物及坏死组织为主,兼顾保护红色肉芽组织。

## 四、评估伤口敷料特性

### (一) 吸收性

伤口敷料的主要特性即吸收性,新型伤口敷料可吸收并锁住过多的渗液以清洁伤口、防止再次污染,进而减少伤口水肿,避免增加伤口及其周围皮肤浸渍的风险。纺织材料如棉制纱布、无纺敷料垫对渗液的吸收主要为纤维间的吸引力,却过度刺激了渗出物的流动,增加了水肿的风险,并不能保证将细菌牢固地锁住以防再度污染,这是纺织材类敷料的局限性和缺点。

**（二）透气性**

伤口敷料的透气性即允许氧气和二氧化碳间的交换,并能释放水蒸气的能力。持续的气体交换影响伤口床氧浓度和 pH 值,尤其是溶解于伤口床分泌物的氧促进了伤口上皮化并直接作用于细胞组织。伤口敷料对气体及水蒸气的通透性取决于所用敷料的材质,纺织材料如纱布、无纺型材料或藻酸盐(钙)敷料的通透性高于具封闭特性的合成材料如水凝胶或水胶体敷料。对有明显临床感染指征的伤口,需慎用水凝胶、水胶体敷料。在吸收性和通透性上由高到低依次为纱布、藻酸钙、浸润纱布、半透膜、泡沫、水凝胶、水胶体。

**（三）无创性**

无创性是现代伤口护理中的重要理念之一,伤口敷料的无创性体现在更换敷料时不增加患者疼痛感,不形成新的伤口。特别是在肉芽期和上皮形成期,无创性敷料可以保护新生组织。

**（四）安全性**

伤口敷料的安全性体现在无细胞毒性和无致敏作用,不增加感染风险,且注明无菌或灭菌。

**（五）伤口环境**

无菌生长的表浅伤口,一般多选用透气敷料覆盖伤口,有效防止细菌入侵伤口。对于较深的有感染的伤口宜选用吸收能力强且不引起二次污染的伤口敷料,如藻酸盐敷料,而窦道内最好填塞藻酸盐敷料条,有利于窦道闭合。

每例患者对伤口敷料从生理、心理和经济上的接受程度都有差异,一些患者可能会对某个伤口敷料有皮肤过敏。同时,对生活质量要求高的患者,伤口敷料的舒适性和易用性就成为选择敷料的重要参考因素。所以,临床上应该注意根据患者的具体需求及个体差异进行评估分析来使用新型伤口敷料。需要根据患者伤口情况动态选择伤口敷料,需要对患者新型伤口敷料的使用过程进行动态评估,由于患者伤口的情况是不断变化的,所以对伤口的评估必须每隔一段时间进行。根据伤口愈合的进程或是恶化的程度,随时评估是否选择了最合适的伤口敷料及新型伤口敷料的选择使用是否正确。

（胡海燕　任辉）

# 第六章

# 急性伤口的护理

## 第一节 概 述

### 一、定 义

急性伤口是指皮肤结构在短时间内遭受外力破坏而形成的伤口,一般能在 4 周内愈合,符合伤口愈合一般过程。临床工作中,常见的急性伤口可涵盖外科手术伤口和外伤伤口两大类,这两类伤口通过正确的处理都能在预期的时间内愈合,且伤口处理方法简单,并发症的发生率小。

### 二、急性伤口愈合过程

不论是何种类型的伤口及何种组织缺损,每个伤口的愈合都必须经过在时间上互相重叠且不可分割的几个阶段。Howes 将其综合定义为三期:炎症期、增生期和成熟期。

**(一) 炎症期**

从受伤瞬间开始,炎症期在生理条件下持续 3 天左右。机体组织受创伤后立即启动细胞和血管反应,最初血管反应包括 5 ~ 10 分钟的血管收缩,以利止血,继而血管扩张,大约伤后 20 分钟最为明显。此时血管通透性增加,多种细胞群渗入,包括多核白细胞、单核细胞。单核细胞成熟后即为伤口中的巨噬细胞,足量的巨噬细胞是伤口愈合的关键。

**(二) 增生期**

为伤口愈合的第二阶段,细胞的增生主要为新血管的形成以及肉芽组织填补缺损部位。伤后 2 ~ 3 天创面出现成纤维细胞,在第 1 周内成纤维细胞是创面细胞的主要构成细胞。组织生长的良好环境需由炎症期外周组织的成纤维细胞移行入血凝块并在凝固过程中形成纤维蛋白网,作为胶原合成的临时支架,被释放的细胞因子和生长因子刺激并调节细胞的移行和增生,参与新生组织和血管的形成。

**(三) 成熟期**

伤口愈合的最后阶段,大约在受伤后的第 8 天开始。不规则的胶原蛋白被分解,随之被稳定的胶原蛋白取代,胶原合成与降解达到稳定平衡时创面重建。此时表现为伤口面积缩小创面上皮化,也是创面治疗和护理成功的标志。包含一系列病理生理过程:上皮细胞的活化、迁移、分裂及分化。随着上皮细胞有丝分裂的增加,上皮细胞层的边界逐渐向前推进,直至覆盖创面,由于接触抑制现象,细胞移行停止,即伤口愈合。

## 三、影响急性伤口愈合的因素

影响急性伤口愈合因素可归类为外源性因素和内源性因素。

**(一) 外源性因素**

1. 受伤机制　如擦伤较咬伤伤口愈合时间短,手术伤口较外伤伤口恢复更快。

2. 药物的使用　化疗药减少骨髓细胞成分,使炎症细胞和血小板数量降低,生长因子不足,延迟伤口愈合;类固醇药物的使用可增强胶原酶活性,并抑制巨噬细胞功能,分泌转化生长因子(TGF)β 减少,影响伤口愈合。

3. 术中因素　①手术中操作不规范,医生对切口保护不当,切口暴露久,机械牵拉、挤压等操作会引起皮下脂肪液化,导致伤口感染风险增加。②医疗器械使用不当,如高频电刀使用不正确,致使周围组织温度过高,导致大面积组织液化、坏死,并淤积于皮下,使得伤口延期愈合。③流程管理:规范手术室操作技术流程,如外科无菌洗手、患者皮肤准备、消毒溶液配置、空气质量监测方法等,流程标准的统一可降低术后感染机会。

4. 手术部位　如会阴部切口感染率高于胸部切口,阑尾切除手术感染率高于心脏瓣膜置换手术。

5. 引流管的位置　越接近污染区域(如会阴部)感染率越高。

6. 院内交叉感染　缩短术前住院时间,尽量减少病人与院内常居菌的接触,术后住院时间控制在 2 周内患者发生医院感染的机会大大降低。

**(二) 内源性因素**

1. 营养状况　机体蛋白质合成障碍、糖类利用障碍、脂肪供能不足、维生素与微量元素的缺乏均能导致伤口修复速度减慢。

2. 基础疾病　如免疫系统疾病、代谢类疾病使机体修复速度减慢,致使伤口愈合不良。

3. 年龄　高龄是已被广泛接受的易导致患者术后发生感染的独立危险

因素,这是机体老化、全身免疫功能下降的结果。加之老年人外周血管对炎症反应能力降低,抵抗疾病能力下降,切口感染概率增加。

4. 肥胖　患者脂肪丰厚,手术后切口易发生脂肪液化,影响伤口愈合。

5. 心理因素　焦虑等因素,影响机体内分泌及免疫功能,也会影响创面愈合过程。

## 第二节　外科手术切口

### 一、概　　述

要正确应对外科手术伤口出现的问题,我们须先了解外科手术切口的愈合方式,当然可能有部分切口未能按计划正常愈合,我们还要正确地分析切口所存在的问题。

**(一)外科手术切口的分类**

1. 清洁切口　Ⅰ类切口,是指非外伤性的、未感染的伤口;手术未进入呼吸道、消化道、泌尿生殖道及口咽部位,即缝合的无菌切口,如甲状腺次全切除术、单纯疝修补术、单纯骨折切开复位术、开颅术等。

2. 清洁污染的切口　Ⅱ类切口,是指手术涉及生殖道、泌尿道、呼吸道和消化道,无内容物溢出的手术切口。如胃大部切除术、阑尾切除术、胆囊切除术、肾切除术、肺切除术等,切口可能受到空腔脏器内容物的污染;又如某些部位,例如阴囊及会阴部,皮肤灭菌不易彻底,其切口亦属此类;重新切开新近愈合的切口,如二期胸廓成形术的切口,以及 6 小时以内的创伤切口,经过初期外科处理而缝合的切口均属此类。

3. 污染切口　Ⅲ类切口,是指急性炎症性疾病实行的手术切口,如十二指肠绞窄疝手术、结核性脓肿或窦道切除术等切口;与口腔通连的手术切口,如唇腭裂手术亦属此类。

4. 感染切口　Ⅳ类切口,消化道等空腔器官穿孔或化脓性病灶的手术切口,如化脓性阑尾炎阑尾切除术、胃十二指肠溃疡穿孔修补术等。

**(二)外科手术切口感染分类**

手术切口感染是指手术切口在术后 1 个月内出现脓性分泌物、脓肿或蜂窝织炎,通常可以分离出致病或条件致病微生物,是外科最常见的医院内感染。按照《医院感染诊断标准》,手术切口感染根据人体解剖组织损伤层次由外向内分为浅表手术切口感染、深部手术感染、器官或间隙感染 3 个层次。

1. 浅表手术切口感染　此类感染仅限于切口涉及的皮肤和皮下组织,感染发生于术后 30 天内。表现为表浅切口有红、肿、热、痛,或有脓性分泌物,细菌培养阳性,浅表手术切口感染应与缝线反应、脂肪液化等加以鉴别。

2. 深部手术感染　术后30天内,或有植入物(如机械心脏、人工关节、人工心脏瓣膜等)术后1年内发生的与切口深部软组织(深筋膜和肌肉)有关的感染。表现为深部切口引流出脓液或穿刺抽出脓液,切口常自然裂开或由外科医师打开,有脓性分泌物常伴有发热≥38℃,局部有压痛,再次手术探查、组织病理学检查发现涉及切口的脓肿或其他感染证据,分泌物培养阳性。

3. 器官或间隙感染　无植入物手术后30天、有植入物手术后1年内发生的与手术有关(除皮肤、皮下、深筋膜和肌肉以外)的器官或腔隙感染。表现为引流或穿刺有脓液,再次手术探查、经组织病理学或影像学检查发现涉及器官(或腔隙)感染的证据,细菌培养阳性。

（三）外科手术切口感染的相关因素

手术切口感染相关因素除了包括上节提及的影响急性伤口愈合的各种内源性因素和外源性因素外,还要关注以下几方面。

1. 急诊手术　急诊手术切口感染率高于择期手术,主要原因为急诊手术以急腹症患者占多数,且多为感染性、污染性手术;加上在急诊条件下术前各种准备无法完善有可能削弱消毒、隔离和灭菌术。因此,急诊手术感染率较高。

2. 手术持续时间长　手术每增加1小时,切口感染的相对危险度增加1倍。同时,长时间的手术,患者多伴有机体创伤面大、出血及局部血肿等,从而降低了全身和局部的抵抗力,这些都是导致术后切口容易感染的原因。

3. 季节　适当的温度有助于血液循环及细胞的生长。而南方的夏季由于气候湿热、室内降温措施不利、患者汗液等分泌物增多、细菌繁殖快而污染切口,导致感染增加。

4. 术野皮肤的准备　手术患者进行手术区域备皮,使用备皮刀剃除毛发可造成皮肤损伤,导致微生物侵入,其手术部位感染率明显高于体毛剪除者。术前未很好沐浴也可增加患者发生手术部位感染的概率。

5. 手术清除坏死组织不彻底　伤口内残留坏死组织、异物、缝线以及血肿等,会成为细菌的培养基,或成为细菌的隐匿场所,导致细菌性污染难以清除,对切口内组织的侵袭性增加,从而加大手术切口感染发生率。

6. 手术缝合技术欠佳,切口引流不畅导致切口内存在积液、积血,增加感染机会。

7. 术前全身或局部存在的感染病灶未能控制,导致术后切口感染风险增加。

## 二、护 理 措 施

### (一) 手术切口评估

正确评估手术切口,能早发现和处理切口感染,促进伤口愈合,缩短伤口治疗周期。

1. 局部评估

(1) 外观:观察切口缘对合是否整齐,上皮生长是否良好。

(2) 缝合部位:切口是否有红、肿、热、痛等炎症迹象。无感染切口一般度过炎症期后上述症状逐渐消失。

(3) 触诊伤口:切口有无波动感,引流是否通畅。切口有波动感提示切口内可能有积血、积液或积脓。切口内血肿外观可见皮肤瘀青,能触摸到局限性包块,切口有出血或渗血时,外层敷料可见鲜红的血液或血凝块,提示切口有活动性出血。

(4) 切口相关并发症:切口有无缝线反应、脂肪液化,并根据并发症情况选择扩创敞开切口引流或保护切口,依据切口渗液情况选择合适的敷料。

(5) 引流管路及周围皮肤:引流管固定是否稳妥,管路周围皮肤有无红肿、浸渍,引流液颜色、质、量、气味是否正常。

2. 全身评估

(1) 体温波动:外科手术 48~72 小时出现术后吸收热,体温≤38.0℃不需要做特殊处理;超过 72 小时,体温≥38.5℃,考虑术后伤口并发感染。患者可能会伴有乏力、嗜睡、不适等症状。

(2) 实验室检查:手术切口感染时,血象会有改变,如血白细胞总数、中性粒细胞占比增多等。

### (二) 手术切口护理

1. 清洁切口护理

(1) 清洗液的选择:切口无感染时,以保持切口的无菌和清洁为目标。用生理盐水清洗切口即可,覆盖外层敷料之前用无菌干纱擦干伤口,擦拭的顺序由内向外,遵循无菌原则。

(2) 适时拆除缝线:切口愈合良好时,应及时拆除缝线。缝线拆除时间根据切口所在人体的部位而定:血运丰富的部位拆线时间早,如头面部 5~7 天即可以拆线;肢体末梢血运循环差的部位拆线时间晚,如手指、足趾拆线时间一般在 12~14 天。关节活动部位、高龄患者拆线时间应相对延长。缝线拆除后,可用免缝胶带拉拢切口,减少切口张力,降低裂开机会。若切口愈合良好缝线未能及时拆除可引发缝线反应,针脚处出现红肿、渗液,也可能造成缝线切割皮肤,增加感染风险。

（3）引流管护理：引流管的主要作用是将伤口内的渗液、血液及脓液引流出来。护理引流管时要注意：

1）管路固定：一般引流管都会用缝线固定于皮肤上，应检查缝线是否有脱落。

2）观察引流管周围皮肤情况：如有皮肤红肿提示有感染存在，如有浸渍提示引流管对引流液收集不佳，或引流管堵塞、位置偏移等。

3）引流液颜色：不同的引流液颜色也给我们提供不同的信息。如鲜红不凝固引流液提示切口出血，清亮淡黄色引流液提示可能是血浆类渗液，绿色引流液提示可能是胆汁，淡红色引流液提示为切口内残留的渗液，具体为何种性质的引流液应结合患者的本身疾病和手术部位来判断。

4）引流管的拔除：大部分引流管的拔除指征是根据引流液的多少，引流管拔除过早可能导致伤口引流不够充分，拔除过晚形成窦道难以愈合。

（4）敷料的选择：无感染渗液量少的切口敷料选择相对单一，一般用岛状透明薄膜敷料即可。如岛状透明薄膜敷料不能有效管理渗液，可在切口上覆盖脂质水胶体或泡沫敷料，外层加盖纱布或棉垫包扎。

（5）出血：切口浅表的出血和手术及缝合技术不良有关，可以通过加压包扎止血。出血外渗时，可标记敷料渗血面积大小来观察。48～72小时应能止血，如出血未停止，应联系医生进行二次手术。出血位置较深且量大时，切口外观可无改变，但患者可能会有早期休克症状（如低血压、心跳加速、皮肤湿冷等），此时尽快联系医生二次手术，取出切口中血肿，找到出血点结扎止血，血肿清除可避免切口感染。

2. 感染切口护理　大部分手术切口都能在预计时间内拆线痊愈，少部分因为各种原因继发切口感染，在护理感染切口时除了参照清洁切口护理的方法外，还需注意以下问题。

（1）充分引流：感染切口一般都会有局部红肿、渗液增多、疼痛等不适，应选择在感染病灶处拆除缝线，将切口扩创，把感染性渗液排出体外。引流可分为被动引流和主动引流。

1）被动引流：主要起到吸附、导流、虹吸作用。如将切口内放置引流条，切口渗液吸附在引流条上将其引流体外；也可在切口内放置引流管，渗液凭借大气压差，通过引流管被引出体外。

2）主动引流：是将引流管接于吸引装置，借助负压吸出切口内渗液。

（2）引流物的放置：引流物放置时要注意放置位置、松紧度、操作技巧等。

1）引流物一般都放置在切口的低位，促进充分引流。

2）引流物填塞过松易致引流外口缩小过快，影响切口观察不利换药操作或致假性愈合;引流物填塞过紧影响切口血运,阻碍引流通畅。

3)填塞引流物时应先将其放置于引流腔隙最深处,而后逐步往外退出,让腔隙自内而外生长,避免遗留无效腔;填塞在腔隙内的引流物应有尾端外置(图 6-1),便于清点记录放置数目,避免遗漏形成阻碍愈合的异物。

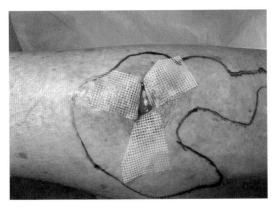

图 6-1　引流条尾端外置

(3)清创:感染切口处理时首先要移除导致感染的病因,如切口中的脓液、积血、异物、无效腔和坏死组织。彻底的清创可以减少切口中细菌的负荷,便于观察切口,促进组织再生。清创方法既要简单又要安全,常用自溶性清创和外科机械清创,也可以两种方法交替使用联合清创。清创详细内容参照伤口清创章节。

(4)伤口的清洗:常用的清洗方法有擦拭法和冲洗法,清洁切口选用擦拭法即可完成切口护理。感染切口可能形态不规则,常伴有窦道、潜行或开口外小内大等情况,冲洗法则更适合。选用 20~50ml 注射器连接 18~22 号针头进行冲洗,冲洗时的压力可将切口上的细菌、坏死组织移除,在进行窦道或开口较小的切口冲洗时,则采用 20~50ml 注射器连接去针头的头皮针或10~14 号吸痰管冲洗切口。操作中避免冲洗压力过高,高压冲洗可能损伤组织的抵抗力,使切口更易受到感染。另外,冲洗时应该用手将冲入切口中的液体轻轻挤压出来(图 6-2)。每次冲洗结束时将冲洗管缓慢拉出,并做回抽动作,将切口中多余的液体抽吸出来,减少冲洗液的残留。

(5)敷料的选择

1)炎症期:渗液量大,以引流通畅抗感染为主要目的。促进引流的敷料可选择脂质水胶体、磺胺嘧啶银脂质水胶体、高渗盐敷料等。抗感染敷料可采用纳米晶体银、亲水纤维银、藻酸盐银、聚维酮碘软膏等。感染切口外层覆盖足够厚度的纱布或棉垫,根据渗液量确定敷料更换频率,一般每日或隔日

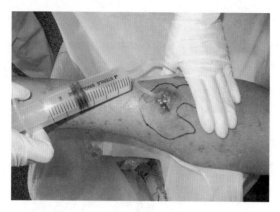

图6-2　用手挤压腔内残余冲洗液

更换敷料。不可选用密闭敷料,密封切口后会加重感染。

2)增生期:以控制渗液促进切口生长为目标。常规使用藻酸盐、亲水纤维等敷料。当切口快速生长,肉芽组织为100%红色,渗液量少时,可直接用免缝胶带拉闭,外层敷料选用纱布或棉垫,感染控制后可将切口密封。更换敷料时间可相对延长,一般3~5天更换一次。

3)成熟期:主要是加快切口上皮化,可选用水胶体、泡沫敷料、薄膜类敷料。更换敷料每周1~2次。

(6)合理使用抗生素:切口感染应规范使用抗生素,迁延不愈的切口做细菌培养和药敏试验,为选择抗生素提供可靠的实验室检查依据。感染铜绿假单胞菌、溶血性链球菌必须全身治疗。

**(三)健康指导**

1. 加强患者术后营养。食物尽量做到多样化,多吃高蛋白、高热量、多维生素、低动物脂肪、易消化的食物及新鲜水果蔬菜。

2. 加强术后锻炼,促进血液循环,提高免疫力。

3. 做好自我保护,注意保暖,避免感冒。

4. 保持心情舒畅,利于切口愈合。

病例与思考

——病例6-1——

【病例摘要】

患者,男性,64岁,因乏力、心悸伴症状进行性加重,收入心脏外科治疗。诊查:听诊心尖部收缩期杂音,向腋下及左肩胛间部传导;X线检查左房轻度增大;彩超示二尖瓣狭窄,窦性心动过速;体力活动受限,爬楼不超过3层,活动后可出现疲乏、心悸、呼吸困难,休息时无自觉症状,根据病情择期在全麻下行二尖瓣置换术。手术后全身症状改善,第18天切口大量黄色渗液外溢,周围皮肤红肿、触痛,医生在全麻下行切口清创术。清创术后每日更换敷料2~3次,传统换药处理2周后,切口无明显改善,请造口治疗师会诊处理伤口。

伤口评估(图6-3):胸部正中切口,清创术后,切口约20cm×5cm×3cm,50%黄色组织,50%红色组织,大量黄色渗液,无异味,周围皮肤轻微红肿,体温38℃。实验室检查:白蛋白32g/L,前白蛋白120mg/L,血红蛋白100g/L,白

细胞$13.0×10^9$/L,中性粒细胞85%,切口分泌物细菌培养结果为链球菌。患者主诉自清创术后切口疼痛,入睡困难不能翻身,担心切口愈合。

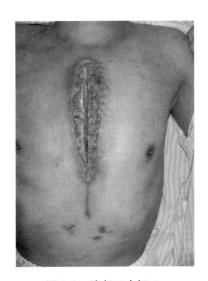

图6-3　胸部正中切口

【护理评估】

1. 全身因素

(1) 营养状况:患者白蛋白32g/L,前白蛋白120mg/L,血红蛋白100g/L,提示营养状况欠佳,中度贫血,白细胞计数$13.0×10^9$/L,中性粒细胞占比85%,切口分泌物细菌培养结果为链球菌,提示有感染存在,且已明确感染细菌种类。

(2) 活动能力受限:休息时躺下和起床不能自理。

(3) 合理服用药物:二尖瓣置换术后,患者常规服用抗凝药物,特别是更换机械瓣膜患者需终身服药,患者要定时检查凝血功能;根据切口分泌物培养结果,合理使用抗生素,控制感染症状。

(4) 疼痛:切口长,位于胸部,肢体活动时牵拉疼痛明显。

(5) 焦虑:清创术后切口全程开放,伤口较大患者颇为恐惧,同时担心治疗效果、愈合时间、治疗费用等问题。

2. 局部因素

(1) 渗液管理:切口大、渗出多、敷料更换频率高、周围皮肤有浸渍风险等,渗液需要有效管理。

(2) 合理选择敷料:根据伤口情况,选择高效经济的敷料,缩短治疗周期。

(3) 胸骨外露:清创术后,伤口全程开放,胸骨外露,保护骨骼促进肉芽

对骨骼包裹。

【护理措施】

1. 加强营养 合理膳食,摄入低胆固醇、低脂肪、高纤维的食物最理想。食用富含维生素 K 的食物须注意,如西蓝花、动物肝脏、蛋黄等,它对抗凝药物有拮抗作用,使凝血酶原时间缩短,故不宜长期单调食用某种含维生素 K 多的食物。

2. 适度活动 静卧休息为主,可适度散步、缓慢行走。避免牵拉伤口,躺下或起床时应有人搀扶。

3. 遵医嘱服用药物 药物的使用必须遵医嘱,特别是抗凝药物,服用后定时复查凝血功能。

4. 伤口护理(图 6-4)

(1)清洗伤口:用生理盐水彻底清洗伤口,胸部正中切口可用擦拭法和冲洗法,擦拭伤口时避免异物残留在伤口中。冲洗伤口时两人协作为佳,一人冲洗,另一人抽吸冲洗液,减少残留。

(2)敷料选择:针对该病例,主要以清除黄色坏死组织和有效管理渗液为主。可自溶性清创溶解坏死组织,也可以保守锐利清创去除坏死组织,选择藻酸盐或者亲水纤维管理渗液,当它吸收渗液后形成凝胶覆盖于切口上也可以促进切口自溶性清创,外层覆盖泡沫敷料加强管理渗液并保护切口,用免缝胶带拉拢切口。

(3)特殊处理:患者切口全程开放,胸骨无法固定,随呼吸上下起伏,骨骼之间摩擦疼痛感增加,且影响切口愈合,应尽量减少胸骨活动,切口包扎完毕后必须外打胸带固定胸骨。

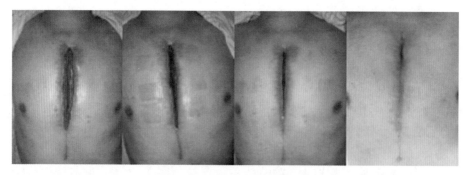

图 6-4 胸部正中切口愈合进程

【护理体会】

患者切口虽通过换药痊愈,但治疗周期较长,其间也有诸多问题,如骨骼外露的切口通过肉芽包裹愈合速度较慢,一旦感染加重可能引发骨髓炎,治疗将得不偿失。最佳方法为做好伤口床准备后,即肉芽覆盖切口后及时转诊医生做二期缝合,风险将大大降低。又如,在切口处理过程中,切口再评估的时机把握要准确,当切口处理 2 周左右没有新进展时,应该仔细检查切口,是否有窦道或者潜行没有及时发现,或是敷料选择不恰当,还是切口合并新的细菌感染等,这些问题都应该全面考虑。

# 第三节　外 伤 伤 口

## 一、概　　述

本节将主要介绍常见的局部外伤(其中烧伤伤口处理参照第十二章)。

### (一) 软组织刺伤

1. 病因和发病机制　刺伤是由锐器刺入所致的损伤。常见有刀、针、剪、玻璃、木刺、铁钉、铁丝等。损伤特点为皮肤伤口小,易造成深部组织损伤,也可伤及重要的血管、神经、肌腱等组织,亦可因引流不畅继发化脓性感染和破伤风。

2. 临床表现　因锐器不同,伤口大小各异。刺伤伤口小,但可能较深,甚至伤及胸膜、腹膜或伴有骨质的损伤。出血常不严重,但伤道内可能有血肿形成。

3. 治疗　仔细检查或用探针探查伤口的方向和深度。较小伤口出血,可直接压迫止血,然后消毒包扎,浅层损伤可清创全层缝合;彻底清除伤口中的异物、组织碎片,修复或结扎被损的血管,彻底清洗后逐层缝合;污染严重的伤口,清创后不必立即缝合,伤口内放置引流物,保持开放引流 24～72 小时,确认无感染后再予以延期缝合,可达到一期缝合的效果,常规使用破伤风抗毒素和抗生素。

### (二) 软组织切割伤

1. 病因和发病机制　软组织切割伤是锐器刃缘作用于人体所致的软组织损伤。常见的锐器有刀刃、玻璃、竹片等(图 6-5)。造成的切割往往是线性或唇状,边缘较齐,易损伤神经、血管和肌腱等重要组织。

2. 临床表现　伤口疼痛,有活动性出血。伤及大血管时因大出血可能会有面色苍白、血压下降等休克症状。四肢损伤如伴有重要神经损伤,可出现相应的运动感觉功能丧失。肌腱断裂可出现相应的运动功能障碍。如手指拇长屈肌肌腱受损,可出现拇指不能弯曲。

3. 治疗　软组织切割伤首先压迫止血或加压包扎。一般损伤予以清创缝合。如有神经、肌腱损伤,彻底清创后行神经、肌腱吻合术。术后石膏固定

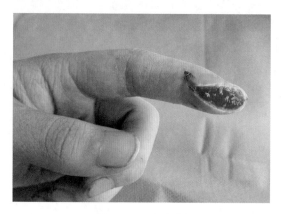

图 6-5　刀切割伤

伤肢制动,以利于伤口恢复和神经肌腱修复。无特殊可术后 2 周逐渐开始功能锻炼。常规使用破伤风抗毒素和抗生素。

**(三) 异物存留**

1. 病因和发病机制　异物是指外界进入人体的固体物质。按异物能否通过 X 线,可分为不透光性异物(如铁屑、弹片、钢针等)和透光性异物(如木头、玻璃、塑料片等)(图6-6)。人体对异物的反应与对异物所在组织、有无感染及性质等因素相关。一般而言,机体对非电解金属的反应较小,对植物性物质反应较大,对动物性物质反应剧烈。

2. 临床表现　可有伤口经久不愈、出血、疼痛或感染。表浅者可触及异物轮廓,如损伤重要的肌腱、神经或血管,则出现相应的临床症状。

3. 治疗　对于急性开放性创伤带入的异物,力争在清创术时一并取尽,

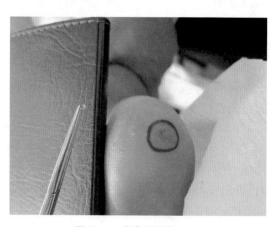

图 6-6　玻璃残留伤口中

有困难者可在X线下取出,常规使用破伤风抗毒素和抗生素。对于伤口已经愈合者,如果异物的存留威胁患者的生命安全,或有剧烈疼痛,化脓性感染或影响功能,应设法取出。对于位于重要部位且已被包裹的异物,如果长期存留体内并无症状,可不作处理,予以观察,如果强行取出,手术难度大,对机体的创伤也大。

**（四）擦伤**

1. 病因和发病机制　擦伤是常见外伤的一种,是暴力与皮肤呈切线位接触所致损伤,特别是手掌、肘部、膝盖、小腿、面颊等处最易致伤(图6-7),创面大小不等,多见者为皮肤与地面沙石的摩擦而引起的表皮伤害,常发生于跌倒、车祸。

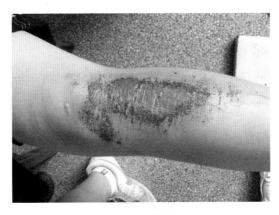

图6-7　擦伤

2. 临床表现　伤口较浅以表皮损伤为主,首诊时一般可见沙石尘土覆盖伤口,有渗液或渗血,周围皮肤受到摩擦撞击可呈水肿青紫状。由于擦伤属表浅伤口,神经末梢常外露,患者疼痛感明显。

3. 治疗　彻底清洗伤口及周围皮肤,清除伤口上的异物,包扎保护好伤口,减轻患者疼痛。常规使用破伤风抗毒素,若大面积擦伤可酌情使用抗生素。

## 二、护 理 措 施

**（一）外伤伤口评估**

1. 局部评估

（1）伤口的位置、大小和深度:伤口所在的位置不同观察侧重点不一,如头面部伤口须顾及美观、瘢痕等问题;伤口若在关节位置应予以制动或减少活动,避免活动牵拉影响伤口愈合。

（2）止血：所有的外伤，首先要彻底止血，观察伤口出血的性质，是喷射状出血还是渗血。常用止血方法有压迫止血法或止血带止血法，伤口少量渗血可选择藻酸盐敷料止血。

（3）渗液量：渗液量的多少提示不同的问题。如切割伤中有持续鲜血渗出，提示伤口有活动性出血；软组织刺伤中，增生期渗液量突然加大，提示伤口中可能还有异物存留；外伤伤口出现脓性渗液提示有伤口感染。

2. 全身评估

（1）观察生命体征：刺伤、切割伤部位较深患者注意生命体征变化，以及发现并处理大出血导致的低血容量性休克。

（2）疼痛：外伤伤口一般较浅，神经末梢暴露患者疼痛感觉明显。

（3）感染：外伤伤口都属于污染伤口，感染的风险也会较高。注意观察伤口及伤口周围皮肤的颜色、温度、肿胀程度。

**（二）外伤伤口护理**

1. 清洗液的选择　彻底清洗外伤伤口有利于准确判断和处理伤情，也是外伤伤口护理的主要措施。清洗液可选择生理盐水、3%过氧化氢、络合碘等。3%过氧化氢为氧化剂，可以氧化分解坏死组织，降低厌氧菌感染风险。络合碘是一种由碘与表面活性剂、灭菌增效剂结合的络合物，对革兰氏阳性菌、阴性菌、厌氧菌、病毒、真菌、芽胞等均有强大的灭活力，可有效控制伤口中的菌落数量。为了减少消毒液对伤口的毒性作用和对组织的不良影响，覆盖敷料前应使用生理盐水充分清洗伤口。生理盐水对减少伤口菌落和降低伤口感染是有效的，也可以避免消毒剂残留的刺激，给伤口提供良好的生长环境。

2. 敷料　根据伤口大小、深度选择敷料。如擦伤时皮肤中嵌入大量泥石，彻底清洗伤口和伤口周围皮肤后，用水凝胶敷料覆盖伤口进行自溶性清创，促进残留沙石松动脱落。擦伤面积大渗液量多，可选择藻酸盐或者亲水纤维管理渗液，敷料大小不要超过伤口边缘，以免影响伤口边缘上皮的爬行。当伤口有窦道或者潜行时，应考虑放置引流条，可选择脂质水胶体或水胶体油纱，将其剪成条状，放入伤口内。对于切割伤，伤口缘对合整齐者可选择免缝胶带直接拉闭伤口。

**（三）健康指导**

1. 减少患肢或受伤部位的活动，如受伤为四肢者，抬高患肢促进肢体回流减轻局部水肿可缓解疼痛。

2. 患肢携带支具或石膏时，加强观察指（趾）端血运。

3. 患处感觉异常时，应及时到医院就诊，排除伤口感染等情况。

4. 保持敷料干燥,当有大量渗液或者敷料外观颜色改变时应及时就诊。

5. 患者活动受限,应有家属陪伴,防止二次损伤。

病例与思考

--病例 6-2--

【病例摘要】

患者,女性,36 岁,骑摩托车擦伤后 10 天,自觉右下肢疼痛加剧,伤口干痂处紧绷,行动受限,到伤口门诊就诊(图 6-8)。患者既往无糖尿病及其他慢性病史,摔伤后饮食、睡眠正常。伤口初次评估:右下肢擦伤伤口 3 处,分别为 18cm×4cm、4cm×4cm 和 5cm×2cm 大小,采用暴露疗法伤口上均为黄褐色干痂覆盖,干痂下少量脓性渗液,无异味,周围皮肤无红肿。

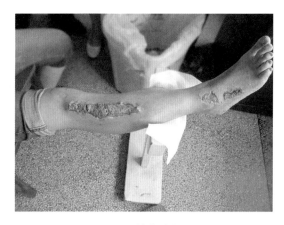

图 6-8 擦伤病例图

【护理评估】

1. 全身评估

(1)疼痛:外伤伤口一般都是外界因素给人体带来的意外伤害,伤口面积大损伤表浅,神经末梢暴露,患者自觉疼痛明显。

(2)活动受限:病人伤及下肢,行走不便,生活起居都需照顾,防跌倒。

(3)潜在感染风险:暴露疗法干性愈合痂下积脓,伤口面积大,易合并全身感染。

2. 局部评估

(1)无法判断损伤程度:伤口全程干痂覆盖,既不能彻底清洗也无法得知伤口受损程度,影响操作者对伤口评估判断。

（2）外观的改变：伤口面积大，愈合后局部色素沉着影响美观。

【护理措施】

1. 清洗液选择　用络合碘清洗周围皮肤，生理盐水清洗伤口，再用过氧化氢浸泡干痂10～15分钟，干痂发泡松动，为清创做准备，最后用生理盐水将伤口冲洗干净（图6-9）。

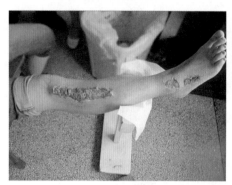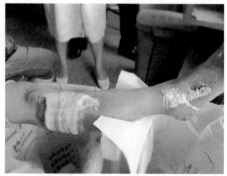

图6-9　彻底清洗伤口，双氧水浸泡干痂

2. 清创　清除伤口上的痂皮，可以选择自溶性清创或者锐器清创。本案例使用锐器清创，用剪刀直接剪除痂皮，清创后便于观察伤口（图6-10）。

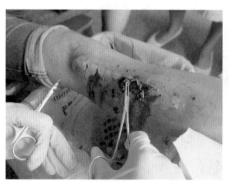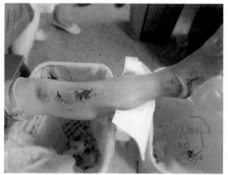

图6-10　锐器清除痂皮

3. 敷料的选择　如果选择自溶性清创溶解干痂，先用刀片将干痂做"#"或"十"字划痕，涂抹水凝胶敷料，外层用油纱覆盖，而后纱布包裹伤口，油纱可以保持水凝胶水分，让干痂软化更快，每2天更换一次敷料；也可以使用水胶体敷料覆盖伤口溶解干痂，每天更换敷料。锐器清创注意保护伤口已经生长的组织，避免二次损伤。清创时注意操作快，稳，准，减轻患者疼痛。痂皮去掉后,伤口创面为100%红色肉芽,使用泡沫敷料或脂质水胶体的敷料促进上皮生长(图6-11),也可以选择超薄软聚硅酮泡沫敷料直接密闭伤口(图6-12)。

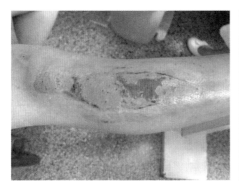
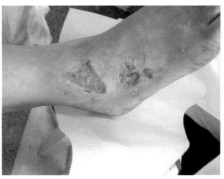

图6-11　泡沫敷料覆盖伤口促进上皮生长

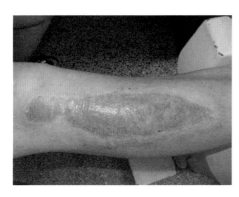
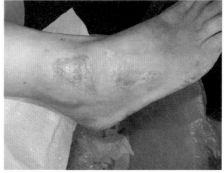

图6-12　超薄软聚硅酮泡沫覆盖伤口

4. 减少肢体活动　告知患者注意休息,抬高患肢,行走时尽量有人协同或借助工具避免摔伤,减少活动也可以减轻疼痛。

外伤患者很多时候因处理不及时导致局部症状加重,治疗周期延长易留瘢痕,特别损伤在头面受伤患者,处理不当可造成严重后果。本例患者在就诊后14天伤口痊愈(图6-13),但就诊之前未经过规范的伤口护理,敷过草药,撒过消炎粉,加之暴露疗法导致伤口结痂致使上皮爬行缓慢,同时痂皮的形成不利于观察伤口,干痂紧绷牵拉伤口导致患者活动受限疼痛明显。所以选择正确的伤口处理方法、规范伤口护理流程、全面的健康宣教,对缩短伤口愈合时间改善患者生活质量是很有帮助的。

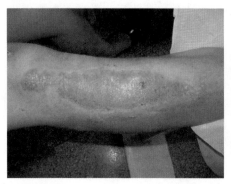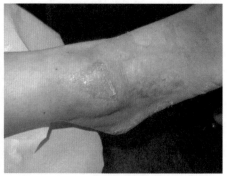

图 6-13 14 天伤口痊愈

# 第四节 肛瘘术后伤口

## 一、概　述

肛瘘是肛管或直肠与肛周皮肤相通的肉芽肿性通道,由内口、瘘管、外口三部分组成。内口常位于齿线附近,多为一个;外口在肛周皮肤上,可为一个或多个。经久不愈或间歇性反复发作为其特点,是常见的直肠肛管疾病之一,多见于青壮年男性,可能与男性性激素靶器官之一的皮脂腺分泌旺盛相关。

**(一) 病因和发病机制**

大部分肛瘘多因肛窦肛腺化脓性感染扩散形成直肠肛管周围脓肿,内口为感染源入口,多在齿状线上的肛窦处,外口为脓肿自行破溃或切开引流处,位于肛周皮肤上,内口与外口之间的管道为瘘管。由于外口生长较快,脓肿常假性愈合,导致反复发作破溃或切开,形成多个外口和瘘管,使单纯性肛瘘成为复杂性肛瘘。恶性肿瘤、溃疡性结肠炎、结核、肛管外伤感染也可引起肛瘘,但较为少见。

**(二) 肛瘘的分类**

1. 按瘘管位置高低分类

(1) 低位肛瘘:瘘管位于外括约肌深部以下,可分为低位单纯性肛瘘(一个瘘管)和低位复杂性肛瘘(多个瘘口和瘘管)。

(2) 高位肛瘘:瘘管位于外括约肌深部以上,可分为高位单纯性肛瘘(一个瘘管)和高位复杂性肛瘘(多个瘘口和瘘管)。

2. 按瘘管与括约肌的关系分类(Parks 分类)

(1) 括约肌间肛瘘(图 6-14):为肛管周围脓肿导致瘘管只穿过内括约

肌,是肛管周围脓肿的后遗症。外口常只有一个,距肛缘较近,为 3 ~ 5cm,约占肛瘘的 70% 。

（2） 经括约肌肛瘘（图 6-15）:为坐骨直肠窝脓肿的后遗症。瘘管穿过内括约肌、外括约肌浅部和深部之间,外口常有数个,并有支管互相沟通,外口距肛缘较远,约 5cm,约占肛瘘的 25% 。

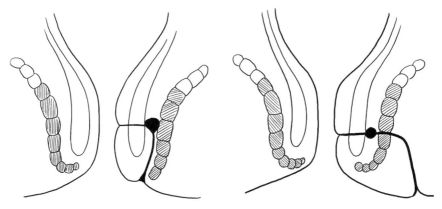

图 6-14　括约肌间肛瘘　　　　　　　图 6-15　经括约肌肛瘘

（3） 括约肌上肛瘘（图 6-16）:瘘管向上穿过肛提肌,然后向下至坐骨直肠窝而穿透皮肤。瘘管累及肛管直肠环,故治疗较困难,约占肛瘘的 4% 。

（4） 括约肌外肛瘘（图 6-17）:最少见,为骨盆直肠间隙脓肿合并坐骨直肠窝脓肿的后果。瘘管穿过肛提肌,直接与直肠相通,仅占肛瘘的 1% 。

（三） 临床表现

肛瘘常有肛周脓肿自行破溃或者切开排脓病史,伤口反复不愈,形成肛瘘外口。以外口流出少量脓性、血性、黏液性分泌物为主要症状。当外口愈

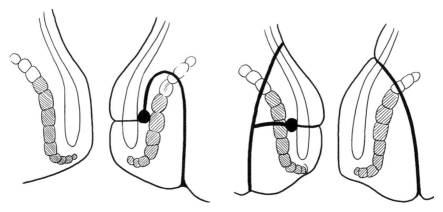

图 6-16　括约肌上肛瘘　　　　　　　图 6-17　括约肌外肛瘘

合,瘘管中蓄积脓液有脓肿形成时,可感到明显疼痛,同时可伴有寒战、发热、乏力等全身感染症状,脓肿穿破或切开引流后,症状即可缓解。上述症状反复发作是肛瘘的临床特点。确定内口的位置对肛瘘诊断有重要意义。直肠指诊时触及内口有轻度压痛,有时可扪及硬结样内口及条索样瘘管。肛门镜检时可发现内口,切勿使用硬质探针自外口向内探查瘘管,易造成假性通道,应选用软质探针。经直肠腔内超声可以区分肛瘘与周围组织的关系,能分辨多数瘘管内、外口的位置。

**（四）治疗**

肛瘘很难自愈,易反复发作并形成直肠肛管周围脓肿,因此大多数需手术治疗。治疗原则为将瘘管彻底切开,形成开放的创面,充分引流促进其愈合。手术操作关键则是尽量避免肛管括约肌损伤,防止肛门失禁,同时避免肛瘘的复发。

1. 瘘管切开术　将瘘管全部切开,靠肉芽组织填充伤口使其愈合,适用于低位肛瘘。

2. 挂线疗法　利用橡皮筋或者有腐蚀作用的药线机械性压迫,缓慢切开肛瘘的方法。适用于距肛缘 3~5cm 内,有内、外口的低位单纯性肛瘘或者是高位单纯性肛瘘,亦或作为复杂性肛瘘切开、切除辅助治疗。其最大优点是不会造成肛门失禁同时能引流瘘管,排出瘘管内渗液,防止急性感染发生。此法操作简单、出血量少、能充分引流、换药方便。

3. 肛瘘切除术　切开瘘管并将瘘管壁全部切除至新鲜健康组织,创面不予缝合;若创面较大,可部分缝合,部分敞开引流,使创面由内向外生长至痊愈,此法适用于低位单纯性肛瘘。

## 二、护理措施

**（一）肛瘘伤口评估**

1. 局部评估

（1）准确记录肛瘘的类型、位置、大小和深度。

（2）观察伤口渗液的颜色、性质、量、气味。

（3）记录瘘管的内、外开口数。

（4）保护肛周皮肤完整性。

2. 全身评估

（1）疼痛:肛周神经丰富、敏感,换药时患者均不同程度紧张,疼痛感使其不自觉躲闪,创面基底部显露不良,影响伤口的观察处理。

（2）感染:注意患者有无乏力、嗜睡、不适等症状,以及外周血白细胞、中性粒细胞增多。

（3）活动能力受限：肛瘘术后行走、坐卧不方便，影响社交活动。

（4）心理社会因素：伤口愈合周期长，经济负担加重导致患者心理焦虑、抑郁，伤口分泌物恶臭使患者容易沮丧，间接影响伤口愈合。

**（二）肛瘘伤口护理**

1. 清洗伤口

（1）清洗液的选择：根据渗液的颜色、性质、量、气味选择清洗液。瘘管脓液多伴有异味，可用3%过氧化氢或碘溶液。过氧化氢是一种氧化性消毒剂，遇有机物，分解释放出新生氧，起到杀菌、除臭、去污、止血的作用，可有效控制瘘管的感染和伤口的异味。碘溶液具有广谱杀菌作用，可杀灭细菌繁殖体、芽胞、真菌，减少伤口中菌落数量。使用过氧化氢或碘溶液冲洗过的伤口，均须再用生理盐水冲洗干净，避免消毒液刺激，给伤口提供良好的生长环境。当伤口感染控制无异味时，直接选用生理盐水清洗伤口。

（2）清洗方法：正确的清洗方法有助于伤口的生长，同时便于操作者观察伤口。瘘管的清洗选择冲洗法更为合适。用20～50ml注射器连接去针头的头皮针或10～14号吸痰管冲洗瘘管，冲洗至瘘管流出的液体清澈时视为洗净。

2. 敷料的选择

（1）炎症期：以溶解坏死组织控制感染为主要目的。溶解坏死组织可选择自溶性清创，将水凝胶覆盖于伤口，如需将其注入瘘管，可先把水凝胶挤入10ml注射器，再将注射器乳头对准瘘口挤入瘘管中。瘘管中坏死组织松动可用刮匙搔刮，逐次清除，创面上松动的坏死组织可选择锐器清创，将坏死组织直接剔除。控制感染选择杀菌类或抑菌类敷料。如亲水纤维银、藻酸盐银、纳米晶体银均能有效杀菌控制感染吸收渗液；磺胺嘧啶银脂质水胶体既能杀菌又能充分引流；高渗盐敷料能抑制细菌的生长还能溶解坏死组织有效引流。当然，一些传统敷料也有较好的治疗效果，如碘仿纱条，它对厌氧球菌、真杆菌和产气夹膜杆菌有很好的抑菌效果，用在肛瘘伤口中也能引流并抑制细菌生长。炎症期由于渗液量大，敷料更换频率较高，以每天1次为宜，每次换药前嘱患者先排便而后再做伤口处理。

（2）增生期：以促进肉芽生长为主，保持伤口的湿润，渗液平衡即可。可选择藻酸盐、亲水纤维、水胶体糊剂覆盖伤口。新鲜肉芽在湿润的环境中能快速生长，偶尔有过长或水肿，可选择高渗盐敷料覆盖伤口，去除肉芽中多余的水分，也可用95%硝酸银烧灼过长和水肿的肉芽，上述两种方法无效时可直接锐器剔除过长或水肿的肉芽，操作前应充分和患者沟通，注意患者对疼痛的耐受能力，此期更换敷料频率为1～2天更换1次。

（3）成熟期：帮助上皮快速移行。可选择泡沫敷料、脂质水胶体和油纱类敷料,这些敷料可以有效地促进上皮的爬行,防止伤口和周围皮肤的损伤,减少患者的疼痛。此期可以用水胶体或泡沫敷料密闭伤口,让伤口保持低氧恒温状态,加速上皮生长。更换敷料为 3～5 天更换 1 次。

### (三) 健康指导

1. 保持排便通畅　患者术后伤口疼痛惧怕排便,嘱患者在饮食中增加蔬菜、酸奶、水果及富含粗纤维食品,养成定时排便的习惯,防止便秘,排便时不要过度用力、久蹲,以免引起切口疼痛和出血。

2. 加强肛周护理　患者养成定时排便的习惯,便后用清水或湿巾清洗肛门和肛周皮肤,女性患者月经期间,可选择卫生棉条。

3. 疼痛　肛门、肛管周围神经丰富,肛瘘手术后创面过大,挂线太紧,创面敷料填塞过多过紧,导致术后疼痛较多见。与患者积极沟通,鼓励患者,分散其注意力,选择舒适的体位来缓解不适,必要时使用镇痛药物。

4. 活动能力受限　肛瘘患者因伤口部位特殊,行走运动受限,加之渗液及伤口分泌物异味较重,影响患者的正常社交。患者应注意选择舒适宽松的衣物,污染的衣物及时更换。

5. 营养支持　加强营养,保持饮食营养丰富,嘱患者忌食辛辣刺激性食物,多食纤维素较多的食物,禁烟酒。

6. 心理支持　肛瘘治疗周期长,反复发作,患者焦虑紧张。护理人员详细向患者介绍肛瘘的有关知识,应根据不同患者心理变化,进行细致的思想工作。讲解成功病例,从而消除焦虑心理,增强治疗信心。

# 第五节　体表脓肿切开术后伤口

## 一、概　　述

脓肿为急性感染后组织、器官或体腔内,因病变发生组织坏死、液化而出现的局限性脓液积聚,并有一完整脓壁者。体表脓肿则是由于单个或多个相邻的毛囊及其所属皮脂腺、汗腺而形成急性化脓性感染,是外科常见病和多发病,行脓肿切开引流术为外科治疗原则。

### (一) 病因和发病机制

体表脓肿致病菌多为金黄色葡萄球菌。脓肿常继发于各种化脓性感染,如疖、痈、急性蜂窝织炎、急性淋巴结炎等(图 6-18),也可发生在局部闭合性损伤后产生的皮下血肿或异物存留。此外,还可从远处感染灶经血行转移形成脓肿。

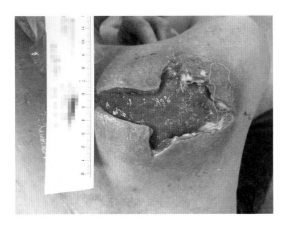

图 6-18　背部痈切开排脓术后

**（二）临床表现**

体表脓肿表现为局部隆起,有红、肿、热、痛和患处运动障碍等典型症状,较少引起全身反应,与正常组织分界清楚,压之剧痛,有波动感。有压痛或波动明显处,行诊断性穿刺,抽出脓液,即可确诊。

**（三）治疗**

1. 全身治疗　脓肿有波动感且穿刺脓液时,及时行脓肿切开引流术,以免组织继续被破坏、毒素吸收,引起脓毒症、脓毒综合征等更为严重的后果。巨大体表脓肿切开后,需慎防发生休克,给予补液、全身抗感染治疗,送伤口分泌物做细菌培养和药敏试验,根据药敏试验结果选择敏感抗生素。有其他慢性病患者,应积极治疗相关疾病。

2. 局部治疗

（1）物理治疗:体表脓肿切开后可照射紫外线和超短波。

（2）伤口换药:根据伤口情况选择合适的敷料,依据渗液量大小决定换药的频率。

## 二、护 理 措 施

**（一）体表脓肿伤口评估**

1. 局部评估

（1）记录脓肿的部位、大小、组织类型和深度:记录伤口的长、宽、深,即长×宽×深,单位用厘米记录。有窦道和潜行的按时钟顺序记录其方位、范围和长度。按照"RYB 法"记录伤口床组织类型,黑色或黄色坏死组织所占的比例越大提示伤口情况越严重。

（2）渗液:记录渗液的质、量及颜色。脓性渗液为白色或乳白色,血性及血清渗液为淡红色,血状渗液为鲜红色,浆液性渗液为清澈或淡黄色。2000年,根据 Falanga 提出渗液计量方法,将渗液从量少到量多计为 0 ~ 4 分,依照渗液量决定敷料更换的频率。干燥无渗液计 0 分,24 小时渗液<5ml 为少量计 1 分,敷料 1 周更换 1 次;5 ~ 10ml 为中量计 2 分,敷料 2 ~ 3 天更换 1 次;>10ml 为大量计 3 分,敷料每天更换。

（3）伤口的气味:脓肿异味产生的原因是由多种微生物引起,包括厌氧菌和需氧菌,它们通过释放腐胺和尸胺化合物产生臭味。导致感染的厌氧菌包括脆弱类杆菌、厌氧球菌、产气荚膜梭状芽胞杆菌等,需氧菌如变形杆菌、假单胞菌、克雷伯杆菌也会产生刺激性臭味。

（4）周围皮肤:脓肿形成合并感染时导致周围皮肤疼痛、发红、水肿张力较高,渗液管理欠佳会导致周围皮肤浸渍。周围皮肤症状是否改善,可以直接反映伤口的愈合程度。

2. 全身评估

（1）全身症状:注意患者有无乏力、嗜睡及不适等感染症状,以及实验室检查指标是否会有波动,如血白细胞总数、中性粒细胞分类增多等。

（2）疼痛:体表脓肿为急性化脓性感染,患者感觉以疼痛,切开排脓后压力较高的脓腔获得减压,疼痛有所缓解,应尽量避免伤口的牵拉,如伤口在四肢时,以减少肢体的活动,抬高患肢促进回流为宜。

（3）相关疾病的治疗:患者合并慢性疾病时,如代谢综合征、免疫系统疾病应同时积极治疗,全身情况稳定,伤口才能愈合更快。

**（二）体表脓肿伤口护理**

1. 伤口的清洗

（1）清洗液的选择:对于体表脓肿切开术后伤口,选择的清洗液既要将脓腔冲洗干净又要有效控制伤口的感染和异味。但目前工作中没有任何一款清洗液可兼顾这两种功效,可选择 2 ~ 3 种清洗液搭配使用。常用清洗液有生理盐水、碘溶液、3% 过氧化氢、0.1% 苯扎溴铵等。因碘溶液、3% 过氧化氢、0.1% 苯扎溴铵有效杀菌和抑菌,在伤口感染严重、大量渗液时仍首推使用。值得注意的是,用这些消毒液清洗过的伤口,须用生理盐水再次冲洗干净,减少消毒液对细胞的毒性作用。当伤口感染控制,周围皮肤红肿消退,异味减轻时,直接用生理盐水冲洗伤口即可。

（2）清洗方法:体表脓肿切开术后伤口选择擦拭法和冲洗法相结合。清洗脓肿周围皮肤用擦拭法,用碘溶液由外向内消毒,范围 5 ~ 6cm。清洗脓腔选择冲洗法,用 20 ~ 50ml 注射器连接去针头的头皮针或 10 ~ 14 号吸痰管冲洗脓腔,清洗时,一手将冲洗液注入脓腔,另一只手轻轻按摩周围皮肤,可将脓肿间隙内脓液挤出,同时挤出冲入伤口的清洗液,直至脓腔流出的液体清澈视为洗净。如脓腔中有松动的坏死组织,应先剔除坏死组织再清洗脓腔,清洗效率则会更高。

2. 脓腔清创　可用自溶性清创、锐器清创、手术清创多种方法相结合,分次逐步清除脓腔坏死组织。脓肿切开引流后,液化的组织随着换药清洗逐渐减少,基底血管暴露,清创时注意组织分离识别,以免伤及血管引起出血。

3. 敷料的选择

(1) 炎症期:以溶解坏死组织控制感染为主要目的。脓肿切开术后 1～3 天,伤口渗液量大,敷料选择的范围较广。用碘仿纱条填充脓腔,碘仿对肠杆菌科细菌、不动杆菌属、假单胞菌属具良好抗菌作用,填塞脓腔可有效止血。也可把无菌方纱剪成条状,络合碘浸泡吸收饱和后填充脓腔,碘溶液对细菌有强大的灭活能力,能快速控制伤口感染。碘剂具有一定的细胞毒性,使用时间一般不超过 3 天。也可使用新型敷料管理伤口。脓腔有坏死组织大量渗液,选择含银类杀菌敷料,如藻酸盐银、亲水纤维银、纳米晶体银、磺胺嘧啶银脂质水胶体等,藻酸盐银、亲水纤维银能吸收自身重量的 20～25 倍,出色管理渗液杀菌且不产生耐药性;纳米晶体银为金属银,为所有银敷料中银释放最快的敷料,30 分钟内达到杀菌效果;磺胺嘧啶银脂质水胶体敷料,能杀菌且有较好的引流效果,可随意剪裁不黏伤口整条取出等特点;也可以选择抑菌类敷料,如高渗盐敷料(美盐),含 28% 高渗性氯化钠,无纺纱布满含结晶状氯化钠,能抑制细菌生长,顺应伤口轮廓,吸收渗液后释放氯化钠,将坏死组织溶解吸附,缩短炎症周期,条状用来填塞引流,长短可以自由剪裁,吸收渗液后可以完整取出。脓腔放置引流条时,应将引流条的尾端至于脓腔外口,并记录放置引流条的数量。炎症期由于伤口渗液量大,敷料更换为每天 1 次。

(2) 增生期:以促进脓腔肉芽生长,保持湿度平衡,有效管理渗液为主。可选择藻酸盐、亲水纤维等吸水性敷料,这类敷料吸收渗液后形成凝胶,保持伤口湿润,促进自溶性清创。伤口缩小 50% 左右,可以用泡沫敷料密闭伤口,脓腔内填充少量藻酸盐或亲水纤维盐敷料。新鲜肉芽在湿润的环境中能快速生长,偶尔有过长或水肿,可选择高渗盐敷料覆盖伤口,脱去肉芽中多余的水分,也可用 95% 硝酸银烧灼过长和水肿的肉芽,上述两种方法无效时可直接锐器剔除水肿或过长的肉芽,操作前应充分和患者沟通,注意患者对疼痛的耐受能力。此期更换敷料频率为 3～5 天更换 1 次。

(3) 成熟期:帮助上皮快速移行。可选择泡沫敷料、脂质水胶体和油纱类敷料,这类敷料可以有促进上皮爬行,防止伤口和周围皮肤的损伤,减轻患者疼痛。此期可以用水胶体或泡沫敷料密闭伤口,让伤口保持低氧恒温状态,加速上皮生长。更换敷料为 3～7 天更换 1 次。

（三）健康指导

1. 伤口给患者的生活带来不便,治疗时间越长患者的依从性会越差,鼓励患者积极治疗,定时换药,保护伤口。

2. 注意个人卫生,保持皮肤清洁,防止脓肿扩散。

3. 减少患肢或伤口部位的活动,如伤口在四肢者,抬高患肢促进肢体血液回流,减轻局部水肿可缓解疼痛。

4. 加强营养,食物尽量做到多样化,多吃高蛋白、高热量、多维生素、低动物脂肪、易消化的食物及新鲜水果蔬菜。合并慢性疾病患者,如代谢综合征、心功能不全、肾功能不全患者,饮食须咨询营养师。

病例与思考

--病例 6-3--

【病例摘要】

患者,女性,43 岁,因腹部脓肿破溃行切开排脓术后,转入伤口门诊继续治疗(图 6-19)。患者 2 型糖尿病 7 年,空腹血糖 9.0mmol/L(正常值 3.9～6.1mmol/L),餐后 2 小时血糖 13mmol/L(正常值<7.8mmol/L),口服双胍类降糖药,从不进行自我血糖监测。初诊伤口评估:伤口位于右下腹,约 5cm×3cm×2cm,50% 黄色坏死组织,50% 红色肉芽组织,周围皮肤红肿、发热、触之疼痛,大量脓性渗液,伤口无异味。患者自诉疼痛,影响正常生活。体温正常,实验室检查:白细胞计数 $11.0×10^9$/L,中性粒细胞占比 50%,血红蛋白水平 110g/L。

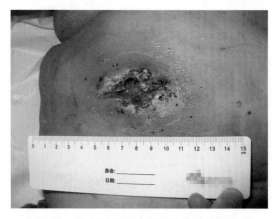

图 6-19　腹部脓肿破溃行切开排脓术后伤口

【护理评估】

1. 全身因素

（1）慢性疾病：患者 2 型糖尿病 7 年,血糖控制不稳定,自我管理能力差,对糖尿病治疗认知不够。

（2）活动能力受限：行走时需用手捂住伤口,无法工作、生活。

（3）药物使用不规范：患者血糖不够理想,服用双胍类降糖药类不能有效控制血糖。

（4）疼痛：脓肿切开引流后患者自述伤口疼痛缓解,但仍然影响睡眠。

2. 局部因素

（1）坏死组织覆盖伤口：坏死组织不及时清除会加重伤口床细菌负荷,不利观察伤口。

（2）感染：脓肿破溃、周围皮肤红肿、发热,为典型的感染症状。

（3）渗液管理：大量的黄色脓液对周围皮肤可能产生浸渍,刺激周围皮肤。

【护理措施】

1. 清创　用自溶性清创或锐器清创清除伤口中的坏死组织(图 6-20)。

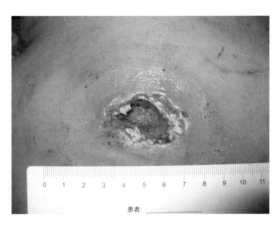

图 6-20　清创后伤口

2. 伤口管理

（1）伤口清洗液：用碘溶液清洗伤口周围皮肤,生理盐水清洗伤口。清洗伤口选择冲洗法患者感觉更舒适,用 20~50ml 注射器连接去针头的头皮针或 10~14 号吸痰管冲洗脓腔。清洗时,一手将冲洗液注入脓腔,另一只手轻轻按摩周围皮肤,可将脓腔间隙内脓液挤出,同时挤出清洗液,直至脓腔流出的液体清澈视为洗净。

（2）敷料的使用:感染伤口且渗液量大,首先考虑选用既能控制感染又能吸收渗液的敷料,如藻酸盐银或者亲水纤维银敷料。本例选择藻酸盐银填充伤口,将渗液管理和控制感染有效结合,感染未控制前伤口不能密闭,外层敷料选择纱布覆盖。感染控制后,内层敷料改用藻酸盐或亲水纤维,这类敷料能有效管理渗液,避免伤口周围皮肤浸渍,敷料吸收渗液后形成凝胶状,给伤口提供湿润环境,也可促进自溶性清创。个案中选择藻酸盐敷料吸收渗液,伤口感染控制后外层选择泡沫敷料密封,给伤口提供恒温湿润的环境,伤口生长更为迅速。伤口愈合进程见图6-21。

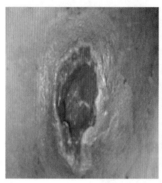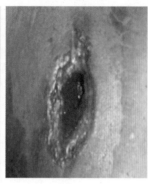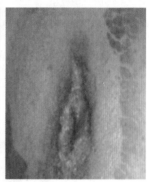

图6-21　脓肿切开排脓后的伤口进程图

3. 规范用药　患者应及时转诊内分泌门诊,调整药物治疗方案,迅速控制血糖,血糖平稳伤口才会愈合更快。全身使用抗生素控制感染。

4. 加强健康教育　患者自我管理能力差,对糖尿病认知不够,不懂膳食搭配饮食控制及合理运动,进行全面的健康教育十分有必要。

【护理体会】

体表脓肿切开排脓后伤口处理方法相对简单,按照伤口处理的原则基本能迎刃而解。在本例中,改善患者的全身情况则是重点,如何控制血糖和伤口感染值得思考。糖尿病患者可能因为血糖的不稳定抵抗力下降引发浅表的外科感染,而感染加重,伤口不愈合又能引起血糖升高,两者互为因果。加之患者对糖尿病自我管理能力的不足,增加了血糖控制的难度,使得看似简单的伤口愈合起来速度却并不快。所以在处理伤口中,不论伤口大小,患者全身情况不稳定时,改善全身情况依旧是重中之重。清创时,清创的度应该把握准确,清创既要快、稳、准又要减轻病人的痛苦。脓肿切开引流后,液化的组织随着换药清洗逐渐减少,基底血管暴露,清创时注意组织分离识别,以免伤及血管引起出血。

# 第六节　咬 伤 伤 口

## 一、概　　述

咬伤伤口中,以人、兽咬伤和蛇咬伤最常见,蜂蜇伤、蝎螫伤、蜈蚣咬伤较少见,本节将阐述咬伤、螫伤的治疗和护理方法。

### (一) 人、兽咬伤

日常生活中人咬伤少见(图6-22),兽咬伤则是一种常见的外伤。在农村尤以犬、猫、马、猪等家畜咬伤多见,而城市中,随着人们饲养的宠物增多,主要以犬咬伤为主(图6-23)。

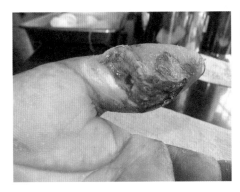

图6-22　人咬伤　　　　　　　　　　图6-23　狗咬伤

1. 病因和发病机制　人、兽口腔中有大量细菌,撕咬时细菌直接进入伤口。兽咬伤者则更严重,常有衣服泥土、碎片等异物被带入伤口中,且可将动物的传染病(如狂犬病等)直接传播至人。

2. 临床表现　常出现较广泛的组织撕脱、水肿、疼痛、皮下出血、血肿,甚至大出血,伴齿痕,伤口深而不规则。在患者转送医院之前,有条件者了解咬人的人或兽有无传染病病史,便于伤者后续治疗。

3. 治疗　伤口不论大小都需彻底清洗。首先用碘溶液常规消毒伤口及伤口周围皮肤,而后用生理盐水冲洗干净,再用3%过氧化氢溶液反复冲洗伤口,可戴无菌手套用手指探查(或用无菌止血钳)伤口的深度及周围组织受损情况,如遇外口小内腔大的伤口要扩大外口,便于彻底清洗及引流,最后再用生理盐水将伤口冲洗干净,同时清除坏死组织。原则上伤口不做一期缝合。人、兽咬伤患者预防性使用抗生素,兽咬伤患者需注射狂犬疫苗,防止狂犬病发生,咬伤患者均应常规预防性注射破伤风抗毒素。

**（二）蛇咬伤**

蛇咬伤好发于夏、秋两季,分为无毒蛇咬伤和毒蛇咬伤。

1. 病因和发病机制　咬伤后,毒素经毒牙进入人体。蛇毒为多肽的复杂混合物,其中一些多肽毒性很强,有特定化学和生理受体部位。蛇毒中有磷脂酶A、腺苷三磷酸酯酶、透明质酸酶、5-核苷酸酶、二磷酸吡啶核苷酸酶等,可以促进毒液的毒性作用。另外,人体中毒后会释放血清素、组胺等具有自体药理作用的物质,使毒性作用更加复杂(图6-24)。

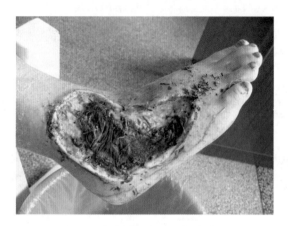

**图6-24　无毒蛇咬伤致局部皮肤坏死**

2. 临床表现　无毒蛇咬伤,有1排或2排细牙痕,以局部损伤和感染为主,无全身中毒症状;毒蛇咬伤,可有1对或1~4个大而深的牙痕,局部与全身中毒症状严重,可致患者死亡。临床上常将毒蛇分为3类:

（1）神经毒:主要作用于延髓和脊神经节细胞,引起呼吸肌麻痹和肌瘫痪。对局部组织损伤较轻,但全身症状较重,常在伤后0.5~2小时出现,表现为头晕、恶心、嗜睡、乏力、呕吐、步态不稳、视物模糊、呼吸困难、语音不清、发绀,以致全身瘫痪、昏迷、惊厥、血压下降、心力衰竭、呼吸麻痹,甚至死亡。金环蛇、银环蛇、海蛇等属于此类毒蛇。

（2）血液毒:有强烈溶血、溶组织、抗凝作用,可致组织坏死、感染。局部症状出现早且重,表现为伤处流血不止、剧痛、肿胀、皮肤发绀,并有皮下出血、水疱、瘀斑、血疱,以及明显淋巴管炎和淋巴结炎表现,甚至严重化脓感染、组织坏死等。同时血液毒对心、肾等重要器官具有严重破坏作用,引起心、肾功能不全。此类毒蛇有蝰蛇、竹叶青蛇、五步蛇等。

（3）混合毒:具有上述两种毒性作用,局部和全身症状表现均严重。

3. 治疗

（1）局部处理：立即于伤口近端5～10cm处用结扎阻断静脉血和淋巴回流，防止毒素扩散。可就地取材，如手帕、绳子、止血带等。急救处理结束或服蛇药半小时后可松绑。将伤肢浸于冷水中（4～7℃为宜）3～4小时，然后再改用冰袋，不可将冰袋直接接触皮肤，注意防止冻伤，冷敷和冰敷均能降低毒素中酶的活力、缓解毒素吸收，以减轻疼痛。用3%过氧化氢溶液、1∶5000高锰酸钾液、生理盐水反复冲洗伤口。以牙痕为中心切开伤口，挤出或吸出毒液；由于蛇毒吸收速度较快，切开或吸吮应及早进行，否则效果不明显。如伤口流血不止，切忌切开。以胰蛋白酶2000U+0.5%普鲁卡因10ml在伤口周围做肌内浸润注射，破坏残留的蛇毒。必要时12～24小时后重复注射。

（2）全身治疗：根据蛇毒种类或临床表现选用蛇药，如南通蛇药片（季德胜蛇药片）、广州蛇药（何晓生蛇药）；注射单价或多价抗蛇毒血清，注射前需作马血清过敏试验；常规注射破伤风抗毒素，根据感染严重程度选择敏感抗生素；维持水、电解质、酸碱平衡，给予支持治疗，必要时输注红细胞、血浆；出现呼吸困难者，给予吸氧，必要时行气管切开或呼吸机辅助呼吸，同时密切监测全身重要脏器的功能。

**（三）蜂蜇伤**

蜂蜇伤是蜂类的尾针刺伤皮肤将毒囊液注入皮内所致。常见有蜜蜂蜇伤和黄蜂蜇伤。按蜂的数量又可分为单蜂蜇伤与群蜂蜇伤，尤以黄蜂蜇伤和群蜂蜇伤最为严重。

1. 病因和发病机制　蜂蜇人时，其尾刺刺入人体皮肤内，排出蜂毒，从而损害组织。蜜蜂蜂毒含有组胺、磷脂酶A、卵磷脂酶、透明质酸，黄蜂蜂毒含5-羟色胺、组胺、缓激肽及胆碱酯酶等。蜂毒主要可引起变态反应，对组织造成损害。

2. 临床表现　蜂蜇伤后以局部剧痒、肿痛为主要症状。半小时内出现过敏症状，表现为头晕、发热、恶心、胸闷、呕吐、四肢麻木等；严重者出现脉搏细弱、面色苍白、过敏性休克等症状。

3. 治疗

（1）局部处理：用针头挑拨或胶布粘贴的方法，取出蜂刺，注意勿挤压，以免毒腺囊内毒液进入人皮内引发严重反应。蜜蜂蜂毒为酸性，可用弱碱性溶液（如5%碳酸氢钠液、3%氨水等）湿敷中和毒素。黄蜂蜂毒为碱性，可用0.1%稀盐酸、醋酸中和。局部红肿处可外用炉甘石洗剂、蛇药、皮质类固醇制剂等药物。

（2）全身治疗：全身反应者予以补液，用肾上腺皮质激素和抗组胺药物，如葡萄糖酸钙等。有低血压者，皮下注射1∶1000肾上腺素0.5ml。有血红蛋白尿者,应碱化尿液并适当增大输液量增加尿量,同时可采用20%甘露醇利尿。

**（四）蜈蚣咬伤**

蜈蚣咬伤多发生于草地、花园和山野。

1. 病因和发病机制　蜈蚣咬人时,毒液从一对中空的"爪"排出,注入皮下。其毒液成分和黄蜂等昆虫相似,可引起局部组织损害和变态反应。

2. 临床表现　局部痛、痒、红肿,有红线自伤口上延,可有淋巴结肿痛。重者可出现发热、头痛、眩晕、恶心、昏迷、抽搐、呕吐等症状。蜈蚣越大,注入的毒液越多,症状越重。一般经数日后,症状多可消失,但儿童反应剧烈,重则可以致命,需提高警惕。

3. 治疗　同蜂蜇伤。

**（五）蝎螫伤**

蝎尾针刺入人体皮下所致的损伤。蝎尾内有毒腺,当蝎尾针刺入皮肤后,毒液立即注入体内,产生毒性反应。

1. 病因和发病机制　蝎毒液为酸性,含神经毒素和溶血毒素,对人的损害与毒蛇咬伤相似。

2. 临床表现　伤处剧痛,经数日后逐渐消退;重者可出现寒战、高热、呕吐、舌和肌肉强直、流涎、头晕、头痛、昏睡等全身症状,进而出现肺出血、肺水肿、胰腺炎、末梢神经麻痹、抽搐、胃肠道症状,严重者可因呼吸中枢麻痹、循环衰竭而死亡。儿童反应剧烈,需提高警惕。

3. 治疗　局部冷敷降温($4 \sim 7℃$为宜),使血管收缩,减少毒素吸收扩散。用$1 : 5000$高锰酸钾稀释液冲洗,挑出毒钩,挤出或吸出毒液。若四肢被螫,需立即于伤口近端结扎,可用手帕、绳子、止血带等,每30分钟放松1次,局部用氯乙烷喷雾及蛇药外敷。剧痛者于伤口周围行局部封闭。严重者需补液、抗过敏治疗,遵医嘱对症给予解毒药,适当抗生素治疗。

## 二、护理措施

**（一）咬伤伤口评估**

1. 局部评估

（1）记录伤口部位、大小、深浅、颜色。

（2）探查伤口:探查伤口周围有无窦道、潜行,人、兽咬伤患者尤其要仔细。

（3）观察伤口周围皮肤:与正常皮肤对照,观察伤口周围皮肤颜色是否有改变,蛇咬伤患者引起机体凝血障碍,周围皮肤可能呈青紫色。

（4）观察出血性质:人、兽咬伤伴机体组织的撕脱,有可能损伤到血管,观察出血量和性质,然后选择正确的止血方法。

2. 全身评估

(1) 监测生命体征:查看患者是否有过敏及全身中毒症状。

(2) 疼痛:大部分人、兽咬伤的患者都会有组织的撕脱且伤口较深,蜇咬伤时动物将毒素注入皮下,引起局部反应严重,所以咬、蜇伤的患者主观感受均以疼痛为主。

(3) 外观容貌的改变:人、兽咬伤中,咬伤的创缘不规则,易形成瘢痕影响美观。特别是儿童损伤部位以头面部为主,留下的瘢痕和心理阴影影响儿童健康成长。

(4) 感染:人、兽口腔中有大量细菌,被咬之后细菌直接进入伤口,常有衣服泥土、碎片等异物被带入伤口中,导致伤口感染风险增高。

(5) 心理因素:多数人、兽咬伤患者是被体形较大的动物所伤,精神受到强烈刺激,某些患者可能出现精神抑郁且易激怒,对动物产生恐惧感。

**(二) 咬伤伤口护理**

1. 清洗伤口

(1) 清洗液的选择:好的清洗液可以有效减少细菌污染和去除碎屑,而且不影响伤口愈合所需的正常细胞活性。在咬伤伤口中,清洗液的主要作用除了将伤口彻底清洗干净减少细菌污染外,还能效减少伤口中毒素的残留。首次处理伤口时,用碘溶液清洗伤口及伤口周围皮肤,也可以用碘溶液湿敷伤口 5 ~ 10 分钟,来减少伤口中的菌落数量,而后用生理盐水洗净伤口,再用 3% 过氧化氢溶液反复冲洗伤口,过氧化氢溶液对厌氧菌有很强的清除能力,咬伤时,人、兽口腔中有大量的厌氧菌附着于伤口上,因此首次清洗伤口使用 3% 过氧化氢溶液十分有必要,最后用生理盐水彻底清洗伤口,减少消毒液对伤口的刺激。再次处理伤口时,清洗液的选择与感染伤口一致。

(2) 清洗方法:选择擦拭法和冲洗法清洗伤口。擦拭法清洗伤口周围皮肤,将周围皮肤上污秽物洗净,便于检查除伤口以外的周围皮肤是否有缺失,以及周围皮肤的颜色是否正常。用 20 ~ 50ml 注射器连接去针头的头皮针或 10 ~ 14 号吸痰管冲洗伤口。清洗时,为患者选择合适的体位,让清洗液从伤口的上端向下引流或从净侧向污染侧流动。齿痕较深的窦道或潜行,戴无菌手套用手指探查(或用无菌止血钳)伤口的深度及周围组织受损情况,将冲洗管送入其中,一手将冲洗液注入伤口中,另一只手轻轻按摩周围皮肤,将间隙内液体挤出,直至伤口流出的液体清澈视为洗净。

2. 敷料的选择

(1) 炎症期:以止血、控制感染、清除坏死组织为主。人、兽咬伤伤口大而深,伤口渗血须及时处理,可用藻酸盐填塞止血或碘仿纱条填塞止血,效果不佳可对伤口行加压包扎,如为喷射性出血则需手术结扎止血。咬伤伤口常伴有组织的撕裂或撕脱,可选用锐器清创、自溶性清创、手术清创等方法去除坏死组织。兽类牙齿锋利,咬伤后伤口会有窦道、潜行或开口小内腔大等情况,用脂质水胶体、磺胺嘧啶银脂质水胶体、泡沫敷料、高渗盐敷料剪成条状放入伤口引流。有感染或感染倾向的伤口选择藻酸盐银、亲水纤维银、纳米晶体银填入伤口。此期伤口不应密闭,更换敷料频率为 1~2 天更换 1 次。

（2）增生期:此期以促进伤口肉芽生长为主要目的。选择藻酸盐,亲水纤维敷料管理伤口渗液,保持伤口湿度平衡,感染控制后可用泡沫敷料密封伤口,让伤口在恒温、低氧状态下快速生长。增生期偶尔可见肉芽水肿或过长情况,用高渗盐敷料覆盖伤口,也可以用泡沫敷料直接覆盖伤口加压包扎,如效果不佳可选择 95% 硝酸银烧灼或直接锐器清除。此期更换敷料频率为 3~5 天更换 1 次。

（3）成熟期:促进上皮生长,加快上皮移行缩小伤口。选择促进上皮新生的敷料,如脂质水胶体、泡沫敷料,也可在伤口表面喷洒表皮生长因子,促进上皮爬行,外层用泡沫敷料或片状水胶体密封伤口。此期更换敷料频率为 5~7 天更换 1 次。

**（三）健康宣教**

1. 加强营养,食物尽量做到多样化,及时补充机体所需的各类蛋白质、脂肪、维生素等。

2. 做好心理疏导,一般咬伤患者都受到惊吓,情绪不稳定,特别是儿童被咬伤后,都会有心理阴影,颜面部受伤儿童更应及早干预,消除自卑情绪。

3. 避免患肢或伤口部位的活动以减轻患者疼痛。如伤口在四肢者,抬高患肢促进肢体血液回流,减轻局部水肿缓解疼痛。

4. 加强自我保护意识,日常生活远离大型宠物,避免咬伤,野外工作或劳作者做好自身防护,防止蜇伤咬伤。

病例与思考

--病例 6-4--

**【病例摘要】**

患者,女性,50 岁,患者既往体健,无不良嗜好,因犬咬伤后 24 小时转入伤口门诊治疗(图 6-25)。伤口初次评估:犬咬伤右股,伤口约 4cm×4cm×2cm,75% 黄色坏死组织,25% 红色肉芽组织,伤口边缘缺血发黑,周围皮肤红肿,中量黄色血清样渗液,伤口无异味,患者自诉行动不便,伤口疼痛。实验室检查:白细胞计数 $9×10^9$/L,中性粒细胞占比 65%,血红蛋白水平 108g/L。

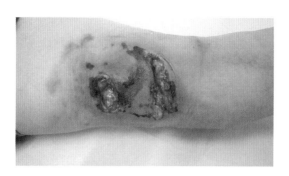

图 6-25 狗咬伤伤口

【护理评估】

1. 全身因素

（1）疼痛：犬咬伤伤口较深局部组织损伤严重，患者主观感受均以疼痛为主。

（2）活动能力受限：伤口位于右股，行走不方便，无法工作、生活。

（3）心理因素：患者被体形较大的动物咬伤，精神受到强烈刺激，谈狗色变，精神抑郁，对动物产生恐惧感。

2. 局部因素

（1）坏死组织覆盖伤口：清除咬伤后失活的坏死组织，减轻伤口床细菌病毒的负荷。

（2）感染：狗口腔中有大量细菌、病毒，撕、咬时后细菌病毒直接进入伤口，导致伤口感染风险增高，处理不及时有感染狂犬病的可能。

（3）保持伤口湿度平衡：犬咬伤伤口较大，既要保持湿度清除坏死组织，又要有效收集伤口渗液，让伤口生长更快。

【护理措施】

1. 清创 用自溶性清创或锐器清创清除伤口中的坏死组织。在本例中首先选择自溶性清创的方法，用水凝胶覆盖创面，外层加盖油纱保持水凝胶的水分，然后纱布绷带包扎伤口。待坏死组织松动，用剪刀剪除松动的坏死组织。锐器清创清除坏死组织快速直接，操作时应掌握清创的度，做到快、稳、准。

2. 伤口管理

（1）清洗液的选择：首次处理伤口，用碘溶液清洗伤口及伤口周围皮肤，也可以用碘溶液湿敷伤口 5～10 分钟，来减少伤口中的菌落数量，而后用生理盐水洗净伤口，再用 3% 过氧化氢溶液反复冲洗伤口，过氧化氢溶液对厌氧菌有很强的清除能力（图 6-26）。犬咬伤时，口腔中有大量厌氧菌附着于伤口

133

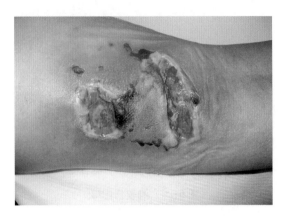

图 6-26 碘溶液、双氧水、盐水清洗伤口

上,使用3%过氧化氢溶液十分有必要,最后用生理盐水彻底清洗伤口,减少消毒液对伤口的刺激。再次处理伤口时,清洗液的选择与感染伤口一致。

（2）清洗方法:选择擦拭法和冲洗法清洗伤口。擦拭法清洗伤口周围皮肤,将周围皮肤上污秽物洗净,便于检查除伤口以外的周围皮肤是否有伤口存在,以及周围皮肤的颜色是否正常。用20～50ml注射器连接去针头的头皮针或10～14号吸痰管冲洗伤口。清洗时,为患者选择合适的体位,让清洗液从伤口的上端向下引流或从净侧向污染侧流动,直至伤口流出的液体清澈视为洗净。戴无菌手套用手指探查(或用无菌止血钳)伤口,伤口及周围皮肤无窦道潜行。

3. 敷料的使用　本例中,溶解坏死组织使用水凝胶(图6-27),坏死组织脱落后伤口渗液中量,用藻酸盐银填充伤口,将渗液管理和控制感染有效结合,外层敷料选择纱布覆盖;肉芽生长无感染时,内层敷料改用藻酸盐,外层选择泡沫敷料密封,给伤口提供密闭、恒温、湿润的环境,伤口生长更为迅速,

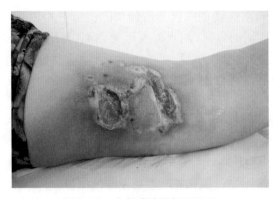

图 6-27 水凝胶溶解坏死组织

上皮爬行时,直接使用水胶体、超薄泡沫、泡沫敷料或脂质水胶体敷料等(图6-28)。

4. 规范用药　犬咬伤患者常规注射破伤风抗毒素、狂犬疫苗,伤口面积大者应使用抗生素,全身抗感染治疗。

5. 防跌倒　患者受伤在右股,行走不方便,可以借助工具帮助活动,如助行器、拐杖等,防止跌倒避免意外伤害和伤口二次损伤。

6. 心理疏导　患者被犬咬伤后受到惊吓,情绪不稳定,应及时给予安慰,家属多陪同。

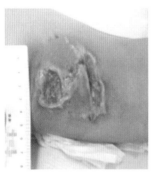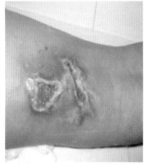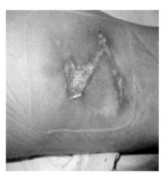

图 6-28　犬咬伤愈合进程

【护理体会】

人、兽咬伤伤口一般齿痕处较严重,主要和咬合的动作有关。兽类因为牙齿锋利,咬伤时齿痕周围可能会有窦道或者潜行存在,检查评估伤口一定要仔细全面。伤口首次清洗要彻底,用大量的碘溶液、过氧化氢溶液、生理盐水冲洗,减少伤口床细菌、病毒的附着,可以降低破伤风、狂犬病的发病率。清创时要快、稳、准,减轻病人的痛苦,患者被狗咬伤后受到惊吓,凡是和伤口有关的操作都会恐惧,及时做好护患沟通。

（杨　静）

# 第七章

# 慢性伤口概述

## 第一节　慢性伤口的定义与分类

### 一、定　　义

皮肤和皮下组织的正常结构和功能受到破坏,即产生伤口。组织损伤后,机体的正常反应是恢复组织解剖与功能完整性,这是一个及时、有序的修复过程。

伤口愈合,作为一个动态、有序而且复杂的过程。Mulholland 等研究发现伤口愈合大致可分为 4 个渐次发生而又相互重叠的过程,即止血期、炎症期、增殖期和重塑期(图 7-1)。在各种系统或局部因素作用下,这种有序的过程

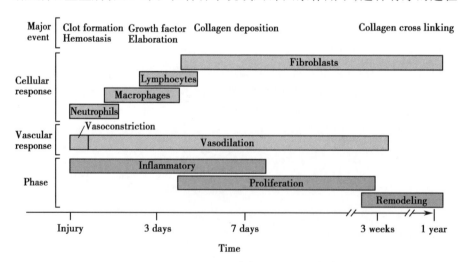

图 7-1　伤口愈合时间与主要细胞类型和主要生理过程间的关系
图片来源:Mulholland MW,Maier RV. Greenfield's surgery scientific principles and practice. 4th ed. Philadelphia:Lippincott Williams & Wilkins,2006.

受到干扰,愈合过程延长,最终导致解剖和功能上的缺陷,从而产生慢性伤口。

临床上根据愈合时间,将伤口分为急性伤口与慢性伤口,但确切的时间分界尚无定论。根据伤口部位、病因以及患者年龄和生理条件的不同,伤口愈合的时间也随之变化。

经典的急性伤口——外科术后伤口,通常在 2~4 周内完全愈合。根据这一规律,不同的学者和学会给予慢性伤口不同的时间定义。杨宗城将这个时间点定义为 1 个月,即临床上由于各种原因形成的伤口,接受超过 1 个月的治疗未能愈合,也无愈合倾向者。欧洲标准中,慢性伤口是指经过正确诊断和规范治疗 8 周后,伤口面积缩小不足 50% 的创面疾病。另外还有学者将超过 2 周,或者超过 3 个月未愈合的伤口定义为慢性。因此慢性伤口的定义目前尚未达成统一共识。

伤口愈合学会关于慢性伤口的定义:一个无法通过正常、有序、及时的修复过程达到解剖和功能上的完整状态的伤口。关于时间分界,一般认为 6~8 周未愈合的伤口被称作慢性伤口。但定义中是否应加入"过正确诊断和规范治疗"限定,由于尚缺乏国家层面的指南和规范,仍值得商榷。

## 二、分 类

慢性伤口是在各种因素作用下,正常伤口愈合机制受损,微环境失衡、细胞生长和细胞外基质代谢等方面调控紊乱导致。因此形成溃疡的病因多种多样,影响伤口愈合的因素纷繁复杂,对于慢性伤口的形成机制、发病机制仍在不断探讨之中,尚未形成统一认识,而对于慢性伤口的分类及分期也很难达成一致。

### (一) 根据病因分类

石冰等根据病因将慢性伤口分为 8 类(表 7-1)。

表 7-1 根据病因分类(石冰)

| 分类 | 举例 |
| --- | --- |
| 压力性损伤 | 压力性损伤、神经源性溃疡 |
| 血液病 | 镰状细胞病、高凝状态 |
| 血管供血不足 | 慢性静脉供血不足、动脉硬化、淋巴水肿 |
| 恶性疾病 | Marjolins 溃疡、原发性皮肤肿瘤、转移性皮肤肿瘤、卡波西肉瘤 |
| 代谢性疾病 | 糖尿病、痛风 |
| 感染 | 细菌、真菌、寄生虫 |
| 炎性反应紊乱 | 脓皮病、脉管炎、渐进坏死性类脂糖尿病 |
| 其他 | 烧伤、放射、冻伤、人为 |

137

这一分类的优点是按照慢性伤口的原发病、基础病进行分类,分类后可以有针对性地进行系统性治疗。缺点是即使明确分类,由于分类大多数是按照组织系统进行的,分类中的疾病临床表现各异、治疗方案迥然,仍需要根据具体情况进行个性化治疗;同时该分类是针对病因学进行的分类,针对伤口局部治疗并无指导意义,因此在临床中并未得到广泛应用。

**（二）根据伤口愈合延迟的原因分类**

按照伤口的正常愈合过程,慢性伤口以较长的异常炎症反应过程和伤口愈合受阻为特征。因此究其原因可以分为两大类:一类是伤口感染后,免疫细胞异常激活,大量炎性因子、蛋白水解酶和活性氧簇被释放出来,伤口处于一种过度炎症反应状态,而使表皮及肉芽组织长期无法形成;另一类是伤口因缺血缺氧,使胶原蛋白合成减少,同时大量细胞生长因子被异常激活的基质金属蛋白酶降解,使得成纤维细胞、表皮细胞等的增殖和迁移受限,导致伤口不愈。

另外皮肤溃疡的愈合主要包括3个机制:上皮形成、伤口收缩和细胞外基质沉积。慢性伤口患者中机体全身状况、局部血供、细胞迁移及增殖、各种生长因子的水平及功能活性等改变,对上述3个机制产生影响,从而延缓伤口愈合的进程。

目前常见的慢性伤口类型有静脉性溃疡、动脉性溃疡、糖尿病足溃疡、创伤性溃疡、压力性损伤以及其他(肿瘤和结缔组织疾病、麻风等)。由于慢性伤口的复杂性和多样性,很难针对慢性伤口整体进行全面、有效的分类和分期。但针对慢性伤口中常见的类型,如糖尿病足溃疡、下肢静脉性溃疡、压力性损伤等,相关组织和学会进行了相应的分级和分期,制定指南,规范临床治疗。因此在慢性伤口治疗过程中,首先应明确原发病、基础病,进行对因治疗,然后根据伤口的具体情况,进行对症治疗。此后的章节将分别针对常见的慢性溃疡进行论述。

# 第二节 慢性伤口的病理生理变化

伤口如果按照正常的顺序愈合,就可以达到完全愈合。Rubin 和 Farber 研究发现这些独立而又相关的过程包括完整的止血和炎性反应;间质细胞向创伤部位的迁移、增殖;新生血管形成;上皮化;胶原形成以及适宜的交联(提供创面张力)等(图7-2)。一般认为慢性伤口与正常伤口的愈合过程类似,在止血期、炎症期、增殖期出现问题后都可能造成伤口愈合缓慢,甚至停滞,从而形成慢性伤口。

伤口最初由血液填充,继而形成凝血块,维持伤口的初步稳定。血浆内

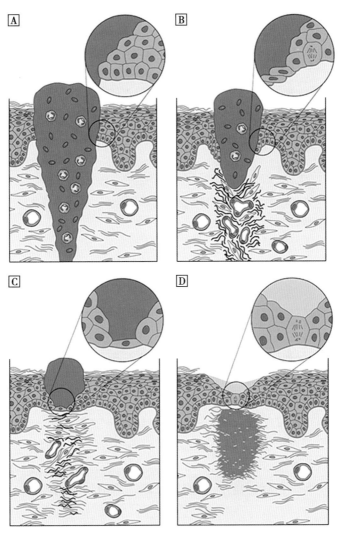

**图 7-2　皮肤溃疡的愈合过程**
图片来源：Rubin E，Farber JL. Pathology. 3rd ed. Philadelphia：
Lippincott Williams & Wilkins，1999.

纤连蛋白相互交联形成早期的细胞外基质，连接血块和组织。

　　伤口边缘的上皮细胞无法接触到其他上皮细胞时（尤其是基底层），机体将释放信号，诱导细胞迁移。通过基底层的细胞分裂和迁移，逐渐覆盖缺损，修复伤口。受损细胞释放的分解产物、白细胞释放的纤连蛋白和溶菌酶作为诱导物，吸引巨噬细胞、肌成纤维细胞和成纤维细胞迁移至伤口。同时内皮细胞增生，新生血管形成。吞噬细胞移除血痂，成纤维细胞和肌成纤维细胞开始构建新的细胞外基质。

表皮细胞向心性迁移,覆盖伤口。当表皮细胞接触后,形成新的基底层。同时协调成纤维细胞、肌成纤维细胞、巨噬细胞和内皮细胞填充缺损。伤口愈合后巨噬细胞、肌成纤维细胞数量下降,毛细血管逐渐消退,开始构建最终的细胞外基质。

表皮细胞的分裂恢复表皮厚度。真皮层缺损由致密、几乎无血管的细胞外基质填充,主要成分为Ⅰ型胶原蛋白,缺损最终被修复。

## 一、止 血 期

皮肤损伤后,伤口边缘回缩及组织收缩,导致小动脉和小静脉受压,小血管经历5~10分钟反应性持续收缩,血小板在血管断端及伤口表面凝聚,组织因子数分钟内激活凝血过程,凝血块开始填充伤口,同时激活生长因子、细胞因子等,启动愈合过程。较大血管的止血需要依靠压力、止血剂或电凝器等辅助完成。

血肿本身即可引起伤口无法愈合。若处理不当,出现活动性出血,形成皮下积血、血肿,尤其是闭合的伤口内压力进行性增加,可能造成周围正常组织坏死;同时如果血肿无法顺利机化,细菌通过伤口向血块移行、定植、感染,最终可能形成脓肿,造成伤口迁延不愈,形成慢性伤口。

出血性疾病是因先天性或获得性原因导致血管壁、血小板、凝血及纤维蛋白溶解等机制的缺陷或异常而引起的一组以自发性出血或轻度外伤后过度出血为特征的疾病(表7-2)。出血性疾病的患者都属于慢性伤口的高危人群。在处理这部分患者伤口时,尽可能在凝血功能障碍时避免不必要的有创操作。如果需要进行有创操作,之前应采取适当的预防措施,操作后应充分止血。

表7-2 出血性疾病

| 致病因素 | 先天性/遗传性 | 获得性 |
|---|---|---|
| 1. 血管壁异常 | 遗传性毛细血管扩张症<br>家族性单纯性紫癜<br>巨大海绵状血管瘤<br>艾-唐综合征<br>马方综合征 | 免疫性:过敏性紫癜<br>非免疫性<br>  感染性:细菌、病毒、真菌等<br>  化学性:药物、化学毒物等<br>  代谢性:维生素C缺乏、老年性、长期<br>    服用激素<br>  机械性:外伤、体位、压力、血管阻塞等<br>  其他:肿瘤等 |

续表

| 致病因素 | 先天性/遗传性 | 获得性 |
|---|---|---|
| 2. 血小板数量及质量异常 | | |
| （1）血小板数量及质量异常 | 生成减少<br>　　再生障碍性贫血<br>破坏增多<br>　　特发性血小板减少性紫癜 | 生成减少<br>　　药物<br>　　肿瘤侵犯骨髓<br>破坏增多<br>　　药物免疫性血小板减少性紫癜<br>消耗增多<br>　　血栓性血小板减少性紫癜<br>　　弥散性血管内凝血 |
| （2）血小板功能异常 | 黏附功能异常:巨大血小板病<br>聚集功能异常:血小板无力症<br>释放功能异常:灰色血小板综合征、各种贮存池病 | 药物<br>尿毒症<br>肝脏疾病<br>异常球蛋白血症 |
| 3. 凝血因子浓度降低及功能异常 | 血友病<br>　　血友病 A（Ⅷ因子缺乏）<br>　　血友病 B（Ⅸ因子缺乏）<br>纤维蛋白原异常<br>　　纤维蛋白原缺乏症<br>　　低纤维蛋白原血症<br>　　异常纤维蛋白原血症<br>凝血酶原异常<br>　　凝血酶原缺乏症<br>　　低凝血酶原血症<br>　　异常凝血酶原血症<br>vWF 缺乏:血管性血友病<br>其他凝血因子异常 | 合成减少<br>　　严重肝病:纤维蛋白原、因子Ⅱ、Ⅴ、<br>　　　Ⅶ、Ⅸ、Ⅹ、Ⅺ、Ⅻ等合成减少<br>　　维生素 K 缺乏:依赖维生素 K 的凝血<br>　　　因子（Ⅱ、Ⅶ、Ⅸ、Ⅹ）合成减少<br>消耗及破坏增多<br>　　弥散性血管内凝血<br>　　抗凝物质<br>　　纤维蛋白溶解亢进 |

## 二、炎　症　期

　　止血期后,炎症反应紧随而来,补体系统被激活,释放的趋化因子诱导粒细胞进入伤口,之后粒细胞很快被淋巴细胞取代。粒细胞的峰值出现在伤后 12～24 小时。粒细胞和淋巴细胞的主要作用是抑制细菌生长、控制感染。对于绝大多数简单伤口,3 天后粒细胞数显著下降,24～48 小时后巨噬细胞逐渐增加,5 天时成为伤口区域主要的炎症细胞。这些白细胞可产生多种炎症介质,包括补体和激肽释放酶。伤口处聚集的巨噬细胞可吞噬少量细菌。但是如果存在大量细菌,特别是多形核白细胞( polymorphonuclear leukocyte,PMNs)

减少的患者,则会出现临床感染。单核细胞在 PMNs 之后进入伤口,其数量在伤后 24 小时内达到峰值。单核细胞转变为巨噬细胞,并成为伤口清创的主要细胞。巨噬细胞能识别并清除坏死组织、细胞碎片和病原体,清理伤口,为修复作准备。而另一方面,通过清除病原体和坏死组织,巨噬细胞可以限制炎症反应的强度。病原体和异物刺激的持续存在,将导致巨噬细胞过度激活,合成分泌促炎细胞因子增加,从而加重组织损伤。因此早期有效的清创,可以加速伤口愈合,避免炎症反应过度对伤口愈合的损害。

　　PMNs 和巨噬细胞的减少,功能下降,可能由于各种因素造成,如骨髓抑制、微量元素缺乏或肿瘤导致的合成障碍,以及感染、脾功能亢进导致的消耗增加,机体免疫功能的下降等。无论何种原因,PMNs 和巨噬细胞数量减少、功能下降,都将导致炎症反应迟滞,同时无法有效清除细菌和异物,造成细菌定植、形成生物膜,同样延迟伤口愈合,形成慢性伤口。

　　开放性伤口,周围皮肤中的细菌可以在 48 小时内污染伤口。几乎所有慢性伤口中都能测量到细菌,细菌毒性和宿主的免疫力决定是否出现临床感染症状。一般认为当伤口细菌量 $<10^5 CFU/mm^3$ 时,细菌仅仅定植在伤口表面而对伤口愈合无明显延缓作用。Robson 的经典研究表明伤口床的细菌量大于 $10^5 CFU/mm^3$ ,植皮必将失败。减少细菌负荷的局部操作,如定期冲洗、灌洗、移除病变区域毛发、局部应用抗菌物,慢性伤口可能快速愈合。从另一个角度说,严重定植本身足以形成慢性伤口。伤口内的细菌定植、感染往往与生物膜息息相关,而细菌生物膜对伤口愈合的影响可能是多方面的。

　　在自然界中,99% 的细菌以生物膜的形式存在,人类 65% 的细菌感染与生物膜的形成有关。慢性伤口细菌生物膜实际上就是细菌附着于伤口床,与其自身分泌的细胞外聚合物(extracellular polymeric substance,EPS)成分相互融合形成的一种膜状组织。它由细菌及其产物、EPS、坏死组织等共同组成。生物膜结构中包含了细菌生长繁殖所需要的营养物质,可以不受外界干扰进行自我复制和繁殖;同时生物膜的立体结构植根于伤口床,除了为细菌生长繁殖提供庇护环境外,还能抵御外力,所以临床上使用棉球擦拭、冲洗,甚至搔刮可能都难以清除细菌生物膜。在急性伤口中,细菌生物膜的形成和作用并不明显,仅有 6% 的伤口可以检测到这种生物膜的存在,因此细菌不是延缓急性伤口愈合的主要因素。但是当伤口由急性转变为慢性时,这种生物膜则可以在 60% 以上的伤口中检测到,当细菌数量达到一定程度的时候,细菌生物膜就可能起到了决定性作用。当细菌量 $>10^5 CFU/mm^3$ 时,特别是有多种细菌同时存在时,细菌便附着于伤口,在 EPS 中繁殖、包埋,进而形成生物膜,延缓伤口愈合。细菌生物膜通过黏附-繁殖-成熟-脱落,循环往复,反复感染,影响伤口愈合。生物膜能够限制 PMNs 的趋化和分泌,诱导成纤维细胞出现衰老表型、角质细胞凋亡,影响成纤维细胞的重建、上皮化,导致伤口难以愈合。生物膜产生的 EPS 中含有强抗原物质,刺激宿主免疫系统产生大量抗体,但这些抗体无法突破 EPS 对膜内细菌起到杀伤效应,而免疫复合物的沉积,诱导炎症反应,反而引起周围组织的损伤。生物膜长期存在于慢性伤口表面,容易造成伤口组织缺血、缺氧和微环境的改变。

另一种参与清创的生化过程是组织基质金属蛋白酶(matrix metalloproteinases,MMPs)的活化。在无组织损伤和炎症反应时,由于组织中 MMP 抑制剂(tissue inhibitor of metalloproteinases,TIMPs)的存在,这些蛋白水解酶通常处于静止状态。创伤后 TIMPs 的活性急剧下降,MMPs 被激活。活化的 MMPs 与白细胞酶联合作用,分解周围基质蛋白(例如胶原蛋白和坏死细胞的大分子)。这些酶将无活力的组织结构分解,为下一步伤口愈合提供条件。

慢性伤口中细胞外基质(extracellular matrix,ECM)的合成-降解平衡方面出现了偏移,可能由于基质成分合成不足,也可能由于过度降解或降解酶抑制剂的减少。有实验证实,慢性伤口中基质降解酶增加而抑制剂减少,纤连蛋白降解增加,说明在 ECM 中含有较高的蛋白溶解活性。在慢性伤口分泌液中有许多蛋白酶(如明胶酶 MMP-2、MMP-9、血浆酶原激活剂等)的数量与活性增加。血浆酶原激活剂——尿激酶在压力性损伤中含量也很丰富。与急性伤口相比,压力性损伤和静脉性溃疡中含有较高的 MMP-1、8,更重要的是含有较高的胶原溶解活性。免疫学与底物特异性测定证明慢性伤口中主要表达的是 MMP-8,主要由 PMNs 分泌。对许多内源性蛋白酶抑制剂在慢性伤口中的含量也作了测定,TIMP-1 在慢性伤口中的表达比正常愈合的伤口明显减少,MMP-1:TIMP-1 在慢性伤口中是升高的。

上皮化过程并不局限在伤口愈合的最后阶段。实际上随着炎症反应,上皮细胞经历着形态和功能改变。12 小时内,伤口边缘的完整细胞形成伪足,促进细胞迁移。细胞复制,并在伤口表面移动,在凝血块下方跨越受损真皮。当这些细胞到达伤口内面,开始与其他扩增的上皮细胞接触,直至最终重建正常的表皮。伤口缝合初的 24～48 小时就可以发生最初的上皮化,但表皮结构及厚度会随着伤口成熟进程而持续改变。早期伤口的假性闭合,导致深部坏死组织、异物等无法及时排出,引流不畅,造成不必要的愈合延迟。

肥大细胞释放血管活性物质,增加小血管通透性,促进炎症介质通过,导致局部水肿。慢性伤口周围组织硬化、水肿可能影响组织灌注。水肿增加局部组织毛细血管间距,从而增加营养、氧气弥散的距离,加重局部组织营养不良和缺氧。压力治疗能有效消除下肢水肿,从而成为静脉性溃疡的首选治疗。负压创面治疗(negative pressure wound therapy,NPWT)可以有效降低局部水肿,促进伤口愈合。

## 三、增 殖 期

增殖期一般认为发生在损伤后的第 4 ~ 21 天。临时的伤口基质逐渐被肉芽组织所替代,肉芽组织主要由成纤维细胞、巨噬细胞和内皮细胞组成,它们在肉芽组织形成过程中发挥着关键性和独立性作用,这些细胞形成细胞外基质和新的血管。

随着时间的推移,临时的伤口基质首先被 Ⅲ 型胶原替代,而 Ⅲ 型胶原将在重塑期逐渐被 Ⅰ 型胶原所替代。新生胶原处于无序、无定形状态。最初胶原只有很低的抗张强度。数月后,胶原持续重塑,通过胶原纤维交联,产生有组织的方平组织模式。伤后 7 ~ 10 天,伤口进入易损期,很容易出现伤口裂开。2 周时伤口抗张强度只有原来的 5% ,1 个月时为 35% 。数月后伤口的抗张强度最终也无法恢复原水平。

MMPs 的过度激活导致 MMPs 与 TIMPs 的失衡,严重影响了胶原合成,使伤口难以愈合。研究发现在慢性伤口中,MMPs 浓度增高,TIMPs 的水平却发生下降。降低静脉性溃疡中的 MMPs 后,伤口愈合速度加快,可见 MMPs 与其抑制剂 TIMPs 的失衡也是慢性伤口的形成机制之一。

伤口愈合并不是由一种细胞或细胞因子独自完成的过程,而是多种细胞及细胞因子参与的复杂的生物学过程,是炎症细胞、角质形成细胞、成纤维细胞和内皮细胞等及其所合成的各种生长因子协同作用完成的(表 7-3)。慢性伤口渗出液与急性术后伤口相比,蛋白酶水平增加,促炎症的细胞因子水平升高,生长因子水平降低。Cooper 等证实慢性伤口中 PDGF、bFGF、EGF 和 TGF-β 含量均比急性伤口低。付小兵等研究发现 bFGF 在慢性溃疡创面并未减少,反而增多,故认为愈合延迟可能与 bFGF 活性改变或 bFGF 与其受体间信号传导障碍有关。Howdiswshell 等利用抗体中和实验证明 VEGF 的缺失严重阻碍了难愈性溃疡创面处的血管新生。曹卫红等研究发现,在急性放射性小鼠皮肤溃疡内 PDGF-A 及 PDGFR-α 表达明显减弱,可能是伤口难愈的机制之一。Scimid 等用原位杂交的方法证明慢性伤口中缺乏 TGF-$\beta_1$,但 TGF-$\beta_2$、TGF-$\beta_3$ 并不少于正常皮肤和急性伤口组织。Brown 等将小鼠 TGF-$\beta_1$ 基因敲除后,小鼠的血管新生、胶原沉积和表皮再生能力减弱,最终导致伤口迁延不愈。付小兵等研究发现 EGF 可诱导表皮干细胞快速定向分化,促进损伤皮肤的再生,加速伤口上皮化。相关细胞因子的研究仍在不断探索中,伤口内细胞因子的表达异常、功能减退可能与伤口愈合延迟存在一定关联。局部应用细胞因子在临床中也取得一定疗效,某种程度上证实了因子与慢性伤口间的关联。

表7-3　参与伤口愈合的生长因子

| 名　称 | 细胞来源 | 靶细胞/靶器官 | 作　用 |
|---|---|---|---|
| bFGF<br>碱性成纤维细胞生长因子 | 巨噬细胞<br>内皮细胞<br>血小板 | 成纤维细胞<br>血管内皮细胞 | 趋化靶细胞<br>促使靶细胞迁移<br>促进胶原分泌,肉芽组织形成 |
| TGF-β<br>转化生长因子-β | 血小板α颗粒<br>巨噬细胞<br>成纤维细胞和角质形成细胞 | 炎症细胞<br>成纤维细胞、上皮细胞和内皮细胞 | 趋化靶细胞<br>促使靶细胞迁移<br>形成细胞外基质蛋白<br>形成毛细血管 |
| EGF<br>表皮生长因子 | 血小板α颗粒<br>单核-巨噬细胞 | 炎症细胞 | 趋化靶细胞<br>促进肉芽组织形成<br>促进再上皮化 |
| PDGF<br>血小板源性生长因子 | 血小板α颗粒<br>成纤维细胞和内皮细胞 | 炎症细胞 | 趋化靶细胞<br>形成细胞外基质蛋白、增殖和毛细血管形成 |
| VEGF<br>血管内皮细胞生长因子 | 内皮细胞<br>角质形成细胞<br>巨噬细胞 | 血管内皮细胞 | 促进血管内皮细胞增殖,血管生成<br>加速肉芽组织生成 |
| TNF-α | 巨噬细胞、单核细胞、成纤维细胞、肥大细胞和角质形成细胞 | 巨噬细胞、单核细胞、内皮细胞和中性粒细胞 | 介导组织修复、内皮细胞活化和组织重塑 |

　　慢性伤口中上皮化程度显著降低,可能与伤口边缘的上皮细胞老化、分裂活性下降、无法复制 DNA 有关,造成伤口边缘上皮堆积,虽然分裂活跃,但无法向心性迁移。细胞外基质的缺乏,同样影响上皮化的进程,延缓伤口闭合。另外对于大面积伤口,上皮细胞迁移速度有限,需要借助手术的方法加速愈合。

# 第三节　慢性伤口延迟愈合的原因

## 一、局　部　因　素

### (一) 坏死组织

　　伤口渗液和坏死组织不仅充当细菌良好的培养基,构成细菌逃避宿主免疫反应的屏障,增加感染机会,同时释放蛋白酶类和毒素降解生长因子,侵害相邻正常组织,形成阻止参与创面修复细胞移动和再上皮化的物理屏障。伤口内遗留的坏死物质(主要包括纤维蛋白、变性的胶原和弹性蛋白),也可以通过形成纤维蛋白网对生长因子产生滞留作用,使伤口愈合延缓。细菌定植和感染都能增加伤口内细菌毒素和蛋白水解酶,延长炎症反应,增加坏死组织。

### (二) 异物

木屑、玻璃、金属等异物残留在体内,造成组织的炎症排异反应。通过 X 线检查明确部位和深度,清除异物及周围坏死组织,伤口才能愈合。

### (三) 感染

感染是影响慢性伤口愈合最常见的原因,由于多种细菌混合感染、耐药性产生、生物膜的形成使其成为治疗难题。对于大多数细菌来说,能够引起感染的细菌量是 $10^5 CFU/mm^3$,如大于该值,伤口的闭合率很低 19% ,小于此值闭合率则为 94% 。有研究证明仅仅出现大量的多种菌种未必能影响创伤愈合。这是因为细菌的浓度、毒力、生长特性固然重要,但宿主的抵抗力也不可忽视。Cooper 等提出慢性伤口定植的细菌在 4 种及以上时更难治愈。

对于长期慢性不愈合的伤口,应考虑特殊细菌的感染,如快速生长的分枝杆菌、结核菌、放线菌等。这些细菌的检出对于培养技术有较高的要求,但简单的分泌物或组织涂片、抗酸染色能够早期对致病菌进行分类,指导进一步治疗。深部组织的感染,应警惕厌氧菌感染。

慢性伤口内如能探及骨质,应考虑骨髓炎的诊断。骨外露和溃疡面积超过 $2 cm^2$,骨髓炎的可能性增高。平片诊断骨髓炎敏感性的主要限制是皮层外观变化延迟,影像学异常落后于临床疾病高达 1 个月。MRI 和核素显像的敏感度和特异性更高。骨髓炎诊断的标准是获取可靠的骨样本(采用尽量避免污染的措施),培养发现菌株,同时病理检查发现炎症细胞和坏死。

### (四) 局部组织缺氧

氧在创伤修复中起着重要的作用。生理范围内的氧张力有利于组织内成纤维细胞的增殖,组织缺氧严重影响愈合。下肢经皮氧分压<30mmHg,伤口将无法愈合。动物实验中,兔耳组织局部氧分压从 40~45mmHg 降到 28~30mmHg,做成缺氧模型,导致伤口愈合率下降,7 天愈合率只有 80% 。但缺血和组织缺氧并不一定完全同步。很多慢性伤口并未出现可测量的缺血,但组织内已出现缺氧情况,如贫血、水肿等。

### (五) 组织灌注不良

组织灌注不良在慢性伤口形成中的作用已得到广泛认同,包括其引发的缺血缺氧、代谢产物堆积以及缺氧诱发的中性粒细胞功能低下,这些都能造成伤口愈合延迟。

1. 外周动脉疾病(peripheral artery disease,PAD) 严重的PAD,导致动脉多节段阻塞,动脉血流减少,组织氧气和营养供给减少,代谢产物无法移除。严重肢体缺血,最终发展为无法满足静息状态下的代谢需要,伴有极度疼痛、伤口无法愈合和组织丧失。

2. 镰状细胞疾病 另一种形式的局部组织缺血。镰状细胞变形性差,不易通过毛细血管而使毛细血管内血流减慢,引起组织缺氧。血流缓慢又引起微血栓,导致不同部位的剧烈疼痛。镰状细胞性伤口类似缺血性、静脉性溃疡,外周血涂片有助于诊断。但镰状细胞性伤口愈合缓慢,极易复发。

3. 其他引起血管炎、微血管的血栓或栓塞的疾病 包括胆固醇栓塞、血管炎、坏疽性脓皮病、结节性多动脉炎、硬皮病、冷球蛋白血症、韦格纳肉芽肿、血管闭塞性脉管炎、华法林相关坏死、肝素诱导性血小板减少症、蛋白 C 缺乏、蛋白 S 缺乏、抗磷脂抗体综合征等。

### (六) 缺血-再灌注损伤、氧化应激反应

缺血-再灌注损伤是一系列复杂的分子、细胞学事件,在慢性伤口中有独特的作用。在组织缺血基础上反复发生的缺血-再灌注损伤也是影响慢性伤口形成的重要因素之一。缺血-再损伤的生物化学和细胞学特性是激活白细胞和补体、氧化应激和微血管功能异常引起广泛的细胞损伤。缺血在细胞水平造成线粒体氧化磷酸化能力受损,ATP 生成下降。ATP 的减少导致跨膜电位和离子流出下降,细胞膨胀。细胞质内钙离子浓度增加,激活信号传导通路,刺激产生细胞膜降解酶。另外缺血减少内皮黏附分子和细胞因子的表达。再灌注发生后,白细胞被激活,与内皮细胞相互作用,加剧炎症反应,引起细胞和组织受损。再氧化后,活性氧簇过量,进一步损伤血管和细胞,产生氧化应激反应,超过机体内源性防御机制,对周围组织造成损伤。再灌注损伤对微血管功能的影响体现在 $N_2O$ 表达下降,血管无法舒张,伴随白细胞捕获,导致组织无灌流。出现"尽管存在再灌注,缺血组织内血流依然无法恢复"现象。这一过程反复发生,白细胞和补体的激活、氧化性损伤和微血管功能的紊乱导致组织反复受损,最终造成组织坏死。

下肢静脉性溃疡患者,小腿位置不断在静息和行走状态之间变化。下垂时局部组织缺血,抬高时再灌注,往复损伤,最终造成组织不可逆坏死。压力性损伤患者存在类似的缺血-再灌注损伤,重病患者或偏瘫患者定期翻身,皮肤组织受压时缺血,变换体位后血供恢复,反复的缺血-再灌注损伤比单独长时间缺血的损伤可能更大,这一假说已在动物实验中获得证实。

氧化应激是机体促氧化剂和抗氧化剂的稳态失衡,自由基产生增多,和

（或）机体或组织抗氧化能力下降的一种状态。过度的氧化应激可导致组织损害。慢性伤口有过多或持续的活性氧的产生，长期暴露于活性氧中，受活性氧毒性作用时间过长，对于伤口的愈合是不利的，这可能是慢性伤口难愈的原因之一。

### （七）pH值

大多数人体相关的致病菌在 pH>6 时生长良好，低 pH 值下生长受到抑制。保持皮肤正常的酸性环境可以有效地减少身体表面的生物负荷。急性炎症期时脓液为酸性，可以有效抑制细菌生长，清除无生机组织。但在慢性伤口中，伤口床 pH 值持续呈弱碱性，而弹性蛋白酶、纤溶酶和 MMP-2 最佳 pH 值是 8.0，导致分解代谢占主导地位，不利于伤口愈合。当伤口的 pH 值降至 6.0，这些酶的活性下降 40%～90%。如何打破慢性伤口中的这种相对"稳定"状态，对于促进伤口愈合非常重要。

### （八）压力

长时间无法移动，特别是脊髓疾病、重症患者，慢性伤口的风险增加。这些压迫性溃疡，类似神经病变伤口，常发生于骨突部位，骶尾部、膝部踝部和足跟。在无压力存在的情况下，可能促进这种类型伤口的愈合，例如全接触石膏（total contact casting，TCC）治疗糖尿病足溃疡（详见"压力性损伤、糖尿病足溃疡"）。

### （九）瘘管

感染、自身免疫性疾病、创伤、医源性损伤等原因导致的空腔脏器与皮肤之间形成的瘘管，包括肠瘘、肛瘘、尿瘘、胆瘘、胰瘘等。空腔脏器内液体持续分泌，造成瘘管周围组织及瘘口周围正常皮肤损伤甚至坏死，形成慢性伤口。治疗原则包括抑制分泌、充分引流、局部保护等，很多需要急性期后的手术修复，部分成为永久性瘘，处理方法参见皮肤造口。

## 二、全身因素

### （一）高龄

老龄患者的皮肤神经及血管的养分供应减少，皮肤变薄，胶原分泌减少，降解增加。这些生理改变必然导致老龄患者容易出现皮肤破损，溃疡愈合缓慢。细胞衰老不仅包括机体正常老化的细胞，还包括持续暴露于慢性伤口渗液中的衰老细胞。在几种慢性伤口（包括压力性损伤、静脉曲张性溃疡等）中，成纤维细胞均表现出衰老的特征，在低氧环境中活性较差。衰老的细胞不但对正常的愈合刺激反应低下，并且占据了有限的创面空间。在正常的伤口愈合过程中，这些有限的空间是由对愈合刺激反应良好的正常细胞所占据。

## （二）营养不良

创伤后机体对于营养和能量的需求增加,若同时伴有血管疾病、低血容量或组织水肿引起的组织灌注不良,则出现蛋白质、能量和各种微量营养元素的绝对和（或）相对缺乏,导致伤口延迟愈合或经久不愈。营养不良,蛋白质合成速率减慢和分解加快、蛋白缺乏等导致免疫功能低下,感染机会的增加。营养不良不仅使患者体质下降,而且可能导致急性伤口变为慢性。没有充足的证据表明单纯补充营养补充剂能促进伤口愈合,但充足的营养对于预防感染、伤口愈合十分必要(详见"营养支持"章节)。

## （三）糖尿病

神经病变、血管病变和免疫功能低下导致糖尿病患者的伤口难以愈合。糖尿病患者的神经病变,造成皮肤干裂、感觉异常和足部畸形,易产生伤口。动脉粥样硬化引起下肢血管狭窄、闭塞,导致下肢缺血性病变。糖基化对于血细胞的影响十分显著,血红蛋白的变形能力下降,造成毛细血管阻塞,同时降低了白细胞的趋化性和吞噬功能,免疫反应能力下降,容易发生感染。糖尿病患者晚期糖基化终末产物（advanced glycation end products, AGEs）使炎症反应持续,成纤维细胞胶原沉积减少,生长因子活性降低等,导致伤口经久不愈(详见"糖尿病足溃疡"章节)。

## （四）慢性静脉功能不全

静脉性溃疡的发病机制与静脉瓣膜功能不全、静脉淤滞导致缺血有关。虽然静脉高压、水肿、纤维蛋白堆积、微血管改变导致缺血已经被证实,但这些并不能完全解释慢性静脉溃疡的病因。反复的缺血-再灌注循环,炎症反应中白细胞激活、活性氧簇损伤已缺血的组织,造成伤口不愈合。静脉性溃疡患者的中性粒细胞过多,但抗感染能力反而变差,可能与静脉高压时白细胞捕获、炎症介质释放、诱发局部炎症反应和全身炎症反应有关(详见"下肢静脉性溃疡"章节)。

## （五）免疫功能低下

可能由于原发疾病或药物治疗所致,在长期免疫抑制的过程中,伤口愈合的炎症反应同样被抑制,例如移植患者、艾滋病患者和服用糖皮质激素的患者(如风湿性关节炎、狼疮和克罗恩病等),造成伤口愈合停滞于炎症期,形成慢性伤口。系统性使用免疫抑制剂,抑制外周伤口愈合。但局部应用糖皮质激素,可以在一定程度上抑制炎症反应,促进伤口愈合。

## （六）肿瘤治疗

1. 化学药物治疗　化疗药物对伤口愈合有明显的影响,尤其影响 VEGF。愈合早期 VEGF 促使新生血管生成,但恶性肿瘤治疗过程中,新型靶向药物将 VEGF 作为靶点,予以抑制,造成伤口无法愈合。

常规化疗药物的作用,与免疫抑制剂对患者的作用类似,增加形成慢性伤口和伤口感染的风险。但在伤口治疗过程中一定要把握主次关系,伤口治疗作为肿瘤治疗的一部分,应服从于肿瘤的整体治疗,除了新型靶向治疗药物外,应根据化疗方案制定相应的伤口治疗方案,不能因为伤口治疗影响患者的肿瘤治疗。

2. 放射治疗(放疗)　作为主要治疗或围术期辅助治疗,超过50%的肿瘤患者接受不同程度的放疗。虽然放疗技术不断进步,放疗相关损伤依然影响伤口愈合。放射性损伤造成组织形态和功能的改变。对于正常组织,电离辐射的直接后果包括低剂量所致的细胞凋亡,高剂量所致的组织完全坏死。慢性期,照射区皮肤表现为菲薄、缺乏血管、剧烈疼痛、极易损伤或感染。放射性皮肤溃疡通常表现愈合延迟,组织缺血性改变。放疗迟发性损伤的表现为毛细血管扩张,小动脉、微动脉的偏心性肌内膜增生。增生性改变可能引起血管阻塞,或腔内形成血栓。这些溃疡愈合缓慢,可能持续数年,必要时行手术修复。

### (七) 吸烟

烟草的成分主要影响血管活性。烟草的主要成分包括尼古丁、一氧化碳、焦油、氰化氢、氮氧化物、亚硝胺、甲醛、苯等。过去一直认为尼古丁是"罪魁祸首",但其他成分的危害可能更大。吸烟对伤口愈合的影响是多方面的,包括血管收缩引起手术区组织相对缺血,炎症反应减少,损害杀菌能力,胶原代谢改变。这些被认为可能影响伤口愈合,引起伤口裂开和切口疝。主动吸烟者术后伤口并发症发生率明显高于非吸烟者,既往吸烟者高于从不吸烟者。术前戒烟者手术区域的感染发生率显著减少,但并不影响术后其他并发症的发生率。尼古丁介导的血管收缩,可减少40%以上的血流,组织血流和血氧水平一过性下降,持续时间长达45分钟。大多数血供丰富的组织能够耐受短暂的缺血缺氧,但组织瓣和缺血组织(如中到重度周围血管病变)可能受到血流下降的损害。

### (八) 疼痛

疼痛会导致一系列神经内分泌反应,并且疼痛患者的日常生活通常会受到限制。慢性伤口疼痛可能触发下丘脑-垂体-肾上腺素轴,提高加压素和氢化可的松的浓度,推测伤口疼痛所触发释放的这些物质可能抑制内皮细胞再生,延缓胶原合成。伤口疼痛还会引发患者的焦虑,焦虑和抑郁也会伴发患者的疼痛水平升高,甚至可以加重糖尿病患者的神经性疼痛,同时降低患者的依从性,因为畏惧伤口处理而不来就诊,使伤口迁延不愈(详见"疼痛管理"章节)。

### （九）自身免疫性疾病

自身免疫性疾病是指机体免疫系统对自身抗原发生免疫应答，产生自身抗体和（或）自身致敏淋巴细胞，造成组织器官病理损伤和功能障碍的一组疾病。当机体免疫系统对自身组织细胞发生应答产生细胞的破坏或组织的损伤时，可能形成伤口。在这种免疫应答无法抑制的情况下，必然造成伤口无法愈合，转变为慢性伤口。自身免疫性疾病患者的伤口治疗以全身治疗为主，局部处理遵循 TIME（tissue nonviable，infection/inflammation，moisture，edge）原则，强调伤口床的保护。在免疫应答受控的前提下，伤口本身有一定的自愈倾向，但常常与病情变化同步，出现反复。在适当的情况下，手术可能加速伤口愈合。

（齐　心）

# 第八章

# 压力性损伤的护理

## 第一节　概　　述

### 一、定义与分期

压力性损伤(pressure injury),曾被描述为压力性溃疡(pressure ulcer/pressure sore)、压疮(bedsore)、压力性坏死(pressure necrosis)、缺血性溃疡(ischemic ulcer)和褥疮(decubitus ulcer)等。从最新发布的压力性损伤分期来看,一期压力性损伤皮肤是完整的,而不是"溃疡(ulcer)"因此"压力性溃疡/压疮(pressure ulcers)"一词也具有一定局限性。2012 版泛太平洋压力性损伤防治临床实践指南(Pan Pacific Clinical Practice Guideline for the Prevention and Management of Pressure Injury)首次将其称为压力性损伤(pressure injury),更加准确的描述了压力引致的皮肤问题。2016 年 4 月美国国家压疮咨询委员会(National Pressure Ulcer Advisory Panel,NPUAP)宣布将术语"压力性溃疡(pressure ulcers)"更新为压力性损伤(pressure injury)。本文统一称之为压力性损伤。

压力性损伤曾被定义为身体局部组织长时间受压,血液循环障碍,组织营养缺乏,致使皮肤失去正常功能,而引起的组织破损和坏死。2007 年 NPUAP 将压力性损伤的定义更新为:"于压力、剪切力和(或)摩擦力而导致的皮肤、皮下组织和肌肉及骨骼的局限性损伤,常发生在骨隆突处,还有一些与压力性损伤有关的促成或混淆因素,但其作用和意义还有待进一步研究"。2009 年,欧洲压疮咨询委员会(European Pressure Ulcer Advisory Panel,EPUAP)/NPUAP 联合编写的《压力性损伤预防和治疗临床实践指南》重新更新了压力性损伤的定义,即压力性损伤是指皮肤和(或)皮下组织的局部损伤,通常位于骨隆突处,由压力或压力联合剪切力所致。许多影响因素或混杂因素也与压力性损伤的发生有关,但这些因素的意义如何尚待进一步研究阐明。2014 年,由 EPUAP、NPUAP 及 PPPLA 共同制定的《压力性损伤临床实践指南》继续沿用了该定义。

压力性损伤的分期系统为临床医护人员评估压力性损伤的严重程度提供了一致且准确的方法。目前,被广泛接受的压力性损伤分期系统是 2009 年 NPUAP/EPUAP 联合编写的《压力性损伤预防和治疗临床实践指南》更新的压力性损伤分期。

2016 年 4 月美国 NPUAP 将压力性损伤的定义更新为发生在皮肤和(或)皮下软组织的局限性损伤,通常位于骨隆突处或与医疗器械或其他器械有关。损伤可表现为完整的皮肤或开放性溃疡,可能会伴有疼痛。损伤是由于存在强烈的和(或)长期压力或压力联合剪切力导致。皮下软组织对压力和剪切力的耐受性可能会受到微环境、营养、灌注、合并症以及软组织状况自身条件的影响。NPUAP 同时对压力性损伤的分期进行了更新。新的分期系统中,阿拉伯数字代替了罗马数字,"可疑深部组织损伤"名称中去除了"可疑"二字。另外还增加了"医疗器械相关性压力性损伤"以及"黏膜压力性损伤"两个定义。

医疗器械相关性压力性损伤:该定义描述了损伤的原因,指由于使用用于诊断或治疗的医疗器械而导致的压力性损伤,损伤部位的模式或形状通常与所使用的设备一致。这类损伤可以根据以上压力性损伤分期系统进行分期。

黏膜压力性损伤:指由于使用医疗设备而导致的相应部位的黏膜出现的压力性损伤。由于损伤组织的解剖特点,这一类损伤无法进行分期。

**1 期压力性损伤**(Stage 1 pressure injury):**皮肤完整,出现压之不褪色的局限性红斑**

通常发生在骨隆突处等易受压部位,与周围组织相比,该部位可能有疼痛、硬块或松软,皮温升高或降低。1 期压力性损伤对于肤色较深的患者可能难以鉴别,因为深色皮肤可能不易被观察到明显的红斑表现。如果出现 1 期压力性损伤,需要采取措施防止其损伤程度继续加重、加深,并注意预防其他部位发生压力性损伤(图 8-1,图 8-2)。

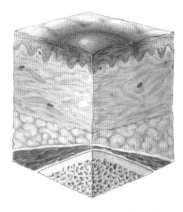

图 8-1　1 期压力性损伤示意图

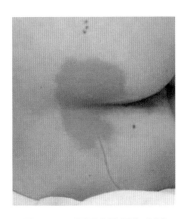

图 8-2　1 期压力性损伤实例

**2 期压力性损伤**（Stage 2 pressure injury）：**部分皮层缺失或出现水疱**

真皮层部分缺损，表现为一个浅表开放的粉红色创面，不伴有坏死组织。也可表现为完整或开放/破溃的充满浆液或血清的水疱（图8-3，图8-4）。

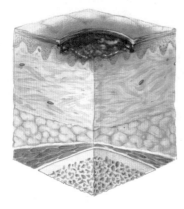

图8-3 2期压力性损伤示意图

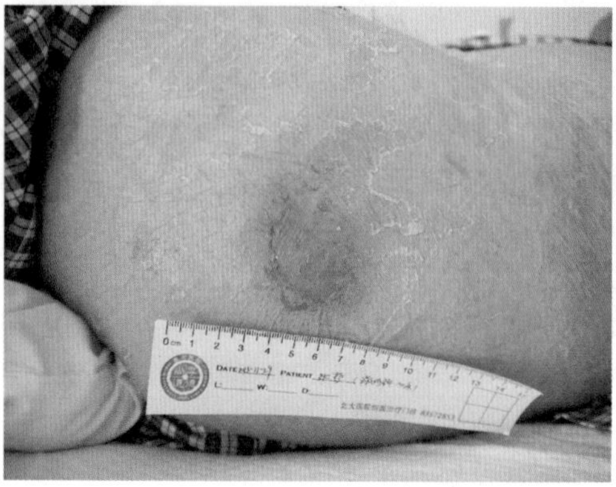

图8-4 2期压力性损伤实例

**3 期压力性损伤**（Stage 3 pressure injury）：**全皮层缺失**（脂肪组织暴露）

全层皮肤组织缺失。可能会看到皮下脂肪组织，但没有骨骼、肌腱或肌肉组织暴露。可能会见到腐肉，还可能伴有潜行和窦道。3 期压力性损伤的深度因解剖部位的不同而表现各异。鼻背、耳、枕部和踝部没有皮下组织，因此Ⅲ期压力性损伤溃疡较表浅。相反，在一些肥胖的部位，3 期压力性损伤可能表现为非常深的溃疡（图8-5，图8-6）。

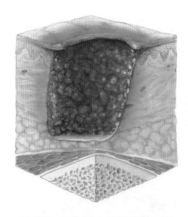
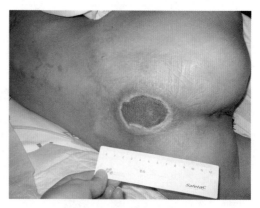

图8-5 3期压力性损伤示意图

图8-6 3期压力性损伤实例

**4 期压力性损伤**（Stage 4 pressure injury）：**全层组织缺失**（肌肉/骨骼暴露）

全层组织缺失，伴有骨骼、肌腱或肌肉暴露。可能见到腐肉或焦痂，常常伴有潜行和窦道。4 期压力性损伤的深度因解剖部位不同而表现各异。鼻背、耳、枕部和踝部没有皮下组织,因此 4 期压力性损伤溃疡较表浅。4 期压力性损伤可深及肌肉和(或)支撑组织(如筋膜、肌腱或关节囊),可能发生骨髓炎。可直接看到或探测到外露的骨骼或肌肉(图 8-7,图 8-8)。

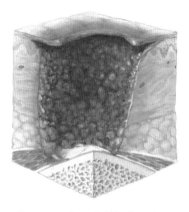

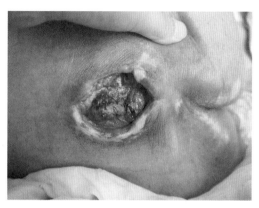

图 8-7　4 期压力性损伤示意图　　　图 8-8　4 期压力性损伤实例

**不可分期压力性损伤:皮肤全层或组织全层缺失**(深度未知)

缺损涉及组织全层,但溃疡的实际深度完全被坏死组织(黄色、棕褐色、灰色、绿色或棕色)和(或)焦痂(棕褐色、棕色或黑色)所掩盖。除非彻底清除坏死组织和(或)焦痂以暴露伤口床,否则无法确定其实际深度,但肯定是 3 期或 4 期压力性损伤。足跟部稳定的焦痂(干燥、附着紧密、完整且无红肿或波动感)相当于机体的天然(生物)屏障,不应当被清除(图 8-9,图 8-10)。

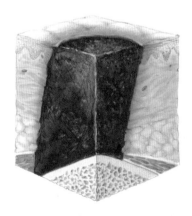

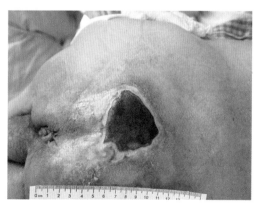

图 8-9　不可分期压力性损伤示意图　　　图 8-10　不可分期压力性损伤实例

**深部组织损伤期压力性损伤——深度未知**

由于压力和（或）剪切力造成皮下软组织受损，导致完整但褪色的皮肤局部出现紫色或紫黑色或充血性水疱。与邻近组织相比，该部位组织可出现疼痛、硬肿、糜烂、松软、较冷或较热等表现。可疑深部组织损伤在深肤色个体可能较难察觉。此期可能进展为黑色创面上形成水疱，进一步发展为被一层薄的焦痂覆盖。即使接受最佳治疗，也可能会快速发展为深层组织破溃（图8-11，图8-12）。

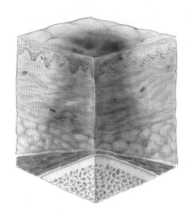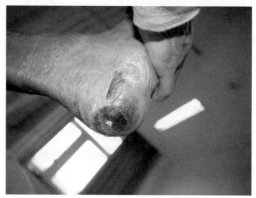

图8-11　深部组织损伤期压力性损伤示意图　　图8-12　深部组织损伤期压力性损伤实例

**流行病学**

尽管目前压力性损伤被广泛认为是可以预防的，医院获得性压力性损伤仍然成为前五位院内最常见不良事件之一。压力性损伤的高发生率、高费用已经成为医疗保健一大难题。压力性损伤发生率因地域不同、医院不同、科室不同，其发生率存在较大差异。据国外文献报道，住院患者压力性损伤发生率在3%～30%。目前我国关于压力性损伤流行病学的大样本调查较少。2011年，徐玲等对我国9所城市12所医院住院患者进行了压力性损伤现患率的多中心联合调研。结果显示，39 952例住院患者压力性损伤现患率为1.579%，医院获得性压力性损伤发生率为0.628%。同时发现，最常见的压力性损伤发生部位为骶尾部，最常见的压力性损伤分期为二期，ICU压力性损伤现患率最高，外科压力性损伤现患率最低。

压力性损伤除了可能影响患者预后以外，其医疗花费也是巨大的。英国每年用于治疗压力性损伤的总费用高达14亿～21亿英镑，约占全国医疗服务总预算的4%。澳大利亚每年需要花费2.85亿澳元用于治疗压力性损伤。美国每年用于治疗压力性损伤的总花费高达110亿美元。

## 二、发病机制与病理生理

### (一) 发病机制

影响压力性损伤形成的原因有很多,但是局部组织(多为骨隆突部位)受压过多是导致压力性损伤形成的主要因素。此外,降低皮肤对压力耐受性的因素也是导致压力性损伤形成的重要原因。

1. 压力增加　患者局部皮肤承受的压力与患者活动受限及感知觉受损有关,所有这些因素都降低了患者通过改变体位来减少压力的能力。正常情况下个体会经常变换姿势以减轻因持续受压而引起的不适。若一些疾病导致患者移动、活动能力减退,如脊髓损伤(spinal cord injury,SCI)、卒中、多发性硬化等,则会增加患者发生压力性损伤的风险。此外,感知觉受损会影响个体主动寻求协助或自行改变体位的能力,从而导致压力性损伤的形成。一些慢性病,如糖尿病、阿尔兹海默综合征(老年痴呆),或应用某些药物(如镇静剂、催眠药等)都会造成患者感知觉能力的减退而导致压力性损伤易于形成。

2. 组织耐受力降低　组织耐受力是指皮肤及其支撑结构耐受压力影响的能力。在有压力作用的情况下,内因和外因都会对组织耐受力产生影响。

(1) 外因:包括摩擦力、剪切力、潮湿等,摩擦力、剪切力和潮湿等都会影响皮肤耐受压力的能力。摩擦力是发生在两个相互来回移动表面之间的机械力,从而导致皮肤表层受损。剪切力是由于两层组织相邻表面间的滑行而产生的进行性相对移动所引起的,是由摩擦力与压力共同形成,与体位有密切的关系。剪切力主要会影响固定在骨骼上的组织筋膜层,使真皮和深筋膜之间的血管和淋巴系统发生扭曲变形,导致血栓和毛细血管阻塞,从而使血流供应受阻。潮湿引起的皮肤浸渍会改变表皮的弹性,从而降低皮肤对抗外来压力的能力。大小便失禁、伤口渗液和汗液等均能导致潮湿。某些潮湿类型,如便失禁,由于皮肤暴露于细菌和消化酶中使其 pH 值增高,从而增加了发生压力性损伤的风险。

(2) 内因:包括营养不良(消瘦或肥胖)、年龄(年老或年幼)、体温升高、脱水及一些影响组织灌注、机体感觉、氧气输送的慢性病等。这些因素均可通过降低皮肤的耐受性而增加压力性损伤发生的风险。

### (二) 病理生理

传统观念认为压力性损伤是由于局部组织(包括皮肤、肌肉、骨骼等)长期受压,发生的持续性缺血、缺氧、营养不良而导致的局部组织受损、溃烂及坏死的一种疾病。近年新的观点认为压力性损伤是压力、剪切力和摩擦力三者与机体多种内、外因素共同作用的结果。但三种外力的相互作用及其对压力性损伤发生的整体效应机制仍不明确,目前压力性损伤形成机制的主要学说有以下几种。

1. 代谢障碍学说　病理生理学研究发现,毛细血管受压后,血管出现完全或部分闭塞,导致血流灌注状态改变,进而出现组织氧和营养供应不足、水和大分子物质的输入、输出平衡被部分打破,血管和组织的渗透压发生了改变,出现了细胞损伤。同时局部缺血也会阻碍组织间液和淋巴液的交通,易出现大量的代谢产物在局部堆积,导致组织肿胀,最终发生压力性损伤。

2. 缺血性损伤学说　支持该学说的学者认为,压力性损伤的实质是当外加压力高于外周血管压力时,组织受压变形后毛细血管血流被部分或完全阻断而导致的局部缺血;同时当皮肤摩擦或微小损伤时可促进外周血管血栓的形成。研究者还发现,动物缺血 2 小时以后,血管产生的反应性充血常伴有动、静脉出血、间隙水肿和血管内膜改变,形态学变化类似炎症早期的可逆性改变。缺血 4 小时以后,血液出现浓缩,血黏稠度也会增加,血栓逐渐形成,出现了水肿。即使解除压迫以后,血管再通亦十分缓慢,此时产生的组织损伤为不可逆的。

3. 再灌注损伤学说　再灌注损伤学说认为局部缺血时,受压组织代谢缓慢以代偿缺氧和缺血性损伤,保护组织的功能,当再灌注时,氧自由基释放引起炎症反应并增加细胞凋亡,导致"二次损伤"。

4. 细胞变形学说　近年来,细胞持续变形后对组织损害的作用机制逐渐被研究者重视。国外有些研究者提出细胞变形、细胞损伤与压力性损伤的产生密切相关。还有些研究者通过对骨骼肌压力性损伤模型的研究也进一步验证了该理论的可行性。

# 第二节　压力性损伤的风险评估

## 一、评估风险因素

压力性损伤很重要的一项预防措施是识别有发生压力性损伤风险的患者,并实施个体化的预防措施。风险因素是指导致皮肤暴露于过多压力或降低皮肤对压力耐受性的因素。包括活动受限、高龄、失禁、感染、低血压、营养不良等(图 8-13)。

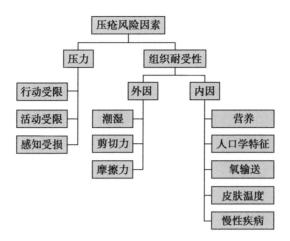

图 8-13　增加压力性损伤发生风险的因素

## 二、识别高危患者

压力性损伤的发生是多种因素共同作用的结果。既有病人自身的原因,还受外部环境因素的影响。早期识别压力性损伤高危人群有助于医务人员提高对该类患者的重视程度,从而开展有针对性的干预措施,以降低压力性损伤发生率,减少压力性损伤相关并发症的发生及减轻医疗费用。2013 中国压疮护理指导意见提出的压力性损伤高危人群有脊髓损伤患者、老年人、ICU 患者、手术患者、营养不良患者、肥胖患者、严重认知功能障碍的患者等。临床护士对于上述高危人群,应结合当地医疗规范加强防范和管理。

## 三、评估易患部位

压力性损伤好发于身体长期受压的部位,尤其是缺乏脂肪保护、无肌肉包裹或肌肉薄而支撑重力多的骨突处及受压部位。根据卧位不同,受压点不同,好发部位亦不相同。

仰卧位好发于枕骨粗隆、肩胛部、肘部、脊椎体隆突处、骶尾部、足跟。

侧卧位好发于耳部、肩峰、肘部、髋部。膝关节内外侧、内外踝。

俯卧位好发于耳、颊部、肩部、女性乳房、男性生殖器、髂嵴、膝部、脚趾。

坐位好发于坐骨结节。

临床护士对于上述好发部位应重点观察,做好交接班,预防压力性损伤的发生。

# 四、营养评估

多项研究发现营养不良与压力性损伤发生有明显的关系。Thomas 研究发现入院时存在营养不良的患者在住院期间患压力性损伤的概率是营养良好患者的 2 倍。营养筛查有助于早期发现存在营养不良或营养不良风险的患者,从而有针对性地开展营养干预,营养评估的内容包身高、体重、体重指数、三头肌皮褶厚度、上臂肌围、实验室指标(血清白蛋白、前白蛋白、血红蛋白、氮平衡等)、食物摄入情况、皮肤营养状况等。对于存在营养不良或营养不良风险的患者,可以应用经验证的营养筛查工具进行评估。研究发现有营养筛查工具的机构更有可能实施营养筛查。迷你营养评估简表(MNA-SF)经证实可用于压力性损伤人群的营养筛查。对于老年压力性损伤高危患者,可用 NRS 2002 营养筛查工具进行营养风险评估。此外,营养筛查和评估是一个动态的过程,2013 中国压疮护理指导意见建议住院期间每 3 天评估一次营养状况,此后每周评估一次。如有手术、感染等增加机体分解代谢的情况发生,则应相应增加评估次数。

# 五、风险因素评估量表的应用

压力性损伤一旦发生,治疗费用昂贵,同时还会给患者及家庭带来身心痛苦。因此预防尤为重要。压力性损伤风险评估是预防压力性损伤的第一步。尽管很多风险评估量表在临床大量应用,但目前很少有证据表明风险评估量表的使用可以降低压力性损伤的发生率。然而,风险评估工具的应用可以提高压力性损伤预防措施的强度和有效性,从而降低压力性损伤发生的风险。当使用风险评估工具时,需认识到有其他的风险因素,同时需重视临床判断结果,不可仅依赖风险评估工具的评估结果。此外,为患者选用风险评估工具时,应确保选择的工具适用于该人群,是有效且可靠的。

## (一) 成人压力性损伤风险评估工具

目前国内临床上最常用的成人压力性损伤风险评估量表是 Braden、Norton 和 Waterlow 3 个量表。

1. Braden 量表是依据压力性损伤病因概念架构拟定的,采取 3～4 分评分法对压力性损伤的 6 个临床风险因素进行评估,包括感觉、潮湿、活动度、移动力、营养及摩擦力/剪切力,根据总分将压力性损伤的风险程度分为低危、中危、高危和极高危。得分越高,说明压力性损伤发生风险越低。总分为 23 分,表示无任何压力性损伤风险因素存在。Braden 量表对每个分值有文字性描述,这样能够保证量表较高的评定者间的信度(表 8-1)。

表 8-1　Braden 压力性损伤风险评估量表

| 项目 | 评分 | | | |
|---|---|---|---|---|
| 感知<br>对压力所引起的<br>不适感的反应<br>能力 | 1 完全受限<br>由于知觉减退或<br>服用镇静剂而对<br>疼痛刺激没有反<br>应(没有呻吟、退<br>缩或紧握表现)<br>或身体绝大部分<br>感觉疼痛的能力<br>受限 | 2 非常受限<br>只对疼痛刺激有<br>反应,只能通过<br>呻吟或烦躁的方<br>式表达不适。或<br>身体一半以上部<br>位感觉疼痛或不<br>适的能力受限 | 3 轻度受限<br>对言语指挥有反<br>应,但不能总是<br>表达不适或需要<br>翻身。或 1~2<br>个肢体感觉疼痛<br>或不适的能力<br>受限 | 4 无受损<br>对言语指挥有反<br>应,无感觉障碍,感<br>觉或表达疼痛或不<br>适的能力没有受限 |
| 潮湿<br>皮肤暴露于潮湿<br>环境的程度 | 1 持续潮湿<br>由于暴露于汗<br>液、尿液等潮湿<br>环境中,使得皮<br>肤一直处于潮湿<br>状态,每当移动<br>患者或给患者翻<br>身时都会发现患<br>者的皮肤是潮<br>湿的 | 2 经常潮湿<br>皮肤经常但不总<br>是处于潮湿状<br>态,至少每班要<br>更换一次床单 | 3 偶尔潮湿<br>皮肤偶尔潮湿,<br>每天需要额外更<br>换一次床单 | 4 很少潮湿<br>皮肤通常是干燥<br>的,只需按常规换<br>床单即可 |
| 活动能力<br>躯体活动的能力 | 1 卧床不起<br>限制卧床 | 2 局限于轮椅<br>行走能力严重受<br>限或不能行走,<br>不能负荷自身重<br>量而必须依赖椅<br>子或轮椅 | 3 偶尔步行<br>白天在帮助或无<br>需帮助的情况下<br>可偶尔短距离行<br>走。每天大部分<br>时间在床上或椅<br>子上度过 | 4 经常步行<br>醒着的时候每天至<br>少可以在室外行走<br>两次,室内至少每<br>两小时活动一次 |
| 移动能力<br>改变/控制躯体<br>位置的能力 | 1 完全受限<br>没有帮助的情况<br>下不能完成轻微<br>的躯体或四肢的<br>位置改变 | 2 严重受限<br>偶尔能轻微地移<br>动躯体或四肢,<br>但不能独立完成<br>经常的或显著的<br>躯体位置改变 | 3 轻度受限<br>能经常独立地改<br>变躯体或四肢的<br>位置,但变动幅<br>度不大 | 4 不受限<br>独立完成经常性的<br>大幅度体位改变 |

续表

| 项目 | 评分 | | | |
|---|---|---|---|---|
| 营养<br>日常进食方式 | 1 非常缺乏<br>从未吃过完整的一餐,很少能摄入所给食物量的1/3。每天能摄入2份或以下的蛋白质(肉或乳制品)。摄入液体量很少。没有补充每日规定量以外的液体;或者禁食和(或)进清流食或超过5天静脉输液 | 2 可能缺乏<br>很少吃完一餐饭,通常只能摄入所给食物量的1/2。每天蛋白质摄入量是3份肉或乳制品。偶尔能进行每日规定量外的补充;或者摄入量略低于理想的液体或者管饲食物的量 | 3 营养充足<br>可摄入供给量一半以上。每天4份蛋白量(肉或乳制品)。偶尔拒吃一餐,但通常会接受补充食物;或者管饲或TPN能达到绝大部分的营养所需 | 4 营养丰富<br>每餐能摄入绝大部分食物,从来不拒绝任何一餐,通常吃4份或更多的肉和乳制品,两餐间偶尔进食。不需要额外补充营养 |
| 摩擦力和剪切力 | 1 有此问题<br>移动时需要中到大量的帮助,不可能做到完全抬空而不碰到床单,在床上或椅子上时经常滑落。需要大力帮助下重新摆体位。痉挛、挛缩或躁动不安通常导致摩擦 | 2 有潜在问题<br>躯体移动乏力,或者需要一些帮助,在移动过程中,皮肤在一定程度上会碰到床单、椅子、约束带或其他设施。在床上或椅子上可保持相对好的位置,偶尔会滑落 | 3 无明显问题<br>能独立在床上或椅子上移动,并且有足够的肌肉力量在移动时完全抬空躯体。在床上和椅子上总是保持良好的位置 | |

2. Norton 量表采用4级评分法对压力性损伤的5个临床风险因素进行评估,包括生理因素、精神因素、活动度、移动度和失禁。得分>14分者认为有发生压力性损伤的风险;总分为20分,表示无任何压力性损伤风险因素存在(表8-2)。

表 8-2　Norton 压力性损伤风险评估量表

| 项目 | 4 分 | 3 分 | 2 分 | 1 分 |
|---|---|---|---|---|
| 身体情况 | 良好 | 尚可 | 虚弱 | 非常差 |
| 精神状态 | 清醒 | 淡漠 | 混淆 | 木僵 |
| 活动力 | 活动自如 | 扶助行走 | 轮椅活动 | 卧床不起 |
| 移动力 | 移动自如 | 轻度受限 | 严重受限 | 移动障碍 |
| 失禁 | 无 | 偶尔 | 经常 | 二便失禁 |

Norton 量表评估指引

身体情况:指最近的身体健康状态(例如营养状况、组织肌肉完整性、皮肤状况)
良好:身体状况稳定,看起来很健康,营养状态良好
尚可:一般身体状况稳定,看起来健康状况尚可
虚弱/差:身体状况不稳定,看起来还算健康
非常差:身体状况很危急,呈现病态

精神状态:指意向状况和定向感
清醒:对人、事、地点定向感非常清楚,对周围事物敏感
冷漠:对人、事、地点定向感只有 2~3 项清楚,反应迟钝、被动
混淆:对人、事、地点定向感只有 1~2 项清楚,沟通对话不恰当
木僵:无感觉、麻木、没有反应、嗜睡

活动力:指个体可行动的程度
活动自如:能独立走动
需协助行走:无人协助则无法走动
轮椅活动:只能以轮椅代步
因病情或医嘱限制而卧床不起

移动力:个体可以移动和控制四肢的能力
完全不受限制:可随意自由移动、控制四肢活动自如
稍微受限制:可移动、控制四肢,但需人稍协助才能翻身
大部分受限制:无人协助下无法翻身,肢体瘫痪、肌肉萎缩
移动障碍:无移动能力,不能翻身

失禁:个体控制大小便的能力
无:大小便控制自如,或留置尿管,但大便失禁
偶尔失禁:在过去 24 小时内有 1~2 次大小便失禁之后使用尿套或留置尿管
经常失禁:在过去 24 小时内有 3~6 次大小便失禁或腹泻情形
大小便失禁:无法控制大小便,且在 24 小时内有 7~10 次失禁发生

注:量表总分 20 分,得分≤14 分属于压力性损伤高危人群,得分 12~14 分表示中度危险,小于 12 分表示高度危险

3. Waterlow 量表修订于 2005 年,对 10 个临床风险因素进行评分,包括体重指数、皮肤类型、性别和年龄、营养筛查总分、失禁情况、移动能力、组织营养不良、神经功能障碍、药物使用和手术创伤。每个因素都包含对各选项的简要说明,得分可以评估患者是否处于发生压力性损伤的危险、高度危险和非常危险状态。得分越高,发生压力性损伤的风险越大(表 8-3)。

表 8-3　Waterlow 压力性损伤风险评估量表

| 体重指数(BMI) | | 皮肤类型 | | 性别和年龄 | | 营养筛查(MST)<br>总分>2 应给予营<br>养评估/干预 | |
|---|---|---|---|---|---|---|---|
| 中等<br>(BMI=20~24.9) | 0 | 健康 | 0 | 男 | 1 | 是否存在体重减轻?<br>是　B | |
| 超过中等<br>(BMI=25~29.9) | 1 | 薄 | 1 | 女 | 2 | 否　C | |
| | | 干燥 | 1 | 14~49 岁 | 1 | 不确定　C(记 2 分) | |
| 肥胖<br>(BMI>30) | 2 | 水肿 | 1 | 50~64 岁 | 2 | B 体重减轻程度 | C 是否进食很 |
| 低于中等<br>(BMI<20) | 3 | 潮湿 | 1 | 65~74 岁 | 3 | 0.5~5kg　=1 | 差 或 缺 乏 |
| | | 颜色差 | 2 | 75~80 岁 | 4 | 5~10kg　=2 | 食欲? |
| | | 裂开/红斑 | 3 | >81 岁 | 5 | 10~15kg　=3 | 否=0 |
| | | | | | | >15kg　=4 | 是=1 |
| | | | | | | 不确定　=2 | |
| 失禁情况 | | 运动能力 | | 组织营养不良 | | 神经功能障碍 | |
| 完全控制 | 0 | 完全 | 0 | 恶病质 | 8 | 糖尿病 | |
| 偶失禁 | 1 | 烦躁不安 | 1 | 多器官衰竭 | 8 | 多发性硬化症 | |
| 大小便失禁 | 2 | 冷漠 | 2 | 单器官衰竭 | 5 | 心脑血管疾病 | 4~6 |
| 大小便失禁 | 3 | 限制 | 3 | 外周血管病 | 5 | 感觉受限 | 4~6 |
| | | 迟钝 | 4 | 贫血(Hb<8) | 5 | 半身不遂/截瘫 | 4~6 |
| | | 固定 | 5 | 吸烟 | 1 | | |
| 评分结果:<br>总分>10 分:危险<br>总分>15 分:高度危险<br>总分>20 分:非常危险 | | 大剂量类固醇/细胞毒性药/抗菌药 | | | | 4 | |
| | | 外科/腰以下/脊椎手术 | | | | 5 | |
| | | 手术时间>2 小时 | | | | 5 | |
| | | 手术时间>6 小时 | | | | 8 | |

上述三个量表都是有效、可信的适用于成人的压力性损伤风险评估工具,然而目前国内对于各个量表的优劣和普适性尚未达成共识,各医院或病房需根据需要选用不同的工具。

**(二)儿童压力性损伤风险评估量表**

Braden Q 量表是目前在国内应用较广泛的儿童压力性损伤风险评估量

表,它改编自 Braden 量表,包括 7 个危险因素,除 Braden 量表所包含的 6 项外,增加了组织灌注和氧合作用,更能有效识别儿童压力性损伤高危人群(表8-4)。

其他用于儿童压力性损伤风险评估的工具包括新生儿皮肤破损风险评估量表(the Neonatal Skin Risk Assessment Scale,NSRAS)、Waterlow 量表修改版、Starkid 皮肤量表及 Glamorgan 量表等。

表 8-4　Braden Q 儿童压力性损伤风险评估量表

| 项目 | 评分 | | | |
| --- | --- | --- | --- | --- |
| 移动能力<br>改变/控制躯体位置的能力 | 1 完全受限<br>没有帮助的情况下不能完成轻微的躯体或四肢的位置变动 | 2 严重受限<br>偶尔能轻微地移动躯体或四肢,但不能独立完成经常或显著的躯体位置变动 | 3 轻度受限<br>能经常独立地改变躯体或四肢的位置,但变动幅度不大 | 4 不受限<br>独立完成经常性的大幅度体位改变 |
| 活动能力<br>躯体活动的能力 | 1 卧床不起<br>限制在床上 | 2 局限于轮椅<br>行动能力严重受限或没有行动能力 | 3 偶尔步行<br>白天在帮助下或无需帮助的情况下偶尔可以走一段路。每天大部分时间在床上或椅子上度过 | 4 经常步行<br>每天至少 2 次室外行走,白天醒着时至少每 2 小时行走一次 |
| 感知<br>机体对压力所引起的不适的反应能力 | 1 完全受限<br>对疼痛刺激没有反应(没有呻吟、退缩或紧握)或绝大部分机体对疼痛的感觉受限 | 2 严重受限<br>只对疼痛刺激有反应,能通过呻吟、烦躁的方式表达机体不适;或者机体一半以上的部位对疼痛或不适感觉障碍 | 3 轻度受限<br>对其讲话有反应,但不是所有时间都能用语言表达不适感;或者机体的一到两个肢体对疼痛或不适感觉受限 | 4 不受限<br>对其讲话有反应,机体没有对疼痛或不适的感觉缺失 |
| 潮湿<br>皮肤处于潮湿状况的程度 | 1 持久潮湿<br>由于出汗、小便等原因皮肤一直处于潮湿状态。每当移动患者或给患者翻身时就可以发现患者皮肤是潮湿的 | 2 经常潮湿<br>皮肤经常但不总是处于潮湿状态,床单至少每 8 小时更换一次 | 3 偶尔潮湿<br>皮肤偶尔处于潮湿状态,每天大概 12 小时换一次床单 | 4 很少潮湿<br>皮肤通常是干燥的,只需正常换尿布即可。床单仅需要每 24 小时更换一次 |

续表

| 项目 | 评分 | | | |
|------|------|---|---|---|
| 摩擦力和剪切力 | 1 有重要问题<br>痉挛、挛缩、瘙痒或躁动不安通常导致持续的扭动和摩擦 | 2 有此问题<br>移动时需要中到大量的帮助,不可能做到完全抬空而不碰到床单,在床上或椅子上时经常滑落。需要大力帮助下重新摆体位 | 3 有潜在问题<br>躯体移动乏力,或者需要一些帮助,在移动过程中,皮肤在一定程度上会碰到床单、椅子、约束带或其他设施。在床上或椅子上可保持相对好的位置,偶尔会滑落下来 | 4 无明显问题<br>变换体位时能完全抬起身体,能独立在床上或椅子上移动,并且有足够的肌肉力量在移动时完全抬空躯体。在床上或椅子上总是保持良好的位置 |
| 营养<br>平常的食物摄入模式 | 1 重度营养摄入不足<br>禁食和(或)清流摄入或蛋白<25mg/L 或静脉输液大于5天 | 2 营养摄入不足<br>流食或导管喂养/通过胃肠外营养不能完全获得成长所需营养物质或蛋白<30ng/L | 3 营养摄入适当<br>管饲或 TPN 能获得足够的成长所需营养物质 | 4 营养摄入良好<br>日常饮食可获得成长所需营养物质,不需要补充其他食物 |
| 组织灌注与氧和 | 1 极度缺乏<br>低血压(MAP<50mmHg;新生儿 MAP<40mmHg);氧饱和度<95%;血红蛋白水平<100mg/L;正常患儿无法耐受体位变换 | 2 缺乏<br>血压正常;氧饱和度<95% 或血红蛋白水平<100mg/L 或毛细血管回流时间>2秒:血清 pH<7.40 | 3 充足<br>血压正常;氧饱和度<95% 或血红蛋白水平<100mg/L;或毛细血管回流时间>2秒:血清 pH值正常 | 4 非常好<br>血压正常;氧饱和度>95%;血红蛋白水平正常;毛细血管回流时间<2秒 |

Braden Q 评估结果:16～23分为低危;13～15分为中危;10～12分为高危;≤9分为极高危。

## 病例与思考

### --病例 8-1--

【病例摘要】

患者女性,65 岁,5 前因右乳腺浸润性导管癌行"乳癌保乳+腋窝淋巴结清扫术"术后予以 CA 方案(环磷酰胺 600mg/m$^2$,阿霉素 60mg/m$^2$)4 周期化疗→T方案[紫杉醇(泰素)175mg/m²]4周期化疗及放疗32次,之后规律口服阿那曲唑(瑞宁得),并定期复查。2年前纵隔及右胸壁、颈椎、胸椎、脑等相继出现转移,给予经皮穿刺椎体成形术(PVP)、护骨治疗、颅内姑息放疗、T(紫杉醇175mg/m²)+H(赫赛汀2mg/kg)方案化疗等多种治疗,现正在行T+H化疗。5个月前因外伤致腰部以下瘫痪,大小便失禁,无活动能力及感觉能力。3个月前骶尾部出现压力性损伤,因治疗无效并逐渐恶化而就诊。初诊时伤口评估:骶尾部压力性损伤11cm×15cm,深3cm,伴有骶骨外露,为Ⅴ期压力性损伤(图8-14)。伤口内有大量坏死组织和黄绿色渗出物,恶臭,周围皮肤有浸渍、发红。伤口分泌物细菌培养结果为:金黄色葡萄球菌+铜绿假单胞菌。实验室检查:白蛋白27.1g/L,前白蛋白89.5mg/L,红细胞计数3.17×10¹²/L,血红蛋白65g/L。患者自发生压力性损伤以来情绪低落,易怒,对日常生活缺乏兴趣。

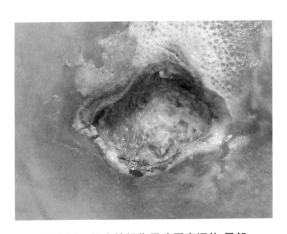

图8-14　压力性损伤风险因素评估-局部

【护理评估】

导致该患者发生压力性损伤的相关因素分析:

1. 全身因素

(1) 日常活动能力:该患者腰部以下瘫痪,无活动能力及感知能力,采用日常生活活动量表(Barthel指数)评分结果为5分,生活不能自理,完全依赖他人照顾。由于该患者无自主活动能力,不能主动变换体位,因而使骶尾部持续受压,导致其出现压力性损伤。这是患者出现压力性损伤最关键的因素。

(2) 营养状况:该患者白蛋白27.1g/L(正常35~50g/L),前白蛋白89.5mg/L(正常170~420mg/L),存在内脏蛋白消耗。红细胞计数3.17×10¹²/L[正常值(3.5~5.0)×10¹²/L],血红蛋白65g/L(正常值110~150g/L),

属于中度贫血。另根据主观全面营养评估量表（Subjective Global Assessment）评估患者营养状况为 C 级，属于重度营养不良。因此，营养不良是该患者出现压力性损伤的风险因素。

2. 局部因素

（1）潮湿：该患者大小便失禁，骶尾部和会阴部皮肤经常处于潮湿状态，使得局部抵抗能力下降。若局部长时间受到外力作用，则容易发生压力性损伤。

（2）感知能力降低：患者腰部以下感觉能力降低，因而不能主动寻求协助以改变体位，容易使局部受压时间过长，而导致压力性损伤的发生。

3. 心理及社会状况 患者家属缺乏压力性损伤预防的相关知识，不了解定时为患者更换体位的重要性和更换体位的方法，使得该患者骶尾部受压时间过长而发生了压力性损伤。同时该患者为晚期乳癌，长期患有恶性疾病，并持续接受抗肿瘤治疗，疾病本身和治疗带来的副作用使得患者承受极大的身心痛苦。此类患者极易出现情绪障碍，尤其是抑郁。情绪不佳及压力过多导致激素分泌增加，从而使胶原蛋白形成受阻，皮肤组织容易受损，也成为压力性损伤发生的危险因素。

4. 综合压力性损伤风险评估 该患者压力性损伤风险评估量表（Braden）得分为 8 分，属于压力性损伤发生的极高危患者，需引起护理人员的重视（表 8-5）。

表 8-5 该患者使用 Braden 量表的评估结果

| | 1 | 2 | 3 | 4 |
|---|---|---|---|---|
| 感知 | ■完全受限 | □大部分受限 | □轻度受限 | □没有改变 |
| 潮湿 | □持久潮湿 | ■经常潮湿 | □偶尔潮湿 | □偶尔潮湿 |
| 活动能力 | ■卧床不起 | □局限于轮椅 | □偶尔步行 | □经常步行 |
| 移动能力 | ■完全受限 | □严重受限 | □轻度受限 | □不受限 |
| 营养 | □重度营养摄入不足 | ■营养摄入不足 | □营养摄入适当 | □营养摄入良好 |
| 摩擦和剪力 | ■有此问题 | □有潜在问题 | □有潜在问题 | |

# 第三节 压力性损伤的预防

绝大多数压力性损伤是可以预防的，但并非全部，因此不能把所有的压

力性损伤都归咎于护理不当。精心科学的护理,可以将压力性损伤的发生降
到最低程度。压力性损伤的预防可以从减轻压力、摩擦力、剪切力,避免皮肤
处于过度潮湿的环境、改善营养及全身状况等方面入手。

## 一、体位安置与变换

身体某部位持续受压会导致局部缺血,进而促使压力性损伤的发生。正
常情况下,持久压力造成的损伤产生的疼痛会促使患者改变体位。但一些患
者由于意识丧失、感觉功能减弱或移动能力受损等原因,无法自主改变体位。
不能变换体位是导致压力性损伤发生的一个重要原因。因此,合理安置高危
患者体位,并协助患者定时改变体位是预防压力性损伤发生的必要措施之
一。改变体位有利于维护患者的舒适、尊严和功能,同时也提供了一个护士
与患者进行交流及密切观察皮肤一般状况的机会。

目前还缺乏改变体位最佳时间的证据,NPUAP/EPUAP/PPPLA 循证指南
建议应根据患者的组织耐受程度、活动及移动能力、健康状况、治疗目标及舒
适度等来决定翻身的频率,同时需考虑患者所使用支撑面的类型。以下就不
同体位的安置要点加以说明。

### (一) 卧位

对于长时间卧床、无法自行翻身的患者,至少每 2 小时协助其改变体位,
尽量将患者安置于左右交替的30°侧卧位,因此时接触面压力最低,而尽量避
免90°侧卧位,因此时接触面产生的压力最高。可用30°体位垫或枕头支撑背
部。如患者无法耐受其他体位,也可采用俯卧位。协助患者变换体位时,应
避免拖拽患者,而尽量将患者抬起,有条件时可应用辅助设备。

避免足跟压力性损伤也至关重要。最好的预防方法是用枕头或泡沫垫
将小腿全长垫起,避免出现高压区域,尤其是跟腱下面的部位。应使膝关节
处于稍弯曲的状态,以避免腘静脉受压,进而增加深静脉血栓的风险。也可
使用特殊设计的足跟托起装置,但应用需谨慎,并严格按照说明书使用。使
用足跟托起装置时,需定期摘除以评估皮肤的完整性。

此外,患者躺在床上床头抬高的角度须小于30°,以避免剪切力的产生。
若因病情需要,必须抬高床头超过30°或半坐卧位时,先抬高床尾至一定高
度,再抬高床头,避免在骶尾部形成较大的剪切力。没有条件抬高床尾时,可
在臀部下方垫一支撑物,如软枕。

### (二) 坐位

虽然压力性损伤常发生于卧床患者,但研究表明坐位、半卧位时组织承
受的压力大于卧位。因此,在患者病情允许时,应避免长时间将患者置于坐
位、半卧位。对于长期坐轮椅的患者,应尽量减少患者在没有减压措施下保

持坐姿的时间。为坐轮椅或椅子的患者调节至合适的角度,防止患者从椅子或轮椅上向前滑落,调整踏板和扶手,以维持合适的姿势,有利于压力重新分配,减轻坐骨的压力。同时应确保双足得到合适的支撑。

## 二、支撑面的应用

支撑面是指用于压力重新分布的特殊装置,其设计理念在于管理组织负荷、微环境和(或)其他治疗功能,包括普通床及床垫、各种气垫床及床垫、高规格泡沫床垫、羊皮制品、枕头、轮椅坐垫等。支撑面通过增大与人体的接触面积或改变与人体的接触位置和接触时间,从而降低皮肤接触面的压力。

支撑面主要有两类:主动(交替压力)支撑面和被动(持续低压)支撑面。主动(交替压力)支撑面是指使用机械方法在一个循环周期内产生可变换压力的支撑面。该支撑面通过周期性改变气房的压力,使身体的各个部位能够承受更多的压力负荷。被动(持续低压)支撑面根据患者的体型来塑形,从而在更大的接触面上来重新分配躯体重量。目前,为不同患者选择合适支撑面的证据很少,临床人员在为患者选择支撑面时需考虑到患者一般情况、环境、设备特点及经济承受能力等因素。需要指出的是,即使为患者使用了支撑面,仍需要为患者定期改变体位,但体位变化的频率会有所改变,取决于所用支撑面的种类(图 8-15)。

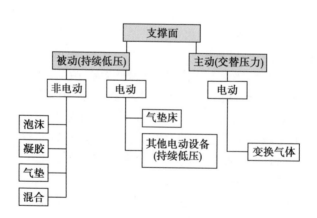

图 8-15　支撑面的类型

## 三、皮　肤　保　护

保持皮肤的完整性和微环境处于良好状态,有利于增强皮肤对于压力的耐受性,因此,保护皮肤是预防压力性损伤和皮肤破损的首要措施。保护皮肤首先要考虑的是消除压力、摩擦力、剪切力和潮湿。措施包括使用局部减压产品、正确搬运患者、皮肤的清洁及使用皮肤保护产品等。应用合适的搬运技巧给患者安置体位及进行搬运,协助病人翻身、更换床单及衣服时,一定要抬起病人的身体,避免拖、拉、拽等动作,以免形成摩擦力而损伤皮肤。皮肤污染后,特别是患者失禁时应及时清洁皮肤,注意用力轻柔避免损伤表皮,同时避免用刺激性清洁剂和消毒剂清洁皮肤,以免引起皮肤 pH 值升高而增加损伤的风险。此外,对于失禁患者,可应用皮肤保护剂保持皮肤的完整性从而预防压力性损伤和失禁性皮炎的发生。

## 四、营养支持

营养不良既是导致压力性损伤发生的原因之一,也是直接影响压力性损伤预防的因素。因此对压力性损伤高危人群进行营养筛查并积极采取营养干预是预防压力性损伤发生的重要环节。当患者存在压力性损伤风险及营养风险时,需要营养师、营养专科护士、医师等共同会诊,制定合理的个性化营养支持方案,并监测和评价营养支持效果。对于压力性损伤高危患者,除了提供常规饮食外,还要提供高蛋白口服营养制剂,当患者经口进食不便或者不能经口进食时,需给予肠内(管饲)和肠外(通过消化道外的途径供给)营养。

## 五、敷料应用

近年来,应用敷料预防压力性损伤,尤其是医疗器械相关性压力性损伤越来越受到重视。国内外研究均证明,在压力性损伤高发部位使用预防性敷料联合常规护理能有效减少高风险患者压力性损伤的发生。2014 NPUAU/EPUAP/PPPLA 指南建议考虑在经常受到摩擦力与剪切力影响的骨隆突处(如足跟、骶尾部)应用聚氨酯泡沫敷料预防压力性损伤。选择预防性敷料时需考虑敷料控制微环境的能力、应用及移除的容易程度、与解剖部位是否敷贴及尺寸是否合适等因素。由于各种预防性敷料的性质和作用各异,因此需选择符合患者个体情况的敷料。应用预防性敷料时,要继续采取其他预防措施,同时需定期对皮肤进行全面评估。

# 第四节　压力性损伤的处理

减轻局部压力,选择合适的支持面、增加患者营养既是预防压力性损伤的有效措施,同时也是避免压力性损伤伤口恶化的必要手段。因此压力性损伤的处理除了继续做到上述预防措施外,还应结合压力性损伤的分期、护理评估结果、患者主观愿望、患者经济状况及可利用的资源等因素综合考虑。随着伤口湿性愈合理念及伤口床准备研究的不断深入,各种新型敷料的不断研制等,压力性损伤伤口的处理不再是简单的换药,而是一系列复杂的护理活动,包括伤口评估、疼痛管理、伤口清洗、伤口清创、营养支持、感染控制、敷料的选择及应用等多方面。

## 一、压力性损伤伤口评估

压力性损伤伤口的全面评估有助于制定最合理的管理计划及对伤口愈合情况进行连续监测。压力性损伤患者在入院时即应进行评估,以后至少每周或当愈合状态发生变化时进行全面评估。压力性损伤评估的内容包括压力性损伤的位置、伤口的大小和深度、伤口渗液、伤口床情况、伤口边缘及周围皮肤状况、窦道、潜行或腔隙、伤口有无感染、伤口气味及疼痛和不适的程度等。此外,评估还应包括患者的全身因素,如有无现存或潜在的慢性系统性疾病、全身营养状况、是否长期服用激素或免疫抑制剂,是否正在进行放疗或化疗,是否存在低蛋白血症,组织血流灌注情况、神经系统损害情况等。应用有效的压力性损伤愈合评估工具有助于全面、一致地评估和监测压力性损伤伤口的愈合情况。目前,经验证的压力性损伤愈合评估量表有压力性损伤愈合量表(PUSH)、Bates-Jensen 伤口评估工具(BWAT)和 Sessing 量表等。

## 二、疼 痛 管 理

尽管疼痛发生的时间及持续时间没有固定模式,疼痛体验在压力性损伤患者中广泛存在。疼痛程度与压力性损伤的严重性与分期、敷料的更换、伤口敷料的类型、伤口清洗技术等多种因素有关。疼痛不仅会导致伤口愈合延迟,增加医疗费用,同时还能从生理、心理、社会及精神上给病人造成严重不良影响。因此,护理人员应积极关注压力性损伤相关的疼痛,定期、规范地为所有压力性损伤患者进行疼痛评估。为患者选择一个经验证的适当的疼痛评估工具可以增加评估的准确性,用于成人的疼痛评估工具有视觉模拟评分法(VAS)、Wong-Baker FACES 表情疼痛评估量表(FRS)、McGill 疼痛问卷(MPQ)等。在压力性损伤疼痛管理中,遵医嘱局部应用镇痛药可有效缓解疼痛。目前压力性损伤相关性疼痛使用全身镇痛药的相关研究较少,可以参照世界卫生组织提出的癌症止疼阶梯量表,规律应用止痛药物。此外,有研究显示应用接近人体温度的伤口清洗液有利于减轻疼痛。更换敷料时,动作要轻柔,避免引起疼痛,同时尽量选择引起疼痛相对较小的敷料。

## 三、伤口清洗

清洗伤口可以有效去除伤口渗液和代谢废物,减少细菌数量,从而创造有利于伤口愈合的环境。每次更换敷料时都需要清洗压力性损伤伤口及伤口周围皮肤,清洗伤口时应尽量减少对健康肉芽组织的损伤。2009年NPUAP/EPUAP联合出版的压力性损伤指南和2010年美国伤口造口失禁协会更新的压力性损伤预防和处理指南均建议用饮用水、蒸馏水、冷开水或生理盐水清洗压力性损伤伤口,同时提出冲洗的方式更好。尽量避免应用皮肤清洁剂或杀菌剂清洗压力性损伤创面。对于有坏死组织、确诊感染、疑似感染或疑似细菌严重定植的创面可用含有表面活性剂和(或)抗菌剂的清洗液清洗,但需用生理盐水冲洗干净。

## 四、伤口清创

清创是伤口处理的关键技术之一,通常是指去除伤口中失活或感染组织、异物及愈合不良组织,为伤口接受治疗提供有利条件,其原则是减少对正常组织的损伤,促进组织修复和伤口愈合。目前常用的清创方法有外科清创、保守性锐器清创、自溶清创、酶清创、机械清创和生物清创。每种清创方法都有其优缺点和局限性,通常我们需要联合应用几种清创方法,以达到去除伤口中失活组织,同时尽量不损伤健康组织,从而促进伤口愈合的目的。当有清创指征时,我们需考虑以下情况再选择清创方法,如患者自身情况(包括疼痛、血管情况及出血风险)、治疗目标、坏死组织的类型、数量及部位、患者的喜好、可用的资源等。此外,清创往往伴有疼痛的发生,因此清创前需进行疼痛评估,并给予适当的止痛措施。对发生在下肢的压力性损伤伤口进行清创前还应进行全面的血供评估。对于缺血肢体上干燥、稳定的黑痂不宜清除,每次更换敷料及有临床指征时都应对其进行评估,以明确有无感染的迹象。一旦出现感染迹象(如红斑、压痛、水肿、波动感及异味等),需立即对压力性损伤进行清创,同时咨询医师或血管外科医生。

## 五、敷料的选择及应用

随着湿性愈合理论的提出,各种新型敷料应运而生。据不完全统计,目前市场上已存在超过2400种敷料,常用的有透明薄膜类敷料、水胶体敷料、水凝胶敷料、泡沫敷料、藻酸盐敷料、软聚硅酮敷料、各种含银敷料等,每种敷料都有其各自的优缺点和适应证,没有高质量的证据支持某一种特别类型的敷料显著优于其他敷料。一些研究表明,相对于传统敷料,新型敷料在缩短压力性损伤愈合时间、减少换药次数及提高压力性损伤治愈率等方面有一定优势。伤口敷料的选择及应用需基于伤口床的情况、伤口周围皮肤状况及压力性损伤患者伤口的护理目标,同时还要符合当地医疗机构的规定和生产厂商的推荐意见。每次更换敷料时应评估压力性损伤伤口情况及敷料选择的适当性,根据情况调整敷料的种类。此外,对于 3 期或 4 期压力性损伤,可以考虑应用负压伤口治疗技术。

## 六、压力性损伤伤口的临床处理原则

根据 NPUAP 2016 压力性损伤分类系统,以下将分别探讨各期压力性损伤的临床处理原则。

### (一) 1 期压力性损伤:不可褪色红斑

此期应加强护理措施,增加翻身次数并监测皮肤变化状况,避免发红区域继续受压,同时避免摩擦、潮湿及排泄物对皮肤的刺激,加强营养以增加皮肤抵抗力,发红区域不可加压按摩,以免加重缺血缺氧。可以应用泡沫敷料或水胶体敷料置于皮肤发红区域或骨突处,以减轻骨突处的压力、摩擦力和剪切力。还可以应用液体敷料治疗 1 期压力性损伤的患者。

### (二) 2 期压力性损伤:部分皮层缺失

此期除继续加强上述措施外,有水疱时,未破的小水疱要减少摩擦,防止破裂感染,使其自行吸收。大水疱可在无菌操作下用注射器抽出水疱内液体,保留疱皮,无菌敷料覆盖。对于开放性伤口,根据渗出液的多少选择敷料,如渗液较多时可选用藻酸盐敷料,渗液较少时可选用水胶体敷料。

### (三) 3、4 期压力性损伤:全层皮肤或组织缺失

由于 3、4 期压力性损伤处理方法类似,在此一并讨论。3、4 期压力性损伤的创面通常有较多坏死组织覆盖,因此首先需充分评估伤口情况,根据坏死组织的特点选择合适的清创方法,少量多次清除坏死组织,直至清除干净。根据不同愈合时期渗液的特点合理选择敷料,维持伤口局部适度湿润的环境,促进肉芽组织生长,同时需注意保护伤口周围皮肤。当伤口存在感染或可疑感染时,需留取分泌物或组织进行细菌培养加药敏实验,根据结果合理选用抗生素。此时可选用合适的消毒液清洗伤口,再用生理盐水清洗干净。3、4 期压力性损伤伤口经常伴有潜行和窦道,此时需仔细评估潜行的范围及窦道的深度,并检查是否有瘘管存在。根据潜行和窦道的深度及渗出情况选用合适的敷料进行填塞和引流,填充敷料要尽量接触到潜行或窦道的基底,同时还要避免填塞过紧。可以考虑应用一些辅助治疗措施如生长因子、负压吸引技术等提高顽固性 3、4 期压力性损伤的愈合率。经保守治疗无效的 3 期或 4 期压力性损伤患者,或者希望伤口更快愈合的患者应评估其手术治疗的需要,必要时需采取外科手术治疗。

## （四）不可分期压力性损伤：深度未知

此期缺损涉及皮肤全层，但溃疡的实际深度完全被坏死组织和（或）焦痂所掩盖，无法确定其实际深度，因此需彻底清除坏死组织/焦痂以暴露伤口床。清创方法的选择需基于患者自身情况（包括疼痛、血管情况及出血风险）、伤口特点、清创者专业水平及安全性方面的考虑，其余处理可以参照3、4期压力性损伤处理方法。在对下肢严重压力性损伤进行清创前，需进行全面的血管评估，排除动脉供血不足。足跟部稳定的焦痂（干燥、附着紧密、完整且无红肿或波动感）相当于机体天然的生物覆盖物，不应该被清除。

## （五）深部组织损伤期压力性损伤：深度未知

此期需加强护理措施，避免局部皮肤继续受压，避免剪切力和摩擦力的发生，同时密切观察局部皮肤的变化情况。局部皮肤完整时需加以保护，可以给予赛肤润液体敷料改善局部皮肤营养，促进组织修复，避免按摩。如出现水疱可按2期压力性损伤处理。如出现较多坏死组织或暴露深部组织，可按3、4期压力性损伤处理。

压力性损伤是局部和全身因素综合作用所引起的皮肤组织变性、坏死的病理过程。因此需做到积极预防，一旦发生需采取局部治疗为主，全身治疗为辅的综合防治措施。临床护士只有充分认识到压力性损伤的危害，了解其病因及发展规律，掌握其防治技术，才能有效地做好压力性损伤的防治工作。

病例与思考

--病例8-2--

【病例摘要】

患者，女，64岁，患有糖尿病12年余，血糖控制在空腹 11～16mmol/L，餐后 14～17mmol/L，高血压 20 年，血压控制在收缩压 140～170mmHg，舒张压 90～110mmHg。7 年前患有脑梗死，经治疗后遗留右侧肢体瘫痪和大小便失禁。5 年前患阿尔兹海默病（老年痴呆），同时伴有四肢瘫痪，绝对卧床，完全失去生活自理能力及认知能力。3 个月前家人发现骶尾部压力性损伤，伴有坏死组织和大量渗出，而来我院就诊。

初诊时伤口评估（图 8-16）：骶尾部压力性损伤 4.5cm×3.5cm，深 2.5cm，基底100%为坏死组织覆盖，为不可分期压力性损伤。伤口内有大量黄色分泌物，有明显臭味，周围皮肤无红斑和浸渍，可见陈旧性瘢痕。伤口分泌物细菌培养结果：奇异变形杆菌。实验室检查：白蛋白 28g/L，前白蛋白 90mg/L，红细胞计数 $3.25×10^{12}$/L，血红蛋白 87g/L。

【临床诊断】

骶尾部压力性损伤，深度为不可分期。

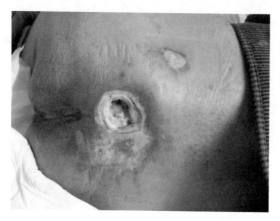

图8-16 初诊时伤口完全为坏死组织覆盖

【治疗原则】

1. 选择合适的清创方法清除伤口内坏死组织,明确伤口深度和边缘情况。

2. 控制排便功能,预防交叉感染。

3. 控制血糖和血压水平。

4. 加强护理,避免该部位继续受压及其他部位发生压力性损伤。

5. 选择合适的方法,促进伤口愈合。

6. 改善营养,加速创面愈合。

【护理措施】

1. 伤口评估

(1)全身评估:患者高龄,长期卧床,低蛋白血症(血清白蛋白28g/L),血糖、血压控制不稳定。同时患者伴有大小便失禁,无自主活动能力,这些都是影响压力性损伤伤口愈合的因素。

(2)局部评估:骶尾部压力性损伤4.5cm×3.5cm,深2.5cm,基底100%为坏死组织覆盖,为不可分期压力性损伤。伤口内有大量黄色分泌物,有轻度臭味,周围皮肤无红斑和浸渍,可见陈旧性瘢痕。

2. 伤口清洗 用75%乙醇清洗伤口周围皮肤,无菌生理盐水清洗伤口。

3. 伤口清创 采用锐性清创的方法清创伤口内坏死组织,可见骶骨外露,伤口边缘0点~12点方向有一周潜行,深度为1~3cm。清创后基底为>75%黄色组织,<25%红色组织。有肌腱及骨质暴露,诊断为4期压力性损伤。有轻度臭味,周围皮肤完整,无浸渍和红斑等表现(图8-17)。

4. 敷料选择和应用 内层敷料选用银离子藻酸盐敷料填充,中层敷料选

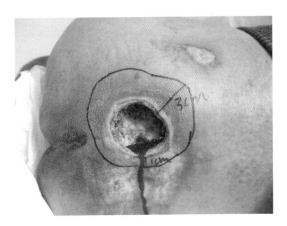

图 8-17　清创后骶骨外露,为 4 期压力性损伤

用纱布+棉垫,外层敷料用医用胶带固定。

5. 负压治疗技术的应用　清创换药 2 周后,伤口床大部分为肉芽组织覆盖(图 8-18),给予应用负压治疗(图 8-19),负压大小设为−125mmHg,5 分钟/2 分钟间断模式。创面应用持续负压治疗 4 周后,伤口床 100% 为肉芽组织,潜行范围较前缩小(图 8-20)。

【护理体会】

压力性损伤伤口的护理是一系列复杂的护理活动。处理伤口前首先需进行综合评估,明确影响伤口愈合的全身因素、伤口局部情况(包括伤口深度、面积、渗液情况、有无感染、伤口边缘情况、有无潜行和窦道、伤口周围皮肤状况等),从而明确伤口的分期和严重程度,制定有针对性的护理措施,如选择合适的清创方法和敷料。定期评估伤口愈合情况,可根据伤口需要更改处理方案(如本案例中负压创面治疗技术的应用)。加强基础护理,防止压力

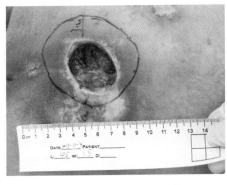

图 8-18　清创换药 2 周后伤口

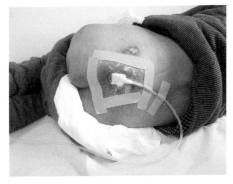

图 8-19　应用负压治疗技术

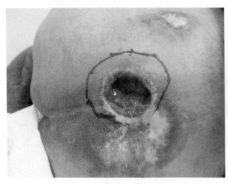 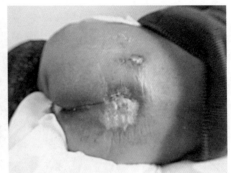

图 8-20 持续应用负压治疗 4 周后伤口          图 8-21 伤口痊愈

性损伤伤口继续受压及其他部位发生压力性损伤。此外,患者基础疾病的治疗对于伤口愈合也起到重要作用。

（李会娟）

178

# 第九章

# 糖尿病足溃疡的护理

## 第一节 概　述

### 一、流　行　病　学

糖尿病足(diabetic foot)是糖尿病患者由于合并神经病变及各种不同程度末梢血管病变而导致下肢感染、溃疡形成和(或)深部组织的破坏。是糖尿病的主要慢性并发症之一,其以长病程、难治愈、高心理负担、高经济负担、高致残率、高致死率为特点,对糖尿病患者的生活质量和生命预后带来严重威胁。糖尿病足溃疡(diabetic foot ulcer,DFU)是糖尿病足的主要表现形式。

糖尿病足的年发病率为2%~3%,15%~20%的糖尿病患者可能发生足溃疡,其中40%~80%的溃疡合并感染,有1%的患者可能需要接受下肢截肢治疗。47%的糖尿病患者住院是因为糖尿病足。85%的糖尿病足患者下肢截肢是由于足溃疡引起的,截肢率是非糖尿病患者的15倍。糖尿病足患者合并下肢感染的截肢风险是没有感染者的154.5倍,40%~60%非创伤性截肢是糖尿病所致。

由于社会经济状况、足部护理水平和鞋袜质量的不同,各地区糖尿病足损伤情况有所差异。在发达国家,每6例糖尿病患者中就有1例患糖尿病足,而发展中国家糖尿病足问题则更加普遍。

截至2011年,全球大约有3.66亿糖尿病患者,占世界总人口的7%。其中约80%生活在发展中国家。预计到2030年,全球将有5.52亿糖尿病患者,占世界总成年人口的8.3%。令人担忧的是,全球年轻人的2型糖尿病发病率也在逐年升高。每年有超过一百万的糖尿病患者因糖尿病足截肢,即意味着每30秒就有一例糖尿病患者失去一条下肢。至少四分之一的糖尿病足无法治愈,28%的糖尿病足会导致不同程度的截肢。

糖尿病足及产生的相关后果不仅给患者本人及其家庭带来不幸,也给卫生保健系统和社会带来很大的经济负担。在瑞典,1 例糖尿病足从诊断到愈合的平均费用为 14 627 美元。美国每年糖尿病治疗费用中将近 1/3 是用于治疗糖尿病足部溃疡,且费用和所占比重还在快速上升。英国用于糖尿病足的治疗费用大约为 1200 万英镑(约 2000 万美元)。而截肢的医疗费用则更高,美国平均费用为 25 000 美元,瑞典为 43 000 美元。我国也投入了大量财力用于糖尿病足治疗。

由于国内外诊断标准不统一,资料来源不一致,导致报道的糖尿病足发病率有所差异,但情况均非常严峻。

## 二、病因与危险因素

### (一) 病因

糖尿病足的发病机制尚未完全阐明。目前认为糖尿病足主要与周围神经病变、周围动脉病变、足畸形及足部创伤有关。一旦足溃疡形成,感染和周围动脉病变是导致截肢的最主要原因。

1. 神经病变 是糖尿病最常见的并发症,占糖尿病患者的 30% ~ 50%,男女发病率相似,但男性因为生活习惯和睾酮缺乏等原因发生更早。10% ~ 30%的患者发现糖尿病时已有神经病变,包括中枢神经病变及周围神经病变。其中以周围神经病变更常见,可引起感觉神经、运动神经及自主神经异常。

对大多数患者来说,糖尿病周围神经病变起着主要的作用,50% 的 2 型糖尿病患者有神经病变和高危足。周围神经受累的先后顺序一般为:感觉神经(包括本体感觉、触觉、震动觉、痛觉、温度觉)、运动神经和自主神经。周围神经病变导致糖尿病足发生的机制有:

(1) 感觉神经病变:可引起患者足部对疼痛、冷热及振动的感觉下降。对疼痛感觉的下降,导致足部的保护屏障缺失,容易受损伤,形成糖尿病无痛足。

(2) 运动神经病变:可引起足部小肌肉(足内肌)的无力及萎缩,造成足部屈肌及伸肌失平衡,导致脚趾呈爪形屈曲状,跖骨头凸起,脚弓变平,全身重量集中在跖骨头及足根部,过度的压力负荷导致足部受压点形成胼胝,这是引起足部溃疡的前奏。

(3) 自主神经病变:可损伤下肢交感神经纤维,导致下肢皮肤汗腺分泌汗液减少,皮肤干燥,易发生干裂,为细菌感染提供可乘之机。还会导致下肢皮肤动静脉吻合支的开放,降低组织氧及营养物质的供应。

2. 血管病变 19 世纪时人们开始认识到,糖尿病患者出现外周动脉疾病时,常影响多支血管,以腘以下动脉(胫前、胫后、腓动脉)居多。糖尿病患者外周动脉疾病发生的风险是普通人的 4 倍。糖尿病导致的血管病变非常广泛,动脉、静脉和毛细血管均可累及。血管病变导致斑块形成、硬化、狭窄,下肢血流减少甚至闭塞,成为下肢坏疽的病理基础。糖尿病患者出现外周动脉病变后,足部溃疡发生的风险明显增加,且常无症状,直到溃疡发生。另外,血供减少不利于伤口愈合和对感染的反应,更易导致足部病变的发生。

血管病变引起糖尿病足的机制包括大血管病变和微血管病变。大血管病变是指大、中动脉病变,主要发生于腹主动脉、心脑和肢体主干动脉。糖尿病引起的大血管病变主要是动脉粥样硬化。糖尿病微循环病变主要是微循环障碍,包括微血管病变、微血流紊乱和血液理化特性改变,这三者在糖尿病足肢端坏疽发病过程中,相互影响,互为因果。微血管病变可以波及全身,发生于肢体末端的微血管,从而形成糖尿病微血管性坏疽。

3. 足底压力的变化　动态足底压力异常增高与糖尿病足底溃疡的发生明显相关,足底压力增高作为足溃疡的预测因子,具有很高的特异性,两者相关的可能机制为:足底压力异常增高,机械压力直接破坏组织;压力增加使足底毛细血管闭塞,局部组织缺血、破坏;反复、持续的机械压力使组织发生无菌性、酶性自溶。

感觉丧失,足部畸形,关节活动受限可导致足部的生物力学负荷异常,使足部皮肤增厚形成胼胝。胼胝会进一步加重异常负荷和皮下出血。研究显示,足底所受压力的异常以及胼胝的形成是导致糖尿病足部病变的最主要因素。但足底压力增高并不一定发生溃疡。只有在合并周围神经病变的糖尿病患者,由于感觉神经受损使足部保护性感觉丧失而形成无知觉足,不能察觉早期、轻度的足损害,使损害得以继续发展,最终导致足溃疡的发生。

4. 感染　感染不是糖尿病足的主要原因,却是促使其加重的一个重要因素。感染不是必须的,但大多数都会有感染,尤其是缺血情况下极易感染。糖尿病足合并深部感染是糖尿病足患者截肢最常见的直接原因。

足部感染的形成大多是由于先出现的溃疡所致,而不是足部感染导致了溃疡的出现,并且感染可以从组织浅层向深层发展。深及骨骼的创伤、再发的创伤、持续长时间的创伤(>30 天)和外周血管疾病是足部感染发生的 4 个独立危险因素。

浅表的感染多见于金黄色葡萄球菌或链球菌;骨髓炎以及深部脓肿多由需氧菌(革兰阳性球菌)、革兰阴性杆菌(如大肠杆菌、克雷伯杆菌属)以及厌氧菌属(如类杆菌、链球菌)联合感染。有时很难判定从足部病变分离出来的细菌是致病菌还是共生菌,但这些细菌均可以导致感染的发生。

糖尿病足坏疽是糖尿病后期血管、神经并发症之一,合并感染是加重坏疽病情发展的始动因素。无创面的干性坏疽以厌氧菌为主;在外源性感染中以需氧菌为先,厌氧菌多是继发、慢性或是细菌易位性致病。需氧菌及厌氧菌发挥协同作用时消耗大量的氧,导致严重的坏疽性感染,有时可形成气疽。糖尿病足坏疽早期、轻度时以金黄色葡萄球菌、霉菌较多,外源性感染为主;中、晚期以肠道菌群、厌氧菌为主。

5. 足部创伤　80% 糖尿病足患者的足溃疡是由外伤引起的。有神经病变和轻微损伤的患者由于穿的鞋子不合适、赤脚走路或急性损伤等原因慢慢造成慢性溃疡足。

不管何种初始原因,患者如持续用无感觉的脚行走都会影响后期的愈合。

（二）危险因素

糖尿病足溃疡的发生是多种因素交互作用的结果,通常由两个或两个以上的危险因素共同作用所产生。主要包括全身危险因素与局部危险因素。

1. 全身危险因素

（1）性别:糖尿病足的发生率中男性稍多于女性,与雌激素对血管有保护作用有关。

（2）年龄:老年人是糖尿病足的危险人群,可能与老年人生理性功能减退、抵抗力低下及随着年龄增加,糖尿病各种慢性并发症如下肢血管病变、神经病变等也随之大幅度增加有关。

（3）病程:糖尿病病程长是糖尿病足发病的危险因素,糖尿病足多发生于糖尿病起病后 10 年。原因是病程长、动脉硬化发生率高、激素水平改变以致损伤愈合时间变长,修复能力下降。

（4）高血糖:糖化血红蛋白升高是糖尿病足发生的独立危险因素。长期高血糖状态不仅可以导致周围神经病变、周围血管病变及足部关节等组织遭受损伤,还可以使皮肤变薄,抗张力、压力的能力减低,导致皮肤组织容易受到损伤。

（5）糖尿病并发症:并发糖尿病肾病是糖尿病足发病的危险因素,但其发生机制尚未明确。糖尿病视网膜病变患者的足部泌汗功能明显减退,神经震动觉功能减退,提示糖尿病视网膜病变患者常合并足部自主神经病变。同时,糖尿病易合并眼病,发生视力障碍,使患者在足部遭受外伤后形成溃疡时尚不知晓。

（6）血压:收缩压增高可引起末梢组织内毛细血管内压增高,导致毛细血管内皮细胞增生,基底膜增厚及血管内皮细胞自身调节功能受损,进而造成动静脉短路,使足部皮肤的血液供应受损,导致组织缺血、缺氧,最终引起足部溃疡形成。

2. 局部危险因素　包括周围神经病变、周围血管病变、足部畸形及足部创伤等。

3. 其他危险因素　足溃疡史、截肢史、鞋袜不合适、糖尿病护理知识缺乏、独居、依从性差、吸烟等均为糖尿病足溃疡的危险因素。

4. 糖尿病足常见诱发因素　包括趾间或足部皮肤瘙痒而搔抓皮肤、溃破、水疱破裂、烫伤、损伤、碰撞伤及新鞋磨伤等。

## 第二节　糖尿病足溃疡的评估

### 一、临床表现

糖尿病足的症状和体征因病程和病变严重程度而不同。轻者只有脚部微痛、皮肤表面溃疡;中度者可以出现较深的穿透性溃疡合并软组织炎;严重者在溃疡同时合并软组织脓肿、骨组织病变,足趾、足跟或前足背局限性坏疽,甚者可出现全足坏疽。

早期因神经系统改变,皮肤表现为营养不良、干燥、无汗、变脆、无弹性、皮温下降、皮色变暗、毛发脱落,部分患者有自发性水疱,可逐渐糜烂、溃破、坏疽;足内肌萎缩、屈伸肌失去正常的牵引、张力平衡;趾间关节弯曲形成弓形足、锤状趾、爪状趾等足畸形。并可引起韧带断裂、多发性骨折,形成夏科关节;骨质疏松,易发生病理性骨折;手足麻木,刺痛,烧灼痛或感觉丧失,休息痛、夜间痛;踝反射减弱或消失;血管、足背动脉搏动减弱或消失,肢冷,间歇性跛行等。一旦合并感染则局部形成红肿、水疱、血疱,较重者出现糜烂、溃疡,广泛蜂窝织炎波及全足。严重者发生糖尿病足坏疽。

局部坏疽多为干性坏疽,多发生在肢端动脉供血不足,包括小动脉粥样硬化,血管狭窄或动脉血栓形成,表现为皮肤变黑、干枯、疼痛。湿性坏疽多发生在肢端动、静脉同时受阻,表现为皮肤肿胀、溃烂、有脓性分泌物、疼痛。混合性坏疽是在同一足的不同部位呈现干性或湿性坏疽,一般病情较重、坏疽面积较大。局部坏疽合并神经病变时疼痛可不明显。

### 二、分级系统

糖尿病足分级方法较多,原则相同,方法相似,包括 Wagner 法、Texas 分级、简单分级法、S(AD)SAD 分级、Strauss 分级和糖尿病足溃疡严重程度评分(DUSS)等。

#### (一) Wagner 分级法

由 Meggitt 于 1976 年建立,Wagner 改良并推广,是现有最早的糖尿病足分级系统。临床应用简便,是国内常用的分级方法之一。包括伤口深度、位置、是否存在坏疽3个参数,按照表浅溃疡、深部溃疡、化脓性骨炎、足部局限性坏疽、全足坏疽进行分级(表9-1)。

表9-1 Wagner 分级法

| 分级 | 临床表现 |
| --- | --- |
| 0 级 | 有发生足溃疡的危险因素,目前无溃疡 |
| 1 级 | 浅表溃疡,无感染 |
| 2 级 | 较深的溃疡,常合并软组织炎,无脓肿或骨的感染 |
| 3 级 | 深度感染,伴有骨组织病变或脓肿 |
| 4 级 | 局限性坏疽(趾、足跟或前足背) |
| 5 级 | 全足坏疽 |

该分级的优点是可以反映溃疡和坏疽的严重程度。不足是评估缺乏特异性,大多数溃疡都在2~3级之间;只在4、5级提到坏疽这个缺血最严重的表现,且无正式有关缺血严重程度的分级;感染评估也仅在3期中涉及,且无感染严重程度的分级。如浅表伤口合并感染或缺血的糖尿病足溃疡无法用该系统进行分级。

(二) Texas 大学分级法

Texas 大学分级法评估了溃疡的深度、感染和缺血的程度。分级的程度从1~4级逐渐加深,分期指的是溃疡的原因。进行溃疡分类时需要把分级和分期相结合(表9-2)。如患者溃疡为1级A期则为高危患者,2级B期则是有感染的浅溃疡。任何分级的B期提示有感染,处于C期说明溃疡的原因是缺血。深的溃疡同时存在感染和缺血(D期)预后差。

表9-2 Texas 大学分级法

| 分级 | | 分期 | |
| --- | --- | --- | --- |
| 1 级 | 溃疡史 | A 期 | 无感染、缺血 |
| 2 级 | 表浅溃疡 | B 期 | 感染 |
| 3 级 | 深及肌腱 | C 期 | 缺血 |
| 4 级 | 累及骨、关节 | D 期 | 感染并缺血 |

与 Wagner 分级相比,Texas 大学分级法考虑了病因与程度两方面因素。适用于科研,在判断预后方面优于 Wagner 分级系统。但包含参数较少,对感染和缺血只用"有"或"无"评价,缺少严重程度的评估。

### (三) 简单分级系统

由 Edmonds 和 Foster 建立,是基于糖尿病足的自然病程而设计,旨在协助构建糖尿病足护理的基础框架。共分为 6 期,每期都将感染、神经病变、缺血、溃疡 4 个参数进行综合考虑。此外,该分级系统对神经性病变和神经-缺血性病变做了区分,更有利于根据患者病情制定相应预防措施,实施分层管理,指导治疗。局限性在于未包括对深部或严重感染溃疡的评估(表 9-3)。

表 9-3　简单分级系统

| 分级 | 临床表现 |
|---|---|
| 1 级 | 正常足 |
| 2 级 | 高危人群,有神经或血管病变,加上危险因素(如胼胝、水肿和足畸形) |
| 3 级 | 溃疡形成 |
| 4 级 | 足部感染 |
| 5 级 | 坏疽 |
| 6 级 | 无法挽救的足 |

### (四) S(AD)SAD 分级

该分级由 Macfarlane 提出。S(AD)SAD 代表 5 个参数:范围:面积与深度(size:area and depth)、脓血症(sepsis)、动脉病变(arteriopathy)、神经病变(denervation)。这 5 个参数均分为 4 级,总分为 0~15 分,得分越高,表示疾病越严重。与 Texas 大学分级法相比,S(AD)SAD 评分系统更适合统计研究(表 9-4)。

表 9-4　S(AD)SAD 分级

| 参数 | 0 分 | 1 分 | 2 分 | 3 分 |
|---|---|---|---|---|
| 面积 | 无破损 | <1cm | 1~3cm | >3cm |
| 深度 | 无破损 | 表浅溃疡 | 累及肌腱、关节囊、骨膜 | 累及骨或关节 |
| 脓血症 | 无 | 表面 | 蜂窝织炎 | 骨髓炎 |
| 动脉病变 | 足背动脉搏动存在 | 减弱或一侧消失 | 双侧消失 | 坏疽 |
| 神经病变 | 针刺感存在 | 减弱 | 消失 | Charcot 足 |

### (五) Strauss 分级

该分级由 Strauss 和 Aksenov 提出,特点是简单实用且预后判断十分明了。Strauss 评分系统包含 5 个参数,即伤口基底外观、面积、深度、感染(生物量)、血液灌注(表 9-5)。总分 10 分,得分越低溃疡越严重。根据总分将伤口分为 3 种:8 ~ 10 分表示健康伤口;4 ~ 7 分表示问题伤口,需进行清创、制动等及时正确的治疗;0 ~ 3 分表示无效伤口,几乎都需要截肢。

表 9-5　Strauss 分级

| 参数 | 2 分 | 1 分 | 0 分 |
|---|---|---|---|
| 伤口基底外观 | 红 | 白、黄(或薄且无波动感的痂) | 黑(坏死、湿性坏疽及有波动感的痂) |
| 面积 | 小于患者拇指大小 | 介于患者拇指与拳头大小之间 | 比患者拳头还大 |
| 深度 | 皮肤或皮下组织 | 肌肉和(或)肌腱 | 骨和(或)关节 |
| 感染 | 微生物定植 | 蜂窝织炎 | 脓血症 |
| 血液灌注 | 可触及足背动脉搏动 | 多普勒脉搏(三相或双相波形) | 多普勒单相波形或没有脉搏 |

**(六) 糖尿病足溃疡严重程度评分**(DUSS)

该评分于 2006 年由德国蒂宾根大学 Beckert 等提出,包含能否触及足背动脉搏动、能否探及骨、溃疡位置和是否存在多个溃疡 4 个参数。评分标准:足背动脉搏动消失 1 分,存在 0 分;探测到骨 1 分,未探测到 0 分;足部溃疡 1 分,足趾溃疡 0 分;多发溃疡 1 分,单发溃疡 0 分。总分为 0 ~ 4 分,得分越高表示越严重。该评分首次把足趾和足部溃疡,单发、多发溃疡分开。该分级简单、实用,能较准确地预测糖尿病足溃疡患者的预后,及时建议病人接受专科治疗,比较适合门诊及基层医院使用。

2008 年美国糖尿病协会的糖尿病指南在糖尿病足分级方法中指出,伤口的评价应包括周围神经病变、周围血管病变、软组织和骨感染、溃疡深度、面积、部位、足结构等的检查,理想的糖尿病足分级应简单、能预防、判断预后,对指导治疗有帮助且便于交流。到目前为止,尚无广泛认可的分级方法,每种分级方法各有特点,因此,应针对不同目的选择分级方法,若以研究为目的可选用复杂精确的分级;若只是用于临床,则应选择简便有效的分级。

三、分　　型

糖尿病足的类型一般分为三种:神经型、缺血型、神经缺血型(也叫混合型)。国内糖尿病足以混合型为主。

**(一) 神经型**

这类糖尿病足在临床上表现为足部麻木,感觉缺失等。糖尿病神经病变可累及感觉神经、运动神经及自主神经,感觉神经病变多呈袜套样分布的感觉异常,甚至感觉缺失,使患者对温度、疼痛、压力等的保护觉减弱或者丧失,在有烫伤、异物、创伤等外界因素的作用下,缺失保护觉的足就会发生足部溃疡。

**（二）缺血型**

这类糖尿病足极易被误诊,导致的后果也最严重。临床上,由于糖尿病患者长期受到高血糖的影响,下肢血管硬化、血管壁增厚、弹性下降,血管容易形成血栓,并集结成斑块,造成下肢血管闭塞,从而造成下肢组织病变。而足离心脏最远,缺血现象最严重,从而引发水肿、发黑、腐烂、坏死,形成脱疽。

**（三）混合型**

即神经病变和动脉缺血同时存在。

# 第三节　糖尿病足溃疡诊断及治疗

## 一、相 关 检 查

1. 有明确的糖尿病病史,或有血糖值高、尿糖阳性、酮体阳性等诊断糖尿病的生化检测指标。

2. 有肢体缺血性表现　发凉、怕冷、麻木、疼痛、间歇性跛行,皮色苍白或紫红,营养障碍性改变、静息痛。

3. 患肢足胫后动脉、足背动脉搏动减弱或消失,甚至股腘动脉搏动减弱或消失。累及上肢者,可有尺桡动脉搏动减弱或消失。

4. 有足部溃疡或坏疽　常继发感染而呈湿性坏疽。严重者除局部红、肿、热、痛外,还可有发热、淡漠、食欲差等全身症状。

5. 足部周围神经病变者,有痛觉、温觉、触觉减退或消失;皮肤及皮下组织萎缩等。

6. 多普勒超声　显示肢端血管变细,血管弹性减低,血流量减少及流速减低造成缺血或坏疽。

7. 血管造影　证实血管狭窄或阻塞,并有临床表现。

8. 电生理检查　周围神经传导速度减慢或肌电图体感诱导电位异常改变。

9. X 线检查　骨质疏松脱钙,骨质破坏,骨髓炎或关节病变,手足畸形及夏科氏关节等改变。

## 二、风 险 筛 查

1. 基础病史采集　了解糖尿病患病持续时间、治疗方式及其他并发症情况,识别足出现溃疡的原因、持续时间、程度和进展情况。

2. 足局部检查  检查足部皮肤;注意糖尿病足溃疡面的外观、范围、深度、温度、气味;确定足有无畸形、水肿、软组织感染或骨髓炎;检查患者对侧肢体情况及鞋袜是否合适。

3. 神经系统检查  目的是了解患者是否仍存在保护性的神经感觉。

（1）振动觉:包括音叉（图9-1）或者生物震感阈测量仪（图9-2）。

1）音叉（128Hz）:为定性检查。检查需在安静放松的环境中进行。首先,将音叉放置在患者的腕部、肘部或锁骨处让其知道是什么样的感觉。检查时不能让患者

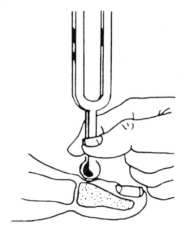

图9-1  音叉的使用

看到检查者是否放置音叉或放置在哪个部位。音叉放置于踇趾最末节关节的背面。音叉施加恒定的垂直压力,重复三次,其中一次不震动音叉。如果患者的答案有三分之二错误为阳性,三分之二正确为阴性。如果患者无法感受到踇趾上的振动,在接近的部位重复上述试验（如髁、胫骨粗隆）。鼓励患者在测试过程中给予积极的反馈。

2）生物震感阈测量仪（biothesiometer）:将其探头接触于皮肤,通常是踇趾。振动觉随着调整的电流增大而增强,由此可以定量地测出患者运动感觉。已成为早期发现周围神经病变的一种评判标准。预测糖尿病足溃疡风险的阈值:0~10V 正常,10~15V 低风险,16~25V 中度风险,>25V 高风险。

（2）触觉:2011年版 IWGDF 指南指出最简单常用的方法是 10g 尼龙丝（Semmes-Weinstein monofilament）触觉检查。用一根特制的 10g 尼龙丝,一头

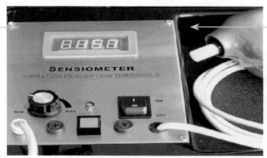
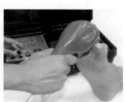

图9-2  震动感觉阈值（VPT）检查

接触于患者蹰趾、足跟和前足底外侧,用手按住尼龙丝的另一头,并轻轻施压,正好使尼龙丝弯曲(图9-3)。患者足底或足趾能感觉到足底的尼龙丝,则为正常,否则为不正常。

　　实施步骤:这项感知检查需在安静放松的环境中进行。首先,将单丝放置在患者的手上、肘部或额头处,让其知道是什么样的感觉。检查时不能让患者看到检查者是否放置单丝或放置在哪个部位。双足要测试的三个位置(图9-4)。单丝垂直于皮肤表面,施加足够的压力使单丝弯曲,并持续2秒;不要在皮肤上滑动或在检查点重复接触。按压单丝时询问患者是否感觉到压力(是或不是)和压力的位置(左足或右足),同一位置重复三次,其中一次没有按压。患者的回答中三分之二正确表示存在保护性感觉,三分之二错误表示保护性感觉缺失,为高危情况。

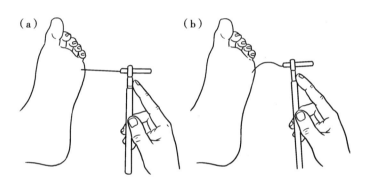

图9-3　10克尼龙丝触觉检查使用方法示意图

　　(3)皮肤温度觉检查:检查皮肤对温度变化的感觉,反映神经功能是否受损。分定性和定量检查。定性测定可以将音叉或一根细不锈钢棍置于温热水杯中,取出后测定患者不同部位的皮肤感觉,同时与正常人对照;也可使用凉、温感觉检查器(tip-therm)进行测定。

　　(4)痛觉检查:临床上,常用40g压力针头刺下肢和腿部的局部皮肤,以评判患者对疼痛的感觉。有刺痛感为阴性,无为阳性。

　　(5)踝反射检查:患者跪于椅子上,两足自然下垂并距椅边约20cm。

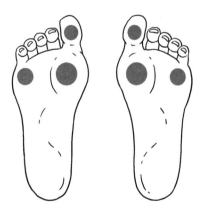

图9-4　10克尼龙丝触觉
检查位置示意图

检查者用左手把持患者足部使其足轻度背屈,叩击跟腱。正常反应为腓肠肌收缩,足向跖侧屈曲。叩击后不能向跖侧屈曲者,为踝反射缺失,即该侧踝反射检查阳性。

4. 足底压力测定　足底压力测试和步态分析是一项基于生物力学原理,探测人体下肢结构状况,预估未来足部使用情形,为患者提供科学康复治疗方法的国际先进技术。主要目的是筛查高危人群,防患于未然;诊断糖尿病足,发现溃疡高风险区域;指导治疗,订做矫形辅具(鞋或鞋垫)。国外已经研究出多种测定足部不同部位压力的方法,如 MatScan 系统、FootScan 系统等。这些系统测定足部压力的工作原理是让受试者站在有多点压力敏感器的平板上,或在平板上行走,通过扫描成像,传送给计算机,计算机屏幕上显示出颜色不同的脚印,如红色部分为主要受力区域,蓝色部分为非受力区域,以此了解患者有否足部压力异常。通过这种方法,可以进行步态分析。糖尿病足的步态分析具有临床意义,可以为足压力异常的矫正提供依据。足压力异常矫正学处理的基本原则是增加足底与地面的接触面积,尽量减少局部受压点的压力,避免局部发生压力性损伤。

5. 周围血管检查

(1) 足部动脉搏动触诊:最简单的方法。用手指触摸足背和(或)胫后动脉的搏动,以了解足部大血管病变。波动消失提示有严重的大血管病变,需进行密切监测或进一步检查。

(2) 下肢血管超声多普勒检查:可以显示血管的解剖图像和血流动力学状态,是一种方便、快速、无创的血管病变检查手段。

(3) 踝动脉-肱动脉血压比值(ABI):反映下肢血压与血管状态。正常值为 1.0~1.3,<0.9 为轻度缺血,0.5~0.7 为中度缺血,<0.5 为严重缺血。严重缺血的患者容易导致下肢(或足趾)坏疽。如果 ABI 诊断存在不确定因素,即 ABI>1.3,提示血管钙化,测定趾肱动脉指数有特别诊断价值。

(4) 经皮氧分压(transcutaneous oxygen tension,$TcPO_2$)测定:反映微循环状态,即反映周围动脉的供血状况。测定方法为采用热敏感探头置于足背皮肤。正常人足背皮肤氧张力为>40mmHg。$TcPO_2$<30mmHg 提示周围血液供应不足,足部易发生溃疡,或已有的溃疡难以愈合。$TcPO_2$<20mmHg,足溃疡几乎没有愈合的可能,需要进行血管外科手术以改善周围血供。如吸入 100% 氧气后,$TcPO_2$ 提高 10mmHg,则说明溃疡预后良好。

(5) 血液流变学检查:全血黏度,血浆比黏度,全血还原黏度;红细胞聚集指数,红细胞刚性指数;血浆纤维蛋白原含量测定。

(6) 足皮温检查:用于治疗前后皮肤温度对比。此处可使用红外线皮肤测温仪(infra-red dermal thermometry)。

（7）血管造影：了解下肢血管闭塞程度和部位，为截肢平面或血管旁路手术提供依据。血管造影包括数字减影血管造影（digital subtraction angiography，DSA）、CT 血管造影（CT angiography，CTA）和 MR 血管造影（MR angiography，MRA）。DSA 可以诊断四肢动脉及干支的狭窄和闭塞、动脉瘤、动脉畸形。根据将造影剂注入动脉或静脉而分为动脉 DSA（intraarterial DSA，IADSA）和静脉 DSA（intravenous DSA，IVDSA）两种。由于 IADSA 血管成像清楚，造影剂用量少，所以应用多。

## 三、内 科 治 疗

糖尿病足既有内科疾病的临床表现，又有肢端溃烂、局部感染等外科疾病的症状和体征，所以在治疗上要重视内外科综合治疗。对此病治疗要根据病情的分期、病变的类型及患者的全身情况选择综合的治疗方案。

### （一）控制血糖

将血糖控制在正常范围是防治糖尿病性血管、神经病变发生发展的基础。糖尿病合并感染时患者的血糖常显著增高，多需应用胰岛素治疗。需要注意的是，随着感染的控制，患者的血糖会迅速下降，因此要经常监测血糖的变化，及时调整胰岛素的用量，以免发生低血糖反应。

### （二）抗感染

感染是糖尿病足的主要威胁。糖尿病性缺血的肢体一旦遭受感染，常引起广泛的坏疽，且病情发展迅速，出现严重的代谢紊乱，可危及肢体甚至生命。因此有效的抗感染是阻止病情发展的关键。

糖尿病足感染时，使用抗生素的基本原则是：

1. 治疗开始，在未知病原菌的情况下使用广谱抗生素。

2. 对于严重感染主张联合抗生素静脉用药，一般可采用三代头孢+抗厌氧菌类+喹诺酮类药物，这种联合用药通常需要 10～21 天，还需根据创面状况和分泌物培养结果做调整，如有骨髓炎则需要更长时间。

3. 对于威胁肢体的严重感染可用亚胺培南或美罗培南或氨苄西林加氯林可霉素或万古霉素，也可根据经验联合用不同抗菌谱的药物对抗所有可能的致病菌。

4. 在病原菌明确之后，抗生素应实现从广谱到窄谱、联合用药至单一用药的转变。

5. 对已有下肢血管病变者，局部组织缺血，抗生素剂量应加大，以保证病灶处血药浓度，对深部感染或厌氧菌感染可联合进行高压氧治疗。

需注意由于糖尿病患者合并感染不易控制，坏疽容易迅速发展，开始就应选用强力有效的抗生素，而不可逐步升级。但抗生素不能代替手术治疗，一旦感染,就应早期、充分地切开引流,切开引流宁早勿晚;只有通畅引流才能控制感染。

**（三）改善微循环**

针对糖尿病足肢端缺血、微循环障碍的病理改变,改善足部循环是贯穿治疗糖尿病足全过程的重要一环,可单独或综合使用扩张血管、抗血小板和降低血黏度的药物。

**（四）营养神经**

可用传统的神经营养药,如维生素 $B_1$、维生素 $B_6$、维生素 $B_{12}$ 及阿米替林、酰胺咪嗪等,营养神经,促进损伤神经的修复,使神经痛缓解。

**（五）高压氧治疗**

国内外均有报道应用高压氧治疗破溃的糖尿病足,高压氧能促进全身血液循环,改善足部缺氧,促进伤口愈合。但高压氧治疗有较多禁忌证,不适用于高血压、心脏功能不全及老年患者。延长高压氧的治疗时间是否可进一步提高溃疡的愈合率,有待进一步研究确定。

## 四、手术治疗

外科治疗糖尿病足的总目标是治愈伤口和重建功能,治疗目的不仅是保留生命,还应最大程度减少溃疡形成和足部畸形、减轻疼痛、避免截肢及改善足外观。

糖尿病足保肢手术由清创、缺血肢体血供重建、创面覆盖和小离断术 4 部分组成。鉴于保肢手术保留了足部的功能,非截肢手术较截肢手术在治疗费用和住院时间上都具有明显优势。糖尿病足的手术治疗不应消极等待,任何保肢的尝试都是值得的。

1. 预防性手术　足底高压区的重复性损伤是糖尿病足底溃疡的主要原因,跖骨头切除可降低足底峰压,促进溃疡愈合。纠正爪状趾或锤状趾可以减少前足背侧溃疡的发生率或复发率。此外,也可考虑行跟腱延长术,以减轻前足或是中足跖侧的压力。

2. 清创术　清创对于糖尿病足部慢性溃疡患者是至关重要的治疗措施。糖尿病足的清创目的在于清除瘢痕、坏死组织和死骨。研究表明,清创频率较高的患者,创面愈合率较高,清创有利于溃疡创面的愈合。

3. 血管重建手术　对于血管病变严重者,在清创、引流、抗炎等治疗的基础上,应考虑血管重建术。血管重建手术可行血管内支架植入、血管成形及血管桥术,以降低因血管阻塞导致肢端坏疽的截肢率。

4. 创面覆盖技术　糖尿病足保肢治疗的另一个问题是溃疡或清创后的创面覆盖,可采用局部转移皮瓣或游离皮瓣移植解决。随着组织工程技术研究的开展,组织工程化皮肤或组织覆盖创面的设想正在走向临床,如人工皮肤 DERMAGRAFT(人成纤维细胞来源的真皮替代物)。

5. 小离断术　依据截肢平面的不同,分为大离断术和小离断术。其中小离断术包括经趾间截肢、经跖骨间截肢、经跖骨头楔形截肢和经跗跖关节间离断术,归入保肢手术的范畴。足背动脉是否有触及的搏动对截肢成功直接具有相关性。

6. 截肢手术　若积极治疗仍发生坏疽则应行截肢术。糖尿病伴肢体缺血,肢体发生坏疽时,有时必须行截肢手术,以保全患者生命。截肢部位要精确估计、局部循环应作出选择,确保良好的循环高度。截肢具有高致残率和高致死率。由于血管旁路术的采用及多学科联合介入,糖尿病足患者行大离断术的概率下降了75%。理想截肢平面是能愈合的最远的具有功能的肢体水平。截肢平面的选择主要依据是局部血流量、组织营养状况和免疫状况,同时还需综合考虑创缘愈合潜力和功能康复潜力。

# 第四节　糖尿病足溃疡的护理

## 一、治　疗　原　则

### (一) 减轻压力和保护溃疡

1. 机械卸载　对于由生物力学压力导致的溃疡这是最重要的。
2. 完全不接触或其他不接触技术　适合足底溃疡的管理。
3. 临时鞋类。
4. 个性化定制鞋垫和鞋子。
5. 不承重　限制站立和行走;使用拐杖等。

### (二) 恢复皮肤组织灌注

1. 动脉血管重建术。
2. 药物治疗对改善灌注的有效性还未被证实。
3. 应注重降低心血管危险(戒烟、治疗高血压和血脂障碍、服用阿司匹林)。

### (三) 抗感染

1. 表皮浅表溃疡感染　清除所有坏死组织,口服抗生素治疗金黄色葡萄球菌和链球菌感染。
2. 深部(下肢)感染　尽早外科引流、清除坏死组织和无效的带血管组织,包括感染骨组织。静脉输注广谱抗生素治疗革兰阳性和阴性菌,包括厌氧菌。如有需要可进行血管重建。

**（四）代谢控制和治疗合并症**

将糖尿病控制在最佳状态,必要时使用胰岛素(血糖<8mmol/L 或<14mg/dl),治疗水肿和营养不良。

**（五）局部伤口护理原则**

1. 抗感染。

2. 适时和尽可能进行血管重建。

3. 减压以减少溃疡部位的创伤。

4. 处理伤口及伤口床以促进愈合。

**（六）其他治疗措施**

生物活性产品(胶原蛋白、生长因子、生物工程组织)治疗神经性溃疡,系统的高压氧治疗,含银离子或其他敷料,但不属于常规措施。

**（七）患者及家属教育**

指导恰当的自我护理和如何识别和报告感染(恶化)症状和体征,如发热、局部伤口情况改变或高血糖。

**（八）明确病因和预防复发**

应明确病因,减少复发率。预防对侧足溃疡的发生,卧床休息期间应保护踝部。病愈后,患者应纳入一个长期全面的足部护理管理计划。

## 二、创面护理

糖尿病足溃疡创面处理的原则是:抗感染;适时进行血管重建;减压以减少溃疡部位的创伤和处理创面及创面床,以促进愈合。

创面处理最重要、最简单的原则:经常检查创面、保持创面清洁、去除表面坏死组织和保护再生组织。可采用一系列简单干预措施进行糖尿病足溃疡创面管理,包括用水或生理盐水对创面进行定期清洁;控制渗液,保持创面湿润环境,常采用无菌非黏性的保护性敷料;经常进行手术或其他方法清创。

# 第五节　糖尿病足溃疡的预防

通过一系列综合措施可以减少49%～85%的糖尿病足截肢率,包括预防、患者及医务人员教育、足溃疡的多学科综合治疗和定期监测。

## 一、足部管理

巩固足部管理的五个关键点:定期检查和检测高危足,识别高危足,教育患者、家属和卫生从业人员,选择合适的鞋袜,治疗非溃疡性病变。

（一）高危足定义

国际糖尿病足工作组(IWGDF)2015 指南给出了高危足的定义:高危足患者是指"糖尿病患者中,未发生活动性足溃疡,但是具有周围神经病变,或合并足畸形或周围血管病变,或有足溃疡史或截肢史的患者"。

（二）识别高危足

糖尿病足是一组足部病变的综合征,不是单一症状。它应当具备几个要素:第一:糖尿病患者;第二:应当有足部组织营养障碍(溃疡或坏疽);第三:伴有一定下肢神经和(或)血管病变。三者缺一不可,否则就不能称其为糖尿病足。没有组织缺损的足有可能是"高危足",通过一系列足部检查,每一例糖尿病患者均可归入相应的风险类别,以指导后续管理。高危足分级见表9-6。

表9-6　高危足分级

| | 描述 | 建议 |
|---|---|---|
| 0 级 | 无感觉神经病变,无血管病变 | 每 1 年随访 1 次 |
| 1 级 | 仅有感觉神经病变 | 每半年随访 1 次 |
| 2 级 | 有感觉神经病变合并血管病变和(或)足畸形 | 每 3 个月随访 1 次 |
| 3 级 | 有足溃疡史或截肢史 | <3 个月随访 1 次 |

（三）教育患者、家属和卫生从业人员

有计划有组织实施的教育在预防足部问题中起着重要的作用。糖尿病患者应学习如何识别潜在的足部问题,知道需采取的应对步骤。教育者必须进行技巧演示,如怎样正确修剪趾甲。教育应分阶段进行,并采取多种模式。评价糖尿病患者对信息的理解程度(采取行动的动机)和足够的自我照顾能力是非常必要的。此外,医生和其他医务人员应接受定期的教育以提高对高危患者的照护水平。

对高危患者的指导内容应包含足部检查、鞋袜检查、足部保护、及时就医等。

（1）每天足部检查,包括足趾间的部位。

（2）当糖尿病患者没有能力做到时应由专业人员进行足部检查(视觉受损的糖尿病患者不应自行进行足部检查)。

（3）定期清洗足部并仔细擦干,尤其是足趾之间。

（4）洗脚水的温度要低于37℃。

（5）不要用加热器或热水袋暖脚。

（6）不要使用化学制剂或膏剂去除鸡眼或胼胝,应由卫生专业人员处理。

（7）趾甲修剪要平直（图9-5）。

（8）干性皮肤可使用润肤乳或霜，但不要用于脚趾之间。

（9）每天检查和触诊鞋子内部。

（10）避免赤脚在室内或室外行走，避免穿鞋时不穿袜子。

（11）不要穿太紧的鞋子或边缘粗糙和接缝凹凸不平的鞋子（图9-6）。

（12）每天更换袜子，不要穿过紧或过膝的袜子。

（13）穿线缝外翻的袜子或最好是没有线缝的袜子。

（14）患者要有请卫生专业人员进行定期足部检查的意识。

（15）如果出现水疱、割伤、刮伤或溃疡时应及时告知医护人员，进行专业处理。

**（四）选择合适的鞋袜**

不合适的鞋袜是溃疡形成的主要原因。不管是室内还是室外都应穿着合适的鞋袜，即适合生物力学改变和畸形，这是必不可少的预防措施。没有丧失保护性感觉的患者可自行选择现成的鞋袜。有神经病变和（或）局部缺血的患者在选择鞋袜时特别要仔细，尤其当有足畸形时。鞋子不能太松和太紧。鞋子内部的长度应比脚长1~2cm，宽度与脚的跖趾关节（足部最宽处）宽度一致，要有足够脚趾的空间高度（图9-6）。患者应在站立时试穿鞋子，时间最好是在晚上。如果试穿时由于畸形而太紧或足部有异常负荷体征（如充血、胼胝、溃疡），患者应选择特殊鞋具，包括鞋垫和矫形器。

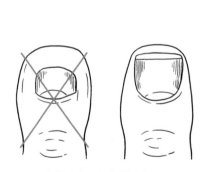

图9-5 如何剪趾甲

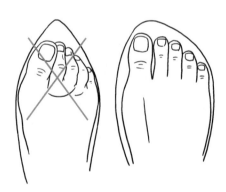

图9-6 鞋子内部的宽度

**（五）治疗非溃疡性病变**

由受过培训的足部保健专家定期治疗高危患者的胼胝、趾甲和皮肤的病征。足畸形最好进行非手术治疗（如采用矫形器）。

## 二、综合管理

有效的管理需要有教育、筛查、降低风险、治疗和审查的制度和指南。卫生资源和人员的局部改变常会决定提供的护理措施。理想情况下,一个足部护理计划需包含下列要素:

1. 患者、照顾者和来自医院、基层卫生医疗机构和社区的健康保健人员的教育。

2. 检测危险人群的制度——每年对所有患者进行足部检查。

3. 降低风险措施,如穿着合适的鞋子,或穿着具有减压功能的治疗鞋。

4. 及时有效的治疗方法。

5. 一个旨在满足需要长期照护患者需求的综合体系,而不仅仅只满足急性期的问题。

国际糖尿病足工作组建议足部护理管理应包含三个层次。一级:全科医师、足病医生和糖尿病护士;二级:糖尿病专家、外科医生[普通外科和(或)血管外科和(或)整形外科],足病医生和糖尿病护士;三级:多学科糖尿病足专业治疗护理中心。

一个多学科足部护理团队的建立可降低截肢率。如果无法在一开始就建立一个完整的团队,可通过在不同阶段引入各个学科来逐步建立。这个团队应在初级和二级医疗机构中开展工作。一个理想的足部护理团队应包括糖尿病专家、外科医生、足病专家、矫形支具师、教育者、石膏技师,并与整形、足病和(或)血管外科医生和皮肤科医生密切合作。

病例与思考

——病例9——

【病例摘要】

患者男性,63岁,糖尿病10年,未接受正规糖尿病治疗,血糖控制不佳。因足部瘙痒抓挠后皮肤有小破溃,但未引起重视。就诊时足背溃疡,第2足趾明显坏疽(图9-7),创面表面潮湿,整个足部水肿明显。患者要求创面换药包扎处理。为排除动脉血管问题,建议其先至血管外科进行检查治疗,患者未接受。十天后再次换药,足部创面大量渗液并伴有恶臭(图9-8),再次劝说患者就医治疗。1个月后,该患者经血管外科诊治后再至换药室换药处理,坏疽的第2脚趾已脱落去除(图9-9)。

【护理评估】

1. 全身评估　该患者2型糖尿病史10年,一直未进行正规糖尿病治疗,不控制饮食,空腹血糖维持在 25mmol/L 左右。并有吸烟史 40 余年;患者双下肢肢冷,患肢足背动脉搏动不明显。该患者对目前的疾病状况及严重程度重视不够。

2. 局部评估　局部评估(图9-10),创面大小为 7cm×4cm,最深处为 2cm,基底部 75% 红色组织,25% 黄色组织,其中有肌腱裸露,最深处可触及骨组织。Wagner 分级法评定为 3 级。

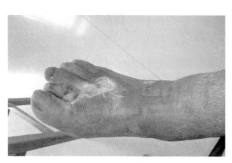

图 9-7　初诊时足背溃疡,第 2 脚趾明显坏疽

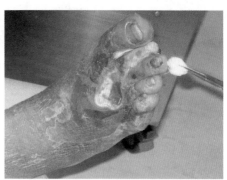

图 9-8　足部溃疡创面大量渗液

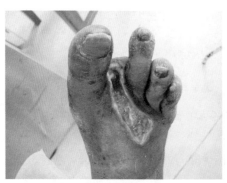

图 9-9　第 2 脚趾坏疽已脱落去除

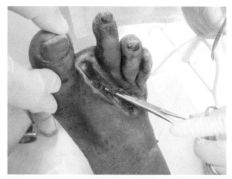

图 9-10　局部评估

【护理措施】

1. 伤口护理目标　保护肌腱、控制感染、去除坏死组织、促进肉芽生长及上皮移行。

2. 伤口清洗液　生理盐水。

3. 敷料选择　水凝胶、银离子敷料、藻酸盐敷料、泡沫敷料、水胶体敷料、纱布。

4. 创面处理 使用生理盐水冲洗清洁创面,去除表面坏死组织(图9-11),覆盖银离子敷料后用纱布包扎。之后每两天换药一次,使用相同方法处理。

10天后,创面情况有所好转(图9-12),臭味消失,肉芽组织逐渐填满创面,边缘上皮爬行良好,创面缩小至6cm×2.5cm,最深处为0.5cm,渗液中等,用藻酸盐敷料覆盖创面,外层使用泡沫敷料,三天换药一次,并注意清除周边的角质化上皮以促进上皮爬行。

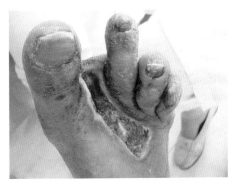
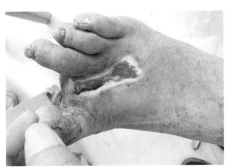

图9-11 清创后伤口创面　　　　图9-12 溃疡创面好转

一周后,肉芽组织填平创面,上皮爬行良好,改用水胶体敷料直至愈合。

5. 患者健康教育 教育督促患者积极控制血糖,改变不良生活习惯,戒烟,血管外科门诊随访,选择合适的鞋袜,定期检查足部,指导其正确足部护理方法,定期门诊随访。

【护理体会】

糖尿病足是糖尿病的主要并发症之一。控制糖尿病足的发展不能只注重伤口治疗,而应结合患者全身情况来进行治疗。在整个护理过程中,通过全身抗感染、控制血糖、积极寻求医疗支持,运用TIME原则选择适合的湿性愈合敷料来做好创面护理。同时,宣教患者提高自护意识和自护能力,防止足外伤等诱发因素,最终使伤口的愈合往好的方面发展,减少其截肢致残、致死率,减轻糖尿病患者的身心痛苦,提高生活质量。

（吴　燕）

# 第十章

# 下肢血管性溃疡的护理

## 第一节　下肢血管的解剖和生理

### 一、下肢血管的解剖结构

**（一）下肢的功能和分区**

下肢具有使身体直立、支持体重、行走和运动的功能,分为臀区、股部、膝部、小腿部、踝部和足部6部分。除臀区外,股部又分股前内侧区和股后区;膝部分膝前区和膝后区;小腿部分小腿前外侧区和小腿后区;踝部分踝前区和踝后区;足部分足背、足底和足趾。

**（二）下肢血管的解剖结构**

1. 下肢动脉的解剖

（1）下肢动脉供血的血管分支及分布走向（表10-1）

表 10-1　下肢动脉相关分支及分布走向

| 左心室→主动脉→降主动脉→胸主动脉→腹主动脉→ 左右髂总动脉→ 髂外、髂内动脉 | |
|---|---|
| 髂外动脉分2支 ⎰ 1.腹壁下动脉 | 发支营养腹前壁肌和皮肤 |
| ⎱ 2.旋髂深动脉 | 至髂嵴及附近肌 |
| 以腹股沟韧带为界向下移行为股动脉 | |
| 股动脉　股深动脉发出3支 ⎰ 1.旋股内侧动脉 | 分布于股内收肌 |
| 2.旋股外侧动脉 | 分布于股前群肌 |
| ⎱ 3.穿动脉(3~4支) | 至股后群肌 |
| 以收肌腱裂孔为界至腘窝向下移行为腘动脉 | |
| 腘动脉分2支 ⎰ 1.胫前动脉→足背动脉→足底深支 | 分布于膝关节及小腿前群肌肉 |
| ⎱ 2.胫后动脉发出3支 ⎰ ①动脉 | |
| ②足底内侧动脉 | |
| ⎱ ③足底外侧动脉 | 分布于小腿后群、外侧群肌及足底 |
| 足底深支和足底外侧动脉汇入足底弓最后汇入趾足底总动脉 | |

（2）下肢动脉评估搏动和止血方法

表 10-2　下肢动脉评估搏动和止血方法

| 动脉名称 | 搏动点部位 | 止血方法 |
|---|---|---|
| 股动脉 | 在腹股沟中点稍下方可摸到股动脉搏动,对于肥胖患者,按压腹股沟皱褶内耻骨和髂骨连线中点的位置 | 把股动脉压向耻骨上支,可使下肢止血 |
| 腘动脉 | 膝后腘窝的位置可摸到腘动脉搏动 | 在腘窝中加垫,屈膝包扎,可压迫腘动脉,使小腿和足止血 |
| 胫后动脉 | 在踝关节前方,内踝与跟结节之间可摸到搏动 | 将该动脉压向深部,可减轻足底出血 |
| 足背动脉 | 内外踝连线中点,拇长伸肌腱的外侧可触及搏动 | 足部出血可以压迫此处的足背动脉进行止血 |

2. 下肢静脉的解剖结构　人体下肢静脉血管分为下肢浅静脉、下肢深静脉、交通静脉和肌肉静脉。

（1）下肢浅静脉:主要由足背浅静脉及大隐静脉、小隐静脉两条主干组成。大隐静脉是人体中最长的静脉。

（2）下肢深静脉:下肢深静脉的名称及其所属分支均与伴行动脉一致,由股静脉续于髂外静脉。

（3）具体下肢静脉走向见表 10-3。

表 10-3　下肢静脉相关走向

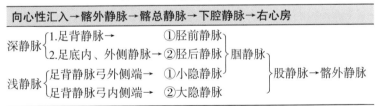

（4）交通静脉:穿过深筋膜,沟通深、浅静脉的静脉称为交通静脉;连接同系静脉间的是静脉交通支。

（5）瓣膜分布和数目:正常为双叶瓣,由两层内皮细胞折叠而成,呈杯状,开口为向心方向。瓣膜在深层静脉较多,越是周围静脉其瓣膜数量越多,如小腿瓣膜数量比股部多。

（6）小腿肌静脉:分为腓肠肌静脉和比目鱼肌静脉,直接汇入深静脉。

## 二、下肢血管的生理

循环系统中,动脉将血液带出心脏,静脉将血液带回心脏,毛细血管则连接动脉及静脉,三者依次串联,其生理功能各不相同,主要功能为运送血液和进行物质交换。

### (一)动脉和静脉管壁的生理功能

动脉和静脉管壁从内向外依次可分为内膜、中膜和外膜。内膜的内皮细胞为血液流动提供光滑的表面和通透性屏障,具有内分泌功能。中膜主要由弹性纤维、胶原纤维及血管平滑肌三种成分组成,弹性纤维使动脉具有收缩功能;血管平滑肌可调节器官和组织的血流量也可合成和释放生物活性物质;血管外膜由疏松结缔组织组成,其中含弹性纤维、胶原纤维及成纤维细胞。与相应的动脉相比,静脉数量多、管壁薄,管径粗、弹性差、血流缓慢、容血量较大、有深浅之分。下肢浅静脉壁肌纤维相对致密、深静脉壁肌纤维稀疏和静脉壁的极度菲薄,在腓肠肌泵机制中,起到血液的充盈、排空和储存的功能。

### (二)血管分类

血管按照组织学结构,可分为大动脉、中动脉、小动脉、微动脉、毛细血管、微静脉、小静脉、中静脉和大静脉。在生理学中,一般按生理功能的不同将血管由大到小分为:弹性贮器血管(指主动脉、肺动脉等最大的分支);分配血管(指中动脉);毛细血管前阻力血管(指小动脉和微动脉);毛细血管前括约肌;毛细血管;毛细血管后阻力血管(指微静脉);皮肤中短路血管(血管床中小动脉和静脉之间的直接联系)。

### (三)静脉系统生理

静脉系统占全身血量的 64%,又称为容量血管。在下肢,深静脉血量占回心血量的 85%～90%,浅静脉仅占 10%～15%,所以下肢深静脉的生理功能非常重要。

### (四)下肢静脉生理功能的决定因素

1. 静脉瓣膜 静脉瓣膜向心单向开放,引导血流向心回流,关闭时阻止血液逆向流动。瓣膜在交通静脉的开口是向着深层静脉方向的,引导下肢浅静脉的血液单向性地流向下肢深静脉。

2. 腓肠肌关节泵的动力功能 腓肠肌关节泵的动力功能促使静脉血液向心回流,肌肉收缩时静脉瓣膜开放,交通静脉瓣膜关闭,推动血液向心流动;肌肉松弛时,静脉瓣膜关闭,交通静脉瓣膜打开,浅静脉血液向深静脉流动,是降低静脉压的重要因素。踝关节活动受限也会影响腓肠肌泵的功能。

3. 胸腔的负压吸引　胸腔吸气期与心脏舒张期产生的负压作用,对周围静脉有向心吸引作用;腹腔内压升高及动脉搏动压力向邻近静脉传递,具有促使静脉回流和瓣膜关闭的作用。

4. 体位及活动　下肢立位静息压力,相当于地面与心脏平面的距离,以踝部平均静脉压为例:踝部静息态仰卧位静脉压<坐位静脉压<立位静脉压,因此长时间静息态坐位、立位时,下肢远侧的静脉处于高压与淤血状态。

(徐建文)

## 第二节　下肢静脉性溃疡

### 一、流 行 病 学

下肢静脉性溃疡(venous leg ulcer)为下肢慢性静脉功能不全(chronic venous insufficiency,CVI)最严重和最难治的并发症,人群总发病率为 0.4% ~ 1.3%,约有45%患者的下肢静脉溃疡持续时间超过 10 年。下肢静脉曲张、静脉性溃疡和溃疡复发的发病率分别为 20.0%、0.5% ~ 3.0% 和 67.0%。2011 年由国际静脉联盟(International Union of Phlebology,UIP)组织的迄今为止静脉领域最大规模的流行病学调查显示,在 50 岁左右的下肢不适人群中,慢性静脉疾病的发生率为 63.9%。在中国,下肢静脉疾病的患病率为 8.89%,即近 1 亿患者,每年新发病率为 0.5% ~ 3.0%,其中静脉性溃疡占 1.5%。在西方国家中约有1%的人有静脉淤血疾病,是发展成为静脉溃疡的高危险群。静脉溃疡形成的男女比例为 1:3。

### 二、发病机制与病理生理

#### (一) 发病机制

1. 动静脉瘘学说　动静脉瘘学说是最早的静脉性溃疡形成的微循环理论。该理论认为微动静脉瘘导致血管通透性增加,影响组织营养,阻断了皮肤血流产生缺氧以及继发细胞坏死,但不被现代资料支持。

2. 静脉血流淤滞学说　1916 年 Homans 提出,该理论认为淤滞的血流在曲张、膨胀的血管中停滞,造成皮肤的相对封闭,使组织产生缺氧和细胞坏死。

3. 纤维蛋白袖口学说　1982 年 Burnand 等首先提出(表 10-4)。

4. 白细胞捕获学说　1988 年 Colerridge Smith 等提出(表 10-4)。

表10-4　下肢静脉性溃疡的生物化学发病机制

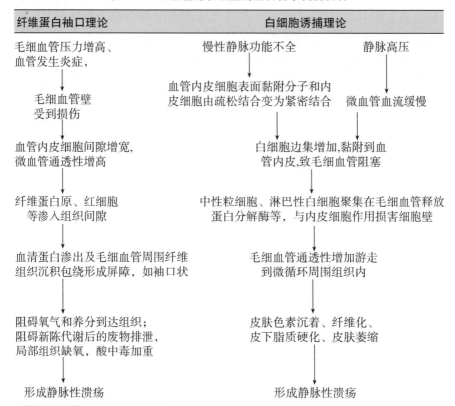

| 纤维蛋白袖口理论 | 白细胞诱捕理论 | |
| --- | --- | --- |

（二）病理生理

1. 下肢静脉高压　是慢性静脉性疾病主要病理生理改变,下肢静脉性溃疡是静脉高压终末期的结果。静脉高压对下肢组织的病理改变是整体的,包括神经、骨骼、肌肉、结缔组织在内。对静脉性溃疡的病理顺序,现代研究认为是:静脉高压→血红细胞和蛋白外渗至皮内→降解产物化学诱发剂形成→释放胞质和生长因子→皮肤坏死和溃疡形成。

2. 静脉反流　静脉反流是慢性静脉功能不全,也是静脉性溃疡最常见的机制。当下肢静脉高压时,深静脉血流就会通过功能不全的交通静脉逆流进入浅静脉,引起小腿浅静脉曲张、淤血,组织缺氧,导致相应的皮肤营养障碍性改变,同时不可避免地继发、加重静脉穿支瓣膜不全,造成由深到浅的高压静脉反流。

3. 深浅交通支静脉瓣膜功能不全　持续的静脉高压由于血流阻力增高引起静脉功能不全,可导致局部代谢障碍,初期只是足部及踝部肿胀,但若不及时治疗,则会因高静脉压而致瓣膜损坏加剧,使整个小腿肿胀,而致组织缺氧是引起静脉性溃疡的主要原因。

4. 腓肠肌泵功能不全 腓肠肌泵功能受小腿肌肉收缩力、前负荷及后负荷影响。毛细血管床的损害使腓肠肌泵功能减退。当患者因疾病的关系,下肢肌肉失去活动能力,会对静脉回流造成阻碍。静脉功能不全与腓肠肌泵功能衰退并存时静脉性溃疡发生率明显增高,肌泵功能衰退与溃疡的严重程度直接有关,溃疡的愈合与肌泵功能改善有关。腓肠肌的肌泵功能不全使下肢静脉压升高,交通静脉瓣膜破坏,浅静脉曲张肢体淤血,最终因为缺氧发生静脉溃疡。

5. 血流动力学改变 高压性血液反流和腓肠肌泵衰竭是下肢静脉溃疡的主要原因,孤立浅静脉瓣膜不全也可造成静脉溃疡,但静脉溃疡多系静脉瓣膜功能不全的结果。

## 三、病因与高危因素

1. 血管病变 静脉功能不全、血管炎、系统性红斑狼疮、风湿性坏疽等。
2. 淋巴系统病变 淋巴管的病变、淋巴癌等。
3. 血液系统病变 先天性血液凝固异常、白血病等。
4. 感染 梅毒、蜂窝织炎、各种慢性感染症等。
5. 创伤过敏反应 昆虫咬伤、接触性皮炎等。
6. 新陈代谢紊乱 糖尿病、营养失调、维生素缺乏、贫血等。
7. 基底细胞癌 皮肤癌等。
8. 其他高危因素 高龄、肥胖、孕产、腿部外伤、药物中毒、下肢末梢肌肉功能不良、自体免疫疾病、遗传、气候因素、从事长时间站立工作等。

## 四、临床表现

### (一) 水肿
可以是最早出现的症状,以踝部与小腿最明显,通常不累及足,抬高可减轻或完全消退。在皮下组织出现纤维性改变或炎症后,水肿可表现为非压凹性水肿。

### (二) 浅静脉扩张或曲张
浅静脉扩张或曲张是最常见的症状,主要为大隐静脉及其属支的曲张性病变,初发部位多见于小腿内侧,可以伴有内踝区小静脉扩张、隆起、迂曲。久站或月经期曲张静脉更为明显,妊娠期可加重。病情进展可累及整个隐静脉系统。

### (三) 疼痛
常见的症状,常分为间歇性疼痛、体位性疼痛、持续性疼痛三类。

1. 间歇性疼痛　是指静脉功能不全时,步行时可以出现的小腿疼痛,迫使患者止步,休息片刻后疼痛缓解,表现为沉重、乏力、胀痛、钝痛、痉挛痛或锐痛。

2. 体位性疼痛　患肢下垂会因淤血加重而诱发或加重胀痛,抬高患肢或压力治疗后疼痛缓解。

3. 持续性静息痛　有持续性胀痛,伴有肢体肿胀及静脉曲张等,抬高患肢可减轻症状,静脉性溃疡周围炎及活动性溃疡,因激惹邻近感觉神经引起持续性疼痛。

**（四）小腿下段皮肤营养障碍性改变**

1. 皮肤脂质硬皮病　多发于足靴区,尤其是踝部内侧,其次是外踝和足背区,严重时可波及小腿下段甚至整个小腿。

2. 白色萎缩　由毛细血管供血障碍使局部皮色苍白,通常见于溃疡愈合后的区域,周围皮肤则有明显的色素沉着及扩张的毛细血管。

3. 湿疹　局部皮肤变薄、干燥。

4. 静脉性溃疡　溃疡80%位于小腿下1/3内侧足踝区(又称足靴区)且较难愈合。初期溃疡浅,类圆形,单个或多个,大小各异,经久不愈或是很快复发,少数甚至发生癌变,溃疡表面大量黄色坏死组织或暗红色肉芽组织,底部常为湿润的肉芽组织覆盖,呈现粉红色易出血,溃疡面渗出多,边界不清,周围皮肤色素沉着伴硬皮样改变,溃疡愈合缓慢易复发。

**（五）皮肤温度和色泽改变**

正常皮肤温暖,呈淡红色,出现皮色暗红,伴有皮温轻度升高,是静脉淤血的征象。

## 五、诊断与鉴别诊断

**（一）病史询问和体检**

1. 病史询问　临床上可以根据病史、体格检查和辅助检查获得初步诊断,并通过局部组织活检,结合临床表现作出正确的判断。

2. 鉴别诊断　要与动脉供血不足、创伤性溃疡、糖尿病性溃疡、恶性肿瘤、风湿性溃疡、神经性溃疡、感染、血管炎、血液病性溃疡、凝血异常性溃疡、药物反应性溃疡等相鉴别。

3. 辅助检查　持续发生6个月以上的下肢,需要检测下肢静脉功能和小腿腓肠肌泵功能。如浅静脉、交通静脉、深静脉的瓣膜功能试验,可用于了解静脉功能,但具一定的主观性。图10-2。

（1）浅静脉瓣膜功能试验(Trendelenburg test):患者仰卧,抬高患肢,使曲张静脉排空,在腹股沟下方扎止血带压迫大隐静脉,让患者站立,30秒后放开止血带,10秒钟内观察大隐静脉的充盈情况。在放开止血带前,大隐静脉萎瘪,当放开止血带后,大隐静脉立即自上而下充盈,则表示大隐静脉瓣膜关闭不全,而大隐静脉与深静脉之间的交通支静脉瓣膜功能正常。在放开止血带前,大隐静脉已部分充盈曲张,当放开止血带后,充盈曲张更为明显,则表示大隐静脉瓣膜与深静脉间的交通支静脉瓣膜功能均不全;在放开止血带前,大隐静脉即有充盈曲张,当放开止血带,静脉充盈曲张并未加重,则表示大隐静脉与深静脉间的交通支静脉瓣膜功能不全,而大隐静脉瓣膜功能正常。同样原理,在腘窝处扎止血带后观察可检测小隐静脉瓣膜功能。

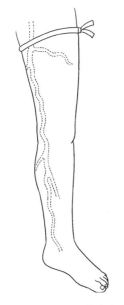
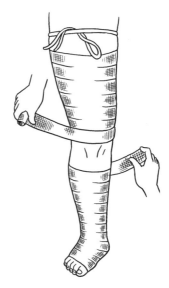

图 10-1　浅静脉瓣膜功能试验　　　　图 10-2　交通静脉瓣膜功能试验

（2）交通静脉瓣膜功能试验（Pratt test）:患者仰卧,抬高下肢,使充盈浅静脉空虚,于腹股沟下方扎止血带,先从足趾向上至腘窝处缠第一根弹性绷带,再自止血带处向下缠第二根弹性绷带。患者站立,一边向下解开第一根弹性绷带,一边向下继续缠第二根弹性绷带,如果在二根绷带之间的间隙内出现曲张静脉,即意味着该处有功能不全的交通静脉。

（3）深静脉通畅试验（Perthes test,又称踢腿试验）:患者站立,用止血带在腹股沟下方压迫大隐静脉,待静脉充盈后,患者迅速用力踢腿或下蹲10~20次,以促进下肢血液从深静脉系统回流,如充盈的曲张静脉迅速消失或明显减轻,且无下肢坠胀感时,即表示深层静脉通畅且交通支静脉完好。反之,则有可能深层静脉栓塞。

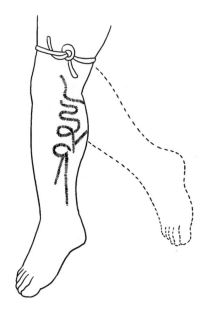

图 10-3　深静脉通畅试验

**（二）彩色多普勒超声检查**

了解静脉内有无阻塞或反流,观察静脉瓣膜的功能,提供可靠的诊断依据。

**（三）体积描记检测**

如空气体积描记和光电体积描记,不仅可提示静脉阻塞的存在和阻塞的严重程度,还可测量浅表侧支循环建立的程度,便于评价静脉再通、侧支循环和深静脉反流的发生率。

**（四）动态静脉压**

动态静脉压是评价静脉高压的最好方法,指行走时静脉内的压力。由于行走时腓肠肌泵的作用,静脉压常低至 $0 \sim 2.66\text{kPa}（0 \sim 20\text{mmHg}）$。静息时的压力（$P_0$）和 10 次抬脚跟运动末的压力（$P_{90}$）,两个压力差（$P_0 - P_{90}$）,以及再充盈时间是最有用的指标。

**（五）放射性核素扫描**

主要用于周围静脉检查和肺扫描,以诊断深静脉血栓及肺栓塞。

**（六）CT 静脉造影（CTC）和磁共振静脉造影（MRV）**

主要用于下肢静脉功能不全和先天性静脉疾病的诊断。

**（七）静脉造影**

下肢静脉造影术(包括顺行和逆行静脉造影)是了解下肢深静脉通畅情况和瓣膜功能最可靠的"金标准"但作为有创性检查,可重复性差。根据造影剂反流的情况将下肢静脉瓣膜功能不全分为 5 级:造影剂无反流或受阻于股浅静脉第 1 对瓣膜以上者为 0 级,反流至大腿中段为 1 级,至膝关节为 2 级,至膝以下为 3 级,反流至踝关节为 4 级。

**（八）D-二聚体检测**

D-二聚体是混合性纤维蛋白被第Ⅷ因子作用时所产生的降解产物,已被证明适用于评价可疑的深静脉血栓患者。D-二聚体水平正常时,基本可排除深静脉血栓,其阴性预测值可达97%。

## 六、治疗与预防

**（一）治疗目标**

下肢静脉性溃疡治疗的主要目标是应用规范治疗,解除静脉回流障碍和静脉高压问题。对患有严重下肢静脉性溃疡的患者,在治疗全身疾病的同时需要对伤口进行长期的专业护理。以促进伤口愈合、降低伤口疼痛、增加患者活动能力。次要目标是预防溃疡复发,改善患者生活质量。

### (二) 治疗原则

首先要治疗原发病、控制静脉压,下肢静脉性溃疡主要是由慢性静脉疾病引起的,因此纠正病因,应以保守的压力治疗为主。从长远考虑,如何控制静脉压升高才是治疗的关键。其次,采取综合的治疗手段促进溃疡愈合、预防复发。第三,根据现有医疗条件对静脉溃疡患者全面检查,排除合并的神经与动脉疾病,对单纯的浅静脉和(或)伴有交通静脉功能不全的患者采用外科手术治疗,避免溃疡的复发。

### (三) 治疗策略

根据下肢静脉性溃疡形成的病因,首选保守治疗,包括压力治疗,血流动力学研究证明下肢静脉的压力从下而上是递减的,所以最有效的压力应该是在下肢远端到近端压力逐渐减弱,形成阶梯性的压力,特别需要避免某一个部位的压力过大,以免造成区域压力的不平衡,产生止血带效应,影响血液循环。压力治疗可以抑制皮肤浅静脉膨胀,降低脉管容积借以弥补静脉瓣的功能不全。压力治疗还可以协同小腿腓肠肌泵功能,降低静脉张力,促进下肢血液回流,减轻下肢水肿。第二为溃疡伤口的正确处理,控制伤口感染和保持湿润环境,在治疗全身疾病的同时需要对伤口进行长期的专业护理。第三手术治疗。第四是其他治疗方法。

1. 压力治疗的方式　包括穿弹力性绷带,非弹力性绷带,间歇性气体力学压力治疗、压力袜等(表 10-5)。

表 10-5　压力治疗方案的选择

| 分级 | 临床表现 | 压力治疗方案 |
| --- | --- | --- |
| C0 | 无可见或可触及的静脉疾病症象 | I 级弹力袜预防 |
| C1 | 网状静脉扩张,踝关节水肿 | I 级弹力袜 |
| C2 | 突出于皮肤的静脉曲张 | I 级/II 级弹力袜 |
| C3 | 静脉曲张,同时伴有下肢水肿 | II 级弹力袜 |
| C4 | 出现皮肤营养性改变:色素沉着、湿疹、脂性硬皮病、皮肤萎缩斑 | 弹力绷带 |
| C5 | 伴有已愈合的溃疡 | 弹力绷带 |
| C6 | 伴有活动性溃疡 | 弹力绷带 |

(1) 弹力绷带

1) 单层加压绷带:对于小伤口、局部水肿或需要经常更换敷料的患者非常有效。需要执行分层加压的技术。下床活动患者应 6h 重新评估及固定。

　　2）多层加压绷带:对于不需要经常更换敷料且有水肿的患者建议使用,可以提供约 1 周的持续压力治疗,一般建议治疗应用四层加压绷带,从足踝远心端朝近心端,用约 5.32kPa(40mmHg)的压力治疗慢性静脉高压。

　　3）持续加压泵:主要治疗淋巴水肿。其他传统方法仍无法有效缓解腿部水肿者,可使用此种绷带,其优点是可长时间使用直到伤口愈合为止。治疗方式为 1~2 小时,2 次/天或 3 次/天。

　　4）弹性加压绷带:类似长张力性,内含弹性纤维,可以拉长及回弹,提供患者下床时血流的支持。较难维持持续固定不变的压力。通常运用在足跟到膝盖下。

　　5）无弹性绷带:类似短张力性,不含弹性纤维,只能稍微地拉长及回弹。其功能通常抵抗走路时膨胀的腓肠肌。患者躺下休息时协调使用。

　　6）管型绷带的使用方法:管型绷带的压力治疗技术(Rosidal® sys)(图 10-4~图 10-21)。

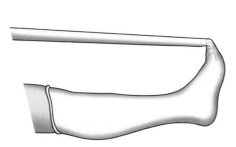

图 10-4　管型绷带的长度为膝盖到足尖的 2.5 倍;患者拉住管型绷带的剩余部分,保持踝关节 90°

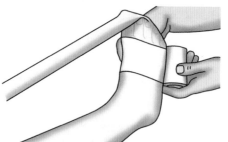

图 10-5　从大脚趾开始缠绕 Rosidal® soft,绕过脚背一圈到小脚趾

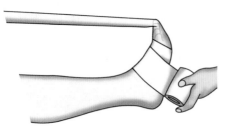

图 10-6　每一圈与上一圈交叠

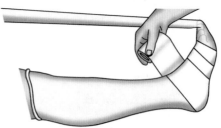

图 10-7　足前端绕两圈,绕过足背包裹足跟

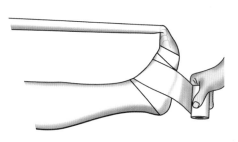

图 10-8　沿跖骨绕一圈到足背

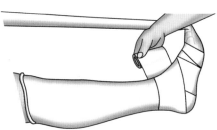

图 10-9　再到跟腱

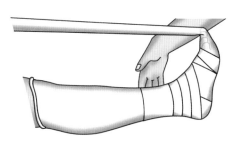

图 10-10　继续缠绕包裹到腓肠肌根部

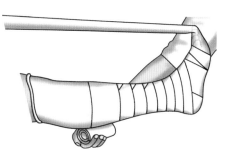

图 10-11　八字法包裹第二卷

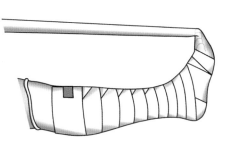

图 10-12　衬垫包裹至膝盖以下

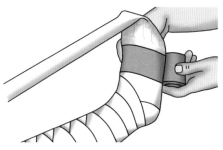

图 10-13　在姆趾部开始包裹第一卷绷带

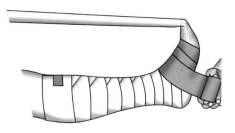

图 10-14　绷带充分拉伸,在足
背包裹 2~3 圈

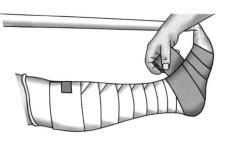

图 10-15　缠绕至足跟,包裹足跟

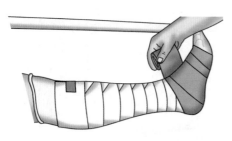

图 10-16　从趾骨到足背缠绕一圈

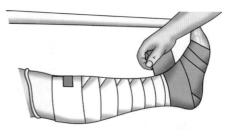

图 10-17　缠绕至跟腱

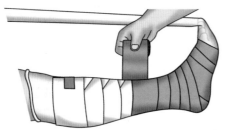

图 10-18　缠绕包裹至腓肠肌

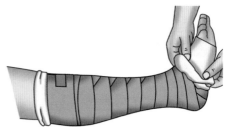

图 10-19　从腓肠肌根部开始应用
第二卷绷带

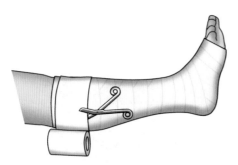

图 10-20　完成的整个系统,在膝关节下及
足前端用 Mollelast® haft 缠绕固定

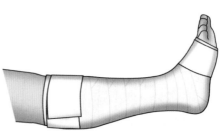

图 10-21　操作完成

（2）间歇性充气压力泵治疗仪:间歇性充气压力泵治疗仪的原理是利用数个独立的气袋,按照从下至上的顺序逐次充气对下肢加压,促使大部分静脉血或淋巴液向深静脉回流。每天使用 10～30 分钟,2 次/天。

（3）压力袜:压力袜可以帮助静脉血液回流至心脏,但困难于穿着,故多用于溃疡痊愈后,用以减低静脉高血压及防止溃疡复发。

1）英式标准的压力袜可以分为三级

class Ⅰ　提供 1.9～2.3kPa(14～17mmHg)压力,适合于轻微或早期的静

脉曲张患者,容易穿着但只提供轻微压力,不足以抵挡静脉性高血压。

classⅡ　提供2.4~3.2kPa(18~24mmHg)压力,适合于中度或严重的静脉曲张、深静脉栓塞,可作治疗及预防静脉性溃疡复发。

classⅢ　提供3.3~4.7kPa(25~35mmHg)压力,适合于慢性严重静脉性高血压、严重静脉曲张、淋巴液水肿,可作治疗及预防静脉性溃疡复发。

2)作用:减低静脉高压,促进血液回流至心脏;减少下肢水肿;帮助静脉溃疡愈合,防止复发;在静脉曲张患者,可防止静脉溃疡形成;防止深静脉血栓形成;减轻淋巴液下肢水肿症状。

3)禁忌证:动脉血管性病变,如 ABI<0.8 谨慎使用压力治疗,ABI<0.5禁忌使用压力治疗。下肢严重水肿;心脏病患者;糖尿病或风湿性关节炎患者禁用。

4)使用压力袜时患者的评估:因有静脉高压,需要长期穿着压力袜来防止静脉溃疡形成或复发,但压力袜并不能治疗其静脉高血压。下肢若有严重水肿,应先用压力绷带,待水肿减退后才穿压力袜。皮肤若有皮炎、湿疹等,应先治疗。下肢若感觉迟钝,可能患者不知道是否过紧,应教育其观察足趾温度及颜色改变。观察下肢及足部是否有畸形异常。评估患者的手部活动能力,因穿压力袜需要特别技巧。

2.压力治疗注意事项　正确使用弹性绷带(袜)是下肢静脉性溃疡非手术治疗的重要保证。一般要求弹性袜从足部套到膝下,清晨起床就应穿上,睡前脱。如能根据溃疡的严重程度选择不同弹性梯度的弹性袜,则更为合理和有效。在使用弹力绷带(袜)时应防止压力过高引起下肢缺血,一般要求患者腘-踝指数 ABI>0.8。如果没有外周动脉疾病,推荐采取Ⅲ级水平压力治疗:采用三层法、四层法等多层弹力绷带进行压力治疗。

**(四)局部伤口治疗**

1.非手术治疗路线图(图10-22)

2.手术治疗

(1)浅静脉功能不全的治疗方法。

1)静脉剥脱(stripping)手术。

2)静脉曲张切除术。

3)静脉硬化疗法。

4)其他方法:近年以欧美国家为中心,开始将导管技术与高频波烧灼和激光照射技术相结合,形成微创大隐静脉闭塞的血管内治疗方法和腔内治疗技术。

(2)深静脉功能不全的治疗方法:

1)瓣膜成形术。

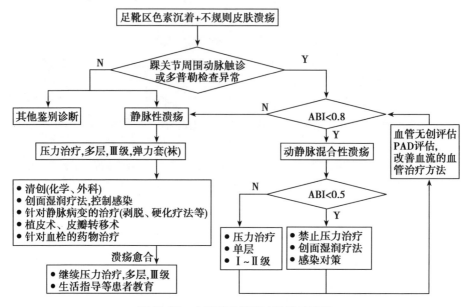

图 10-22 小腿静脉性溃疡的治疗路线

2）静脉剥脱术。

3）瓣膜移植手术。

（3）交通静脉功能不全的治疗方法

1）直接切开结扎法。

2）Linton 法。

3）内镜筋膜下交通静脉结扎术。

**（五）预防**

溃疡治愈后仍需要继续压力治疗,是预防静脉溃疡复发最基本的措施。研究表明43%溃疡复发的患者是由于不正常治疗或停止使用弹力袜所致,所以加强溃疡患者治疗方面的教育十分必要。医生应定期随访,增强患者使用压力治疗的信心,并推荐简单的物理疗法,如患肢抬高,鼓励患者进行适当的体育活动。药物辅助治疗如口服静脉活性药物等。静脉功能评估可以发现更适合外科治疗的静脉溃疡。

# 七、护 理 措 施

**（一）评估**

1. 全身综合性的评估

（1）一般情况评估：患者的年龄、性别；是否从事长时间站立、久坐或重体力工作；活动性、下肢活动能力；有无穿着紧束鞋袜。

（2）病因及相关因素评估：妊娠、长期慢性咳嗽、习惯性便秘等腹内压增高的因素；下肢深静脉血栓、布加综合征；是否外科手术、患内科疾病等。

（3）病史评估：溃疡发生及持续的时间、发展过程及治疗经过，静脉手术史，弹力袜使用过程及时间等。

（4）营养状况评估：营养不良及其程度、过度肥胖等。

（5）合并症评估：合并糖尿病、自身免疫性疾病、恶性肿瘤等疾病。

（6）全身用药情况评估：接受放化疗、使用免疫抑制剂、细胞毒性药物、皮质类固醇、非甾体抗炎药，全身使用抗生素等。

（7）疼痛的评估：疼痛发生的时间特点、强度（疼痛分级）、持续时间及缓解方式。

（8）知识水平评估：对于静脉性溃疡的形成及预防知识的掌握。

2. 局部的评估　伤口评估：不同伤口有其不同的特性，需评估溃疡的部位、大小（长、宽、深）、基底颜色、渗液的色、质及量、气味、溃疡边缘的状况、溃疡周围皮肤以及动脉供血情况等。静脉溃疡伤口特性整理（表10-6）。

表 10-6　静脉溃疡伤口特性

| | 临床表现 |
| --- | --- |
| 部位 | 通常出现于下肢近体内侧的足靴部 |
| 水肿 | 有 |
| 大小 | 大小不等；浅、不规则伤口边缘 |
| 伤口床 | 红色肉芽组织或纤维组织 |
| 渗液量 | 通常中量到大量 |
| 伤口周围皮肤 | 鳞屑状、瘙痒、浸润 |
| 疼痛 | 疼痛情形不同，可能是严重的钝痛或暴发痛 |
| 愈合 | 呈现肉芽组织，上皮新生 |

3. 心理-社会状态的评估

（1）心理：心理紧张会影响人体免疫系统的功能，影响组织的修复功能。可选用心理测试量表评估患者的心理状态，了解患者的适应能力、经济能力、家庭支持、社交活动、个人卫生、运动量、酒癖、烟癖、药物癖等。采取有针对性的心理干预措施。

（2）社会支持系统评估：患者的活动能力、社会经济地位、主要照顾者、照顾能力等。

**（二）伤口护理**

1. 环境及用物的准备　环境温度适宜，冬天应特别注意。

2. 去除敷料，暴露伤口　污染的敷料不应立即弃去，应评估敷料浸湿的范围、颜色及味道。

3. 清创

（1）目的：去除坏死组织、细菌及异物，清洁伤口，促进肉芽组织生长。

（2）方法：根据伤口的深度、颜色、坏死程度选择清创方法。清创前应首先冲洗伤口，清洁伤口周围皮肤。冲洗液常选择生理盐水。应注意冲洗液的温度（一般略低于体温），冬天可将冲洗液加热后使用。建议使用20ml注射器连接针头直接冲洗伤口，以达到一定的冲洗压力。伤口床的处理目前主张采用损伤小的自溶清创或酶学清创。值得注意的是，机械性清创会增加患者的疼痛感，可适当使用镇痛药物，或给予利多卡因局部浸润，以减轻疼痛。

4. 渗液处理

（1）压力绷带可以减少渗液量，促进静脉血液回流至心脏，减轻水肿，因此为常用方法。

（2）负压疗法可处理大量渗液，并可促进肉芽组织生长，可用于静脉溃疡治疗。

5. 敷料的选择　根据伤口愈合分期、伤口渗液量的多少、是否存在感染及感染程度，选择相应的敷料。选择敷料时必须依据伤口的特点（清洁与否）、伤口周围皮肤情况（是否被浸渍）、渗出物多少、溃疡深度、治疗费用、气味以及患者合作与否，选择合适的敷料。

**（三）常见并发症及处理**

溃疡破裂出血，外力可使溃疡以及溃疡周围静脉曲张团块破裂出血，由于静脉内压力较高，静脉壁缺乏弹性，因此出血很难自行停止，需抬高患肢，并以弹力绷带压迫止血，必要时缝合止血。

**（四）伤口处理重点及难点**

1. 溃疡周围皮肤的处理是静脉性溃疡处理的难点，亦是重点。

2. 下肢静脉性溃疡患者常下肢水肿，皮肤薄弱，且多伴有皮肤湿疹或脂溢性皮炎，皮肤瘙痒明显。如果患者不停地抓挠可破坏皮肤完整性，形成新的溃疡。

3. 使用有黏边的敷料以及胶布时可能出现过敏反应，去除胶布和敷料时也易导致皮肤完整性受损。应尽量减少胶布和有黏边敷料的使用，可用纱布绷带固定。

**（五）建立持续护理计划**

患者必须接受长期的压力治疗、持续护理追踪、了解疾病过程及预防创伤、患者教育（如：走路及运动、抬高下肢、戒烟等），并在复发前早期接受处置。久站或是久坐，时常引起静脉曲张或静脉栓塞而进一步引发静脉溃疡，如果忽视这些伤口，可能会造成细菌感染或更严重的蜂窝织炎，甚至截肢。虽然听起来很可怕，但是静脉溃疡在早期的时候有很多征象（如红肿、疼痛、足部冰凉），如果能够早期做预防，例如穿弹性袜、减轻体重，并定期检查自己的脚部是否有静脉曲张及疼痛的情形，早期的就医与治疗，可以降低静脉溃疡带来后续的并发症与医疗花费。

## 病例与思考

### ——病例 10-1——

**【病例摘要】**

患者，男性，70 岁，农民，右下肢静脉曲张 55 年，溃疡反反复复出现。8 年前右下肢出现溃疡行植皮术愈合。4 年前再次破溃，出现右下肢胫前脱屑、瘙痒、色素沉着、疼痛、溃疡形成，多地治疗伤口不愈。于 2010 年 12 月，来伤口门诊就诊，血管超声显示为下肢静脉瓣膜闭锁不全，ABI 测定为 1.0，肢端温暖，足背动脉、胫前、胫后动脉波动良好，确诊为下肢静脉溃疡。给予西林他唑及血复新口服。伤口较浅，为不健康肉芽组织（图 10-23），大量渗液有异味，渗出液为黄绿色，伤口分泌物细菌培养为铜绿假单胞菌和金黄色葡萄球菌，根据药敏给予全身抗生素治疗（图 10-24）。

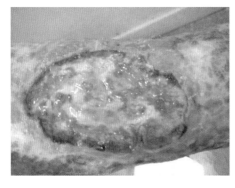

图 10-23　静脉溃疡治疗前

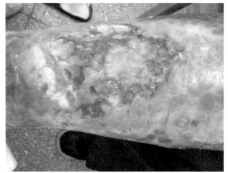

图 10-24　静脉溃疡治疗后

**【护理评估】**

1. 全身评估　患者 70 岁，身高 176cm，体重 70kg。患者无烟、酒等不良嗜好。无高血压病史，血糖正常。血常规结果：白细胞计数 $13.5 \times 10^9$ L，血红蛋白 90g/L,白蛋白 30g/L,红细胞计数 $3.2×10^{12}$/L。

2. 局部评估　右下肢胫前脱屑、色素沉着、瘙痒、疼痛、溃疡形成。下肢水肿,伤口面积为 9.9cm×6.5cm,基底 25% 红色组织,75% 黄色组织,渗液大量,有气味,数字疼痛量表评分示疼痛指数为 8,ABI 指数为 1.0,肢端温暖,足背动脉波动存在。

3. 心理及社会状况　患者家庭经济状况较差,心情沮丧,负面情绪较多。

【护理措施】

1. 伤口处理过程

(1) 采用湿性愈合敷料联合压力治疗进行处理。局部予 20ml 注射器涡流样冲洗周围皮肤及伤口,采用外科机械清创的方法用镊子夹去坏死组织,无菌纱布抹干伤口,内层敷料为银离子外盖泡沫敷料,纱布垫在足踝,保护足踝,避免受压不均,产生压力性损伤,棉纺绷带固定敷料并保护下肢皮肤,弹力绷带加压,根据渗液量每日或隔日换药一次。40 天后伤口缩小为 5.3cm×4.2cm,100% 红色组织,中量渗出,肉芽组织新鲜,患者疼痛感减轻,给予泡沫敷料覆盖,弹力绷带加压,换药间隔 5 天一次。170 天后基本愈合。周边皮肤干燥,无疼痛。

(2) 营养支持:指导患者饮食高蛋白、高维生素、绿色蔬菜、水果、易消化食物。

(3) 嘱患者休息时抬高患肢,避免久坐久站。

(4) 心理护理:主动关心安慰患者,消除其焦虑情绪。

(5) 健康教育:指导患者保持排便通畅,避免腹压增加,引起静脉压增高而加重病情;勤剪指甲,避免瘙痒时用指甲抓挠皮肤。

2. 伤口处理难点　伤口基底主要为黄色的纤维蛋白鞘,自溶性清创效果不佳;伤口周围皮肤色素沉着、皮肤硬化,周围皮肤营养状况较差,上皮爬行较困难。

3. 伤口处理要点　下肢静脉性溃疡是由于静脉内高压所致的局部组织营养交换障碍,一旦形成,经久不愈,或反复发作,单纯溃疡局部的换药效果不佳。促进溃疡愈合,预防复发的处理要点是纠正病因,采取综合治疗的方法促进静脉回流、减少血液淤滞、降低静脉内压力。

4. 伤口处理效果　处理前伤口基底布满黄色脓苔和纤维蛋白鞘,凝胶清创效果不佳。清洁伤口后,使用银敷料,外层敷料选择泡沫敷料,弹力绷带加压包扎。处理后第 40 天,伤口基底以红色肉芽为主,渗液较前减少,疼痛减轻,伤口分泌物培养显示无细菌生长。敷料改为泡沫敷料,弹力绷带加压继续使用,伤口愈合效果见图 10-25。

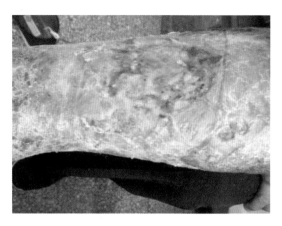

图 10-25 静脉溃疡愈合

【护理体会】

1. 湿性愈合 有利于坏死组织及纤维蛋白溶解,达到清创效果;刺激了毛细血管,成纤维细胞和上皮细胞生长;不粘连伤口,减轻换药时疼痛,不形成干痂。纤维蛋白溶解酶可以溶解小血管周围纤维鞘,使血液与组织间的营养交换恢复正常。

2. 压力治疗 是保守性治疗静脉溃疡的黄金定律,足踝压力高于膝部压力,静脉血液可由小腿推进至心脏,促进静脉血液回流速度;减少下肢组织肿胀;减少静脉压,加快血液速率,增加营养及氧气输送,从而促进伤口愈合。

3. 健康教育 伤口愈合后要长期穿着弹力袜;每天检查下肢及足部;禁止吸烟;指导腓肠肌运动;不活动时抬高下肢,高于心脏水平 20~30cm;治疗原发疾病,改善下肢静脉血流情况。

（徐建文　蔡蕴敏）

# 第三节　下肢动脉性溃疡

## 一、流行病学

外周动脉泛指除心脑动脉以外的动脉血管,因此广义的外周动脉疾病应包括除心脑以外的动脉疾病,但通常外周动脉疾病特指下肢动脉硬化性闭塞症、也称下肢动脉闭塞性疾病,是全身性动脉粥样硬化的一个重要表现。下肢动脉性溃疡是动脉硬化闭塞症并发症之一。在美国每年有 2%~3% 糖尿病患者会面临下肢动脉溃疡的威胁,而演变成下肢溃疡。每年约有 92 000 人面临截肢的命运;而英国约有5%的人口面临周围血管疾病,在医院内糖尿病患者约有3%会发展成为下肢动脉溃疡,每年耗费约27 987英镑医疗费用。

## 二、发病机制与病理生理

### (一) 发病机制

曾有多种学说从不同角度阐述:包括脂质浸润学说、血栓形成学说、平滑肌细胞克隆学说等。近年来多数学者支持内膜损伤反应学说。该学说认为内膜损伤及平滑肌细胞增殖,细胞生长因子释放,导致内膜增厚及细胞外基质和脂质积聚;动脉壁脂代谢紊乱,脂质浸润并在动脉壁积聚;血流冲击在动脉分叉部位或某些特殊的解剖部位,造成的剪切力,对动脉内膜造成慢性机械性损伤作出炎症-纤维增生性反应的结果。其发病机制是由于动脉粥样硬化斑块的破裂或出血、表面溃疡或糜烂,中膜变性或钙化,继而引发血小板聚集及不同程度的血栓形成和远端血管栓塞,或发生痉挛等导致管腔狭窄程度加重,使管腔逐渐狭窄,甚至完全闭塞。

### (二) 病理生理

下肢动脉性溃疡是指因动脉性病变导致周围小动脉狭窄或闭塞及动脉粥样硬化所致的血管狭窄,以至于血液无法顺利循环至双下肢,引起下肢缺氧,机体局部组织缺血,皮肤破溃,引起患者运动功能障碍,出现静息痛,溃疡、严重时可引起肢端坏死。下肢动脉性溃疡属于外周动脉血管梗阻性疾病,其原理与心肌缺氧相同,只是病变的部位不同。

## 三、高 危 因 素

### (一) 吸烟

吸烟可将下肢动脉疾病的发病风险平均提升2~6倍,且与发病风险呈明显的剂量相关性。在下肢动脉疾病患者的二级预防中,戒烟是指南推荐的首要方法,其带来的益处比任何药物的疗效都更显著。

### (二) 高血压

佛明翰研究显示高血压人群的下肢动脉疾病发病风险是血压正常人群的2.5~4倍。在下肢动脉疾病患者的二级预防中,若能有效地控制血压,其远期心血管不良事件发生率相较未控制血压者明显降低。

### (三) 高血脂

降脂治疗是下肢动脉疾病二级预防的基石。目前指南推荐的下肢动脉疾病患者群降脂目标为低密度脂蛋白胆固醇(LDL-C)<2.5mmol/L(100mg/dl),最佳目标为<1.8mmol/L(70mg/dl),或将LDL-C降低至原基线水准的50%以下。

### (四) 缺乏运动

运动是预防和治疗下肢动脉疾病最简单也是最有效的方式,这可能与运动增加了下肢的侧支循环开放有关。2011 年欧洲心脏病学会(ESC)指南推荐:运动应作为下肢动脉疾病患者重要的一级、二级预防方式,形式则包括步行、抬腿或伸弯膝等。

### (五) 高血小板聚集率

高血小板聚集率将会加速动脉粥样硬化的进展,在血管动脉粥样硬化斑块形成中起到重要作用。指南推荐对于有症状的下肢动脉疾病患者都应使用抗血小板药物治疗,而对于无症状的下肢动脉疾病患者,则需更多的研究证实抗血小板治疗的优势。

### (六) 降糖治疗

多项研究显示高血糖是下肢动脉疾病的独立风险因素,对于下肢动脉疾病合并糖尿病的患者,指南推荐应积极控制血糖水平,理想的糖化血红蛋白($HbA_{1c}$)水平应低于 6.5%。

### (七) 其他风险因素

最新研究发现的与下肢动脉疾病相关的风险因素,包括 A 型性格、微量元素摄取减少、一些凝血因子增高、血液中抗氧化物浓度低等。一项前瞻性研究发现:总胆固醇与高密度脂蛋白胆固醇的比值(TC/HDL-C)、C 反应蛋白和纤维蛋白原是下肢动脉疾病患病风险的强预测因素。还有研究发现脂联素也与下肢动脉疾病的发病密切相关。

### (八) 遗传因素

动脉粥样硬化有在家族中聚集发生的倾向,家族史是较强的独立危险因素。阳性家族史伴随的危险性增加,可能是基因对其他易患因素如肥胖、高血压、糖尿病等介导而起作用。

### (九) 年龄与性别

病理研究显示,动脉粥样硬化是从婴儿期开始的缓慢发展过程,出现临床症状多见于 40 岁以上的中、老年人,49 岁以后进展较快。男性冠心病的发病率是女性的 2 倍,且发病年龄早 10 岁,但绝经期后女性的发病率迅速增加。

### (十) 高危人群

1. 年龄在 50~69 岁,有吸烟或糖尿病史。

2. 年龄<50 岁,有糖尿病和 1 项其他动脉粥样硬化的危险因素。

3. 劳累相关的腿部不适或缺血性静息痛。

4. 下肢脉搏检查异常。

5. 确诊的冠状动脉粥样硬化、脑血管或肾动脉疾病。

## 四、临 床 表 现

### (一) 无症状性下肢动脉疾病

大部分下肢动脉疾病患者没有缺血症状,即没有典型的间歇性跛行症状,但这些患者通常存在下肢功能不全和下降,并且发生心血管缺血事件的危险增加。

### (二) 间歇性跛行

30%~40%患者可出现典型的间歇性跛行,表现为行走一段距离后出现一侧或双侧下肢酸胀、乏力、烧灼感、痉挛或疼痛,休息后可缓解,随着病情进一步加重,即使休息状态亦可出现肢端明显缺血的症状。

### (三) 严重肢体缺血

严重肢体缺血是指严重的肢体灌注不足引起长期的缺血性静息痛、溃疡和坏疽。患者通常表现为肢体静息痛,有或无营养性皮肤改变或组织坏死。患者不适通常在卧位时加剧,在肢体下垂时减轻。

### (四) 急性肢体缺血

无脉、苍白、麻木、运动障碍和厥冷是急性肢体缺血的典型特征性表现。缺血早期皮肤苍白,但随时间推移皮肤常为发绀。

### (五) 外周动脉疾病的临床分级

以 Fontaine 分级最常用(表 10-7)。

表 10-7　外周动脉疾病的 Fontaine 分级

| 分级 | 临床表现 |
| --- | --- |
| Ⅰ级 | 无症状 |
| Ⅱ级 | 间歇跛行 |
| Ⅱa级 | 轻度间歇跛行(绝对跛行距离>200m) |
| Ⅱb级 | 中到重度间歇跛行(绝对跛行距离≤200m) |
| Ⅲ级 | 缺血性下肢静息痛或夜间痛 |
| Ⅳ级 | 溃疡、坏死或坏疽 |

## 五、诊断与鉴别诊断

### (一) 诊断

有动脉粥样硬化相关危险因素者,如出现间歇跛行或劳力性下肢痛伴下肢脉搏减弱、消失及双侧不对称;ABI 值<0.9;多普勒超声、磁共振血管造影以及 X 线血管造影等影像学检查发现外周动脉狭窄、闭塞病变,下肢溃疡符合

动脉性溃疡的特征即可明确诊断。

（二）鉴别诊断

本病主要需与其他闭塞性外周动脉疾病,如多发性大动脉炎、血栓栓塞性脉管炎和动脉栓塞症等相鉴别(表10-8)。

表10-8　常见闭塞性动脉疾病鉴别

| | 多发性大动脉炎 | 外周动脉疾病 | 血栓闭塞性脉管炎 |
|---|---|---|---|
| 发病年龄 | 青年,多<40岁 | 中老年,多>50岁 | 青壮年,20~40岁 |
| 性别 | 多为女性 | 多为男性 | 多为男性 |
| 吸烟 | 多无 | 多有 | 可有 |
| 高血压 | 累及肾动脉时可出现 | 常有 | 多无 |
| 血脂异常、2型糖尿病 | 多无 | 常有 | 多无 |
| 常见血管病变位置 | 主动脉及其主要分支 | 髂、股和腘动脉 | 上下肢远端小动脉及静脉 |
| 其他部位动脉硬化 | 无 | 常有 | 无 |
| 受累动脉X线钙化症 | 无 | 可有 | 无 |
| 血管造影结果 | 主动脉主要分支开口处狭窄或闭塞 | 受累动脉呈广泛不规则狭窄,可伴扩张、扭曲 | 受累动脉呈节段性狭窄或闭塞,病变上下段血管光滑 |

（三）实验室及辅助检查

1. 血清学检查　常有血脂异常和血糖升高等。

2. 踝/肱指数(ABI指数)和足趾/肱动脉收缩压的比值(TBI指数)　作为评价下肢缺血程度的常用指标。

2011年11月美国心脏病学会基金会(ACCF)、美国心脏协会(AHA)联合发表的外周动脉疾病治疗指南推荐踝/肱指数、足趾/肱动脉指数及节段压力检测,并强调对怀疑有下肢动脉疾病的患者都应当进行ABI测定。新指南规定:ABI值正常范围是1.0~1.4;0.91~0.99为临界异常,<0.90为异常,>1.4为不可压缩性动脉。

3. 无创的影像学检查技术　包括数字超声探测仪、计算机断层扫描血管造影、磁共振血管造影成像与ABI相结合进行诊断,使用影像学检查手段不但能提升诊断灵敏度,同时还能提示粥样硬化斑块的位置和病变程度的相关信息。

4. 彩色多普勒超声检查　首选的影像学诊断方法,可以早期发现双下肢动脉粥样硬化斑块,能显示附壁血栓的数量、所在部位、是否陈旧或新鲜血栓,病变血管的部分或完全阻塞所致的走行变化或动脉瘤形成的情况,可以评价病变程度,为手术方案的选择提供直观、准确的诊断依据。并可应用于患肢动脉气囊、支架置入的监视、导引。

5. 动脉、糖尿病及静脉性溃疡区别见表10-9。

表 10-9　动脉、糖尿病及静脉性溃疡的区别

| | 动脉性溃疡 | 糖尿病溃疡 | 静脉性溃疡 |
|---|---|---|---|
| 诱发因素 | 周围血管疾病(PVD)<br>糖尿病<br>高龄 | 有周围神经病变的糖尿病患者<br>长期未控制或控制不良的糖尿病 | 在穿支静脉中的关闭不全<br>有深静脉血栓性静脉炎和血栓形成史<br>溃疡病史、肥胖、高龄 |
| 解剖位置 | 足趾或足趾间<br>在趾骨头<br>外踝周围<br>与外伤相关的部位或穿鞋摩擦的部位 | 在足跖面<br>在跖骨头<br>足跟以下 | 在小腿内侧,踝部<br>在踝区 |
| 患者评估 | 薄、有光泽、干燥的皮肤<br>足踝和足部毛发<br>足趾甲变厚<br>抬高时苍白下放时红润<br>发绀<br>皮温下降<br>搏动减轻或消失 | 足部感觉减退或丧失<br>足部畸形<br>搏动明显<br>下肢温暖<br>皮下脂肪萎缩<br>如果患者有 PVD 进行动脉评估结果 | 顽固性水肿<br>扩张的浅静脉<br>皮肤干燥、变薄、脱屑<br>溃疡愈合的证据<br>伤口周围及下肢色素沉着<br>可能存在皮炎 |
| 伤口床特点 | 伤口边缘<br>坏疽或坏死<br>伤口底部深、苍白<br>伤口周围的组织脱皮或紫癜性<br>剧烈的疼痛<br>蜂窝织炎<br>极少的渗出 | 伤口边缘<br>伤口底部深<br>蜂窝织炎或潜在的骨髓炎<br>粒状组织的存在,除非 PVD 存在<br>低到中度渗出 | 不规则的伤口边缘<br>浅表伤口<br>红色颗粒状组织<br>通常有最小至中度疼痛<br>经常中到重度渗出 |

来源:Cathy Thomas Hess,BSN,RN,CWOCN. Lower-Extremity Wound Checklist. ADVANCES IN SKIN & WOUND CARE & VOL. 24 NO. 3,2011

## 六、治疗与预防

### (一) 治疗目标

首先控制感染;其次治疗局部缺血,要使阻塞的血管再通畅;第三是溃疡的治疗。

### (二) 治疗原则

对动脉性溃疡来说,血液循环非常重要,血管流通是伤口痊愈的首要条

件。因此,血管重整手术是重要治疗,否则溃疡极难痊愈,甚至会日趋恶化。而且,除溃疡外,患者的下肢亦非常疼痛,因此外科手术解决下肢动脉阻塞是首要治疗原则。恢复动脉血管血流通畅是治疗动脉性溃疡的先决条件。

（三）治疗策略

动脉溃疡伤口处置着重于避免溃疡产生的相关因素,其次才是伤口床的处置。增加伤口床血流供应是非常重要的策略。再者,提供伤口组织生长环境、伤口床保护及避免组织破坏都是护理的重要环节。这种溃疡愈合非常困难,局部使用敷料常难以见效,多需借助外科手术治疗。对于干性坏疽的局部处理需注意保持溃疡及周围皮肤的清洁与卫生,防止继发感染。干性坏疽继发感染时常表现为湿性坏疽,基底有较多脓性分泌物,此时应去除脓苔,清洁伤口,同时局部使用银离子敷料控制感染。其治疗方式可分为内科及外科两种治疗。

1. 内科治疗　由于动脉溃疡患者多同时有动脉粥样硬化,故在进行伤口护理时,也应配合患者检查值采用药物治疗。常见药物治疗种类包括血小板抑制药（platelet inhibitors）、抗脂质药物（antilipid medications）与血管紧张素转化酶抑制药（angiotensin-converting enzyme inhibitors）。

2. 外科治疗　动脉闭塞性疾病是发生下肢动脉性溃疡的主要病因,单纯局部使用敷料常难以见效,若口服药物也无法改善症状,可以考虑血管成形术或放置支架;若更严重者,则考虑血管绕道手术,手术本身风险最大的部分还是来自于患者的全身性疾病如冠心病等,因此术前要做好评估,才能有良好的手术结果。并非所有患者皆需要执行血管绕道手术,但对于严重的下肢动脉血管障碍患者,一般皆采用血管绕道手术（bypass graft-ing）。若是在动脉血管评估之后,无法进行动脉绕道手术,次要的选择才会是以促进侧支血流提供该区域血流供应。目前借助外科手术治疗恢复血供的方法,包括传统外科手术治疗、介入治疗、手术介入联合治疗和自体外周血干细胞移植。

（四）预防

1. 运动计划　规范性、逐渐性运动可促进下肢产生并行性血流现象。

2. 戒烟　由于吸烟会减少全身性血流,因此患者避免吸烟以恢复足够血流供应,是成功治疗下肢溃疡伤口重要的一环。

3. 体重控制

4. 药物

5. 足部护理

（1）定期检查下肢及足部:若有新溃疡,应及时就诊。避免坐时交叉下肢,以免影响血液循环。

（2）避免双足浸冷水或热水,防止损伤。每天以温水进行足部泡脚护理,同时以毛巾拭干足部及足趾,可涂凡士林油或皮肤润滑乳按摩足部,并避免皮肤干燥,但此润滑乳不建议使用在足趾间。

（3）活动时尽量穿棉袜及舒适的鞋子,勿穿凉鞋及拖鞋,保护足部,避免足部受压及损伤。

（4）趾甲护理,趾甲修剪为平型为宜。

（5）预防患者因反复的压力造成伤口出现,可以提供具有缓冲压力性鞋垫的鞋子,指导患者及家属,并定期复诊让相关医师及护理师检查患者足部。护士也应教导患者在下肢容易受压之处或骨突处进行保护措施。

（6）若疼痛加剧或伤口周围红肿,应立即就医。

## 七、护理措施

### （一）护理评估

1. 全身评估

（1）病史:如外科手术、内科疾病、药物服用等。

（2）溃疡史:如患者在何时有第一次溃疡形成,是否有下肢创伤,溃疡是否复发,复发是否在同一部位,有否接受过治疗。

（3）诊断:如血管检查、实验室检查、放射学诊断。

（4）身体状况:活动性、下肢活动能力。

（5）疼痛评估:间歇性跛行,患者一定要停止活动休息,疼痛才能缓解。静息痛多发生于晚上患者休息时,因双腿放于床上,血流供应不足而产生疼痛,患者需要将双腿向下垂于床边,让地心引力而增加血流量才能减轻疼痛。

（6）衣物:有无穿着紧束鞋袜。

（7）营养状况:如过胖。

（8）知识水平:关于动脉性溃疡的形成及预防等。

2. 局部伤口评估

（1）位置:可于下肢任何地方有溃疡形成,但多发生于足部外侧、足趾及足趾之间。

（2）下肢毛发消失、萎缩、皮肤光亮、腓肠肌或股肌消瘦。

（3）伤口边缘多整齐,颜色较苍白,渗液量少,伤口较干。

（4）足背、胫前、胫后动脉微弱或消失。

（5）足趾可能有缺血坏死。

（6）趾甲变厚。

（7）足趾灌注差,足部冰冷。

（8）体位性红斑:患者平卧,下肢抬高约30°或高于心脏位置,下肢颜色会变苍白,当下肢下垂时,颜色转为红色。

（9）动脉溃疡伤口特性见表10-10。

表 10-10　动脉溃疡伤口特性

| 类别 | 临床表现 |
| --- | --- |
| 部位 | 呈现小或不规则的伤口,通常伤口位于下肢肢体末梢顶端,如足趾 |
| 水肿 | 无 |
| 大小 | 小的似火山口外观,边缘较规则;浅、不规则伤口边缘 |
| 伤口床 | 苍白,坏死,溃疡底部为纤维组织,周围角化性硬结 |
| 渗液量 | 通常少量 |
| 伤口周围皮肤 | 皮肤冰冷;抬高下肢时皮肤苍白,站立时下肢牛肉红;皮肤薄发亮 |
| 疼痛 | 可能出现痉挛或持续性深部疼痛,感觉丧失和足趾肌力减弱是识别机体处于缺失危险的最重要的特征 |
| 愈合 | 很少看到伤口缩合,呈现肉芽组织,瘢痕形成 |
| 皮温 | 厥冷是一个典型症状,尤其是在对侧肢端温暖时 |
| 退行性改变 | 毛发消失、指甲变厚等 |
| 动脉搏动 | 足背动脉或胫后动脉搏动减弱和消失,双侧肢体血压差>2.7kPa (20mmHg),病变部位可闻及收缩期或连续性血管杂音,足或足趾的溃疡或坏疽 |

3. 心理-社会状况　评估适应能力、经济能力、家庭支持、社交活动、个人卫生、运动量、酒癖、烟癖、药物癖等。

（1）心理:心理紧张会影响人体免疫系统的功能,影响组织的修复功能。选用 STAI(焦虑、特性调查表)既评估患者当前的焦急状态,又可评估患者平时的焦虑特性,便于采取有针对性的心理干预措施。

（2）社会:患者的活动能力、社会经济地位、主要照顾者照顾能力等。

（二）伤口护理

动脉性溃疡的主要原因是缺血致组织缺氧坏死,因此,要加强保护,防止受伤或受压。如果患者存在严重的静息痛,疼痛的控制成为治疗必不可少的一部分。鼓励患者戒烟,因为吸烟进一步导致下肢血供障碍,适当锻炼有助于增加肢体的侧支供血,改善组织灌注。注意肢体保暖以减轻疼痛。

溃疡治疗的主要目的是去除坏死组织和防止感染。根据溃疡的表现、渗液量和溃疡的位置来选择合适的伤口处理产品。敷料要能够有效的保留而又不会过大而过度限制活动,足趾的敷料较难选择,无论使用何种敷料,最关键的一点要确保不影响肢体血供。

1. 干性坏疽　若干性坏疽则应保持伤口干燥,切勿用湿敷或用湿性愈合方法,因容易引致感染而致脓毒血症。若需要进行截肢,则先行血管手术,血流畅通后再截肢。

2. 湿性坏疽　显示有感染的坏死组织,此为紧急情况,需要做外科清创及抗生素治疗。若失败则需要立即做截肢手术,否则可能引起脓毒血症。

3. 判断伤口有无感染　患者已行血管手术,可用各种不同敷料促进伤口愈合。其重点如下：

（1）出现溃疡伤口必须执行伤口微生物培养，通常建议再进行组织切片检查。

（2）执行全细胞计数、血糖值、生化检查等实验室检查。

（3）若患者出现深部组织溃疡伤口，建议辅助局部X线摄影术、计算机断层及磁共振等，来确认患者是否因为骨髓炎造成伤口迟迟不能愈合。

4. 清创  动脉溃疡、任何干结痂或坏疽性伤口都应等到血流重新供应时才可以执行伤口清创。

**（三）疼痛护理**

关心安慰患者，讲解疼痛与情绪的内在联系，使之保持心境平和。观察疼痛的部位、性质与加重因素，以及疼痛时间，尤其夜间更应注意观察。疼痛发作时绝对卧床休息，使下肢下垂，增加血供，避免肢体剧烈活动。冬天注意保暖患肢，禁止直接使用热水袋。评估患者疼痛情形并适时依医嘱给予镇痛药，若出现静息痛或急性感染症状，则应立即转给心血管外科医师。

病例与思考

--病例 10-2--

【病例摘要】

患者，男性，88岁，罹患高血压30余年。2013年11月左下肢持续疼痛不适、皮肤呈现暗紫色、左足出现溃疡以致无法下床走动，至医院求治经诊断为蜂窝织炎，给予抗生素治疗及伤口处理但病况未改善。询问病史发现患者3个月前左足就有间歇性的疼痛，走路时感微痛，躺在床上就会痛且晚上睡觉时疼痛会加剧，疼痛范围为小腿后侧至足背足趾处，刺、麻、痛，疼痛指数8分。皮肤外观呈现暗紫色。2014年02月12日患者左足部4趾坏疽就诊伤口门诊（图10-26），患者无法行走，膝腘、足背及胫后动脉搏动消失，右侧足背及胫后动脉搏动微弱，皮肤颜色呈牛肉红颜色，双下肢ABI值均为0.6。下肢多普勒超声波结果为双侧动脉有硬化且左侧股动脉有严重阻塞的情形，诊断为左下肢动脉阻塞合并左足坏疽。

2周后经介入科收治入院给予经皮血管腔内血管成形术（percutaneous transluminal angioplasty, PTA）手术，术后左足端皮温正常，坏死的足趾采取蚕食的方法多次清创（图10-27）。4月8日骨科去除暴露在外的趾骨残端（图10-28）。2014年05月14日，患者左足部残端两处残余伤口（图10-29）。左下肢PTA术后5个月，氯吡格雷抗凝治疗；高血压病史，长期服用非洛地平治疗，血压18.6/12.0kPa（140/90mmHg）；伤口分泌物培养为金黄色葡萄球菌。肝功能结果：血总胆固醇7.61mmol/L，甘油三酯2.8mmol/L，血清白蛋白40g/L。血常规结果：白细胞计数$11.92\times10^9$/L，血小板$105\times10^9$/L。

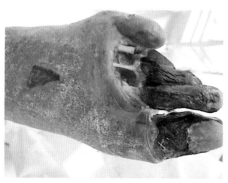

图 10-26　动脉性溃疡坏疽

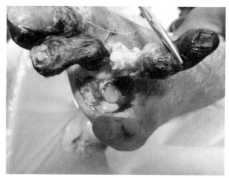

图 10-27　动脉性溃疡血管重建后清创

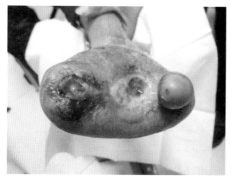

图 10-28　动脉性溃疡趾骨外露

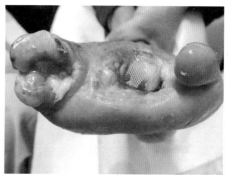

图 10-29　动脉性溃疡咬骨后伤口

【护理评估】

1. 全身评估　患者 88 岁,身高 175cm,体重 63kg,BMI 20.6kg/m²。患者无抽烟、酗酒等不良嗜好。高血压病史 30 年,长期服用非洛地平治疗,血压维持在 18.6/12.0kPa(140/90mmHg)左右。肝功能结果:血总胆固醇、甘油三酯水平升高,血清白蛋白水平正常。PTA 术后口服氯吡格雷抗凝治疗,近期凝血四项检查结果正常。血常规结果:白细胞偏高,血小板正常低限。

2. 局部评估　双踝部轻度水肿,双下肢毛发消失、萎缩、皮肤干燥、脱屑。皮肤温暖,左足背动脉搏动减弱,左下肢 ABI 指数 0.8。左足第一趾残端伤口面积为 0.5cm×0.6cm,100% 红色,有中量浆液性渗液,有异味,周围皮肤红肿,有浸渍,有潜行。左足第四趾残端伤口大小为 1cm×1cm,25% 黄色,75% 红色,中等量浆液性及血性渗液,有异味,周围皮肤红肿,有浸渍,有潜行(图10-30),可探及骨面。伤口分泌物培养为金黄色葡萄球菌感染。伤口类型为下肢动脉性溃疡。有间歇性跛行和静息痛。

3. 心理及社会状况　患者家庭经济状况一般,虽然家人比较关心患者的病情,但由于病程长,治疗费用多,行动不便,产生焦虑心理。

【护理措施】

1. 伤口处理　左足第一趾残端伤口和第四趾残端伤口:用生理盐水清洁伤口,内层敷料为银离子油纱敷料,外层敷料为纱布,2 天更换敷料一次。目的是控制感染、清除坏死组织、促进肉芽组织生长。使用绷带固定时注意松紧度合适,确保不影响肢体血供。潜行闭合后给予银离子泡沫敷料覆盖,经过 4 个月的伤口处理,伤口基本愈合(图 10-31)。

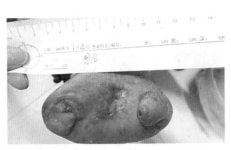

图 10-30　动脉性溃疡治疗期伤口

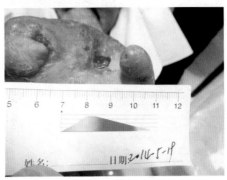

图 10-31　动脉性溃疡伤口愈合

2. 营养支持　饮食调养是预防动脉硬化的主要措施。减少食物中动物脂肪和蛋白质,降低胆固醇的摄入量,少吃动物内脏指导患者进食高维生素、绿色蔬菜、水果等。

3. 心理护理　讲解疾病的有关知识,主动关心安慰患者,消除患者的恐惧与焦虑情绪。

4. 药物护理　继续应用抗凝、溶栓、祛聚、抗感染等对症治疗。药物治疗期间避免碰撞及摔倒,用软毛刷刷牙,观察有无出血倾向。

5. 健康教育　指导与协助正确的肢体摆放以避免下肢缺血,包括抬高床头,让双脚下垂的坐姿,利用重力可增加下肢的血液循环。穿着合适,勿穿太紧及吸汗的袜子,保持双下肢的温暖。

【护理体会】

1. 全面评估患者情况　该例患者通过 PTA 手术对患肢重新建立血液供应,为伤口愈合提供了良好的基础。

2. 遵循湿性愈合理论　动态评估伤口,根据伤口愈合的不同时期及具体情况选择合适的敷料。

3. 提供全面的健康教育和心理护理　重视疾病的后续治疗及足部皮肤护理,早期发现足部溃疡,降低截肢率。

(何建文　蔡蕴敏)

# 第十一章

# 炎性皮肤溃疡的护理

## 第一节　坏疽性脓皮病的护理

### 一、概　　述

坏疽性脓皮病（gangrenous pyoderma）是一种慢性、复发性、坏死性、溃疡性、瘢痕性、疼痛性皮肤病，属于嗜中性皮肤病，常与炎症性肠病、关节病、血液病等并发。由 Bransting 等于 1930 年最早描述。

### 二、病　　因

本病病因不完全清楚，一般认为与免疫学异常有关，主要是细胞免疫和体液免疫失调伴中性粒细胞功能异常。有人证实，坏疽性脓皮病患者对二硝基氯苯（DNCB）、念珠菌素和链激酶延迟反应有缺陷。

本病可伴有溃疡性结肠炎、类风湿关节炎等自身免疫疾病，血清中 γ 球蛋白水平常增高，皮损活动病变免疫荧光检查，真皮小血管壁可有 IgM 和 C3 沉积，细胞免疫功能减低，结核菌素、念珠菌素、DNCB 等皮试反应低下。这可以解释当单核巨噬细胞系统功能极度低下，当有微小的损伤或伤害时，即可出现皮损。皮肤外伤常为本病的诱发因素，这一超敏反应尤其在疾病急性期和接近皮损处最强烈。此现象可能是属于阿蒂斯（Arthus）反应或施瓦茨曼（Schwartzman）反应，患者中性粒细胞趋化功能伴有异常，主要表现为中性粒细胞吞噬功能降低，已证实在豚鼠皮肤中有一种能引起皮肤坏死的血清皮肤坏死因子，但其特异性不明。

坏疽性脓皮病的组织病理并无特异性改变。多表现为无菌性脓肿，其中静脉和毛细血管血栓形成、出血、坏死和肥大细胞浸润。凝结是一个重要的表现。在活动边缘表现淋巴细胞性血管炎，提示血管内皮是一个早期的靶器官。早期坏疽性脓皮病的皮损与白塞（Behcet）综合征、中性粒细胞性皮炎相仿。与白细胞破碎性血管炎也有部分相似。浸润细胞中存在较多的多形核白细胞，也有上皮细胞和巨细胞，特别是在慢性病例中，单核细胞显著，甚至有上皮瘤样增生。病理检查可排除阿米巴病和深部真菌感染。

## 三、临 床 表 现

坏疽性脓皮病的皮损可累及全身，主要累及小腿、大腿、臀部和面部。唇和口腔黏膜，甚至眼睑和结膜可出现脓疱和侵蚀性水疱。原发皮损因累及深度不同，可表现为：

1. 触痛性的结节红斑　初为红色，以后中央变蓝色，最终形成溃疡。

2. 水疱、脓疱　一个或多个水疱、脓疱，类似痤疮、毛囊炎、一过性棘层松解性皮病或疱疹样皮炎等。两种皮损可同时出现，也可互相转变。皮损可发生于正常皮肤或原有皮肤病的部位。

原发皮损逐渐水肿，并迅速形成溃疡，境界清楚，边缘淡蓝色，常增厚隆起，有时呈高低不平和潜行破坏，中央溃疡基底呈红色，深浅不一，像火山口，表面附有恶臭的黄绿色脓液，溃疡周围早期绕有红晕。因皮肤和皮下组织毛细血管-静脉血栓形成，皮损不断向四周呈离心性扩大。溃疡大小不等，小如黄豆，大者直径可至10cm或更大。数目较多，最多可达百余个。皮损多伴有疼痛，也有患者可长期不痛。部分病例可自愈，愈后留下萎缩性筛状瘢痕。常不伴淋巴结或淋巴管病变。

真皮深部型或大疱型也较多见，此型皮损多为单发，并伴有其他症状。出血性大疱型通常为大疱，较表浅，伴疼痛，疱液可达0.5L以上，此型常与急性白血病和其他髓性增生性疾病有关，但也有15%的病例无此相关疾病。个别病例有白塞（Behcet）综合征的表现，如口腔-生殖器溃疡或浅表性血栓性静脉炎。

非典型病例与暴发性紫癜、中性粒细胞性皮病、结节性红斑或结节性血管炎相似。

在病情活动时常伴有毒血症状和长期发热等全身症状，约40%患者于外伤处可诱发皮损，如注射部位、活检或手术部位等。这些全身症状迅速消退依赖于皮质激素的应用，体温可在24小时内降至正常。

坏疽性脓皮症溃疡常反复发作，可持续数年，但患者一般情况尚好。约半数病例伴有内脏疾病，因此有人认为本病是系统性疾病的皮肤表现，最常见的伴随疾病为溃疡性结肠炎，也可伴随类风湿关节炎和系统性红斑狼疮等结缔组织病，也可伴随血液病如多发性骨髓瘤、急性或慢性髓细胞性白血病、骨髓增生性疾病、单克隆性丙种球蛋白病等，还可伴随慢性活动性肝炎和糖尿病等。伴发溃疡性结肠炎,结肠炎或与皮损同时出现或在其后出现。另外,本病还与许多有关节炎表现的疾病有关,如白塞综合征等。

## 四、诊断与鉴别诊断

### (一) 诊断

诊断主要依赖临床表现。根据原发疹为丘脓疱或结节,迅速形成潜行性溃疡,脓培养阴性,剧烈疼痛,伴发热等全身症状,应考虑本病。组织病理对本病无诊断意义。需与其他原因引起的溃疡性疾病如皮肤结核、深部真菌病、晚期梅毒、非典型性分枝杆菌感染、增殖性脓皮病等鉴别。同时应进行全身性检查,以明确是否伴有潜在性内在疾病。

### (二) 鉴别诊断

坏疽性脓皮病需与以下疾病相鉴别。

1. 白塞综合征　起病突然,脓疱成分为淋巴细胞,无溃疡,皮损愈后无瘢痕。

2. 术后进行性坏疽　多见胸部或腹部,常是单个损害,可从皮损中分离出微需氧的链球菌,对抗生素敏感。

3. 梅勒尼(Meleney)坏疽　潜行性溃疡与本病相似,但现今由梭状芽胞杆菌引起的感染并不常见。

4. 韦氏(Wegener)肉芽肿　除皮损之外,容易侵犯呼吸道、累及肾脏,实验室检查胞浆型 ANCA(C-ANCA)阳性,组织病理检查可见肉芽肿形成。

5. 暴发性紫癜　皮损分布较广泛,进展较快。

6. 结节性动脉周围炎　多发性皮下结节沿脉管走向分布,可发生破溃,本病容易侵犯心血管系统而表现为高血压、心动过速,也容易引起肝脏肿大、腹痛、肾功能不全等全身脏器侵犯的表现,病理可见真皮与皮下交界处的中小动脉血管炎症、闭塞与坏死,以及周围组织的缺血性坏死。

## 五、治疗与护理

### (一) 治疗

1. 支持、对症治疗　增强营养,改善患者的全身状况;积极治疗原发性内在疾病;避免皮肤损伤及创伤性操作;切忌摄入碘化钾以防病情加重。

2. 药物治疗

(1) 糖皮质激素:病情较重的急性病例宜用糖皮质激素治疗。泼尼松口服,多数患者有显著疗效。当常规剂量治疗无效时,可考虑甲泼尼龙冲击疗法,待病情控制后,改为泼尼松维持治疗。当糖皮质激素治疗无效、或出现严重不良反应以及不能耐受者考虑使用免疫抑制剂。

（2）柳氮磺胺吡啶：适用于伴活动性肠病的患者。

（3）氨苯砜：适用于慢性、顽固性病例。

（4）沙利度胺：晚间一次顿服，病情控制后，逐渐减至维持剂量。

（5）抗生素：伴细菌感染者，可试用抗生素，如四环素，具有抗炎及抗感染作用。

（6）其他：雷公藤制剂、利福平、转移因子、胸腺肽等均有报道用于治疗本病。

3. 特殊治疗　包括大剂量静脉输注丙种球蛋白、血浆置换、高压氧疗法等。适用其他方法无效的患者。

4. 局部治疗　目的在于清洁创面、预防继发感染、促进溃疡愈合。

5. 手术治疗　由于手术可诱发本病，原则上不采用。但如溃疡底部有较多坏死组织，可行手术清除病灶坏死组织，以保持局部的清洁。当皮损被有效控制后，可立即进行植皮手术，修复创面。

**（二）护理**

1. 伤口护理

（1）疼痛控制：多数患者疼痛明显，伤口较大者，疼痛更甚，处理伤口更换敷料前应先有效控制疼痛。

（2）初期感染比较明显时，可用碘溶液清洗后再用生理盐水清洗；若感染症状不明显，使用生理盐水清洗即可。

（3）敷料选择的原则为吸收渗液，控制感染。根据伤口的具体情况选择。

（4）清创可能使伤口床进一步扩展，宜谨慎进行。

（5）伤口处理进展不明显时，宜及时转介皮肤科治疗原发疾病。

2. 其他护理

（1）伴发其他脏器损伤时，宜尽早转介专科治疗。

（2）累及腿部，疼痛明显导致活动减少，应协助患者定时转变体位，或使用必要的减压产品，防止压力性损伤形成。

（3）累及颜面部常引起明显的形象改变，患者心理压力较大，应重点关注，适当疏导。

## 六、并　发　症

常伴发系统性疾病如溃疡性结肠炎、克罗恩病（Crohn 病）、急性粒细胞性白血病、多发性骨髓瘤、淋巴瘤、慢性活动性肝炎、糖尿病、结缔组织病等，因此对本病应仔细全面检查，及时发现全身潜在性疾病。

## 病例与思考

### --病例 11-1--

【病例摘要】

患者男性,61 岁,2 年前骑摩托车刮伤右小腿皮肤,予止血包扎。伤口逐渐结痂,后不慎将痂皮擦破,伤口周围出现肿痛,予消炎药(具体不详)治疗后伤口逐渐缩小,但周围皮肤开始出现瘙痒,反复搔抓后糜烂面加深,伤口扩大,伤口边缘疼痛明显。使用消炎药后症状好转,但仍伴有周围皮肤瘙痒,搔抓后伤口再次扩大、加深,边缘疼痛加重,有脓性分泌物,如此反复 2 年,近一个月症状加重,为进一步治疗来我院就诊,接诊时伤口基底完全为黄色腐肉覆盖(图 11-1)。入院后查体,生命体征平稳,白细胞总数 $17.86 \times 10^9$/L,中性粒细胞占比 87.2%,白蛋白 29.9g/L。

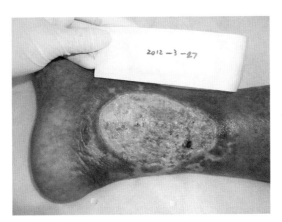

图 11-1　接诊时伤口基底完全为黄色腐肉覆盖

【临床诊断】

坏疽性脓皮病继发感染。

【治疗原则】

1. 激素治疗控制病情。

2. 全身使用抗生素控制感染。

3. 正确评估,局部选择合适的方法促进伤口愈合。

4. 加强营养,加速伤口愈合。

【护理措施】

1. 全身评估　伤口类型为坏疽性脓皮病溃疡,持续时间 2 年,存在伤口感染,白细胞总数 $17.86\times10^9/L$,中性粒细胞占比 87.2%,患者营养不良,白蛋白 29.9g/L。组织病理提示感染性肉芽肿组织。

2. 局部评估 伤口大小9cm×6cm,基底为黄色腐肉覆盖,较干燥,渗液呈黄色脓性,量少,周围有红晕,轻微肿胀,压痛明显。

3. 伤口处理 清除坏死组织(图11-2),选择具有抗菌效果的银离子泡沫敷料有效抗感染(图11-3),营造适宜的湿性环境促进伤口愈合,感染控制后改用泡沫敷料促进上皮组织爬行(图11-4)。

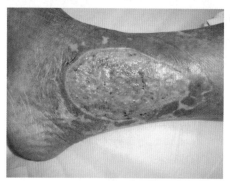 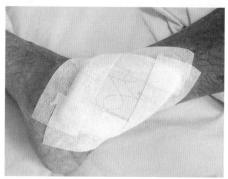

图11-2 清创后伤口创面　　图11-3 选择银离子泡沫敷料外贴伤口

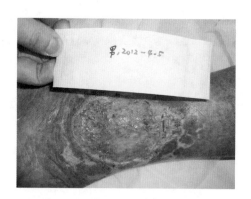

图11-4 基底黄色腐肉已完全清除

【护理体会】

坏疽性脓皮病是一种慢性复发性溃疡性皮肤病,应尽早确诊,综合治疗,全身控制病情,控制感染,加强营养,积极进行伤口局部处理,通过清创、选择合适敷料促进伤口尽快愈合(图11-5、图11-6)。

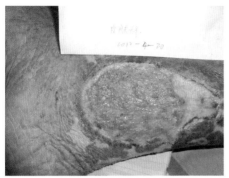

图11-5　肉芽组织正常,周围有
粉色上皮爬行

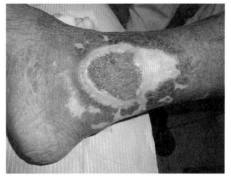

图11-6　上皮继续爬行,伤口明显缩小

（郑美春　龙小芳）

## 第二节　坏死性筋膜炎的护理

### 一、概　　述

坏死性筋膜炎（necrotic fasciitis）是一种罕见的潜在威胁生命的进行性感染性疾病。它累及的范围包括皮下组织、表浅及深层筋膜,以广泛而迅速的皮下组织和筋膜坏死为特征的软组织感染,常伴有全身中毒性休克。它最先由一位名为 Joseph Jones 的军队外科医生所描述。

### 二、病　　因

坏死性筋膜炎是多种细菌的混合感染,其中主要是化脓性链球菌和金黄色葡萄球菌等需氧菌。本病感染只损害皮下组织和筋膜,以广泛组织麻木和坏疽为特点,但不累及感染部位的肌肉组织。常伴有全身和局部组织的免疫功能损害,如继发于擦伤、挫伤、昆虫叮咬等皮肤轻度损伤后,空腔脏器手术后,肛周脓肿引流、拔牙、腹腔镜操作后,甚至是注射后（多在注射毒品后）均可发生。长期使用皮质类固醇和免疫抑制剂者好发本病。根据病情,坏死性筋膜炎可分为两种类型:

第一种类型为致病菌通过创伤或原发病灶扩散,使病情突然恶化,软组织迅速坏死。可由单一菌株感染,主要由 A 型链球菌（化脓性链球菌）或混合金黄色葡萄球菌引致。此类感染主要发生于身体健康的人群,多发生于四肢。也可由弧菌感染引致,此种细菌多生长于海水环境中,故而感染多因为受损皮肤暴露于海水或伤口经由海产类生物引起。慢性肝病患者为高危人群。

第二种类型:病情发展较慢,以蜂窝织炎为主要病变,皮肤常有多发性溃疡,脓液稀薄伴有奇臭,呈洗碗水样,溃疡周围皮肤伴广泛潜行,且有捻发音,局部感觉麻木或疼痛,这些特点非一般蜂窝织炎所有。患者常有明显毒血症,出现寒战、高热和低血压。皮下组织广泛坏死时可出现低钙血症。

大部分病例,细菌经损伤的皮肤、脏器穿破处,尤其是直肠、肛门或泌尿生殖器侵入皮下组织。细菌沿着疏松的浅筋膜和皮下组织,制造内、外毒素而导致组织缺氧、液化性坏死而导致全身反应。

## 三、病 理 改 变

1. 皮肤筋膜大面积坏死　在全身或局部组织出现免疫损害后,多种细菌侵入皮下组织和筋膜,需氧菌先消耗组织中的氧,使氧还原电势降低,体系还原性增强。同时细菌分泌的酶将组织中的过氧化氢分解,创造出适宜厌氧菌生存繁殖的少氧环境。由于细菌及毒素的作用引起浅筋膜炎症。有研究认为,多种细菌均可产生透明质酸酶、肝素酶等加速了血管内凝血,使小血管内血栓形成,导致血液循环及淋巴回流障碍。酶分解、破坏组织,使病变沿皮下间隙迅速向周围扩散,引起感染组织广泛性地炎症充血、水肿,继而皮肤和皮下的小血管网发生炎性栓塞,组织营养障碍导致皮肤缺血性坑道样坏死甚至发生环行坏死。这种进程进展极为迅速,可以每小时1英寸(1英寸=2.54cm)的速度扩散。NF病灶仅侵犯皮肤、皮下组织,一般不侵犯肌层。

2. 渗出液恶臭　坏死性筋膜炎病变迅速坏死液化,液体从破溃创口渗出,渗出液污黑、恶臭难闻,液体可随皮下间隙向外扩散,从而使病变迅速扩散。

3. 捻发音　坏死性筋膜炎病灶内细菌繁殖及组织坏死液化产生气体,气体充盈皮下间隙。因此在触诊病变皮下时可有捻发音。气体及液体中有大量细菌,可迅速通过皮下间隙向外扩散。

4. 镜检所见　可见血管壁有明显炎性表现,真皮层深部和筋膜中有中性粒细胞浸润受累筋膜内血管有纤维性栓塞,动静脉壁出现纤维素性坏死,革兰染色可在破坏的筋膜和真皮中发现病原菌,肌肉无损害的表现。

## 四、临 床 表 现

### (一) 局部症状

1. 片状红肿、疼痛明显　起病急,早期局部体征常较隐匿而不引起患者注意,24小时内可波及整个肢体。局部早期皮肤出现红肿,呈紫红色片状,边界模糊,疼痛。此时皮下组织已经坏死,因淋巴通路已被迅速破坏,故少有淋巴管炎和淋巴结炎。感染 24 小时内可波及整个肢体。个别病例可起病缓慢、早期处于潜伏状态。受累皮肤发红或发白、水肿,触痛明显,病灶边界模糊,呈弥漫性蜂窝织炎状。

2. 疼痛缓解、转而麻木　由于炎性物质的刺激和病菌的侵袭,早期感染局部有剧烈疼痛。当病灶部位的感觉神经被破坏后,则剧烈疼痛可被麻木或麻痹所替代,这是本病特征之一。

3. 血性水疱　由于营养血管被破坏和血管栓塞,皮肤的颜色逐渐发紫、发黑,出现含血性液体的水疱或大疱。

4. 奇臭的血性渗液　皮下脂肪和筋膜水肿、渗液黏滞、浑浊、发黑,最终液化坏死。渗出液为血性浆液性液体,伴奇臭。坏死广泛扩散,呈潜行状,有时产生皮下气体,检查可发现捻发音。

### (二)　全身中毒症状

疾病早期,局部感染症状尚轻,患者即出现畏寒、高热、厌食、脱水、意识障碍、低血压、贫血、黄疸等严重的全身性中毒症状。若未及时救治,可出现弥散性血管内凝血和中毒性休克等。局部体征与全身症状的轻重不相称是本病主要特征。

## 五、诊断与鉴别诊断

### (一)　诊断

Fisher 提出六条诊断标准:

1. 皮下浅筋膜的广泛性坏死伴广泛潜行的坑道,向周围组织内扩散。

2. 中度至重度的全身中毒症状伴神志改变。

3. 未累及肌肉。

4. 伤口、血培养未发现梭状芽胞杆菌。

5. 无重要血管阻塞情况。

6. 清创组织病检发现有广泛白细胞浸润,筋膜和邻近组织灶性坏死和微血管栓塞。细菌学检查对诊断具有重要意义,培养取材最好采自进展性病变的边缘和水疱液,做涂片检查,并分别行需氧菌和厌氧菌培养。测定血中有无链球菌诱导产生的抗体(链球菌释放的透明质酸酶和脱氧核糖核酸酶 B,能产生效价很高的抗体),有助于诊断。

### (二)　鉴别诊断

需要将坏死性筋膜炎与以下几种疾病鉴别。

1. 丹毒　局部为片状红斑,无水肿,边界清楚,且常有淋巴结、淋巴管炎。有发热,但全身症状相对较轻,不具有坏死性筋膜炎的特征性表现。

2. 链球菌坏死 由 β 溶血性链球菌感染引起。以皮肤坏死为主,不累及筋膜。早期局部皮肤红肿,继而变成暗红,出现水疱,内含血性浆液和细菌。皮肤坏死后呈干结、类似烧伤的焦痂。

3. 细菌协同性坏死 主要是皮肤坏死,很少累及筋膜。致病菌包括非溶血性链球菌、金黄色葡萄球菌、专性厌氧菌、变形杆菌和肠杆菌等。病人全身中毒症状轻微,但伤口疼痛剧烈,炎症区中央呈紫红色硬结,周围潮红,中央区坏死后形成溃疡,皮缘潜行,周围有散在的小溃疡。

4. 梭菌性肌坏死 为专性厌氧菌的感染,常发生在战伤、创伤、伤口污染的条件下。早期局部皮肤光亮、紧张、有捻发音,病变可累及肌肉深部。分泌物涂片可检出革兰阳性粗大杆菌。肌肉污秽坏死,可有肌红蛋白尿出现,X 线片可发现肌间有游离气体。

5. 非产气荚膜梭菌性肌坏死 此病由厌氧性链球菌或多种厌氧菌引起,较为罕见。诱因与气性坏疽相似,但病情较轻,伤口内有浆液性脓液,炎症组织中有局限性气体。

## 六、治 疗

坏死性筋膜炎是外科危重急症,其治疗原则:早期诊断,尽早清创,应用大量有效抗生素和全身支持治疗是基本的治疗原则。

### (一) 抗生素治疗

坏死性筋膜炎是多种细菌的混合感染(各种需氧菌和厌氧菌),全身中毒症状出现早、病情重,应联合应用抗生素。

### (二) 清创引流

清创宜尽早和彻底。病变组织及周围存在着广泛的血管血栓,药物常难以到达,故积极、大剂量抗生素治疗 1 ~ 3 天无明显效果时,应立即手术治疗。彻底清创,充分引流是治疗成功的关键。手术应彻底清除坏死筋膜和皮下组织,直至不能用手指分开组织为止。常用方法:

1. 清创 清除坏死组织,清洗创面。研究发现,可采用 3% 过氧化氢溶液、甲硝唑溶液或 0.5% ~ 1.5% 高锰酸钾溶液等冲洗伤口,创造不利于厌氧菌生长的环境;然后用浸有抗菌药液的纱条湿敷,每 4 ~ 6 小时换药 1 次。换药时需探查有否皮肤、皮下组织与深筋膜分离情况存在,以决定是否需要进一步扩大引流。

2. 适宜时机游离植皮,覆盖创面 此法可防止创面大量的血清渗出,有利于维持术后体液和电解质的平衡。皮肤缺损较大,难以自愈时,应待炎症消退后,择期行植皮术。手术操作中应注意健康筋膜的保护,损伤后易造成感染扩散。甲硝唑局部湿敷可延缓皮肤生长,不宜长期应用。

3. 营养支持治疗　积极纠正水、电解质紊乱。贫血和低蛋白血症者,可输注新鲜血、白蛋白或血浆;可采用鼻饲或静脉高营养、要素饮食等保证足够的热量摄入。

4. 伤口护理　坏死性筋膜炎患者伤口通常较大,疼痛明显,在更换敷料和清洗伤口前应有效控制疼痛。当伤口范围较大接近会阴部,应让患者沐浴局部清洁后再处理。若伤口感染严重可使用碘溶液清洗。应选择具有较强吸收渗液、能控制感染功能的敷料。渗液量大时可使用负压冲洗引流装置以达到有效的渗液控制。处理伤口时要注意死腔、窦道等,以避免组织感染及渗液积聚而使伤口恶化。

5. 其他治疗　补液、人工呼吸机及控制血糖等。

6. 预防并发症　在治疗全程中均应密切观察患者的血压、脉搏、尿量,及时行血细胞比容、电解质、凝血机制、血气分析等检查,及时治疗心力衰竭、肾衰竭,预防弥散性血管内凝血与休克的发生。

## 病例与思考

### ——病例 11-2——

【病例摘要】

患者男性,38 岁,有糖尿病史 6 年余,血糖控制空腹 3.7～9.5mmol/L 餐后 10.3～19.9mmol/L,否认高血压、冠心病、脑卒中等病史,其家属诉患者有冶游史。就诊前 7 天阴囊有两处风团样皮疹,大小 3cm×3cm,高出皮肤、色红,无溃烂,无异常尿道分泌物,有疼痛,伴阴囊肿大,后逐渐出现阴囊皮肤溃疡,在当地医院就诊,经治疗(具体治疗不详)症状无缓解,阴囊肿大,疼痛明显,影响站立、行走,皮肤溃疡范围增大,伴渗液,无渗血,双下肢中度凹陷性水肿,遂到我院就诊。初诊时伤口评估:阴囊部肿大 18cm×10cm,其上数处溃疡,最大处约 5cm×3cm,形状不规则,边缘不平整,基底 100% 为坏死组织覆盖,为全皮层组织缺损(图 11-7)。伤口内有大量黄色黏稠分泌物,有明显臭味,周围皮肤红肿、皮温高、触痛明显。伤口分泌物培养:肺炎克雷伯菌,可见真菌生长;实验室检查:白蛋白 17.5g/L,血红蛋白 55.0g/L,白细胞 $17.45×10^9/L$。

【临床诊断】

会阴部坏死性筋膜炎(福尔尼埃坏疽)、2 型糖尿病。

【治疗原则】

1. 外科保守锐性清创,去除坏死感染组织,充分引流脓液。

2. 静脉应用抗生素、抗真菌药控制感染。

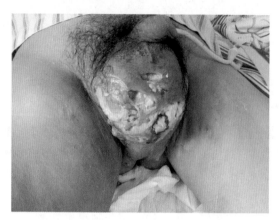

图 11-7　初诊时伤口有大量坏死组织

3. 有效镇痛。

4. 应用胰岛素控制血糖。

5. 选择合适的敷料,促进伤口愈合。

6. 改善营养,加速伤口愈合。

【护理措施】

1. 全身评估　血糖控制不稳定,波动于 6.6～19.9mmol/L,体温 37.3℃,白细胞计数为 17.45×10^9/L。

2. 局部评估　阴囊部肿大 18cm×10cm,其上数处溃疡,最大处约 5cm×3cm,形状不规则,边缘不平整,基底 100% 为坏死组织覆盖。挤压伤口周围皮肤时,见大量白色黏稠液体流出,有轻度臭味,周围皮肤红、皮温高、触痛明显(疼痛尺评分 6 分)。

3. 伤口护理　采用外科保守锐性清创后,伤口潜行部分使用银离子敷料填充条,伤口部分使用亲水纤维银覆盖,外层敷料使用纱布+棉垫,医用胶布固定。治疗 4 天后,感染控制,局部组织出现明显液化(图 11-8)。十天后,待局部坏死组织清除干净,感染控制,改用藻酸盐敷料,潜行部分仍用银离子敷料填充条填充,外层敷料继续使用纱布+棉垫,治疗 13 天后,伤口床出现 100% 红色肉芽组织(图 11-9)。治疗 67 天后,伤口床边缘开始上皮化(图 11-10)。经过 82 天治疗,一般情况好转,感染控制,潜行闭合,肉芽组织新鲜(图 11-11)。治疗 99 天,伤口边缘明显上皮化,基本愈合(图 11-12)。

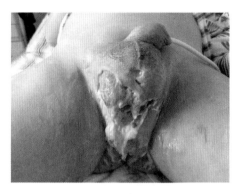

图 11-8 治疗 4 天后感染控制,局部组织液化明显

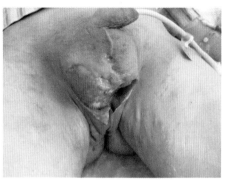

图 11-9 治疗 13 天后,伤口床干净,100%肉芽组织覆盖

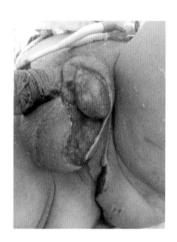

图 11-10 治疗 67 天后,肉芽组织新鲜,潜行闭合

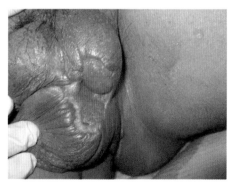

图 11-11 治疗 82 天后,100%肉芽组织,伤口边缘上皮化

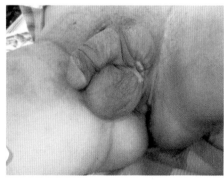

图 11-12 治疗 99 天后,伤口上皮化明显

【护理体会】

会阴部坏死性筋膜炎是一种坏死性感染,多见于免疫力功能低下患者。治疗重点是应用抗生素治疗控制感染和清除坏死组织、控制血糖为主。在外科保守锐性清创中,注意边界模糊部分谨慎清创,要保护外露睾丸;处理伤口时要注意死腔、窦道,避免感染组织及渗液积聚而使伤口恶化。因伤口大,处理伤口需有效镇痛,加强营养支持,促进伤口愈合。

（郑美春　朱燕英）

# 第三节　血栓闭塞性脉管炎的护理

## 一、概　　述

血栓闭塞性脉管炎(thromboangitis obliterans,TAO),中医称为脱疽、十趾零落等。1908 年,Buerger 首先提出这一疾病,故又称 Buerger 病。血栓闭塞性脉管炎是常见的周围动静脉节段性病变之一,病变主要累及肢体远端的中动脉、小动脉、深静脉和浅表静脉也常有累及。该病是由于非感染性血管炎、血管内膜增生、血栓形成,以致血管闭塞,导致肢体严重缺血、溃疡和坏疽。它是一种非动脉粥样硬化性、节段性、炎性闭塞性血管疾病,血管壁无类脂质或钙盐沉积。多见于下肢,但也可从手部小动脉受累开始,脑、心和其他脏器血管偶尔受到侵犯。多见于青壮年男性,多数有吸烟嗜好。在文献报道中,此病最早见于犹太人,此后各地均有报道。从世界范围来看,总体在地中海、中东及远东地区发病率较高,欧美发病率低。在我国,虽无确切的统计数据,但一般认为北方发病率高于南方。近十余年来,该病总体发病率似有下降趋势,尤其在亚洲的日本,发病率明显下降,可能与生活水平提高、营养状况改善有关,也可能与烟草消费量下降有关。

## 二、病　　因

病因不明,但与吸烟、寒冷与潮湿的生活环境、慢性损伤和感染有关。其中,与吸烟高度相关,吸烟可激发易感个体发生自身免疫、过敏性或特异性反应,烟草中的尼古丁可引起小血管痉挛,吸烟在引发血栓形成和导致缺血中起重要作用。此病也可见于使用无烟的烟草患者。偶有家族性发病及与HLA-B5 有关,提示该病可能与遗传因素有关。除此之外,自身免疫功能紊乱,性激素和前列腺素失调与该病有关。中医认为,寒湿之邪,瘀阻经脉,以致气血不能运达四肢,湿热久蕴下注,或染毒热盛,肌腐肉烂,甚者指趾肤肌久失濡养,紫黑坏死,终则腐脱。

## 三、临床表现

主要见于25~40岁男性,多在寒冷季节发病。近年来,随着女性烟民的增多,女性患者也有报道。临床症状包括受累肢体缺血表现、复发性浅表性游走性静脉炎、动脉痉挛现象和坏疽。复发性浅表性游走性静脉炎,可先于动脉受累或与之同时发生,表现为隆起性线状红斑,宽约1cm,累及足部和小腿浅静脉,伴有压痛,2~3周内消失,可复发,但周期不定。

### (一) 分期

临床上按照肢体缺血程度,可分为三期。

1. 第一期:局部缺血期　肢体感觉异常,患肢麻木、发凉、怕冷;运动时有负重感,轻度间歇性跛行,短暂休息后可缓解;局部缺血性神经病变可产生刀割样疼痛、局部多汗等。检查患肢皮肤温度稍低,色泽较苍白,呈斑驳状颜色改变,足背或胫后动脉搏动减弱。引起缺血的原因,功能性因素(痉挛)大于器质性因素(闭塞)。

2. 第二期:营养障碍期　上述症状日益加重,间歇性跛行距离越来越缩短,直至出现持续性静息痛,夜间更剧烈,足背动脉和(或)胫后动脉搏动消失。器质性变化为主。

3. 第三期:坏死期　症状继续加重,患肢指(趾)端发黑、干瘪、坏疽、溃疡形成,机械、化学和热损伤常引起指(趾)溃疡,但小腿溃疡罕见,动脉完全闭塞。

### (二) 系统损害

大脑、肠道、心脏、肾及肺的血管均可受累,偶尔有患者多器官受累。

### (三) 病程与预后

继续吸烟者预后较差。患者停止吸烟后一般不发生溃疡,大多数可以避免截肢,在继续吸烟患者中,约43%的患者最终需要截肢。

## 四、诊断与鉴别诊断

### (一) 诊断

根据临床表现和辅助检查进行诊断。

1. 临床表现　男性青壮年,存在间歇性跛行,发作性疼痛、特别是静息痛,有游走性浅静脉炎病史或雷诺现象、患肢足背动脉或胫后动脉搏动减弱或消失。除吸烟外,一般无高血压、高血脂和糖尿病史。

2. 实验室检查

(1) 多普勒超声检查:患肢动脉搏动波形幅度减低,血流减弱或消失。

(2) 甲皱微循环检查:甲皱微血管袢轮廓不清,排列紊乱或数目减少和血液流速改变等。

(3) 皮肤温度测定:在室温下,患肢温度低于健侧2℃时,即为血供不足,脉管炎患者患肢温度均低于健侧。

3. 组织病理 中小动脉呈节段性炎性病变,病变段间血管可以完全正常。急性期血管全层有大量以中性粒细胞为主的炎细胞浸润,管腔内血栓形成;亚急性期,浸润细胞以单核细胞为主;慢性期成纤维细胞增生,血管与邻近组织纤维化,形成新生血管穿过纤维组织,血栓机化。

4. 血管造影 其特征性改变是阻塞部位血管变细或闭塞,有时阻塞血管周围可见弯曲、螺旋状的侧支血管。

(二) 鉴别诊断

应与动脉粥样硬化性闭塞症、糖尿病足、多发大动脉炎、雷诺病相鉴别。

1. 动脉粥样硬化性闭塞症 发病年龄多在40岁以上。男性多见,病变多见下肢,常为大中动脉受累,极少累及上肢。病程进展快,坏疽发生早而广泛。常伴有高血压、高脂血症、动脉粥样硬化和糖尿病等。

2. 糖尿病足 糖尿病可引起趾端坏疽,坏疽创面常呈湿性肿胀,但糖尿病患者多有多饮、多尿、体重减轻等症状,且血糖升高、尿糖阳性。

3. 多发性大动脉炎 多见于青年女性,主要累及多处大中动脉,特别是主动脉及其分支。临床出现一系列供血不足的表现,以及动脉搏动减弱或消失,血压测不出或显著降低,而四周肢体血压正常或增高,同时出现杂音,不发生坏死和溃疡。

4. 雷诺病 多见于青壮年女性,好发部位为上肢、手指,下肢和足趾较少,且对称发病,桡动脉、尺动脉搏动正常。

## 五、治疗与护理

(一) 治疗原则

针对中小动脉闭塞、痉挛和坏死,增加受累动脉支配的皮肤区域血供,减少中央坏死和溃疡形成,改善临床症状。扩张血管,改善微循环,戒烟及防冷、防潮。全身使用血管扩张药、抑制血小板凝集药,改善微循环,活血化瘀。

(二) 治疗措施

1. 一般治疗 戒烟、镇痛,避免穿过紧的鞋袜,对溃疡和坏死采取预防性和局部措施。防止受冷、受潮和外伤,但不应使用热疗,以免组织需氧量增加而加重症状。本病常在患者停止吸烟后消退。

2. Buerger 运动 可试行 Buerger 运动,患者平卧,抬高患肢45°,保持1~2分钟,然后双肢下垂2~5分钟,同时活动双足和足趾10次,再将患肢放平,休息2分钟,如此反复5次,每日做此运动数次,有利于侧支循环的建立。

3. 药物治疗

（1）α受体拮抗药：如酚妥拉明、妥拉苏林和酚苄明等。

（2）β受体激动药：如布酚宁、可酚胺等。

（3）直接作用于小动脉的药物：如烟酸和罂粟碱（不宜长期应用，避免成瘾），己酮可可碱（pentoxifylline）能增加微循环血流量，提高组织氧供给，口服200~600mg，3次/日。

（4）前列腺素 $E_1$（$PEG_1$）：具有血管舒张和抑制血小板聚集作用，对缓解缺血性疼痛，改善患肢血供有一定效果。用法是100~200μg加入5%葡萄糖500ml中静脉滴注，1次/日，2周为1个疗程。

（5）硫酸镁溶液：有较好的扩血管作用，方法是用新配制的2.5%硫酸镁溶液100ml，静脉滴注，1次/日，15次为1个疗程。

（6）抗凝药：如低分子右旋糖酐可改善微循环，阿司匹林有抑制血小板作用。

（7）高压氧疗法：在高压氧舱内，通过血氧量的提高，增加患肢的血氧弥散，改善组织的缺氧状况。

4. 中医中药 清热解毒，活血化瘀。

5. 手术治疗 血管痉挛显著、药物治疗无效时，可采用腰交感神经节阻滞术、腰交感神经节切除术、动脉重建、静脉动脉化等。

6. 局部处理 对于干性坏疽创面，应在消毒后包扎创面，预防继发感染。感染创面可做湿敷处理。组织坏死已有明确界限者，需做截肢（指、趾）术。

（三）护理

1. 生活护理

（1）戒烟限酒：劝诫患者戒烟酒，以利疾病恢复。不仅要自己严格戒烟，同时要避免吸二手烟，减少去烟尘较多的场所。

（2）饮食：营养均衡，高热量、高蛋白、高维生素，清淡适口易消化，避免辛辣刺激性食物，多食蔬菜、水果类食物。

2. 患肢护理

（1）抬高患肢：注意观察末梢循环，肢体发凉、肿胀、疼痛是脉管炎的常见症状，抬高患肢可促进血液回流，缓解上述症状。

（2）保护患肢：寒冷与潮湿的环境、慢性损伤和感染也是本病加重的重要原因之一。做好肢体保暖防潮工作，否则温度过低导致血管收缩，加重肢体缺血；温度过高，局部组织耗氧增加，加重病情发展。寒冷季节可穿棉袜、棉鞋，不穿太紧的鞋袜，增加棉被，提高房间温度等措施来保暖，但一定要嘱患者不可用热水袋、电热毯等给患肢直接加温。避免患肢直接暴露于寒冷中和直接浸泡于冷水或热水中。避免足部损伤与感染。脉管炎患者一旦发生外伤,即便是很小伤口,也极易发生感染且不易愈合。因此要嘱患者平时多加小心,切勿赤脚走路,避免外伤;经常用温水洗脚,勤换鞋袜,勤剪趾甲;鞋子应大小合适,不穿高跟鞋、过小鞋,以免受压损伤;脉管炎患者因营养障碍,趾(指)甲坚硬增厚,呈畸形生长,有的蜷曲呈鹰钩样,应先用温水浸泡软化后再修剪平,在光线充足的情况下修剪,趾甲剪得不可过短;切不可自行剪除鸡眼和胼胝,以免误伤而感染。

(3) 换药与创面护理:换药时应做到严格无菌,操作轻柔,避免换药的刺激给患者带来痛苦或损伤新鲜肉芽组织。必要时先用生理盐水湿润后再取下敷料。避免刺激性外用药,操作时注意药液的温度。根据创面渗液情况选用新型敷料种类及其更换频率。包扎伤口时应注意将坏死趾(指)与健康趾(指)分开,避免分泌物腐蚀健康组织。

3. 疼痛的护理　疼痛主要由肢体缺血引起,伴继发感染则疼痛加剧。如患者出现早期间歇性跛行,即行走疼痛,止步缓解,再走又痛,可劝患者多休息,少活动,配合药物治疗控制病情。若发展到静息痛,患者常屈膝抚足而坐,彻夜难眠,应给予止痛剂,甚至一些强效止痛剂,有时垂患肢于床旁或做Buerger运动可缓解。护士应用亲切的语言,多和患者沟通交流,分散患者的注意力,使患者暂时忘记疼痛,同时可帮助患者树立战胜疾病的信心。若患者疼痛难忍,可采取小剂量西药口服止痛或用麻醉止痛剂肌内注射,遵医嘱从严掌握。

4. 肢体功能锻炼　适度的肢体功能锻炼可以促进侧支循环的建立,改善肢体血液循环。

(1) 鼓励患者步行:选择安全、匀速、有节拍性的步行,以不出现间歇性跛行(疼痛)为度。注意患肢不可抬得过高,落地时用力不可过猛。

(2) 患肢运动操:患者平卧,抬高患肢45°,维持2~3分钟;患者坐起,两腿自然下垂于床沿2~5分钟,进行足背屈、跖屈和旋转运动;患肢放平休息2分钟。如此重复连续5回,每日数次。注意当腿部有血栓时禁忌运动,防止血栓脱落而造成栓塞。

(3) 患肢按摩:自上而下按摩患肢小腿、足背,每次约20分钟,每日2次。按摩时动作应轻柔,禁忌粗暴、过猛的外力。当小腿有溃疡、坏疽时不可按摩,因运动可增加组织耗氧;当动脉或静脉内有血栓时也禁忌运动,因运动可使血栓脱落。

5. 心理护理　患者由于剧烈的疼痛,长期疾病的折磨和对致残的担心,加上经济上不堪负担,精神压力很大,影响治疗和康复。要根据患者不同精神类型和思想问题,采取相应的解决方法。通过人生观和典型病例的教育,培养患者战胜疾病的决心和毅力,语言上采取鼓励、安慰、劝诫、暗示等方法。

## 病例与思考

### --病例 11-3--

【病例摘要】

患者陆女士,55 岁,小学文化,汽车公司工人,嗜烟,于 2014 年 10 月 8 日收入院。主诉:左小腿间歇性跛行,伴乏力、发麻 6 个月余,皮肤发绀,左足剧烈疼痛,夜间加重,趾端及足底溃疡 6 个月,当地治疗无好转而入院。彩色血管超声检查:双侧胫前、胫后及足背动脉闭塞症。

【临床诊断】

左下肢血栓闭塞性脉管炎,Ⅲ期,左足部坏疽伴感染。

【治疗原则】

1. 予以血管扩张及抑制血小板积聚药物,抗生素治疗,镇痛对症治疗,溃疡局部治疗,并行血管支架植入术,一月后好转出院转当地医院治疗。

2. 疼痛的处理　患肢持续性剧痛,患者常彻夜难眠。除给予精神、心理上的安慰外,常需给予止痛剂。可口服吲哚美辛、去痛片、布桂嗪,激烈疼痛者,短期内可选用哌替啶止痛。禁用吗啡,以防成瘾。

3. 全身支持疗法　坏死期患者,体质虚弱。伤口感染,甚至引起全身毒血症状。入院后,鼓励患者进高蛋白、高维生素饮食,以增强体力,也可通过静脉输入活血化瘀类药物、营养液。输入电解质纠正酸碱失衡,改善代谢功能,促进溃疡面愈合。

【护理措施】

1. 全身评估　轮椅入院,意识清楚,语言表达清楚,精神紧张,身高 153cm,体重 60kg,胃纳欠佳,体温 36.9℃,脉搏 86 次/分,呼吸 20 次/分,血压 134/76mmHg。吸烟 40 年,现 2 ~ 3 包/天,无糖尿病、高血压、高血脂、冠心病等病史,入院后戒烟。血常规:红细胞计数 $4.9×10^{12}$/L,白细胞计数 $10.92×10^9$/L,血红蛋白浓度 140g/L,葡萄糖 5.2mmol/L,血小板计数 $285×10^9$/L。

2. 局部评估　左足第 2、3 趾黑色坏疽,左足底前掌伤口大小 12cm×13cm×1.5cm,左足背伤口大小 2.5cm×1.5cm×1.2cm,二处伤口相连,伤口基底 100% 褐色,腥臭味黄褐色黏稠渗液潮湿,伤口边界清晰,伤口周围皮肤白色渗渍,肿胀,黄白色疽虫蠕动。创面分泌物培养:铜绿假单胞菌,变形杆菌。左小腿皮肤无苍白,局部无明显红、肿、热,汗毛脱落,趾甲黄色增厚变形,足部疼痛剧烈,夜间加重,皮肤淤红,患肢下垂皮色变淤红,上举变白,足背动脉消失,趾端及足底溃疡,患肢足背动脉及胫后动脉搏动消失,患肢皮肤干燥,皮温冰凉。

3. 心理-社会状况评估

(1) 焦虑:对疾病的痊愈不抱希望,整日思虑重重,沉默寡言,认为是不治之症,甚至食不知味,卧不安眠。

(2) 知识缺乏:缺乏血栓闭塞性脉管炎治疗方面的知识。

(3) 恐惧:病程比较缓慢,费用高,且难治疗,易反复,对治疗缺乏信心,住院不能安心,经济困难。

(4) 自我照顾能力下降:沐浴、卫生、如厕生活自理障碍,依赖家属,住院有丈夫儿女照顾。

4. 创面处理(图 11-13 ~ 图 11-17)

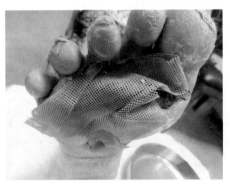

图 11-13 足部创面予银离子敷料处理

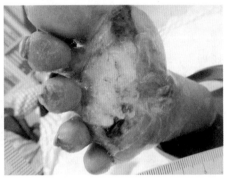

图 11-14 银离子敷料处理后第 1 天足底创面外观

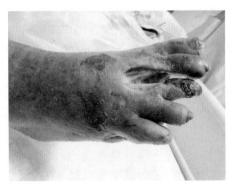

图 11-15 创面处理后第 14 天伤口足背局部外观

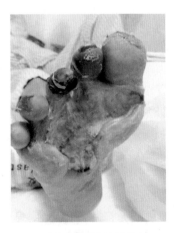

图 11-16 创面处理后第 14 天足底伤口局部外观

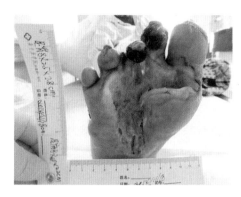

**图 11-17 创面处理后第 41 天伤口足底局部外观**

（1）创面换药时，严格遵守无菌操作原则，以防交叉感染。

（2）仔细保护创面，避免继续感染。

（3）患者及家属不同意行截肢手术。

（4）清创前后分别用碘伏、生理盐水清洗伤口。

（5）坏疽溃烂，高压冲洗，超声清创结合锐器清创，提高清创效果，减轻疼痛，降低操作风险，用蚕食的方法清除创面的坏死组织。

（6）坏死组织与正常组织分界线清楚后，用剪刀去除坏死组织，趾（指）端坏死者可截除。

（7）正确选择和使用敷料：创面覆盖脂质水胶体银敷料，以直接释放银离子而发挥抗菌作用，外敷料使用无菌纱布或棉垫。

（8）根据渗液量调整创面清创换药时间。

（9）光疗法：采用冷光源的蓝光及红光，蓝光（400～500nm 的可见光）可有效杀灭铜绿假单胞菌等常见创面感染细菌，而红光（600～700nm 的可见光）可减少创面渗液，促进创面愈合，消炎止痛作用。

（10）再评估和恰当处理创面：左足第 2、3 趾黑色坏疽，左足底前掌伤口大小 8cm×10cm×1.2cm，左足背伤口大小 1.8cm×1cm×0.8cm，二处伤口相连，伤口基底 100% 黄色，黄色渗液潮湿，无臭味，伤口边界清晰，伤口周围皮肤无白色渗渍，肿胀减轻。

5. 病情观察

（1）患肢的血液循环情况：患肢远端皮肤颜色变化，有无发紫、肿胀等。

（2）密切观察患肢疼痛程度，足背动搏动情况，患肢疼痛有无减轻。

（3）皮肤颜色及温度有无改善，足背动脉有无增强等。

6. 心理护理 心理护理特别重要，由于该病病程长，病情重，恢复慢，易复发，患者对疾病的痊愈不抱希望，心理变化复杂，整日思虑重重，沉默寡言，认为是不治之症，甚至食不知味，卧不安眠，产生焦虑，导致不能很好地配合治疗与护理，使病情复发或加重，心理护理特别重要，护士主动找患者谈心，耐心安慰患者，认真做好解释工作，指出已经见到的疗效，举出已康复的病例，鼓舞其战胜疾病的信念。生活上尽量给予照顾，从而解除思想顾虑，保持精神愉快,调动患者康复的欲望。通过心理护理,使患者能对治疗充满信心,提高治疗效果。

【护理体会】

血栓闭塞性脉管炎,中医称"疽"致病因素有外邪及内伤两大类,外邪以"毒"为主,内伤引起疮疡,大多因虚致病,多呈慢性表现。各种致病因素可导致人体局部气血凝滞,营卫不和,经络阻塞。首先出现局部红肿疼痛症状,郁久热盛肉腐则形成溃疡。而周围神经病变的存在,使患者远端肢体皮肤感觉减退或消失,极易造成损伤和感染。脉管炎坏疽的创面处置是相当细致的,通过临床实践,我们根据病变程度,通过采用超声清创、锐器清创、光疗法结合抗菌湿性敷料的综合疗法,提高清创效果,减轻疼痛,降低操作风险,用蚕食的方法清除创面的坏死组织,使炎症局限,促进愈合的效果,还积极地治疗原发病,消除血管炎症状态,解除痉挛,抑制血液凝滞,改善微循环,促进肢体供血,解除疼痛,恢复功能。临床观察表明,及早去除坏死组织、超声清创、光疗法、结合抗菌湿性敷料的综合疗法正确使用,治疗血栓闭塞性脉管炎坏疽,不仅能加速创面愈合,大大缩短疗程,方法简便易行,安全无副作用。这个病例使我们充分认识到脉管炎的肢体护理的重要性,通过实践我们发现脉管炎坏疽是慢性顽固性疾病,病发次数多,病程长,截肢率高,病死率亦高。长期疾病的折磨,加上经济上不堪负担,患者情绪急躁及易怒,影响疗效和康复。痼病久治是符合血栓闭塞性脉管炎的治疗规律的,快速治愈的想法是不切合实际的,欲速则不达,拔苗助长必受其害,不要随意中断治疗。要多收集医疗信息,分析病因,用对比的方法,筛选出最佳治疗方法,坚持治疗,直到痊愈。因此,护士通过细致的护理方法护理患者,运用正确的创面处置方法对患者的康复起到非常有效的作用。

【预防】

禁烟,避免应用缩血管药物,足部清洁与干燥,保护双足,防止寒冷潮湿,避免外伤,防止肢体血管挛缩。劳动时适当变换体位,防止肢体血管长时间受压而影响血液循环。

(郑美春　何淑敏)

# 第四节　系统性红斑狼疮的护理

## 一、概　　述

系统性红斑狼疮(systemic lupus erythematosus,SLE)是一种病因未明的侵犯多种器官的系统性慢性炎性疾病,以具有抗核抗体等明显的免疫学异常为特征。SLE 是最常见的一种结缔组织病,患者有多种多样的症状和体征,皮肤受累见于 80% 的患者,且常有助于诊断。SLE 是一种常见的具有较高发病率和死亡率的疾病。狼疮最强的危险因素是性别,患 SLE 的女性数量超过男性,至少为 6∶1。因为狼疮常见于妇女育龄期,激素可能影响对狼疮的易感性。狼疮很少见于青春期前的儿童。对于一些只有皮肤损害的患者,女性患者与男性患者的比例约为 3∶1,仍然是女性居多。种族是另一个主要的危险因素且影响着 SLE 的表型,非洲裔美国女性 SLE 的患病率高于高加索裔美国女性的 4 倍;且前者有较高的肾炎、肺炎和盘状红斑皮损的发生率,死亡率也较高。

## 二、病　　因

病因可能与遗传、药物、环境因素、病毒感染、内分泌及自身免疫等有关。SLE 的发病机制不明,可能是一种与遗传缺陷有关的疾病,相关研究探明与 SLE 强关联的基因位点。在不同人群中,其关联程度不一,证实了 SLE 的多基因易感性。紫外线 B(UVB)和紫外线 A(UVA)可以上调抗原和细胞因子表达,这导致隐蔽抗原释放和自由基损害,而此机制可促进光敏性。遗传的缺陷抑制 T 细胞功能,打破了 B 细胞和 T 细胞之间的内环境稳定性,当患者因紫外线、感染或其他刺激时,B 细胞变得异常活跃,产生大量的 γ 球蛋白及多种自体抗体,且自身对免疫复合物的清除作用减弱,从而引起本病。

## 三、临　床　表　现

本病多见于中青年女性,男女之比为 1∶7～1∶9,发病年龄以 20～40 岁最多,也可见于儿童和老人。皮损好发于面、颈、胸前、双手背、前臂外侧等暴露部位,少数泛发。多数患者伴有内脏器官、头发、黏膜及指(趾)甲损害。

### (一) 典型损害

1. 皮肤损害　见于 80%～90% 患者。红斑是最常见的症状,颜面蝶形红斑、甲周红斑和指(趾)远端红斑具有特征性,常出现较早。面部特征性蝶形水肿性红斑,颜色鲜红或紫红,境界清楚,表面光滑或覆少量灰白色黏着性鳞屑,偶有渗出和水疱,消退后留褐色斑。指(趾)及甲皱襞水肿性暗红色斑。也可见多形红斑或冻疮样损害,可见短线状毛细血管扩张,指(趾)末端可见少数紫红色斑点、瘀点、紫斑、溃疡、坏死及点状萎缩等。多数患者具有光敏性,日光照射后症状加重或皮疹数量增多、面积扩大。

2. 黏膜损害　20%～30% 患者有口腔、鼻腔及外阴黏膜损害,通常表现为点状或片状红斑,可糜烂或形成浅表性溃疡,表面浸渍发白,边缘有轻度红晕,唇部常有水肿、痂皮和皲裂,外阴损害可继发感染出现脓性分泌物。

3. 头发损害 多数患者头发稀疏、易断、干燥、无光泽、长短不一。约50%患者在疾病进展期有局限性或弥漫性脱发,以前额及头顶处最为明显,但多数可恢复。

4. 甲损害 可有甲板变色、脱屑、轻微增厚,部分甲半月处变薄或分层。

5. 其他脏器损害 约80%患者有肾脏受累,表现为肾炎或肾病综合征、甚至肾功能衰竭,狼疮性肾病是 SLE 最常见和最严重的内脏损害;也可伴其他脏器损害,如关节炎、心肌炎、心包炎、肺炎、脑膜炎、癫痫、眼底出血等。

**(二) 自觉症状**

皮肤可有瘙痒感和灼热感,日晒后加重;常有不规则发热、寒战、食欲差、体重下降、关节痛、肌肉痛、头痛等全身症状。内脏器官受累者可出现相应症状。

**(三) 病程与预后**

皮损和缓解交替进行,部分可自行消退。内脏可为慢性进行性损伤,病程可达数年甚至数十年。

## 四、诊断与鉴别诊断

**(一) 诊断**

1. 诊断标准 目前应用最广泛的是美国风湿学会 1997 年修订的系统性红斑狼疮的诊断标准,其诊断的敏感性和特异性均为 96% 左右。

(1) 颧部红斑:固定红斑,扁平或隆起,在两颧突出部位。

(2) 盘状红斑:片状高起于皮肤的红斑,粘附有角质脱屑和毛囊栓;陈旧病变可发生萎缩性瘢痕。

(3) 光敏感:对日光有明显反应,引起皮疹,从病史中得知或医生观察到。

(4) 口腔溃疡:经医生观察到口腔或鼻腔溃疡,一般为无痛性。

(5) 关节炎:非侵蚀性关节炎,累及 2 个或更多外周关节,有压痛、肿胀或积液。

(6) 浆膜炎:胸膜炎或心包炎。

(7) 肾病变:蛋白尿定量每天 0.5g 以上或管型尿(红细胞、血红蛋白、颗粒或混合管型)。

(8) 神经病变:癫痫发作或精神病、除外药物或已知的代谢紊乱。

(9) 血液学异常:溶血性贫血,或白细胞计数 $<4\times10^9$/L,或淋巴细胞少于 $1.5\times10^9$/L,或血小板少于 $100\times10^9$/L。

(10) 免疫学异常:抗双链 DNA 抗体阳性或抗 Sm 抗体阳性,或抗磷脂抗体阳性(包括抗心磷脂抗体、狼疮抗凝物、至少持续 6 个月的梅毒血清试验假阳性,三者中具备一项阳性)。

（11）抗核抗体:在任何时候和未用药物诱发"药物性狼疮"情况下,抗核抗体效价异常。

以上11项标准中,符合4项或4项以上者,即可诊断为系统性红斑狼疮。

2. 实验室检查　患者血沉增快、γ球蛋白水平增高、白蛋白减少、血清IgG和IgM水平增高,血清补体水平下降,抗核抗体阳性。约92%皮损处狼疮细胞试验阳性。内脏受累可出现相应的阳性检测指标。

3. 组织病理　皮肤的组织病理变化为表皮角化过度,毛囊口及汗腺有角栓,颗粒层增厚,棘层萎缩;基底细胞液化变性;真皮上部水肿,胶原纤维水肿并有纤维蛋白样变性;真皮血管周围炎细胞浸润,血管和皮肤附属器周围有成片淋巴细胞,少数浆细胞和组织细胞浸润,管壁常有血管炎性变化。

**（二）鉴别诊断**

应与日光性皮炎、药疹、冻疮相鉴别。

1. 日光性皮炎　损害局限于日晒部位,SLE的皮疹分布则更为广泛,指尖和鱼际部位常发红,手背不一定有损害。

2. 药疹　有服药史,常急性发病,皮疹分布往往更为弥漫、广泛,面部损害不呈蝴蝶状分布,且瘙痒多显著。

3. 冻疮　SLE患者容易罹患冻疮,所以需要鉴别。冻疮好发于手背和指背,面部也可累及,季节性明显,多有自觉症状,特别是遇热后发痒;但无全身症状且实验室检查正常。而SLE的损害多累及指尖和手掌。

## 五、治疗与护理

**（一）治疗措施**

1. 一般治疗　避免日光照射,外出时着长袖、撑遮阳伞或戴长檐帽,暴露部位皮肤涂防晒霜,脱离寒冷潮湿环境。加强营养,多食用高蛋白、高维生素、高能量饮食,忌食小白菜、油菜、芥菜、莴苣、无花果等光感作用的蔬菜。禁用青霉素、苯妥英钠、异烟肼、氯丙嗪、保泰松、避孕药等可能引起红斑狼疮的药物。注意休息,避免劳累,急性期伴有全身症状者应卧床休息,加强皮肤和黏膜的护理。

2. 药物治疗

（1）非甾体类抗炎药:用于有发热、关节酸痛、肌痛、乏力等症状,而无明显内脏或血液系统受影响的轻症患者,如布洛芬、美洛昔康等。

（2）抗疟药:具有抗炎、免疫抑制、抗光过敏和稳定核蛋白的作用,尤其适用于SLE患者的低热、关节炎、皮疹,并有减轻和稳定狼疮非致命性病变进展的作用,如羟氯喹等。

（3）肾上腺皮质激素:为治疗 SLE 的主要药物,具有抗炎、抗增生及免疫抑制的作用,适用于急剧发病的多系统受损的狼疮和其他方法不能控制的非感染性狼疮高热、明显血细胞减少、肾炎、中枢神经病变及间质性肺炎等。

（4）免疫抑制剂:如环磷酰胺、甲氨蝶呤、长春新碱和环孢素等,用于重症和难治性系统性红斑狼疮。

3. 局部治疗　皮损处可涂擦或封包 0.025% 醋酸氟氢可的松软膏、0.025% 醋酸氟轻松软膏等,1~2 次/天。肢端血管炎样损害可用肝素钠软膏或喜疗妥软膏等,3 次/天。

4. 血浆置换及透析疗法　血浆置换是用正常人血浆或血浆代制品、白蛋白、人免疫球蛋白等,置换患者血浆,每日或隔日 1 次,每次置换血浆 2~3L,可置换 5~10 次,用于狼疮性肾炎伴循环免疫复合物及自身抗体效价水平明显升高者。透析疗法适用于肾衰患者。

5. 封闭疗法　适用于深在性结节和顽固难退的皮损,注射醋酸泼尼松龙悬浊 25mg/ml、甲泼尼龙醋酸酯悬浊液 20mg/ml 或曲安奈德悬浊液 40mg/ml,与 1% 普鲁卡因或利多卡因溶液 2~5ml 的混合液,根据皮损大小,每个损害内注射 1~2ml,每周或每月 1 次。

6. 其他　可采用激光或液氮冷冻治疗等物理疗法,进行植皮、毛发再植等外科疗法,目前国内还存在造血干细胞抑制、免疫吸附、新型生物制剂、基因疗法等手段,均有一定成效。

（二）护理

1. 皮肤护理

（1）密切观察:观察红斑形态、数量、部位、色泽,是否反复出现,是否有渗出及渗出物的量、色、性质及气味;保持皮肤清洁,用温水清洗,面部禁用碱性肥皂化妆品及油膏,瘙痒者避免搔抓。

（2）水疱的护理:直径<1.0cm 小水疱不抽吸,尽量避免水疱表皮破溃,让疱内液体自行吸收;直径>1.0cm 的水疱以 0.5% 碘伏溶液消毒后,用 10ml 无菌注射器从水疱下方边缘抽出水疱内液体,另 1 只手持无菌棉球轻轻沿水疱上方向穿刺点滑动,使疱内残余液体全部被抽出,并使水疱表皮与创面基底层尽量粘合,可对创面基底起到良好的保护作用。

（3）皮损的护理:系统性红斑狼疮疾病导致自身免疫功能障碍,血小板有减少且患者长期服用泼尼松,大量肾上腺皮质激素能明显抑制新生毛细血管的形成、成纤维细胞的增生和胶原合成,并加速胶原纤维的分解,导致愈合不良;伤口易于继发细菌感染;针对患者伤口特点结合湿性伤口愈合理念,与患者及其家属沟通后,运用伤口TIME处理原则,合理选用敷料并根据渗液情况及时更换。对四肢皮肤溃疡者抬高患肢,穿宽松舒适的棉质衣服,每日更换。

（4）保护皮肤

1）防晒:应避免阳光直射,用遮光效果好的深色窗帘;在太阳下使用遮阳伞、戴保护性眼罩。外出时应穿长袖衣裤,避免游泳、海水浴和滑雪等接触直射阳光的运动和野外工作,禁日光浴。其次,勿用手挤压皮疹及痤疮,皮损严重者应保持局部干燥,避免局部摩擦及用手撕拔脱落皮屑,让其自然脱落。药物如补骨脂,食物如紫茄子、紫甘蓝等有一定光敏作用,食用后2~3小时内应避免日光直接照射。不食用增强光敏感作用的食物,如无花果蘑菇、紫云英等。

2）保暖:注意保暖,如出现雷诺现象则睡前用温水泡手、脚,但水温不宜过热,43℃为宜。室内湿度应保持在50%~60%,冬季避免长时间处在寒冷空气中,外出时应戴手套,接触冰冷物品时注意防护。用温水洗脸,禁用碱性肥皂、化妆品及油膏,以防止对局部皮肤刺激而引起的过敏。

3）避免使用加重皮肤损害的因素:女性避孕药物含雌激素,易引起疾病复发及加重皮肤的红斑。对肼屈嗪、普鲁卡因胺、青霉胺、抗生素及磺胺类药物应合理使用,防止诱发或加重红斑狼疮。正确使用护肤品、外用药,避免皮肤接触刺激性物质及化学制品,发热时忌用酒精擦浴。

2. 黏膜护理 给予高蛋白、高维生素、高热量、易消化的清淡半流质食物为宜,如牛奶、豆浆、肉汤、蒸鸡蛋、肉糜或鱼茸稀饭。选择营养丰富的清淡食物,不用刺激性调味料如胡椒、辣椒、花椒等以免刺激黏膜。避免进食易产气的食物如豆类、红薯等,以免引起腹胀、便秘。食物温度适宜,以减少对口腔黏膜的不良刺激,鼓励患者多饮水。饭后及睡前含漱漱口水。避免食用含雌激素的食品如胎盘、蜂王浆、蛤蟆油等;慎用保健品如人参、西洋参等,以免使免疫复合物增多,激活了抗核抗体,加重或诱发红斑狼疮。刷牙时用软毛刷及无刺激的牙膏刷牙。对于眼睑鼻腔以及会阴的溃疡,可用紫草油湿敷,其具有抗菌、消炎作用,局部应用可收敛止痒、止痛,促进伤口愈合的作用。

3. 脱发的护理 指导患者对头发的梳理要轻柔,选择头发的洗护用品应当柔和无刺激,可自行对头皮进行揉搓按摩;指导患者避免引起加重的因素,如染发、烫发、卷发等。每周用温水洗发2次,边洗边按摩头发。饮食中避免食用香燥、辛辣的食物,可服用黑芝麻、桑葚、枸杞等食物,其具有固肾益发的作用。

4. 病情观察　严密观察患者生命体征变化,尤其是血压和体温变化。密切观察全身皮肤脱屑、水疱、破溃及转归情况,记录皮肤疼痛、颜色、感觉、温度的变化。重视患者主诉,警惕有无其他脏器的损害。定期抽血检测肝肾功能及电解质的变化,并观察大便的颜色、性状。

5. 心理护理　疾病对患者外貌造成严重影响,直接导致患者产生一定的心理问题,如紧张恐惧、羞于见人、自卑封闭、灰心失望,回避查看及触摸身体,甚至有自毁行为,故心理护理极为重要。护理人员首先要给予同情理解、真诚安慰,对患者的皮肤红斑不嫌弃,对脱发现象不议论;其次要教育患者,通过对本病的积极治疗及正确的护理措施,大部分红斑可以消退,脱发现象可以消失,不会造成毁容。鼓励患者消除不良心理、树立治病信心;同时强调上述症状会因病情的反复而反复,增强患者对治疗的依从性,减少病情反复。

## 病例与思考

### ——病例 11-4——

【病例摘要】

患者女性,26 岁,患有系统性红斑狼疮、狼疮性肾炎Ⅳ型 10 余年,给予激素及环磷酰胺治疗。就诊前 3 天出现发热,右下肢局部肿胀在外院治疗,症状没有明显改善,而来医院就诊。

【临床诊断】

系统性红斑狼疮,右大腿巨大肌间脓肿。

【治疗原则】

1. 静脉使用抗生素抗感染。

2. 使用免疫抑制剂控制症状。

3. 选用合适方法,促进创面愈合。

【护理措施】

1. 全面评估　患者有系统性红斑狼疮,长期口服激素治疗,白细胞 $1.7 \times 10^9$/L,血红蛋白 114g/L,白蛋白 25g/L。

2. 局部评估　右股局部肿胀明显,大量脓性分泌物,坏死组织,经外科手术清创后,外侧有两处手术切口,上下相互贯通达 14cm,深达肌肉层,肉芽组织呈现轻度水肿状态。

3. 伤口护理　采用脂质水胶体银填充引流,外用纱布、棉垫固定,患者一般情况好转,伤口感染控制,渗液减少,肉芽组织新鲜,具备二期手术清创缝合条件,经手术清创缝合后痊愈出院(图 11-18 ~ 图 11-21)。

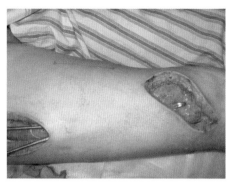

图 11-18　清创手术后,初诊右
大腿伤口相互贯通

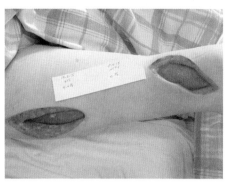

图 11-19　经过 11 天治疗,伤口
肿胀消退,渗液减少

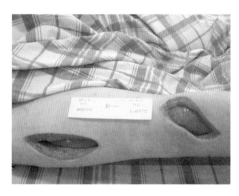

图 11-20　经过 17 天治疗,渗液
减少,肉芽组织新鲜

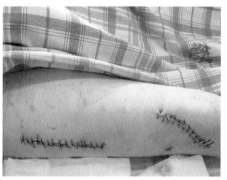

图 11-21　手术清创缝合

【护理体会】

系统性红斑狼疮是自身免疫功能障碍性疾病,要考虑影响系统性红斑狼疮溃疡愈合的因素,如体温、血小板、白蛋白、血红蛋白等,只有这些因素正常,才有利于伤口的愈合。患者伤口面积大,若采用负压吸引的方法,效果更快、更好。

(郑美春　朱燕英)

## 第五节　硬皮病的护理

### 一、概　述

硬皮病(scleroderma)是一种以皮肤纤维化、硬化最后发生萎缩为特征,并可伴有内脏器官受累的结缔组织病,可以表现为局限性硬皮病(located sclero-derma)或系统性硬皮病(systemic scleroderma)。发病与遗传、感染、免疫功能异常、血管病变及胶原合成异常等有关。系统性硬皮病见于世界各地各种族人群,美国发病率和患病率分别约为 20 例/100 万人和 250 例/100 万人。女性患者是男性患者的 3~4 倍。虽然系统性硬皮病也可见于儿童和老年人,但主要发病年龄在 30~50 岁,黑色人种发病年龄更早。接近 1.5% 的患者有一名或一名以上一级亲属患病,这提示遗传因素的致病作用。患者寿命明显缩短,10 年生存率低于 70%。提示预后不良的指标有:男性、黑色人种、确诊时年龄大、确诊时有内脏器官累及、皮肤硬化累及躯干以及红细胞沉降率增高。

## 二、病　　因

病因尚不清楚,可能与遗传因素、感染因素及环境因素、代谢及药物等有关。发病机制尚未明确,主要与血管损伤、自身免疫机制以及微嵌合学说导致同种异体免疫移植物抗宿主反应有关。硬皮病的发生可能是由于多种致病因子作用,导致血管壁损伤,血管内膜增厚、狭窄,甚至形成血栓,继而导致组织贫血,淋巴细胞被激活,产生多种细胞因子,进而又刺激成纤维细胞合成更多胶原,造成胶原大量堆积,最终皮肤硬化。胶原增生和血管的病变还可导致肺、心、肾等系统损害的发生。

## 三、临　床　表　现

### (一)局限性硬皮病

多见于 11~40 岁女性,头面、躯干、四肢均可发生。皮损可表现为点滴状、线状或斑片状、泛发性 4 种,其中斑片状最为常见。病变初始阶段为淡红色或紫红色水肿性发硬斑点和斑块,界限清楚,略高于皮肤。数量可增多,范围逐渐扩大,且向周围扩展的同时逐渐变硬,颜色蜡黄或乳白,弹性和韧性下降,不易抓捏,表面光滑无皮纹、干燥无汗,触之有皮革样硬度。发生较久的皮损硬度减轻、变薄萎缩,甚至凹陷,并出现色素沉着或减退。

### (二)系统性硬皮病

1. 临床分类　多见于 21~50 岁女性。根据病情轻重分为肢端硬化病、弥漫性系统性硬皮病和 CREST 综合征三种。肢端硬化病较多见,开始于手、足、面部等,受累范围相对局限,病程进展慢,预后较好;但在 10~20 年后可发展为弥漫性系统性硬皮病。

(1)系统性硬皮病:病情进展快,皮损遍布全身,内脏受累程度较重。

(2)肢端硬化病:病情进展缓慢,皮损多局限于四肢和面部,肢端动脉痉挛现象较为明显,内脏受累程度较轻。

（3）CREST 综合征：手指及关节周围软组织的钙盐沉积、雷诺现象、食管蠕动障碍，肢端硬化和显著的毛细血管扩张，其他内脏器官较少受累。约70% 患者均以雷诺现象为首发症状，尤其是肢端硬皮病，可同时或 1～2 年后出现皮肤损害。

此外，骨、关节和肌肉受累可出现关节炎、肌无力、肌萎缩；消化道受累可引起吞咽困难、消化不良；心脏受累可出现心律不齐、心力衰竭；肺脏受累可引起肺纤维化、肺动脉高压、肺功能不全；肾脏受累可引起硬化性肾小球肾炎、高血压、肾功能不全，少数可出现内分泌功能紊乱、外周神经病变等。

2. 皮肤症状　皮肤损害可分为水肿期、硬化期和萎缩期。

（1）水肿期：皮损为苍白色或淡黄色非凹陷性水肿斑，表面紧张光亮、皮纹消失，与皮下组织紧密相连，较难抓捏，皮温降低。

（2）硬化期：皮损变硬，表面有蜡样光泽，可有色素沉着或减退，手指变细变硬呈腊肠样，活动受限、面部皮肤硬化呈假面具样，缺乏表情，表现为鼻背如峰、鼻尖如喙、鼻孔狭窄、口唇变薄收缩、张口困难、唇周放射状沟纹等，舌系带挛缩变短，眼睑挛缩外翻，胸部皮肤受累引起的皮肤紧缩可影响呼吸。

（3）萎缩期：硬化的皮肤逐渐变软变薄，呈羊皮纸样，甚至累及皮下组织和肌肉，有时可见皮肤紧贴于骨面，表面可见扩张的毛细血管，常伴有色素沉着斑和色素减退斑。皮损处毛发和排汗减少，可出现顽固难愈的溃疡和坏疽。

**（三）自觉症状**

1. 雷诺现象　往往是该病的首发症状，在此症状出现后 0.5～23 年出现皮肤变硬的症状，多在 5 年内出现皮肤变硬。临床表现为手指（足趾）端遇冷后出现麻木感和典型的颜色变化，皮肤变白后转紫、再变红，可伴有刺痛和胀痛感。

2. 局限性硬皮病　一般无自觉症状，可有不同程度的瘙痒、刺痛、皮肤紧缩感和知觉迟钝。

3. 系统性硬皮病　患者发病初期可有发热、乏力、关节痛、雷诺现象等。内脏损害依受累器官和受累程度的不同而出现相应症状。

**（四）病程与预后**

该病多呈慢性发展过程，局限性硬皮病预后较好，系统性硬皮病的自然病程差异较大，有内脏损害者常呈慢性进行性加重趋势，预后差。

## 四、诊断与鉴别诊断

**（一）诊断**

根据临床表现和辅助检查进行诊断。

1. 临床表现　患者出现非凹陷性水肿斑、皮纹消失、难以抓捏，皮肤变硬、腊肠样手指，皮肤呈羊皮纸样改变，或皮肤出现溃疡、坏疽等。

2. **实验室检查** 患者感觉时值较正常者延长，系统性硬皮病患者血沉增快、γ 球蛋白水平增高、免疫球蛋白升高，抗核抗体阳性，抗-Scl-70 抗体阳性，抗着丝点抗体阳性，内脏受累可出现相应损害器官异常的检测指标。

3. **组织病理** 病变皮肤在早、中、晚期的活检组织病理特征分别是：表皮萎缩，早期真皮胶原纤维肿胀，胶原束间及血管周围有以淋巴细胞为主的炎症细胞浸润；中期血管及胶原纤维周围酸性黏多糖增加；晚期真皮明显增厚，胶原纤维增多且致密，血管减少，管壁增厚，皮肤附属器萎缩。内脏损害主要为间质及血管壁的胶原增生和硬化。

**（二）鉴别诊断**

应与混合结缔组织病、成人硬肿症、肢端骨质溶解症相鉴别。

1. **混合结缔组织病** 病因不明，具有系统性红斑狼疮、硬皮病、皮肌炎或多发性肌炎等病的混合表现，包括雷诺现象、面部及手部的非凹陷性水肿、手指呈腊肠状肿胀；同时伴有发热、肌无力或肌痛等症状。可通过辅助实验室检查对其进行鉴别。

2. **成人硬肿症** 皮损为真皮深层、筋膜和肌肉的木质样改变，有明显肿胀和僵硬。多以头颈开始向肩背部发展，手足很少受累。局部无色素沉着、无雷诺现象、萎缩和系统损害，有自愈倾向。

3. **肢端骨质溶解症** 主要表现为雷诺现象、手指及手部硬皮病样改变、末节指骨溶解性损害等三联症状。多发生于接触氯化乙烯单体者，脱离接触后症状可好转或消退。

## 五、治疗与护理

目前硬皮病无法治愈，但有些患者经过治疗后临床症状完全可以控制。两种类型在治疗上基本没有差别。药物治疗主要是针对受累内脏器官，对皮肤病变无明显效果。

**（一）治疗措施**

1. **一般治疗** 早期明确诊断和分型，全面体检，监测内脏是否受累及损伤程度。避免诱发和加重病情的可能因素，祛除感染病灶，注意保暖，防止外伤。系统性硬皮病患者应加强营养，适当进行体育锻炼，防止肌肉萎缩和关节强直。减轻心理压力，消除思想顾虑，避免精神紧张，保持良好稳定的情绪，树立长期与疾病作斗争的信心。

2. **药物治疗**

（1）局限性硬皮病：可采用维生素类、维 A 酸类、骨化三醇、糖皮质激素、苯海索，根据病情采用抗生素等。

（2）系统性硬皮病

1）血管活性药物,如司坦唑醇、卡托普利、尿激酶、哌唑嗪、利舍平或低分子右旋糖酐-40 溶液 500ml 加丹参注射液 16 ~ 20ml 等,静脉滴注或分次口服。

2）抗纤维化药,如秋水仙碱 0.5mg/d 递增至 1.5 ~ 2.0mg/d(每周服药 6 天),阿司匹林 600mg/d,积雪苷 60 ~ 120mg/d 等,静脉滴注或分次口服。

3）糖皮质激素,适用于病情活动期患者。若病情明显活动给予醋酸泼尼松 40 ~ 60mg/d,活动较明显给予 15 ~ 30mg/d,分次或 1 次口服,病情停止活动后逐渐减量至停药。

4）免疫抑制剂,常选用硫唑嘌呤 2 ~ 3mg/(kg·d),环磷酰胺 100 ~ 200mg/d、甲氨蝶呤 15 ~ 25mg/周,环孢素 3 ~ 5mg/(kg·d),分次口服。

5）非甾体类抗炎药,有明显关节疼痛者,常用吲哚美辛 50 ~ 75mg/d、布洛芬 0.6 ~ 1.2g/d 或萘普生 500 ~ 700mg/d,分次口服。

6）人重组松弛素,可使硬化皮损得以改善,以缓解肢体运动障碍,常用量为 25μg/kg,皮下注射。

7）沙利度胺,可改善皮肤纤维化,减轻胃液反流,促进肢端溃疡愈合,常用量 10 ~ 200mg/d,分次口服。

8）抗感染治疗,用于莱姆抗体阳性者。

9）其他:如奥美拉唑抑制胃液反流,盐酸酚苄明缓解周围血管痉挛、卡托普利或马来酸依那普利改善肾性高血压、静脉注射人免疫球蛋白改善皮肤纤维化、血浆置换可去除血浆抗体和免疫复合物、自体干细胞移植可重建免疫系统。

3. 局部治疗　局限性皮损可涂擦或封包 0.025% 醋酸氟氢可的松软膏、0.025% 醋酸氟轻松软膏等,每日 1 或 2 次。亦可用右旋糖酐软膏、1% ~ 2% 硝酸甘油软膏、肝素钠软膏或喜疗妥软膏等,2 次/日。

4. 封闭治疗　局限性硬化皮损内,注射醋酸泼尼松龙悬浊液 25mg/ml、甲泼尼龙醋酸酯悬浊液 20mg/ml、或曲安奈德悬浊液 40mg/ml,与 1% 普鲁卡因或利多卡因溶液 2 ~ 5ml 的混合液,每周或每月 1 次,可改善皮肤硬化程度。

5. 物理治疗　可试用浓缩的丹参液电离子局部透入、碘离子透入,放射性核素磷-32 贴敷,以及音频电疗、按摩等,均有一定疗效。

6. 中医治疗　根据患者不同表现,包括风寒湿阻证、肺脾两虚证、脾肾阳虚证、寒凝瘀阻证来对症调理。

（二）护理

1. 皮肤护理　及时观察患者皮肤损伤的范围,皮肤弹性的变化,详细评估患者职业、娱乐爱好情况,以明确危险因素和损伤来源;减少对溃疡的物理机械性清创,可采用自溶性清创、酶促清创等。生长因子如血小板源生长因子(platelet derived growth factor,PDGF)已被尝试外用于一些系统性硬皮病的患者,效果有待进一步证实。

2. 功能锻炼　鼓励患者积极进行功能锻炼,如屈伸肘、双臂、膝及抬腿等活动,若病情允许宜经常下地行走、做保健操、打太极拳等,对已有关节僵硬者予以按摩、热浴等。

3. 用药护理　用药前应向患者讲明药物的作用及可能出现的不良反应;教育患者定时定量服用糖皮质激素,不可自行减量或停药,密切观察糖皮质激素应用过程中所出现的反应性高血糖、消化性溃疡出血、高血压、继发感染、骨质疏松等副作用。使用环磷酰胺冲击治疗时应限制探陪人员,医务人员严格无菌操作,避免院内感染,做好保护性隔离,避免有创操作。

4. 生活护理

(1) 注意休息:生活规律,劳逸结合,避免过度劳累,保持充足睡眠和情绪稳定。病情活动期应注意积极的休息,以保护内脏器官的功能。

(2) 活动:病情缓解期可适当进行力所能及的工作和运动,加强锻炼,提高机体免疫力,改善心理和生理的健康状态,养成健康的生活方式。

(3) 饮食:避免辛辣刺激性饮食;禁烟、酒、浓茶、咖啡等刺激性饮料。多进食易消化、富含蛋白质和维生素的流质或半流质,少食多餐,用餐时尽量采取坐位或抬高床头,细嚼慢咽,吃固体食物时多饮水,片状药物可研成粉末和水冲服,必要时鼻饲流质。症状缓解后,给予普通饮食,注意食物的色、香、味,增进食欲,保证营养的供给。

(4) 保护皮肤:在寒冷季节和在有空调的房间中四肢要适当保暖,避免手足皮肤的碰撞、压伤,一旦发生外伤或足部霉菌感染应及时治疗。注意个人清洁卫生,保持床铺的清洁和平整,避免皱褶。告知患者选择舒适柔软的内衣,注意保护患者的手和手指,尽量避免接触冷水,必要时可戴手套。禁止用热水烫洗,有皮肤干燥、瘙痒的患者,洗浴后滋润皮肤,避免搔抓、擦破皮肤。

(5) 对于骨骼肌受累、肌力下降、下蹲困难或手指屈曲不能伸直、有严重雷诺现象的患者给予协助穿衣、梳头、进食、喂药、大小便和防止跌伤。

5. 并发内脏损害的观察和护理

(1) 肾功能不全:监测患者的心率、血压、瞳孔、意识、尿量、出血倾向及有无继发感染等,尤其应注意观察有无神经、精神方面的异常,准确记录出入量,有腹水者每日测量并记录腹围,监测尿常规和血生化指标,掌握尿液及血液的各种检查结果,发现异常及时报告医生。

（2）间质性肺炎：观察患者的体温、呼吸、血压、血氧饱和度及监测血气分析，随时观察病情变化，特别是呼吸的频率、节律、深浅度，如发现患者呼吸浅快，应提高警惕，及时报告医生，同时注意患者的神态、反应状况，面色及末梢循环的温度变化等。

（3）胃肠道疾患：观察患者有无出现口裂缩小、黏膜干燥、牙周疾病引起的咀嚼困难、牙齿脱落和营养不良。

（4）静脉穿刺的护理：由于皮肤硬化，末梢血管不充盈，血管壁失去了弹性，导致静脉穿刺困难，进行静脉穿刺前嘱患者热敷或按摩穿刺部位，穿刺时尽量选用细针头，减少穿刺末梢血管，进针位置准确，角度要大，减小针头与皮肤接触面，快速穿过皮肤后，再减小角度进入血管。静脉输液或抽血化验时，要有计划性、集中性，以减少静脉穿刺的次数，保护好静脉，以备抢救。

## 病例与思考

### --病例 11-5--

【病例摘要】

患者，女性，60 岁，因右下肢外踝不明原因破溃 6 月余，自行在家外用莫匹罗星软膏（百多邦）、红霉素等换药效果欠佳，局部疼痛加剧，来我院造口门诊就诊。检查发现患者面部皮肤僵硬呈假面具样，缺乏表情，腊肠样手指、四肢表面紧张光亮、皮纹消失，考虑不排除系统性硬皮病，建议风湿免疫科就诊。风湿科检查发现：血沉（ERS）24mm/h，抗核抗体（+），胸部增强 CT 检查：肺组织少部分纤维化。确诊为系统性硬皮病。患者既往无糖尿病、高血压、心脏病史。

【临床诊断】

系统性硬皮病，右下肢外踝慢性溃疡并感染。

【治疗原则】

1. 积极治疗基础疾病，控制病情发展。

2. 清除伤口坏死组织，控制伤口感染。

3. 重视患肢保暖在伤口愈合中的作用。

4. 采用各种减压措施，避免其患侧外踝受压。

5. 选择合适的换药方法促进伤口愈合。

【护理措施】

1. 全身评估　患者虽长期在老家独居，经济承受能力一般，但心理状态稳定，医患沟通顺畅，能配合治疗。

患者全身营养状况良好，体温 36.9℃，脉搏 72 次/分，血压 122/75mmHg。

血生化、血常规结果均正常。切口分泌物培养：金黄色葡萄球菌，提示该患者在系统性硬皮病基础上出现了右下肢外踝慢性溃疡并感染。未发现糖尿病、高血压、心脏病等影响患者健康及伤口愈合的全身疾病。

2. 局部评估 伤口位于右下肢外踝，大小约 4cm×3cm，创面被黄色分泌物干痂覆盖，创面约 50% 红色、50% 黄色，渗液少（暴露法），周围皮肤有痂皮、色素沉着，NRS 疼痛评分为 7 分。

3. 伤口清洗

（1）选择碘伏消毒伤口周围皮肤，消毒范围超过伤口外 6cm 以上，再用生理盐水脱碘一次。

（2）选择生理盐水清洗伤口。

4. 选择敷料（图 11-22 ～ 图 11-25）

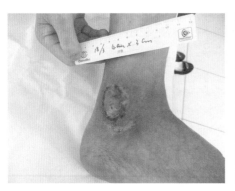
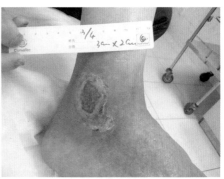

图 11-22　伤口感染期，使用水凝胶+亲水性纤维含银敷料　　图 11-23　肉芽期，使用亲水性纤维敷料+标准多爱肤

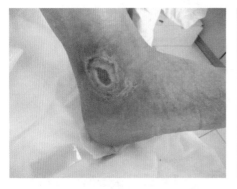
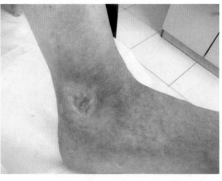

图 11-24　上皮爬行期，使用脂质水胶体银敷料　　图 11-25　处理后第 74 天伤口基本愈合

（1）伤口感染期（3月18日～3月27日），使用水凝胶+亲水性纤维含银敷料，抗感染、自溶性清创、促进伤口肉芽组织生长作用；

（2）伤口肉芽期（3月28日～4月18日），使用亲水性纤维敷料+标准多爱肤促进肉芽组织生长；

（3）伤口上皮爬行期（4月19日～5月31日），使用脂质水胶体银促进上皮爬行。处理后第74天，创面基本愈合。

【护理体会】

系统性硬皮病是一种免疫系统的慢性疾病，需要长期服用激素类药或免疫抑制药，患者的皮肤会发生纤维化、硬化、萎缩，一旦发生了伤口，处理效果差，甚至不愈合。我们使用湿性愈合方法处理了4例硬皮病患者的伤口，从中得出的注意事项及体会如下。

1. 认真做好评估　首先重视患者的全身情况评估。特别是营养情况、硬皮病分期的评估，对于晚期、多项血液检查结果异常的患者，伤口愈合的可能性不大，不宜清创。其次认真进行伤口的局部评估，如伤口位于肢端末梢者，局部疼痛明显、血液循环差、皮温低，伤口很难愈合，换药时不宜清创，必要时请骨科会诊。

2. 特别重视知情同意原则　由于硬皮病导致皮肤的硬化、纤维化及药物的影响，伤口愈合过程很长、甚至不愈合或恶变。认真解释换药过程中伤口的变化及进展，及时向患者及家属传递积极信息，既要增强治疗信心又要避免因其不理解而出现的医疗纠纷。

3. 相关专科医生会诊　教导患者定期风湿科门诊复查，定时服药，有利于控制病情发展，减缓皮肤的硬化及纤维化有利于伤口愈合。

4. 认真做好健康教育　伤口处理的同时，指导患者保护皮肤、避免创面受压、注意肢体保暖、预防外伤等。

总之，在处理硬皮病伤口的同时，应该积极治疗原发病，对于硬皮病晚期、全身情况差、伤口位于肢端末梢的患者伤口常规换药、不宜进行清创处理。本病例为硬皮病早期、伤口表浅、服药时间短，伤口愈合良好。

（郑美春　何丽娟）

# 第六节　风湿性关节炎溃疡的护理

## 一、概　　述

风湿性关节炎（rheumatic arthritis）是一种常见的急性或慢性结缔组织炎症。风湿性关节炎广义上应该包括类风湿性关节炎。风湿性关节炎是风湿热的一种表现。风湿热起病急,病初起时常有丹毒等感染病史且多见于青少年。风湿性关节炎可侵犯心脏,引起风湿性心脏病,并有发热、皮下结节和皮疹等表现。

## 二、病　　因

风湿性关节炎的病因目前尚未完全明确。根据临床症状、流行病学特点及免疫学分析,多数认为是 A 组乙型溶血性链球菌感染所致的全身变态反应性疾病,研究发现病毒感染与本病也有一定关系。

## 三、临　床　表　现

以关节和肌肉游走性酸楚、疼痛为特征

1. 疼痛　关节疼痛是风湿病最常见的症状,主要累及四肢大关节,游走性关节肿痛为主要特点,受累关节多为膝、踝、肩、肘、腕等大关节,常见由一个关节转移至另一个关节,病变局部呈现红、肿、灼热、剧痛,部分病人也有几个关节同时发病。

2. 肌肉疼痛　肌肉也会出现疼痛症状,而且还可能出现肌无力、肌酶升高、肌源性损害等表现。

3. 不规律性发热　风湿出现前会出现不规则的发热现象,不会出现寒战现象,用抗生素治疗无效,同时还会出现血沉加快。病人多以急性发热和关节疼痛起病,典型表现是轻度或中度发热。

4. 皮肤损害

(1) 渗出性病变:躯干和四肢皮肤出现环形红斑(erythema annulare),为环形或半环形淡红色斑,1～2 天可消退,发生于风湿热的急性期,对急性风湿病有诊断意义。镜下可见红斑处真皮浅层血管充血,血管周围水肿及炎症细胞浸润。

(2) 增生性病变:皮下结节(subcutaneous nodules)多见于肘、腕、膝、踝关节附近伸侧面皮下,直径 0.5～2cm,圆形或椭圆形,质地偏硬,可活动,压之无疼感。镜下可见,结节中心为大片纤维素样坏死物质,其周围可见增生的成纤维细胞和 Anitschkow 细胞呈栅状排列,伴有炎症细胞(主要为淋巴细胞)浸润。数周后,结节逐渐纤维化而变为瘢痕组织。风湿热时,皮下结节可不伴出现,若出现则具有诊断意义。

## 四、诊断与鉴别诊断

**(一) 诊断**

诊断依据　发病前 1～4 周有溶血性链球菌感染史,急性游走性大关节炎,常伴有风湿热的其他表现如心肌炎、环形红斑、皮下结节等,血清中抗链球菌溶血素凝集效价明显升高,咽拭培养阳性和血白细胞计数增多等。

**（二）鉴别诊断**

1. 脓毒血症引起的迁徙性关节炎　常有原发感染的症状,血液及骨髓培养呈阳性且关节内渗出液有化脓趋势并可找到病原菌。

2. 结核性关节炎　多为单个关节受累,好发于经常活动摩擦或负重的关节。

3. 类风湿性关节炎　①起病一般隐匿,在出现明显的关节症状前可由乏力、全身不适、发热、食欲差等症状,少数病例为急性起病;②表现为对称性多关节炎,主要侵犯小关节,以腕关节、近端指间关节、掌指关节及四肢大关节受累多见,为游走性关节肿痛,关节症状消失后无永久性损害;③血清抗链球菌溶血素、抗链球菌激酶及抗透明质酸酶均为阳性,而 RF 阴性。

4. 痛风　痛风的发病率近年有明显增多趋势,痛风早期症状类似关节炎。

## 五、治疗与护理

**（一）药物治疗**

治疗原则是早期诊断和尽早合理、联合用药。常用的抗风湿病药物如下:

1. 非甾体类抗炎药　可抑制前列腺素的合成而迅速产生抗炎镇痛作用,对解除疼痛有较好效果,但不能改变疾病的病程。临床上常用的有盐酸氨基葡萄糖颗粒、布洛芬、青霉胺、双氯酚酸、阿司匹林、吲哚美辛等。

2. 慢作用抗风湿药　多用于类风湿关节炎及血清阴性脊柱关节病。对病情有一定控制作用但起效较慢。常用的有金合剂（肌注或口服）、青霉胺、柳氮磺胺吡啶、氯喹等。

3. 细胞毒药物　通过不同途径产生免疫抑制作用。常用的有环磷酰胺、甲氨蝶呤、金独春等。它们往往是系统性红斑狼疮、类风湿关节炎和血管炎的二线药物,不良反应虽较多且较严重,但对改善这些疾病的预后有很大的作用。

4. 肾上腺皮质激素　具有抗炎、抗过敏作用,能明显地改善结缔组织病的预后,但不能根治这些疾病。其众多的不良反应随剂量增大及疗程延长而增加,故在应用时要衡量它的疗效和副作用而慎重选用。

**（二）外科治疗**

包括不同的矫形手术、人工关节的置换、滑膜切除等。手术不能治愈疾病只能改善关节功能和生活的能力。

### （三）骨髓移植

治疗风湿性关节炎确实有显著的疗效。通过恢复免疫系统功能来促使患者痊愈的自身骨髓移植法,已有报道在风湿性关节炎取得了较好的疗效。

### （四）其他治疗

包括物理、康复、职业训练、心理等治疗,在本类疾病综合治疗中必不可少。

### （五）基础护理

1. 休息为主　急性活动期,除关节疼痛外,常伴有发热、乏力等全身症状,宜以休息为主,以减少体力消耗,注意保护关节功能,避免脏器受损。限制受累关节的活动,但不宜绝对卧床。体位变换困难的患者,应适当协助,避免局部压力性损伤形成。

2. 加强病情观察　了解患者疼痛的部位、患者对疼痛的描述,关节肿胀和活动受限的程度,以协助病情判断;同时要注意关节外症状,及时转介专科处理。

3. 预防关节失用　为保持关节功能,防止关节畸形和肌肉萎缩,应根据病情指导患者进行功能锻炼,症状基本控制后,鼓励患者尽早下床,必要时提供辅助工具,避免长时间不活动。

4. 心理疏导　患者常因病情反复发作、顽固的关节疼痛、疗效不佳等原因,常表现出情绪低落、焦虑,与患者接触过程中态度要和蔼,配合必要的心理疏导,鼓励支持患者。

5. 皮肤护理　注意保持皮肤清洁干燥、指导日常温水清洗,勿用力搓洗,忌用碱性肥皂。出现红斑、皮疹的患者,指导外出时采取遮阳措施,避免阳光直接照射到裸露的皮肤,忌日光浴。避免接触刺激性物品,如染发剂、定型发胶、农药等;避免服用诱发风湿病症状的药物,如普鲁卡因胺、肼屈嗪等。

### （六）伤口护理

1. 清洗伤口时宜使用刺激性较弱的清洗剂,可直接用生理盐水清洗即可;清洗时,动作宜轻柔。

2. 皮损完整时,局部皮肤应尽量保留,以提供屏障作用,减少感染机会。若已出现破损,应及时清洁,使用敷料吸收渗液,促进愈合。

3. 敷料选择的目的为吸收渗液、促进愈合,应在药物有效治疗的基础上使用,有多种敷料可供选择,应根据伤口的具体情况选择。

4. 尽量避免在皮损处涂抹药膏、霜剂等药品。

### （七）并发症

风湿性关节炎患者在急性疼痛期间,由于长期卧床,或者服用激素时间过长等,可致患者机体免疫功能低下,出现一些并发症。常见的有:

1. 肺炎　由于免疫能力下降,遭受细菌感染,患者常合并肺炎。

2. 泌尿系统感染　风湿性关节炎患者若日常生活不注意,或者患感冒后,常容易发生泌尿系感染。

3. 库欣综合征　患者若用激素时间过长,常因体内肾上腺皮质功能受到抑制而并发库欣综合征。常见症状主要有满月脸、水牛背、体重增加等。

4. 口腔溃疡　风湿性关节炎患者在服用免疫抑制剂之后常出现口腔溃疡,此外还可出现恶心呕吐、厌食、皮疹、味觉消失等不良反应。

5. 传染病　患者由于患此病的时间太久,自身免疫功能下降,当社会上流行某些传染病时,比正常人更易受到传染。

## 病例与思考

### --病例 11-6--

【病例摘要】

患者,女性,86 岁,反复四肢关节肿痛 20 余年,规律用药泼尼松 10mg,来氟米特 10mg 每日一次、雷公藤片 20mg 每日 3 次、雷尼替丁 50mg 每日两次及补钙治疗,否认高血压、冠心病、糖尿病病史。现因臀部、右髋部、右膝盖、右小腿关节处皮肤溃烂 20 余天收入院。

【临床诊断】

类风湿性关节炎,骨质疏松;全身多处皮肤溃疡。

【治疗原则】

1. 治疗原发基础疾病。

2. 使用抗菌敷料,预防伤口感染。

3. 选择合适的清创方法清除伤口表面坏死组织,促进伤口愈合。

4. 加强基础护理,避免创面继续受压。

【护理措施】

1. 伤口评估

(1) 全身评估:老年患者,神智清楚,自主体位,轮椅入院,双手有轻微畸形与尺侧偏斜,右手示指呈纽扣花样畸形,全身共 9 处创面。患者用药知识缺乏,依从性比较差。右下肢轻度水肿。

(2) 局部评估(图 11-26～图 11-28):骶尾部 2 处伤口大小分别是 1.5cm×1.0cm(左)、1.0cm×1.0cm(右);臀部 2 处伤口大小左侧 1.0cm×0.5cm、右侧 0.5cm×0.5cm,右髋部 2 处伤口大小分别是上方 2.0cm×1.5cm、下方 1.5cm×1.5cm,伤口周围皮肤潮红;右膝盖 2 处伤口,分别是上方 1cm×0.5cm、下方 1.5cm×1.0cm,右小腿处伤口 0.8cm×0.5cm,表面有黄白色腐肉组织,无分泌物,无臭味,周围皮肤无浸渍,伤口周围皮肤发红、数字疼痛评分 8 分。

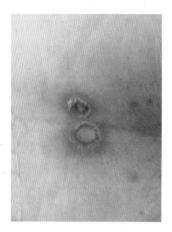

图 11-26　骶尾部伤口干燥，
创面坏死组织覆盖

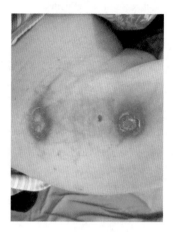

图 11-27　初诊时髋部伤口完全坏死
组织覆盖,周围皮肤潮红

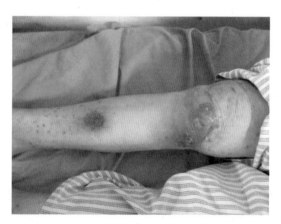

图 11-28　膝部及小腿伤口潮红,
疼痛明显,表皮糜烂

　　2. 伤口护理　用安尔碘消毒骶尾部及臀部伤口周围皮肤,外用生理盐水清洁伤口,用锐器清除伤口边缘坏死组织,水胶体敷料外覆伤口(图11-29),隔天换药或视渗液情况更换;髋部伤口予碘伏湿敷伤口 5 分钟,之后予生理盐水将残留的碘清洗干净,予水胶体敷料处理(图 11-30);膝部及小腿伤口因周围皮肤潮红,予碘伏湿敷伤口 5 分钟,之后予生理盐水将残留的碘清洗干净,予亲水性纤维银敷料处理(图 11-31)。

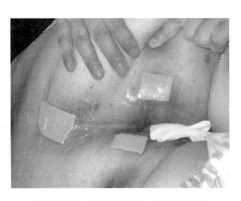

图 11-29　骶尾部伤口水胶体处理

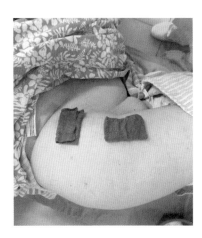

图 11-30　碘伏湿敷髋部伤口

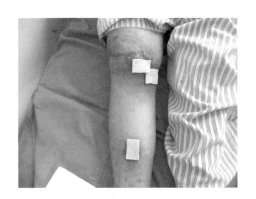

图 11-31　亲水性纤维银敷料处理膝部及小腿伤口

3. 效果观察　骶尾部伤口水胶体外敷处理 3 天后,基底痂皮溶解(图 11-32);水胶体敷料处理髋部伤口 5 天后,髋部伤口四周可见上皮开始爬行(图 11-33);亲水性纤维银敷料处理膝部及小腿伤口后第 4 天,创面渗液减少(图 11-34)。处理后第 7 天,伤口红肿消退,疼痛缓解,改用水胶体敷料处理(图 11-35 和图 11-35)。换药过程中与患者家属取得良好配合,建立信任医患、护患关系,未再发生皮肤新的破损。

【护理体会】

类风湿性关节炎是一种自身免疫性疾病,疾病反复持久发作,患者长期处于疼痛、检查、治疗、用药的状态,因疾病发展久治不愈导致关节功能致残,给患者造成经济负担及心理困扰。患者年纪比较大,独居,生活能力下降,缺

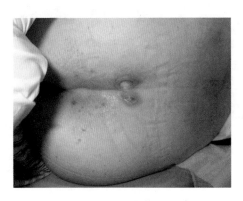

图 11-32 骶尾部伤口水胶
体外敷换药 3 天后

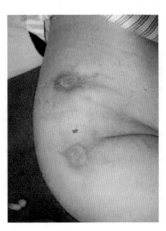

图 11-33 水胶体外敷换药 5
天后,髋部伤口四周可见上皮
爬行

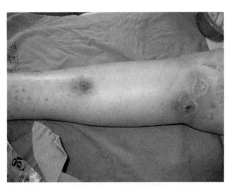

图 11-34 亲水性纤维银敷料处理膝部
及小腿伤口后第 4 天

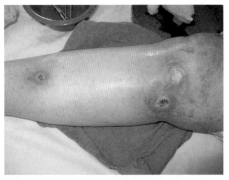

图 11-35 亲水性纤维银敷料处理膝
部及小腿伤口后第 7 天,伤口红肿消
退,疼痛缓解

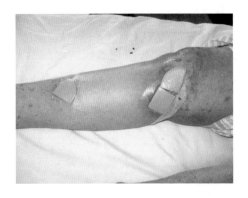

图 11-36 膝部及小腿伤口处理
后第 7 天,改用水胶体敷料

乏对疾病健康知识的了解,对医护和治疗方案的依从性差。因此需针对不同病例的不同时期,评估全身及伤口相关因素,找到根本原因,针对性选择敷料,采取恰当有效的措施,促进伤口愈合,缩短伤口愈合时间,减轻病人的痛苦和经济负担。耐心告知患者处理伤口的目的和方法及注意事项,治疗效果,争取患者配合治疗。同时嘱患者勿擅自停药、改药,指导患者每种药物的服药时间和剂量,观察用药后的效果及不良反应。只有基础疾病得到控制,提高患者的依从性,才有利于伤口的愈合。

（郑美春　吴仙蓉）

# 第十二章

# 烧伤的护理

## 第一节 概 述

### 一、定义与分级

烧伤是主要由热力引致的身体组织伤害，在严重的烧伤及烫伤后因身体组织伤害引致的炎症反应及病变能导致各种脏器衰竭及烧伤后遗症，因此烧伤也可以列为疾病的一种。

**（一）定义**

1. **烧伤定义** 是由热力、化学物品、电流、放射线或有害气体或烟雾作用于人体所引起的损伤。烧伤主要损伤人的黏膜和（或）皮肤，严重者也可伤及关节、骨骼、肌肉甚至内脏组织。

2. **烧伤的皮肤反应** 烧伤是由热力引致的身体组织伤害，由湿性热源或干性热源引致的创伤皆可列入烧伤类别。因火焰、高温固体、闪光或其他的放射能、电能引致的烧伤因有烘烤效果，伤口比较干，称为干性伤口。热水、热油、高温液体引致的烧伤因没有烘烤效果，伤口较湿，称为湿性伤口。如不作出适当的处理，伤口会较早发生细菌感染的情况。

受破坏的组织病变可以造成三层不同病理变化的表现，称热力伤害同心层，最接近热源中心的一层因为热力伤害而引起蛋白质的原有结构受到破坏，产生凝固坏死称为凝固层。此区域的四周，因为受伤之初大部分细胞仍具有活性，但因血管收缩引起的循环减慢，造成皮肤短暂性缺血，称为淤滞层。离开热源中心最远的一层因为细胞破坏程度较小，只有明显的血管扩张现象，在没有感染的情况下，其细胞都能存活称为充血层。

热力伤害同心层的范围是会随着急救治疗而改变，其中已经证实在受伤现场以冷水在患处降温的急救治疗能降低因余热引致的进一步组织的损伤，从而降低凝固层范围的增加。在化学烧伤中,实时急救处理可以减少化学品在皮肤上的残留,降低化学品对皮肤的损害减少凝固层的发生范围。急救期间,充足的补液治疗可以防止淤滞层细胞因缺水坏死而增加烧伤的深度。

（二）分期

根据烧伤的病理、生理特点,一般将烧伤临床过程分为四期,各期之间相互交错,烧伤越重,其关系越密切。

1. 体液渗出期（休克期） 除损伤的一般反应外,无论烧伤程度深浅或面积大小,组织烧伤后的立即反应就是体液渗出。体液渗出的速度,一般以伤后 6 ~ 12 小时内最快,一般要持续 24 ~ 36 小时,严重烧伤可延至 48 小时以上。小面积浅度烧伤,体液的渗出量有限,通过人体的代偿,不致影响全身的有效循环血量。烧伤面积大而深者,由于体液的大量渗出和其他血流动力学的变化,可急剧发生休克。烧伤早期的休克基本属于低血容量休克,但与一般急性失血不同之处在于体液的渗出是逐步的,伤后 2 ~ 3 小时最为急剧,8 小时达高峰,随后逐渐减缓,至 48 小时渐趋恢复,渗出于组织间的水肿液开始回收,临床表现为血压趋向稳定,尿液开始增多。正是根据上述规律,烧伤早期的补液速度应掌握先快后慢的原则。

2. 急性感染期 烧伤水肿回收期一开始,感染就上升为主要矛盾,是对烧伤患者的另一严重威胁,其继发于休克或在休克的同时发生。严重烧伤易发生全身性感染的原因主要有:

（1）皮肤、黏膜屏障功能受损:为细菌打开了门户。

（2）机体免疫功能受抑:烧伤后,尤其是早期,体内与抗感染有关的免疫系统各组分均受不同程度损害,免疫球蛋白和补体丢失或被消耗。

（3）机体抵抗力降低:烧伤后 3 ~ 10 天,正值水肿回收期,患者在遭受休克打击后,各系统器官功能尚未恢复,局部肉芽屏障尚未形成,伤后渗出使大量营养物质丢失,以及回收过程带入的"毒素",使人体抵抗力处于低潮。

（4）易感性增加:早期缺血损害是机体易发生全身性感染的重要因素。浅度烧伤如早期创面处理不当,可出现创周炎症（如蜂窝织炎）。严重烧伤由于经历休克的打击,全身免疫功能处于低迷状态,对病原菌的易感性很高,早期暴发全身性感染的概率也高,且预后也最严重。防治感染是此期关键。

3. 创面修复期 创面修复过程在伤后不久即开始。烧伤的特点是广泛的生理屏障损害,又有广泛的坏死组织和渗出,是微生物良好的培养基。热力损伤组织,先是凝固性坏死,随之为组织溶解。创面修复所需时间与烧伤程度等多种原因有关,无严重感染的浅Ⅱ度和部分深Ⅱ度烧伤可自愈。但Ⅲ度和发生严重感染的深Ⅱ度烧伤,由于上皮被毁,创面只能由创缘的上皮扩展覆盖。如果创面较大,不经植皮多难自愈或需时较长,或愈合后瘢痕较多,易发生挛缩,影响功能和外观。Ⅲ度烧伤和发生严重感染的深Ⅱ度烧伤溶痂时,大量坏死组织液化,适于细菌繁殖,感染机会增多。且脱痂后大片创面裸露,成为开放门户,不仅利于细菌侵入,而且体液和营养物质大量丧失,使机体抵抗力和创面修复能力显著降低,成为发生全身性感染的又一高峰时期。此期的关键是加强营养,扶持机体修复功能和增加抵抗力,积极消除创面和防止感染。

4. 康复期　深度创面愈合后,可形成瘢痕,严重影响外观和功能,需要锻炼、整形以期恢复;某些器官功能损害以及心理异常也需要一个恢复的过程;深Ⅱ度和Ⅲ度烧伤创面愈合后,常有瘙痒或疼痛、反复出现水疱,甚至破溃,并发感染,形成"残余创面"这种现象的终止往往需要较长时间。严重大面积深度烧伤愈合以后,由于大部分汗腺被毁,机体热调节体温能力下降,在盛暑季节,这类患者多感全身不适,常需2~3年调整适应。

根据受伤病史、体格检查,判断烧伤创面。创面深度国际上通用的是三度四分法。

Ⅰ度:红斑样损害。损伤表皮浅层,一般为表皮角质层、透明层、颗粒层的损伤。有时虽可伤及棘细胞层,但生发层健在,故再生能力活跃。生发层基本未损及,皮肤的完整性未破坏。皮肤表现为红斑样改变,可略有肿胀。受损皮肤有灼痛感,3~7天红斑消退,表皮皱缩脱落后愈合,疼痛缓解。表皮脱屑后可有皮肤色素改变,不留瘢痕(图12-1)。

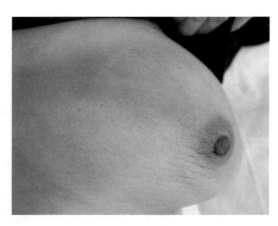

图 12-1　Ⅰ度烧伤

Ⅱ度:水疱样损害。皮肤断层损伤,完整性已破坏。按损伤程度可再分为浅和深两部分。

浅Ⅱ度:损伤表皮生发层及真皮乳头层。在表皮和真皮之间形成大小不一的水疱,疱皮破溃后可有淡黄色或淡红色血浆样液体或蛋白凝固的胶冻物,有脉络状、颗粒状扩展充血的毛细血管网,湿润,表面红肿,压之褪色。痛觉剧烈,触痛明显。如无继发感染,一般 1～2 周内愈合,不留瘢痕,但可有色素沉着或缺失(图 12-2)。

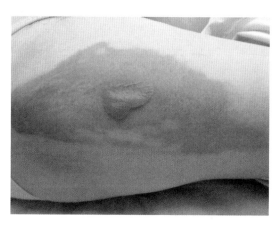

图 12-2　浅Ⅱ度烧伤

深Ⅱ度:损伤直达真皮网状层,包括乳头层以下的真皮损伤,但仍残留有部分真皮。创面形成小水疱,局部肿胀,外观苍白,基底红白相间,触之较韧,痛觉减轻,温度较低,感觉迟钝。2 周后创面愈合,在表皮修复前,先有真皮纤维组织的修复,因此愈合后有瘢痕形成,严重时形成功能障碍,有明显的色素改变。可见针孔或粟粒般大小红色小点,伤后 1～2 天更为明显,系汗腺及毛囊周围毛细血管扩张所致。如见扩张充血或栓塞的小血管分支,多提示深Ⅱ度烧伤较深。由于人体各部分真皮的厚度不一,烧伤的深浅不一,故深Ⅱ度烧伤的临床变异较多。浅的接近浅Ⅱ度,深的则临界Ⅲ度。但由于有真皮残存,仍可再生上皮,不必植皮,创面可自行愈合。这是因为在真皮的下半部的网织层内,除仍存有毛囊、汗腺管外,尚分布着为数较多的汗腺,有时还有皮脂腺。它们的上皮增殖,就成为修复创面的上皮小岛。创面在未被增殖的岛状上皮覆盖以前,已形成一定量的肉芽组织,故愈合后多遗留有瘢痕和瘢痕收缩引起的局部功能障碍,发生瘢痕组织增殖的机会也较多。还由于愈合后的上皮多脆弱,缺乏韧性和弹性,摩擦后易出现水疱而破损,成为发生残余创面的原因之一。如无感染,愈合时间一般需 3～4 周。如发生感染,不仅愈合时间延长,严重时可将皮肤附件或上皮小岛破坏,创面须植皮方能愈合(图 12-3)。

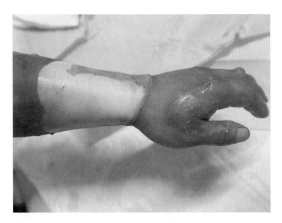

图 12-3　深Ⅱ度烧伤

Ⅲ度:焦痂样损害。皮肤全层受累,深达皮下脂肪层,甚至深及深筋膜及骨骼、肌肉、内脏。外观多样,烫伤苍白软性痂或樱红色按压不褪色;烧伤则呈半透明黄褐色硬性痂,痂下呈树枝样血管栓塞,甚至呈焦黄色坚韧痂或炭黑。创面干燥无渗出,质韧并紧缩。痛觉消失,创面无具有再生增殖能力的表皮细胞,因此不能依靠创面自身修复愈合(图 12-4)。

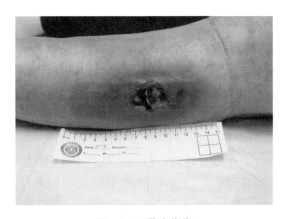

图 12-4　Ⅲ度烧伤

近年来,特别是国内,烧伤深度的评估逐渐向四度五分法过渡。下面简单做一介绍。

四度五分法是在三度四分法的基础上,将Ⅲ度烧伤重新划分为Ⅲ度和Ⅳ度烧伤。Ⅲ度烧伤为单纯损伤皮肤全层(表皮、真皮、皮下组织),不及深筋膜层。Ⅳ度烧伤深度超过皮肤全层,达到深筋膜及深筋膜下组织,如肌肉、肌腱、血管、神经、骨骼和内脏等。呈黄褐色或焦黄色或炭化,丧失知觉,活动受限。早期损伤往往被烧损而未脱落的皮肤覆盖,临床上不易鉴别。由于皮肤及其附件全部被毁,创面已无上皮再生的来源,创面修复有赖于植皮及皮瓣移植修复,严重者须行截肢术。

Ⅰ度和浅Ⅱ度烧伤共属浅度烧伤,创面愈合后往往无后遗症。深Ⅱ度和Ⅲ度、Ⅳ度烧伤,共属深度烧伤,烧伤后有一定程度的外观受损和功能障碍。不同深度烧伤的临床鉴别方法见表12-1。

表12-1　不同深度烧伤的临床鉴别方法

| 深度 | 损伤组织 | 外观特点及临床体征 | 感觉 | 拔毛试验 | 温度 | 创面愈合过程 |
|---|---|---|---|---|---|---|
| Ⅰ度(红斑性) | 伤及角质层、透明层、颗粒层、棘状层等,生发层健在 | 局部似红斑。轻度红、肿、热、痛,无水疱,干燥,无感染 | 微过敏,常为烧灼感 | 痛 | 微增 | 2～3天内症状消失,3～5天痊愈,脱屑,无瘢痕 |
| 浅Ⅱ度(水疱性) | 可伤及生发层,甚至真皮乳头层 | 水疱较大,去表皮层后创面湿润,创底艳红、水肿,并有红色颗粒或脉络状血管网 | 剧痛,感觉过敏 | 痛 | 增高 | 如无感染,1～2周痊愈,不留瘢痕 |
| 深Ⅱ度 | 伤及真皮深层 | 表皮下积薄液,或水疱较小,去表皮后创面微湿或红白相间,有时可见许多红色小点或细小血管,水肿明显 | 剧痛,感觉迟钝 | 微痛 | 局部温度略低 | 一般3～4周痊愈,可遗留瘢痕 |
| Ⅲ度 | 伤及全皮层,皮下脂肪 | 创面苍白 | 痛觉消失,感觉迟钝 | 不痛且易拔除 | 局部发凉 | 3～4周焦痂脱落,须植皮修复遗留瘢痕、畸形 |
| Ⅳ度 | 伤及肌肉、骨骼、脏器 | 焦黄炭化,干燥。皮革样,多数部位可见粗大栓塞的静脉 | 痛觉消失,感觉迟钝 | 不痛且易拔除 | 局部发凉 | 3～4周表现为黑色,干瘪坏死,须截肢(指)或皮瓣修复 |

## 二、烧伤严重性评估

**烧伤面积的估算**

即计算烧伤皮肤区域占体表总面积的百分比。有多种计算方法,其中中国九分法和手掌法最为常用。

1. 中国九分法　适用于较大面积烧伤的评估。该法将体表面积分为 11 个 9%,另加会阴区的 1%,构成 100% 的体表面积。12 岁以下小儿头部面积较大,双下肢面积相对较小,测算方法应结合年龄进行计算(表 12-2)。

表 12-2　中国新九分法

| 部位 | | 占成年人体面积(%) | | 占儿童体表面积(%) |
|---|---|---|---|---|
| 头颈 | 头部 | 3 | 9×1 | 9+(12-年龄) |
| | 面部 | 3 | | |
| | 颈部 | 3 | | |
| 双上肢 | 双手 | 5 | 9×2 | 9×2 |
| | 双前臂 | 6 | | |
| | 双上臂 | 7 | | |
| 躯干 | 躯干前 | 13 | 9×3 | 9×3 |
| | 躯干后 | 13 | | |
| | 会阴 | 1 | | |
| 双下肢 | 双臀 | 5 | 9×5+1 | 46-(12-年龄) |
| | 双大腿 | 21 | | |
| | 双小腿 | 13 | | |
| | 双足 | 7 | | |

注:＊成年女性的双臀和双足各占 6%

2. 手掌法　不论性别和年龄,患者并指的掌面约占体表面积的 1%,若医者的手掌大小与患者的相近,可用医者手掌估算。此法用于辅助九分法,计算小面积烧伤较为便捷。

3. 烧伤严重程度　按烧伤的总面积和烧伤的深度将烧伤程度分为 4 类(通常情况下,烧伤总面积的计算不包括 I 度烧伤)

(1) 轻度烧伤:II 度烧伤总面积在 9% 以下。

(2) 中度烧伤:II 度烧伤面积 10%~29%,或 III 度烧伤面积不足 10%。

(3) 重度烧伤:烧伤总面积 30%~50%,或 III 度烧伤面积 10%~20%;或总面积、III 度烧伤面积虽未达到上述范围但有如下情况之一者:①全身情况较重或已有休克;②较重的复合伤;③中、重度吸入性损伤。

（4）特重烧伤:烧伤总面积在 50% 以上,或Ⅲ度烧伤面积在 20% 以上,或存在较重的吸入性损伤、复合伤等。

## 三、烧伤伤口愈合与瘢痕形成过程

### （一）烧伤伤口愈合

烧伤愈合过程在皮肤受损后的 5 ~ 10 分钟发生,一开始是血管的收缩和凝固,并同时进入炎症反应、细胞增殖和组织重建三个阶段,最后形成伤口瘢痕,此过程通常需要 1 ~ 3 年。烧伤创面修复过程这三个阶段相互关联、重叠、密不可分,体内多种内分泌介质、细胞因子、生长因子以及众多酶类共同参与、调控这一过程。

1. 炎症阶段 炎症反应是创面愈合的始动环节。烧伤后血小板立即相互聚集,并释放多种促凝因子、趋化因子和生长因子,中性粒细胞、巨噬细胞和淋巴细胞等炎症细胞在趋化因子等作用下,按一定时相趋化、黏附、游出血管内皮细胞壁而聚集于损伤部位,释放炎性介质,参与炎症反应和吞噬杀灭局部存在或侵入的病原微生物,并清除坏死组织。另一方面炎症反应同时也可造成局部创面组织进一步损伤。在炎性介质作用下,毛细血管内皮细胞结构改变,导致血管通透性增加,血管内液体渗出于组织间隙。

2. 增殖阶段 成纤维细胞、血管内皮细胞和角质形成细胞是最重要的 3 种修复细胞。通过这些细胞的自分泌以及其他细胞的旁分泌作用,在多种生长因子以及体内其他细胞分泌的代谢激素共同调节下,集体有序地激活细胞的增殖过程,逐渐修复创面。

3. 重建期 创面修复开始于伤后 3 ~ 5 天。伤口收缩时创面重建的一种形式,创面部分成纤维细胞转变成肌纤维细胞。肌纤维细胞形态似平滑肌细胞,含收缩性的肌动蛋白,逐渐收紧伤口边缘使之缩小直至愈合。

### （二）瘢痕形成过程

瘢痕形成是机体进行自身修复的正常表现,是人体自卫体系的重要组成部分。但是,过度的瘢痕增生则是一种病态表现,是烧伤患者最主要的并发症。

面积较大的烧伤,愈合后形成的瘢痕组织容易出现挛缩,继而引起局部功能障碍。造成瘢痕收缩的主要成分是肌成纤维细胞。肌成纤维细胞(myofibroblast)是一种具有收缩功能的成纤维细胞,在超微结构和生理功能上兼有成纤维细胞及平滑肌细胞的特征。肌纤维母细胞外观呈梭形,超微结构上除具有与一般成纤维细胞相同的细胞器如线粒体、粗面内质网、高尔基体、溶酶体外,还有三个特征:

1. 细胞内含有大量微丝和微管,微丝的化学成分为收缩性肌动蛋白和肌球蛋白,微管直径为25nm,与微丝平行排列。

2. 肌纤维母细胞的胞核细长扭曲,表面核膜曲折深凹呈锯齿状。

3. 肌纤维母细胞间有桥粒和缝管连接,肌纤维母细胞与基膜间有半桥粒。在瘢痕组织收缩早期,微丝束末端、紧邻肌纤维母细胞的质膜处常可见直径3~5nm肌纤维母细胞锚样物质(myofilroltaet anchoring sulstance,MAS)。可使肌纤维母细胞附着于邻近的同类细胞或胶原纤维上以加强相互间的联系。当瘢痕组织活跃收缩时,肌纤维母细胞数量增多,功能活跃,形态上表现出细胞内细胞器发育良好,有大量微丝和锚样物质瘢痕组织停止收缩趋于稳定时,则肌纤维母细胞减少。肌纤维母细胞除具收缩功能外还具有合成胶原蛋白和基质的能力,可合成Ⅲ型胶原,在增生性瘢痕中Ⅲ型胶原的含量明显增高。肌纤维母细胞可能由幼稚的成纤维细胞以在胞质中积累微丝的途径发育而成,或由成熟的成纤维细胞转化而成。也有人认为成纤维细胞有合成型与收缩型两种形式,肌纤维母细胞即成纤维细胞的收缩形式,这两种形式可互相转变。当大量肌纤维母细胞在同一方向持续收缩时,即引起整个肉芽组织收缩,此时紧贴肌纤维母细胞表面的胶原纤维弯曲或螺旋化,成纤维细胞或肌纤维母细胞继续合成胶原纤维和基质,新合成的胶原纤维在黏多糖基质的作用下,在收缩状态的肌纤维母细胞周围形成僵硬的结构,使瘢痕组织挛缩变硬,导致局部畸形和功能障碍。

如上所述,在瘢痕收缩中肌纤维母细胞是收缩力最主要的来源,在制约瘢痕收缩方面结缔组织的基质起一定作用。烧伤不但破坏结缔组织细胞,也破坏结缔组织基质,故在烧伤后瘢痕中的肌纤维母细胞可引起瘢痕挛缩。

（三）控制瘢痕挛缩

有人提出控制瘢痕挛缩可从以下几方面着手:

减少瘢痕组织中的肌纤维母细胞成分。

1. 动牵拉预防挛缩发生。

2. 应用药物控制肌纤维母细胞的收缩。

3. 控制胶原纤维的合成或加速硬化的基质和胶原蛋白的降解和吸收,促进胶原纤维按正常方向重新排列。

瘢痕的重塑是纤维性炎症最后的和最长的阶段。持续几年的瘢痕,仍有较高的胶原转化吸收率。在重塑阶段,胶原聚合物和瘢痕更致密,因其含有较少的液体,所以体积减少、变软而仍有一定的强度。胶原块减少的程度依赖于几个因素,如有害因子的存在、物理因素的作用(如张力、压力)、损伤处的氧供及患者的年龄等。如果对瘢痕重塑和控制这一过程的因素有更深入的了解,就有可能降低瘢痕的形成,但这一点对陈旧性瘢痕无效。

### （四）减少瘢痕的形成

压力治疗是使用外来持续性的弹性压力,如硅胶及弹性衣等,减少愈合伤口部位的水肿,保持瘢痕部位的平坦和柔软。决定患者压力治疗相关因素有伤口深度,伤口大小和位置、患者功能和失能状况及后续的照顾考虑,伤口在10天内愈合者通常不需要压力治疗;当伤口在10～14天愈合的情况下可考虑使用压力治疗;对于伤口在14天以上愈合者,应考虑使用压力治疗;一般超过21天愈合者,一定要做压力治疗。

1. 硅酮 硅酮是一类含硅有机化合物,聚硅酮是有机聚硅氧烷的总称。近30年来有许多国内外的研究者对硅凝胶防治瘢痕的作用机制进行了探索。具体作用机制还不十分明确,主要是从硅凝胶膜闭合水化作用、氧张力、静电作用以及硅凝胶膜的物理作用等方面进行了大量研究,显示硅凝胶膜可使瘢痕质地改变(硬度变小,弹性增加颜色也逐渐变浅)、瘢痕厚度及体积变化、改善疼痛、瘙痒等症状。硅酮的使用可增加患者的活动角度、减轻疼痛、帮助软化瘢痕及使瘢痕平滑,常适用于弧度较大、压力难以维持的部位或小范围的烧伤,如颜面烧伤患者的鼻翼两侧。

2. 压力治疗 瘢痕增生主要是通过持续加压使得瘢痕组织缺血、缺氧,从而引发体内发生一系列病理生理变化,抑制成纤维细胞增殖,胶原等细胞外基质合成障碍。激发胶原酶活性,对胶原酶的抑制作用减弱,从而加速胶原分解。压力疗法是由弹性织物对烧伤愈合部位持续压迫达到预防和减轻瘢痕增生的方法。一般要求压力达到$10～25mmHg$为压力疗法是由弹性织物对烧伤愈合部位持续压迫达到预防和减轻瘢痕增生的方法。

预防性加压时机原则上是创面愈合后越早开始越好,使用压力套的时间标准为22～24小时/天,坚持0.5～3年,甚至更长时间,直到瘢痕成熟(变薄、变白、变软)为止。压力治疗的方法主要有弹性包裹、管形加压绷带、压力衣等。

## 第二节　烧伤的治疗与护理

### 一、烧伤的应急处理

#### （一）现场急救

热力、电、放射线和某些化学物质等造成的烧伤,其损伤的面积和深度除与烧伤因素自身强度有关外,更重要的是它们作用于人体表面的范围和持续时间。作用范围广则烧伤面积大;持续时间长则烧伤深。因此,当患者受伤后应进行必要的现场抢救。

现场急救的原则:迅速脱离致伤源,立即冷疗,就近急救和分类转运专科医院。

1. 迅速脱离致伤源 烧伤严重程度与致伤物作用于机体的时间密切相关,时间越长,烧伤得越深,而且由于致伤物蔓延,烧伤范围也越大。任何致伤物(火焰、化学物等)从接触人体到造成损伤均有一个过程,只是时间的长短不一而已。因此,现场抢救要争取时间,迅速脱离致伤源,有效的现场救护可使伤情减轻。常用方法如下:

(1) 火焰烧伤:衣服着火,应迅速脱去燃烧的衣服,或就地卧倒打滚压灭火焰,或以水浇,或用湿衣、被等物扑盖灭火。切忌站立喊叫或奔跑呼救,以防增加头面部及呼吸道损伤。

(2) 热液烫伤:应立即冷疗后再将被热液浸湿的衣物脱去。

(3) 化学烧伤:化学物质种类繁多,常见的有酸、碱、磷等。当化学物质接触皮肤后,其致伤程度与这些化学物质的浓度、作用时间有关。一般来说,浓度越高、时间越长,对机体损伤越重。故受伤后应首先将浸有化学物质的衣服迅速脱去,并立即用大量清水冲洗,尽可能去除创面上的化学物质。生石灰烧伤,应先用干布擦净生石灰粉粒,再用清水冲洗,以免生石灰遇水产热,加重烧伤。磷烧伤应迅速脱去污染磷的衣服,并用大量清水冲洗创面或将创面浸泡在水中以洗去磷粒。如无大量水冲洗或浸泡,则应用多层湿布包扎创面,使磷与空气隔绝,以防止磷继续燃烧。禁用任何含油质的敷料包扎,以免增加磷的溶解和吸收,产生严重的磷吸收中毒。

(4) 电烧伤:应立即切断电源,不可在未切断电源时去接触患者,以免自身被电击伤。如患者呼吸、心脏骤停,应在现场立即行体外心脏按压和人工呼吸,待呼吸、心搏恢复后及时送附近医院进一步治疗。如由于电弧使衣服着火烧伤,首先应切断电源,然后按火焰烧伤的灭火方法灭火。

2. 冷疗 冷疗是在烧伤后用冷水对创面淋洗、浸泡或冷敷,以减轻疼痛、阻止热力的继续损害及减少渗出和水肿。因此伤后冷疗越早实施越好。5~20℃为宜。可采用自来水或清水。冷疗持续的时间,应以冷源去除后不痛或稍痛为准,一般应在0.5~1小时以上,甚至可达数小时。如冷疗水温偏低患者自觉太冷时,可暂停数分钟后继续施行。冷疗镇痛效果较肯定。有些表浅烧伤疼痛甚剧,甚至经注射哌替啶或吗啡也难完全镇痛的患者,经用冷疗后,疼痛显著减轻,甚至消失。冷疗在减低局部血液循环时也降低氧耗量,如烧伤创面冷却至20℃,血流减少30%,氧耗量则降低75%。

**(二) 镇静镇痛**

烧伤患者伤后多有不同程度的疼痛和躁动,应适当地镇静镇痛。对轻度患者可口服镇痛片或肌注哌替啶、吗啡等。大面积烧伤患者由于伤后渗出、组织水肿,肌注药物吸收较差,多采用静脉给药,药物多选用哌替啶或与异丙嗪合用。应慎用或不用氯丙嗪,因该药用后使心率加快,影响休克期复苏的病情判断,且有扩血管作用,在血容量未补足时,易发生休克。对小儿、老年患者和有吸入性损伤、颅脑伤的患者应慎用或不用哌替啶和吗啡,以免抑制呼吸。可改用地西泮(安定)、苯巴比妥或异丙嗪等。

### (三) 液体治疗

液体疗法是防治烧伤休克的主要措施。烧伤后 2 天内,因创面大量渗出而致体液不足,可引起低血容量性休克。根据病情采取不同的补液方法。

1. 轻度烧伤　可口服烧伤饮料,烧伤饮料的配方是 100ml 水中含盐0.3g,碳酸氢钠 0.15g,苯巴比妥 0.005g。也可口服淡盐水(每 200ml 开水中加食盐约 1g),但每次口服量不要超过 200ml,避免引起恶心、呕吐等反应。

2. 中度以上烧伤　遵医嘱及时补足血容量是休克期的首要护理措施。伤后迅速建立静脉通路,有时需多路输液,必要时静脉切开插管输液。

(1) 补液量的估计:我国常用的烧伤补液方案是伤后第一个 24 小时补液量按患者每千克体重每 1% 烧伤面积(Ⅱ度 ~ Ⅲ度)补液 1.5ml(小儿1.8ml,婴儿 2ml 计算),即第一个 24 小时补液量 = 体重(kg)×烧伤面积(%)×1.5ml,另加每日生理需要量 2000ml(小儿按年龄或体重计算),即为补液总量。晶体和胶体溶液的比例一般为 2:1(儿童 1.8:1),即每 1% 烧伤面积每千克体重补充电解质溶液和胶体溶液各 0.75ml 特重度烧伤为 1:1。伤后第二个 24 小时补液量为第一个 24 小时计算量的一半,日需要量不变。第三个 24小时补液量根据病情变化决定。

(2) 液体的种类与安排:晶体液首选平衡盐液,其次选用等渗盐水等。胶体液首选血浆,以补充渗出丢失的血浆蛋白,也可用血浆代用品和全血,Ⅲ度烧伤应多输新鲜血。生理日需量常用 5% ~ 10% 葡萄糖液补充。因为烧伤后第 1 个 8 小时内渗液最快,应在首个 8 小时内输入上述总量的 1/2,其余分别在第 2、第 3 个 8 小时内均匀输入。日需量应在 24 小时内均匀输入。补液原则一般是先晶后胶、先盐后糖、先快后慢,胶、晶液体交替输入,尤其注意不能集中在一段时间内输入大量不含电解质的液体,以免加重低钠血症。

(3) 观察指标

1) 尿量:如肾功能正常,尿量是判断血容量是否充足的简单而可靠的指标,所以大面积烧伤病人补液时应常规留置导尿进行观察。成人每小时尿量>30ml,有血红蛋白尿时要维持在 50ml 以上,但儿童、老年人、心血管疾病病人,输液要适当限量。

2) 其他指标:观察精神状态、脉搏、血压、末梢循环、中心静脉压等。患者安静,成人脉搏在 100 次/分(小儿 140 次/分)以下,收缩压在 90mmHg 以上,肢体温暖、中心静脉压 0.59~0.98kPa(6~10cmH$_2$O)。

## 二、创面的处理

### (一) 处理创面的主要目的及原则

1. 目的

(1) 清洁、保护创面,防治感染,促进创面愈合。

(2) 减少瘢痕产生,最大限度恢复功能。

2. 原则

(1) 控制烧伤创面细菌滋生和创面感染。

(2) 尽快祛除烧伤创面上的失活组织。

(3) 维持一个促进创面愈合的局部环境。

(4) 防止创面加深。

(5) 对愈合的创面没有损伤。

### (二) 初期清创

在控制休克之后尽早清创,即清洗、消毒、清理创面。主要是将创面上烧坏的毛发、腐皮、沾在创面上的衣服碎片脏物、泥土、污染的细菌等清除掉,使创面清洁、干净。

浅Ⅱ度创面的小水疱可不予处理,大水疱可用无菌注射器抽吸,疱皮破裂应剪除。深Ⅱ度创面的水疱及Ⅲ度创面的坏死表皮应去除。

清创后根据烧伤部位、面积及医疗条件等选择采用包扎疗法或暴露疗法。清创顺序一般自头部、四肢、胸腹部、背部和会阴部顺序进行。

### (三) 包扎疗法

1. 适用范围及优缺点　适用于面积较小或四肢的Ⅰ度、浅Ⅱ度烧伤。包扎具有保护创面、减少污染和及时引流创面渗液的作用。包扎疗法有利于保护创面、便于护理和患者活动;缺点是不利于创面观察,也不适用于头颈、会阴处创面处理,且耗用材料多,患者换药时痛苦感加重。

2. 操作方法　创面清创后用油性纱布覆盖创面,再用多层吸水性强的干纱布包裹,包扎厚度为 3~5cm,包扎范围应超过创面边缘 5cm。包扎松紧适宜,压力均匀,为避免发生粘连或畸形,指(趾)间分开包扎。采用敷料对烧伤创面包扎封闭固定的方法,目的是减轻创面疼痛,预防创面感染,同时施加一定的压力可部分减少创面渗出、减轻创面水肿。

3. 观察重点　创面包扎后,每日检查敷料有无松脱、异味或疼痛,注意肢端末梢血液循环情况。敷料浸湿后及时更换,以防感染。肢体包扎后应注意抬高患肢,保持关节各部位尤其手部的功能位和髋关节外展位。一般可在伤后 5 天更换敷料,深Ⅱ度、Ⅲ度创面应在伤后 3~4 天更换敷料。如创面渗出多、有恶臭,且伴有高热、创面跳痛,需及时换药检查创面情况。

4. 包扎后的护理

(1) 观察肢端感觉、运动和血供情况,若发现指、趾末端皮肤发凉、青紫、麻木感等情况,须立即放松绷带。

(2) 抬高患肢。

(3) 注意保持肢体功能位置。

(4) 保持敷料清洁干燥,如外层敷料被浸湿,需及时更换。

(5) 注意创面是否有感染,若发现敷料浸湿、有臭味,伤处疼痛加剧,伴高热,血白细胞计数增高,均表明创面有感染,应报告医生,及时检查创面。如脓液呈鲜绿色、有霉腥味,表明是铜绿假单胞菌感染,可改为暴露疗法,伤口处更换下的污染敷料应烧毁,防止院内交叉感染。

（四）暴露疗法

1. 适用范围及优缺点 暴露疗法适用于Ⅲ度烧伤、特殊部位(头面部、颈部或会阴部)及特殊感染(如铜绿假单胞菌、真菌)的创面、大面积烧伤创面。暴露疗法有便于观察创面、便于处理伤口、防止铜绿假单胞菌生长、减轻换药时带来的痛苦等优点,但对病房条件及护理质量要求较高。

2. 操作方法 将病人暴露在清洁、温暖、干燥的空气中,使创面的渗液及坏死组织干燥成痂,以暂时保护创面。病房应具备以下条件:室内清洁,有必要的消毒和隔离条件,室温控制在30～32℃,相对湿度以40%左右为宜,便于抢救治疗。

3. 暴露后的护理 护理时随时用灭菌敷料吸净创面渗液,保护创面,适当约束肢体,防止无意抓伤,用翻身床定时翻身,防止创面因受压而加深。注意创面不宜用甲紫或中药粉末,以免妨碍创面观察,也不宜轻易用抗生素类,以免引起细菌耐药。

翻身床是烧伤病房治疗大面积烧伤的设备,使用前向患者说明使用翻身床的意义、方法和安全性,消除患者的恐惧和疑虑。认真检查各部件,确保操作安全。一般在休克期度过后开始翻身俯卧,首次俯卧者,应注意防止窒息,一旦发现呼吸困难,立即翻身仰卧。俯卧时间逐渐由30分钟延长至4～6小时。翻身时两人共同配合,旋紧螺丝,上好安全带,严防患者滑出。骨突出处垫好棉垫,防止压力性损伤形成。昏迷、休克、心肺功能不全和应用冬眠药物者忌用翻身床。

（五）半暴露疗法

半暴露疗法是用单层药液或薄油纱布黏附于创面,任其暴露变干,用以保护肉芽面或去痂后的Ⅱ度创面、固定植皮片、控制创面感染等。也可用于保护供皮区。

1. 纱布应与创面等大,勿使肉芽组织裸露。但也不宜超过创缘,以免浸渍软化周围皮肤和焦痂,引发毛囊炎,加重周围痂下感染。

2. 纱布与创面必须贴紧,勿留空隙,以免存积脓汁。

3. 施行半暴露的创面应较洁净。因为半暴露的引流欠佳。若创面脓汁较多,先用淋洗、浸泡、湿敷等使创面脓汁减少后实施。

4. 不宜在痂皮、焦痂上实施半暴露。对裸露肉芽半暴露时间不能太久,应及早植皮。

5. 一般可每日或间日更换一次敷料。如为浅Ⅱ度创面,纱布干净并与创面紧贴,纱布下无积脓,可不必更换,待创面在纱布下自愈。

6. 浅Ⅱ度烧伤发生感染时,可将痂皮去除,清除脓汁,或经淋洗、浸泡、湿敷等使创面洁净后,改用抗菌药液纱布半暴露,控制感染。去痂的深Ⅱ度创面半暴露时,除深Ⅱ度较浅且感染不重可望痂下愈合外,常易发生纱布下积脓,应及时引流。如感染加重,创面变深,应即改用浸泡、淋洗、湿敷等方法控制感染,对已加深的创面应及时植皮。Ⅲ度焦痂经"蚕食脱痂",原则上应及早植皮,还不具备植皮条件时可用半暴露,作为植皮前覆盖肉芽的临时措施,但切忌时间过长。

### (六) 湿敷疗法

湿敷可使创面上的脓液、脓痂、坏死组织得以引流与清除,减少创面菌量,多用于肉芽创面植皮前准备,加速创面清洁。有时也可加速脱痂,用于促进焦痂(痂皮)分离。如果在"蚕食脱痂"焦痂分离较完全的肉芽面条件较好时,焦痂经剪除后,可采用"速湿敷"立即植皮。"速湿敷"在几十分钟内,更换湿敷数次。

1. 脓汁与坏死组织黏附较多的创面,一般敷料交换与清洁方法难以除净时,可使用湿敷。如果坏死组织粘合较牢固,无松动迹象时,则应暂缓实施,因为这样不仅短时间内难以清洁创面,大面积长时间湿敷可引发全身性感染。

2. 湿敷用作促使焦痂(痂皮)分离时,要掌握时机。焦痂(痂皮)尚未开始分离松动前,不要贸然采用,因为湿敷难以达到预期目的,若湿敷时间长,焦痂(痂皮)软化、变湿,又不能从创面分离,则促使细菌生长繁殖。如焦痂(痂皮)已趋松动,湿敷促使焦痂分离,但面积亦不可过大,必须控制在一定范围内。

3. 非侵袭性感染创面的脓汁、脓痂可用湿敷清除,对侵袭性感染创面,应着重加强局部及全身抗菌制剂的应用,不宜采用湿敷。

4. 湿敷可引流、清除脓汁、坏死组织,但也扰乱局部及全身的不利作用。更换湿敷时,可引起出血、疼痛。使用时间过久,则使肉芽苍老、水肿。面积较大的湿敷常引起高热、寒战等中毒症状。面积大、时间久的湿敷可促发全身性感染。

5. 为了减少更换敷料时的出血和疼痛,紧靠创面可敷贴一层网眼纱布,更换湿敷时,若网眼纱未被脓液浸满而影响引流,则不必每次更换;也可将湿敷区域内比较洁净的创面用油纱布保护,以减少换湿敷时对创面的刺激。

6. 有时为了控制感染,可在内层敷1~2层浓度较高的抗菌药液纱布,外加数层盐水纱布湿敷。

7. 湿敷纱布不宜太湿,以防创面浸渍,但亦不宜干燥。为防止水分迅速蒸发,保持湿润,除定时喷洒药液外,也可将外层敷料加厚,但不宜加油纸或防水布包扎,以免造成创面浸渍,影响湿敷效果。

8. 湿敷所用药液通常为等渗盐水,亦可用0.05%洗必泰、5%磺胺米隆、0.1%新洁尔灭等消毒液。也可根据创面细菌培养的药物敏感试验,选用其他抗菌药物溶液。肉芽水肿时可用高渗盐水,一般用2%~3%氯化钠溶液,浓度高可引起疼痛。坏死组织多而范围不大者也可用碘伏溶液。湿敷使创面潮湿,有利于铜绿假单胞菌的生长。如创面已出现铜绿假单胞菌,则应使用暴露或半暴露的方法,并同时使用局部抗菌剂。铜绿假单胞菌感染创面使用湿敷,尤其是无抗菌剂的大面积等渗盐水湿敷,可引起致命后果。

9. 湿敷交换次数视创面洁净状况而定,可每天1~2次至4~6次。坏死组织多黏附于敷料上,随敷料撕脱而除去,因此在交换敷料时,不必每次拭洗创面,以减少创面疼痛刺激。

（七）浸浴或浸泡疗法

浸浴或浸泡是将患者身体的全部或一部分浸于温热盐水或药液中一定的时间。

1. 作用

（1）可以较彻底地清除创面脓汁及松动的脓痂和坏死组织。

（2）可减少创面细菌与毒素。

（3）使痂皮或焦痂软化,促进分离,便于剪痂,及有利于引流痂下积脓。

（4）处理烧伤后期感染,促使严重烧伤后期残留小创面愈合。

（5）浸浴后敷料容易去除,可减轻患者换药时疼痛感。

2. 浸浴与浸泡　患者可在水中活动,促进循环,改善功能。将这种方法用于全身的称"浸浴",用于局部的称"浸泡"。

（1）浸浴时机:对中、小面积烧伤,无严格时间限制,而大面积烧伤早期在局部肉芽屏障未形成前不宜浸浴,应保持痂皮或焦痂的干燥完整。浸浴反而使之软化,可促使创面感染扩散。一般开始浸浴以伤后2~3周为宜。患者月经期,有严重心肺合并症及一般情况很差、有可能发生虚脱者,不能进行浸浴。

（2）器材准备:浸泡只需容器(如桶、盆、缸等)及浸泡用等渗盐水或药液即可。全身浸浴则需浴盆(患者不便搬动可用塑料或橡皮布兜起)、1%温热盐水、水温计、体温计、换药用具、血压计、急救药品,以及衬垫患者头、臀等处的海绵软垫等,水温38~39℃,室温28~30℃,水量以浸没躯干为宜。要注意消毒浴盆等容器,避免交叉感染。有的浴盆安装有搅拌器,使水产生涡流,按摩创面。

(3) 患者入水前,应测体温、脉搏、呼吸、血压,询问排便情况,并交代注意事项。浸浴中要观察病情变化。浸浴10分钟左右,待患者已适应和敷料浸透后才开始清理创面。浸浴中可口服流质或继续补液。若有心慌、出汗、脉搏增快、面色苍白等虚脱现象,立即终止浸浴。

(4) 浸浴时患者有时有呼吸紧迫感,应予解释。初次浸浴不宜超过半小时,以后逐渐延长,但也以1~1.5小时为宜。浸浴次数及间隔时间根据创面及全身反应决定,可逐日或隔数日施行。

(5) 出浴后,患者常感寒冷,应迅速拭干,并用消毒巾覆盖,待无寒冷感后再清理创面,且时间宜短。

(6) 浸浴后可有体温升高、脉搏增快、畏寒、寒战等中毒症状加重现象,一般24小时后应恢复,若继续加重,应注意病情变化。浸浴虽可清除创面细菌、脓汁,但也能促使毒素吸收;既可引流局部,也可使局部感染扩散。

(7) 浸浴能软化焦痂,使其分离,有利于早期消灭创面。但大面积烧伤浸浴后可使大片焦痂软化,并由于不能及时植皮覆盖创面,可招致全身感染。故大面积烧伤,一般不采用浸浴去痂。浸浴只用于手术去痂或蚕食脱痂的辅助方法,植皮前清洁创面,移植皮片后浸浴应于手术后48小时施行,以免皮片脱落。

(8) 局部浸泡可用于局部感染严重创面及后期残留小创面。清洗时尽可能清除脓痂、脓汁及坏死物质,浸泡水量要多,必要时多次更换浸泡液,最好用流水浸泡或淋洗。周围正常皮肤及愈合创面也应洗净。

(八) 干热疗法

干热疗法是常用于预防和治疗的一种方法,是用温热的和干燥的风吹到创面上达到控制或减轻创面的目的。在用电扇送干热空气过程中,要注意尽量避免地面以及周围环境的尘埃、细菌卷扬到创面上去。每日根据情况给患者补充水分,避免出现全身脱水继而引发高钾血症和高钠血症。机体在高温下代谢旺盛,能量消耗大,蛋白水解也多。因此,应为患者增加蛋白质的补充,一般每日每千克体重多补蛋白质1~2g。

对于呼吸道烧伤的患者,特别是有气管切开的患者使用干热疗法时,因干热的空气对呼吸道黏膜是极不利的,为避免干热空气直接进入呼吸道,可用单层湿纱布掩盖患者口、鼻、气管切开处,并经常替换,还可以定期进行雾化吸入。

**（九）使用新型敷料的护理**

随着湿性愈合理念的推广和应用,近年来各种各样的新型敷料进入伤口和创面治疗领域,新型敷料品种繁多,性能各异。

1. 注意事项

（1）认真评估患者的创面情况以及全身的综合情况,制定目标,选择治疗方案,继而选择适合的敷料,以达到治疗的目的。

（2）在使用敷料的治疗过程中要评估治疗效果,及时根据创面情况调整治疗方案。

2. 各度烧伤的敷料选择原则

（1）Ⅰ度烧伤处理:Ⅰ度烧伤只是损伤表皮细胞层而生发层没有损伤。仅仅有局部红斑、轻度炎症反应无水疱的状态。使用水胶体类敷料能形成凝胶,保护暴露的神经末梢,减轻疼痛,同时,更换敷料时不会造成再次性机械性损伤。水胶体类敷料能保持创面湿润,保留创面本身释放的生物活性物质,为创面愈合提供一个最佳的微环境,还可以使创面愈合的过程加速。

（2）Ⅱ度烧伤处理

1）浅Ⅱ度烧伤:伤及生发层及真皮浅层。受伤部位形成较大的水疱,去除表皮后创面湿润,基底颜色鲜红,渗出较多。藻酸盐敷料是一种很柔软的伤口敷料,由质地细密的藻酸盐纤维组成。它由天然海藻提取的纤维和钙离子的混合物,组织相溶性好,能快速大量吸收渗出液,质地柔软,顺应性好,与伤口渗液、渗血接触后形成凝胶,保护创面,促进伤口愈合（图12-5～图12-8）。

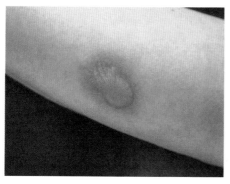
图12-5 浅Ⅱ度烫伤

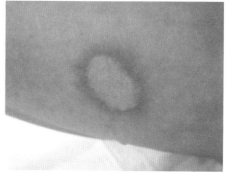
图12-6 深Ⅱ度烧伤基底苍白

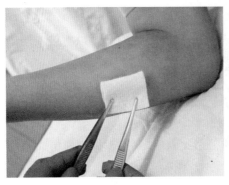

图 12-7 藻酸盐银离子内层敷料

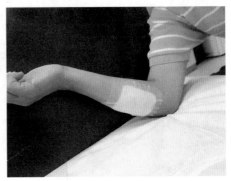

图 12-8 浅Ⅱ度烫伤

2）深Ⅱ度烧伤:伤及真皮深层。受伤表皮下积存小量体液,水疱较细小,去除表皮后创面湿润发白,疼痛感觉迟钝,局部皮温略低。亲水纤维吸收渗液后进一步融合成凝胶,并将细菌紧紧包裹在形成的凝胶中锁定渗出液维持潮湿的伤口环境,有助于自溶性清创,而更好地防止侧漏,减少渗出液对创周皮肤的浸渍。揭除敷料时,凝胶化的敷料不会损伤幼嫩的肉芽组织或伤口周围健康的皮肤,支持愈合过程(图 12-9 ~ 图 12-13)。

3）Ⅲ度烧伤:伤及全层皮肤、皮下组织、肌肉以及骨骼。创面苍白或焦黄炭化、干燥,受伤皮肤质如皮革,多数可见粗大静脉支栓塞,局部疼痛消失,感觉迟钝。创面直径大于5cm 的Ⅲ度烧伤自行愈合的可能性较小,大多需要进行植皮手术覆盖创面。小面积的烧伤伤口比较干燥,使用水凝胶类敷料能够水化伤口,提供湿性环境,促进清创,有利于黑痂的溶解,之后根据伤口床的状况给予相应的处置。

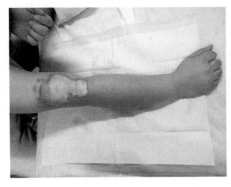

图 12-9 深Ⅱ度烧伤基底苍白

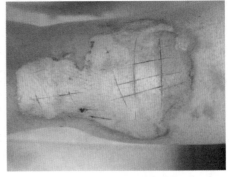

图 12-10 十字划痕涂水凝胶覆盖亲水纤维银

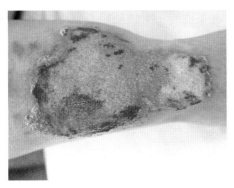

图 12-11　一周后复诊基底红润

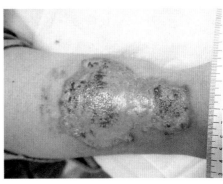

图 12-12　愈合 75%,继续使用亲水纤维银

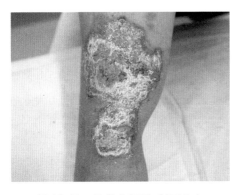

图 12-13　换药 3 周后,创面愈合

## 三、手术治疗与护理

### (一) 手术治疗

1. 烧伤创面植皮术　可以分为大张植皮、邮票状植皮、网状植皮、自体异体皮肤相间移植、点状植皮、微粒植皮、小皮片异体镶嵌植皮、MEEK 植皮等。

(1) 大张植皮:一般指由鼓式取皮机或电动取皮机切去整张皮片,通常指由鼓式取面积 > 4cm$^2$ 的皮片。优点是移植后比较美观,瘢痕较小,术后挛缩率较小,有利于外形和功能的恢复。缺点是手术技术要求较高,切去部位有限。

(2) 邮票状植皮:将自体皮剪裁成 1～2cm 的正方形皮块移植于创面,此方法消灭创面迅速,适用于Ⅲ度烧伤面积不大,供皮区充足者。优点是皮片与皮片之间留有间隙,利于引流,较大张植皮容易存活,取皮技术要求也不高。

(3) 网状植皮:在大张自体皮肤上切若干大小、距离相等的平行小切口,每行小切口的行距相等,但邻近行的小切口位置交错,拉成渔网状,可以扩大皮片面积,节约自体皮肤,且有利于引流,愈后外形比较整齐,弹性较好。适用于大面积深度烧伤非功能部位的切、削痂创面,自体皮源相对较多,均可采用。网状植皮为深度烧伤创面治疗常用的植皮方法,1964 年由 Tanner 首先提出这种方法。其通过切皮机将自体皮片按一定扩展率切割成网状,张开后皮片面积成倍扩展,一般扩展率以 1∶3～1∶4 为宜,最大可达 1∶9。将网状皮片植于创面后,通过网状皮的逐步扩展,网眼融合消失,创面愈合,从而达到创面修复的目的。

2. 皮瓣移植 皮瓣是具有血液供应的皮肤及皮下组织,移植过程中依靠皮瓣的蒂部与供区相连,以保持皮瓣的供血,用于修复局部或远处组织缺损。皮瓣移植术后注意观察皮瓣血运,防治感染和出血。

针对不同的伤情、部位、性别和拟施行的修复原发伤的手术方式等,采取相应的手术方法,主要有直接缝合、皮片移植、邻近皮瓣修复、双叶或三叶皮瓣、游离远位皮瓣修复供区以及皮肤伸展术等。

(二) 护理

烧伤治疗内容包括患者的急救、伤口的处理、外科手术治疗及康复后的整形治疗等。常见的烧伤手术治疗有焦痂切开术、皮肤移植以及皮瓣移植。

1. 焦痂切开护理 大面积及深度的严重烧伤患者较易发生环状深层烧伤,在四肢或身体因烧伤焦痂的约束及组织水肿,容易引起急性受压综合征而导致肢体坏死及呼吸困难。焦痂切开术可令烧伤焦痂引致的约束减小从而防止急性受压综合征。

(1) 术前护理:在患者需要做焦痂切开术前,如患者清醒需向患者说明此治疗的必要性及得到患者的同意后才进行;如患者已昏迷须先知会家人及在两位医生的同意下才可进行。其他术前护理包括电烧灼仪器的准备、消毒、血凝检查等。

(2) 术后护理:焦痂切开术后伤口一般都会因水肿而被拉阔,应以无菌生理盐水纱布覆盖后再包扎伤口,如需使用其他敷料请遵照医嘱并在每天换药时检查伤口有无感染。

2. 皮肤移植的护理 在一般的情况下,伤口愈合过程会由局部炎症反应发展至伤口表皮覆盖。

如伤口不能自行愈合,便须考虑以外科手术闭合。外科手术闭合包括皮肤移植和皮瓣移植两种方式。在修补伤口缺损时,皮肤是最好的敷料,如伤口因感染或其他原因不能时实时盖上移植的皮肤,表皮皮肤片(人或其他动物)可作为覆盖的敷料。

(1) 术前护理:皮肤移植术前护理包括血型及血液检查、伤口准备(观察有无感染的症状、局部的血管供应状况)、术前指导等。手术后伤口痛、痒、活动范围的限制及植皮部位的术后固定等知识都需在手术前向患者宣传以得到良好的心理预备及手术后的合作。

(2) 术后护理

1) 皮肤移植后需维持正确的姿势,高举移植的部位高于心脏的位置 5 ~

10 天。

如受皮部位以密闭式方法处理应避免有压力于敷料上,小心移动患者以避免创伤,受皮部位需固定并预防移植皮肤的移动。在包扎敷料较厚的情况下观察,敷料表面有无不正常的渗液或血渍,以评估移植部位的皮下有无血肿或液体积聚的可能。并需每天观察敷料及受皮部位的疼痛程度及渗液、气味或肿胀。依医嘱可于术后第 4、7、10、14 天检查移植部位,移除最后一层纱布前必须用足够的时间以生理盐水或油剂使敷料湿润,以减低移去纱布时的痛楚及损伤植皮。

如受皮部位以开放式方法处理,受皮部位需固定并预防移植皮肤的移动。在手术后第一天需每小时观察植皮表面有无不正常的渗液或血渍,及早发现血肿或液体积聚。如移植位的皮下有血肿或液体积聚应尽早排出以防植皮浮起,可用渗有无菌石蜡油的消毒棉棒将积聚的液体挤滚出来并继续观察,防止再有液体积聚。其他观察同密闭式方法。

2)在手术后第 14 天如植皮保存良好,用水溶性乳脂在植皮上揉抹直至干燥的焦痂脱落及皮肤恢复弹性。

3)捐皮区如以密封式处理,护理上需保持敷料密封及周围皮肤干燥 14~20 天。

4)愈合皮肤的护理同上一节提及的个人卫生处理。如有水疱切勿穿刺水疱,因水疱内的液体会自行吸收。穿刺水疱会增加皮肤感染的机会。

3. 皮瓣移植的护理　在外科整形重建过程中如需代替全层皮肤的缺陷,而植皮又不能满足受皮位置的功能上的需要时皮瓣移植是常用的方法(如骨、肌腱神经、血管或其他敏感结构的外露,需要盖上软组织以作保护)。以外科重建修补伤口的缺陷时需要平衡美学及功能的目的,以及对于捐皮或受损组织的部位所造成的功能性损害而做出决定。选择皮肤瓣手术的方法是基于很多因素,简单来说以能提供最优良的外观、最好的功能于受皮区而又最小影响捐皮区的方法为最佳。

(1)术前护理:皮瓣移植一般术前护理同皮肤移植。其他皮瓣移植的术前指导如疼痛、活动能力障碍及有关术后被固定的身体部位及术后体位固定的训练都必须进行。特别是手术前的量度及画记号等需于患者沐浴后才标记于皮肤上,如在手术前记号变淡,需重画。如手术需支架固定体位,须于手术前做好并留有空间于手术后再做微调。

(2)术后护理:接受皮瓣移植后的患者需要一个温暖、清洁的环境休息,必须保持病房温暖。

维持体位:植皮位抬高 5~10 天,高过心脏位置。如受皮位置以密封式处理,护理上与密封式处理的皮肤移植一样。如受皮位置以开放式处理,护理上需特别处理。受皮区及血管进入皮瓣处应避免压力及小心避免意外创伤。手术后需每半小时至一小时的观察皮瓣(表 12-3)。

表 12-3　观察皮瓣项目

| 项目 | 注　解 |
| --- | --- |
| 温度 | 用掌心或红外线探测器测试及比较附近组织温度 |
| 颜色 | 正常皮肤表面粉红;如有问题见苍白或蓝色 |
| 微循环 | 受轻微压力后微小血管的血回流速度 |
| 肿胀、水肿 | 水肿是不正常的症状 |
| 出血 | 刚手术后在缝线处小量渗血是正常的,其他一切出血均不正常 |
| 体位 | 需经常留意有无因固定体位引致的不适 |
| 触感 | 正常皮瓣是软的,有问题时皮瓣是硬实的,因皮瓣静脉充血引致 |

皮瓣需固定与特定的体位 7~10 天,或需支架辅助。

手术后 14 天如皮瓣良好可恢复自由活动。捐皮瓣的位置会以植皮覆盖,护理上同皮肤移植受皮区的护理。

烧伤护理团队是整个烧伤治疗中不可或缺的,护士在 24 小时不断的值班制度下也同时 24 小时不断地看护患者。烧伤患者的看护、治疗及康复都需要整个医疗团队的合作才能有效地帮助患者。烧伤护士团队与其他医疗团队一定要有良好合作,并协调不同的专科治疗以达治疗效果。烧伤科护士应有充足知识使用实证的护理概念、技术来提供优质的服务。在直接服务患者时需考虑患者的生理、社会、心理及生活背景以及与合适的护理。

4. 包扎疗法护理

(1) 抬高肢体并保持各关节功能位,保持敷料清洁和干燥,敷料潮湿时,及时更换,每次换药前,先给予镇痛剂,减少换药所引起的疼痛。

(2) 密切观察创面,及时发现感染征象,如发热、伤口异味、疼痛加剧、渗出液颜色改变等,需加强换药及抗感染治疗,必要时可改用暴露疗法。注意观察肢体末梢血液循环情况,如肢端动脉搏动、颜色及温度(图 12-14)。

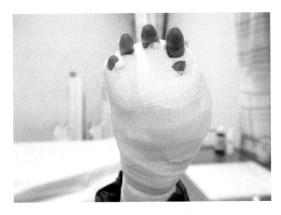

图12-14　伤口包扎

5. 暴露疗法护理

（1）安排隔离病室,保持病室清洁,室内温度维持在30～32℃,相对湿度40%左右,使创面暴露在温暖、干燥、清洁的空气中。

（2）注意隔离,防止交叉感染。接触病人前需洗手、戴手套,接触病人的所有用物,如床单、治疗巾、便盆等均需消毒。注意保持床单位的干燥和清洁。

（3）保持创面干燥,渗出期用消毒敷料吸取创面过多的分泌物,表面涂以抗菌药物,以减少细菌繁殖,避免形成厚痂。若发现痂下有感染,立即去痂引流,清除坏死组织。

（4）定时翻身或使用翻身床,交替暴露受压创面,避免创面长时间受压而影响愈合。创面已结痂时注意避免痂皮裂开引起出血或感染。极度烦躁或意识障碍者,适当约束肢体,防止抓伤。

病例与思考

--病例 12--

【病例分析】

患者,男,27 岁,主因食欲差行艾灸治疗于关元穴位,由于灸火的热力过高致皮肤灼伤 2 周余来就诊,临床诊断为Ⅲ度烧伤。由于损伤面积较小为 5cm×5cm,转交造口治疗师处理。伤口处理及愈合过程见图 12-16～图 12-22。

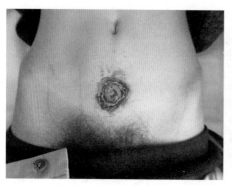

图 12-15 伤口在脐下 10cm 腹中线上为黑痂覆盖,创面上有自涂中药的粉剂残留

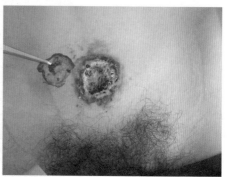

图 12-16 外科保守清创去除黑痂,伤口大小为 5cm×5cm×1cm,组织类型为 50% 红色肉芽,50% 黄白相间的无生机组织。评估受损程度为全层皮肤受损,诊断为 Ⅲ 度烧伤

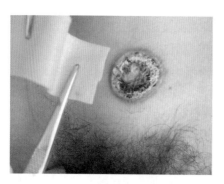

图 12-17 给予水凝胶加亲水纤维银行自溶清创,清除无生机组织并且保护间生态细胞,预防感染

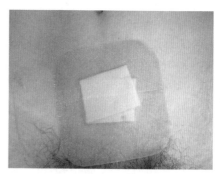

图 12-18 水胶体敷料覆盖,封闭包扎。隔日换药

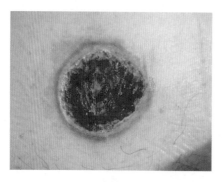

图 12-19 第二次换药(2 日),伤口 4cm×5cm×1cm,大于 75% 红色肉芽组织

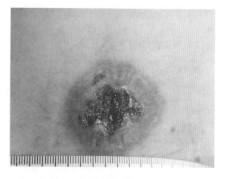

图 12-20 第九次换药(28 日),伤口 2cm×3cm,100% 红色肉芽组织,周围组织上皮化

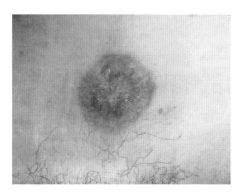

图 12-21　第 12 次换药(40 日),痊愈

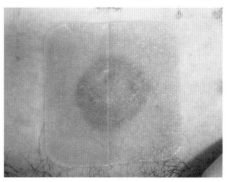

图 12-22　瘢痕愈合的伤口用水胶体敷料保护,减少瘢痕的增生

(傅晓瑾)

第十三章

# 癌性伤口的护理

## 第一节　概　　述

### 一、定　　义

癌性伤口也称恶性肿瘤伤口,一般定义为上皮组织的完整性被恶性肿瘤细胞破坏的伤口。癌性伤口可分为溃疡型伤口和蕈状生长型伤口。当恶性肿瘤浸润上皮细胞及周围淋巴、血管、组织时,出现组织坏死、缺损,溃疡,即为溃疡型伤口。若恶性肿瘤呈增长性生长,突出皮表,形成蕈状物,即为蕈状生长型伤口。

癌性伤口是一种难愈性伤口,该伤口的治疗相当困难甚至没有愈合的希望,此类伤口的出现往往也象征着癌症患者病情的恶化,这给医护人员的工作带来了极大的挑战。癌性伤口的出现不仅大大降低了癌症患者的生活质量,而且严重影响了患者的心理健康。如何护理好癌性伤口,促进患者舒适,是值得专业人员关注的问题。

### 二、发 病 特 点

癌症是威胁全球人类健康的重要疾病。据统计,全球每年新增癌症患者约 1200 万且发病率持续上升,预计 2050 年癌症新发病例将达 2700 万。将近 5%～10% 的癌症患者会出现癌性伤口,这类伤口极可能是由局部原发的恶性肿瘤造成,也可能因为癌症的转移而出现,癌性伤口常出现在患者死亡前 6 个月。一篇源自 Hershey 医疗中心的研究报道:7316 例癌症患者中,367(5%)例发生了癌性伤口,其中局部原发的癌性伤口为 38 例,远处转移的 337 例,原发和转移的 8 例。可见,癌性伤口多源于转移瘤。另外,不同性别患者癌性伤口原发肿瘤存在差异。女性患者癌性伤口最常见的原发肿瘤为乳癌

（70.7%）和黑色素瘤（12%），而男性患者最常见的原发肿瘤为黑色素瘤（32.3%）、肺癌（11.8%）和结直肠癌（11%）。尽管乳癌、肺癌、胃肠道肿瘤以及黑色素瘤是导致癌性伤口发生的重要肿瘤类型，但是应该明确癌性伤口可继发于任何类型的恶性肿瘤。

三、病因与病理生理

癌性伤口的发生主要是因为局部皮肤受到原位癌或者附近/远处转移的癌细胞损害所致。当皮下的癌细胞蔓延到表皮时，表皮会出现炎症反应，最初表现为红肿、发热、刺痛，触诊时常有结节感。随着病情的进展，局部皮肤可能表现为"橘皮样"改变并与皮下组织粘连。当肿瘤进一步侵蚀，更多的组织将被损伤，皮肤完整性被破坏并最终形成溃疡。而出现癌细胞转移的患者，肿瘤细胞首先从原发灶脱落，然后经血液或淋巴液转运至远处器官，包括皮肤。皮肤的损伤最初表现为局部出现数个毫米至厘米大小的囊肿，囊肿的质地可能是坚硬的，也可能有韧性的。随着病情的恶化，病变部位可能会出现色素的沉着，皮肤颜色改变：粉色→红色→紫色→蓝色→黑色（甚至棕色）。早期，囊肿部位不会有剧烈的疼痛感，因此容易被误诊为脂肪瘤、毛囊炎或者其他良性疾病。然而，由于癌细胞的继续浸润，局部皮肤会出现斑块、水疱以及红疹，当斑块、水疱以及红疹破溃后，会出现溃疡或凹洞。此时，患者会感到剧烈疼痛。

通常，癌性伤口初始不易愈合，其后逐渐产生坚硬的真皮或皮下硬块，并与其下的组织紧紧相连，病灶处最后会浸润侵蚀到淋巴及血管，以致产生界线明显的凹洞。而且，随着肿瘤细胞不断分裂，结节变大，会影响皮肤的毛细血管和淋巴管；随着肿瘤不断生长，皮肤血供减少，出现皮肤水肿和坏死；最后肿瘤进一步侵犯深部结构，形成窦道和瘘管。当伤口经久不愈并且日益严重时，应高度怀疑是否有伤口癌变，这时应转介医生给予局部伤口组织活检，通过病理检查明确诊断。癌性伤口常见病因有：

1. 来源于未经治疗的原发皮肤癌，如基底细胞癌、鳞状细胞癌。
2. 原发肿瘤向上侵入及穿透皮肤，如乳腺肿瘤。
3. 肿瘤侵犯皮肤血管或淋巴管，恶性细胞阻塞皮肤毛细血管。
4. 手术中肿瘤细胞播散至皮肤真皮层。
5. 慢性溃疡或瘢痕癌变。

第二节 癌性伤口的特征

癌性伤口可发生于身体任何一个部位，如头面部、颈部、胸腹部、会阴部、腹股沟及四肢等。可发生于小儿、青少年、成年人。癌性伤口具有侵蚀性，使皮肤功能受损,导致局部创面易于出血、渗液、有恶臭味等特性,此外癌性伤口患者亦有疼痛的问题。

## 一、出　　血

出血是癌性伤口的常见问题,主要原因是由于恶性肿瘤细胞侵蚀毛细血管或主要血管,或因为化疗及癌症本身造成血小板计数或功能低下所致,此外,也是癌细胞延伸且增加癌细胞新血管床的结果。出血的诱因常常是由于撕去敷料时操作不当或强行揭去敷料所致。频繁出血易引发患者贫血,导致患者营养不良。此外,大出血未及时处理会危及患者的生命。

## 二、大量渗液

渗液产生主要是癌性伤口内微血管与淋巴管受侵犯,血管通透性增加所致;肿瘤细胞可以分泌血管通透性因子(vascular permeability factor),使血管内血浆胶质通过血管。同时,伤口感染的炎症反应,分泌组织胺导致血管扩张,血管通透性增加,引起血浆蛋白和纤维素渗出。此外,细菌蛋白酶分解坏死组织。这些都容易导致伤口渗液增加。

癌性伤口渗液量很大,每天渗液甚至可达 1L 左右。大量的渗液很难管理,通常需要频繁更换敷料,并且会增加皮肤浸渍的危险。渗液如果浸湿衣服及床单,不仅给患者带来窘迫和抑郁情绪,还会增加照顾者的负担。患者常常这样描述自己的生活:"频繁更换敷料,引流伤口渗液及洗衣服占据了日常生活的大部分时间"。渗液会使得患者与他人社交功能受限,同时大量渗液还会造成贫血和水电解质紊乱。

## 三、恶　　臭

癌性伤口由于感染、坏死组织或存在肠瘘会造成恶臭。主要因组织中血管阻塞伴随着血管形成之变异,使血流供给与细胞灌流的起伏不定,导致组织氧气的灌流量降低,因而造成组织缺氧坏死。同时坏死组织为厌氧菌最理想的培养皿,厌氧菌会分泌脂肪酸的代谢产物,也是形成恶臭味的来源。若伤口有瘘管形成,又会加重恶臭的产生。产生恶臭的细菌常有金黄色葡萄球菌、大肠杆菌、铜绿假单胞菌,没有渗液或脓液时也可能存在臭味。

在所有伤口症状中,恶臭是最令人不舒服的症状。这种臭味常常渗透于患者的衣服及装饰内,患者住所会充斥着臭味,这些极易引起患者和他的照顾者的反感情绪。恶臭味使患者味觉丧失,恶心呕吐,影响食欲,此臭味令患者极大厌恶、尴尬、焦虑、退缩及社交孤立。

### 四、疼 痛

疼痛是一种令人不愉快的感觉和情绪上的感受,伴有现存的或潜在的组织损伤。疼痛是第五生命体征,是影响癌性伤口患者生活质量的重要症状。Paul 等强调癌性伤口患者的疼痛不仅是生理上的,对于他们来说,疼痛存在于多个方面(生理、心理、社会、精神)。Dame 也强调了整体疼痛的概念。癌性伤口患者由于肿瘤压迫或侵犯神经与血管,神经损伤会产生神经痛,若真皮层组织破坏,则有可能出现针刺痛,也可能因不恰当的护理技巧而导致创伤相关疼痛(wound-related pain,WRP)。WRP 是指为与开放性皮肤溃疡直接相关的有害症状或不愉快经历。慢性持续性不显著 WRP 对日常生活的许多活动产生负面影响,降低患者的生活质量。

## 第三节 癌性伤口的评估

伤口的护理计划始于病史的完整评估。通过对癌性伤口患者的伤口局部评估及身心方面的评估,以便制订针对性的伤口护理计划或评估护理的效果。

### 一、局 部 评 估

1. 伤口的位置 不同原发性癌症所对应癌性伤口好发部位不同(表 13-1)。

表 13-1 不同原发性癌症对应癌性伤口好发的部位

| 癌症种类 | 癌性伤口好发部位 |
| --- | --- |
| 口腔癌 | 脸部 |
| 肺癌和乳腺癌 | 头、颈或前胸 |
| 胃肠道癌症 | 上腹壁 |
| 泌尿生殖系统癌症 | 下腹部或外生殖器 |
| 胃癌 | 肚脐 |

2. 伤口的外观 包括伤口的大小、深度、伤口床组织是否黄色腐肉或黑色坏死等。评估及测量、记录方法见伤口的评估、测量及记录章节。由于某些癌性伤口包含许多小结节,在测量大小上仅需针对最大与最小者作范围描述。同时必须注意的是癌性伤口具有容易出血的特点,因此在测量过程中,测量工具应避免直接接触到创面,以免引起出血。测量深度时需注意观察是

否形成瘘管。伤口外观的评估对选用何种的护理方法起到很大的作用。

3. 伤口气味 在伤口气味的评估中,除了对气味本身的描述外,气味的程度也是评估重点。气味的程度是指大概是以多少距离可闻到作为客观的描述方式。1995 年 Haughton & Young 对癌性伤口气味的描述分为 4 个等级(表 13-2),而 2001 年 Grocott 对癌症伤口气味的描述分为 6 个等级(表 13-3)。

表 13-2 1995 年 Haughton & Young 对癌性伤口气味的描述

| 恶臭气味程度 | 评估标准 |
| --- | --- |
| 强烈恶臭 | 进入患者单位,离病人 6~10 尺(2~3.3m)的距离,伤口覆盖时,就可闻到恶臭的味道 |
| 中度恶臭 | 进入患者单位,离病人 6~10 尺(2~3.3m)的距离,伤口敷料打开,就可闻到恶臭的味道 |
| 轻微恶臭 | 靠近患者,伤口敷料打开,才闻到恶臭的味道 |
| 无恶臭 | 靠近患者,伤口敷料打开,未闻到恶臭的味道 |

表 13-3 2001 年 Grocott 对癌性伤口气味的描述

| 等级 | 评估标准 |
| --- | --- |
| 0 级 | 一入屋子/病房/诊室即闻到 |
| 1 级 | 与患者一个手臂的距离即闻到 |
| 2 级 | 与患者少于一个手臂的距离才闻到 |
| 3 级 | 接近患者手臂可闻到 |
| 4 级 | 只有患者自己可闻到 |
| 5 级 | 没有味道 |

4. 渗液和周围皮肤状况 评估方法详见伤口的评估、测量及记录章节。

5. 伤口的疼痛 疼痛是一种主观感觉,不是简单的生理应答,是身体和心理的共同体验。目前新观念认为,疼痛是第五生命体征,在临床诊断和治疗过程中,疼痛应与体温、呼吸、脉搏、血压 4 个生命体征受到同等的重视。全面的疼痛评估对确定恰当的治疗至关重要。通过助记性 NOPQRST 可以总结复杂的疼痛评估——疼痛部位数量、疼痛起始(疼痛的起因是什么?)、缓和/

刺激因子(什么使疼痛减轻或更糟?)、疼痛的性质(您将用什么词语描述疼痛?)、区域/放射性疼痛(到处都能感受到疼痛吗?)、疼痛的严重程度(通常分为 0~10 级)、疼痛的暂时表象(疼痛在晚上变得严重吗? 它是持续性还是间歇性的?)。患者的主诉是评估疼痛的标准方法,如果患者无语言交流能力则应采用其他方法来评估疼痛强度和疗效。人们开发了各种有效的工具用于疼痛评估。研究文献报告可视化模拟分级(VAS)是一个常用的一维工具用于评估疼痛。然而,老年人平常喜欢文字或数字分级量表,由于它们易用、形象。对儿童或意识受损害的人群,Wong-Baker 面容分级在临床实践中得到广泛应用。最近面部分级得到修改,更能反映成人的面部表情。

6. 伤口出血　了解容易引起伤口出血的原因,如何种敷料在更换中易引起出血、何种伤口清洗方式易出血等,同时要了解出血量。

## 二、全身评估

1. 患者的心理状况　恶性肿瘤伤口改变了患者身体外在形象,也改变了患者原来生活中应有的角色,造成患者忧郁、恐惧,失去自尊心和自信心。在进行伤口局部护理的同时,要及时评估患者的心理状况,并给予相应的护理。癌性伤口心理状况的改变主要体现在自我形象的紊乱和情绪的异常。恶性肿瘤的迅速生长不仅掠夺了患者的营养,而且破坏机体完整的皮肤,导致患者外观受损,加上伤口渗液和臭味的影响,患者会觉得自己很肮脏,因而不好意思面对社会。更有甚者,有些患者会把这些当成是神灵对自己的惩罚,他们会将自己定义为"人"心理状况异常,经常表现为自卑、沮丧、焦虑、易怒。

2. 沟通状况　这部分问题常见于头颈部肿瘤患者。由于放射性治疗、肿瘤侵犯导致舌头、颜面部受累、颞颌关节受累。一方面患者因容颜受损而自卑,怕被他人嫌弃、嘲笑而不愿进行交流,另一方面患者出现言语沟通能力受损,表达困难,久而久之,容易出现自闭以及情绪的沮丧。

3. 经济状况　因癌性伤口为难愈性伤口,且其伤口特征必须使用大量的敷料及增加换药频率,加上癌症的姑息性治疗和支持性治疗等增加经济负担,给患者及其家庭带来很大压力。通过评估患者的经济状况,在为患者制定伤口的局部护理方案提供参考。

4. 癌症治疗情况　癌性伤口可进行放射治疗、化学治疗或手术。放射治疗主要直接破坏癌细胞,缩小癌症伤口的大小,以缓解渗液或疼痛问题。但放射治疗可引起癌症伤口周围皮肤的损伤,同时容易增加皮肤的易脆性,在敷料移除时周围皮肤容易受损,因此在粘贴或移除胶带时应注意。化学治疗同样能杀死癌细胞和缩小肿瘤,进而缓解癌症伤口的症状。但化学治疗存在毒性反应,如血小板、白细胞减少,伤口容易出血、增加感染风险等。癌性伤口的评估见表13-4。

表13-4　癌性伤口评估表

| | 评估内容 | 评估的意义 |
| --- | --- | --- |
| 伤口位置 | 是否影响患者活动?<br>伤口是否容易隐蔽?<br>伤口周围皮肤褶皱/平坦? | 考虑作业治疗以加强患者日常活动能力<br>影响敷料的选择<br>影响敷料的固定<br>黏性敷料如泡沫或水胶体可能不能很好的粘贴于皱褶皮肤。使用薄的黏性产品如胶布或者透明薄膜 |
| 伤口外观 | 尺寸:长、宽、深,潜行,深部组织暴露<br>蕈状伤口/溃疡型伤口<br>伤口的坏死组织<br>组织脆弱或易出血<br>臭味<br>瘘管<br>渗液量<br>伤口感染 | 影响敷料的选择<br>影响敷料的固定<br>清洁/清创的必要性<br>使用无黏性敷料和其他措施如控制出血的必要性<br>进一步减轻臭味的必要性<br>需要应用造口袋的可能性<br>影响敷料的选择<br>给予局部或者系统的护理的必要性 |
| 周围皮肤 | 红疹<br>脆弱<br>结节<br>浸渍<br>放射性皮肤损伤 | 是否感染或肿瘤扩大<br>影响敷料的选择和固定<br>避免将需每天移除的黏性胶布从脆弱的皮肤移除<br>转变固定技巧<br>在需要接触胶布的皮肤表面覆盖保护皮<br>使用网套、内衣、紧身背心,内裤等固定<br>肿瘤转移/原位浸润<br>渗液管理的必要性;可能需要在造口周围皮肤上应用皮肤密闭剂<br>局部皮肤护理的必要性;影响敷料的固定(例如脆弱皮肤) |
| 症状 | 剧痛:刺痛,持续性<br>浅表痛:烧灼痛,刺痛,或仅在更换敷料时出现疼痛<br>瘙痒 | 全麻、局麻的必要性<br>瘙痒是否跟敷料的应用有关? 如果不是,可能需要使用抗瘙痒药物 |

| 评估内容 | | 评估的意义 |
|---|---|---|
| 潜在并发症 | 癌性伤口邻近大血管:潜在或存在的出血 | 需要教育患者/家属:紧急出血的应对方式 |
| | 癌性伤口邻近大血管:潜在或存在血管栓塞 | 必要时用湿毛巾覆盖患处,进行局部按压 |
| | 癌性伤口邻近气道:潜在的窒息 | 可能的话抬高出血部位 |
| | | 保持患者舒适 |
| | | 需要教育患者/家属:严重水肿和疼痛的管理 |
| | | 使用压力袜或者绷带如果上述措施能增加患者的舒适度 |
| | | 需要教育患者/家属:气道堵塞的管理 |
| | | 临终关怀 |
| | | 抬高床头 |
| | | 关爱、安慰患者 |

# 第四节　癌性伤口患者的舒缓护理

虽然癌性伤口可以进行手术、放射治疗和化学治疗,但癌性伤口依旧是一种难以愈合的伤口,癌症患者除面临生命威胁外,还要面对伤口所带来的恶臭、大量渗液、出血、疼痛等痛苦和心理问题。护理人员在进行伤口护理时需要详细评估,制定针对性的护理措施,提高患者的舒适。

当癌症三大主要治愈性治疗(放射治疗、化学治疗和手术)无法有效治疗癌性伤口时,舒缓护理就显得格外重要。世界卫生组织将舒缓护理定义为对根治性治疗不敏感患者的积极的,全面的照护。旨在预防、减轻、及缓解疾病症状比针对疾病治愈的治疗而言更为适合。舒缓护理计划包括维持现有伤口的稳定、避免产生新的伤口及对影响患者生活质量的一系列症状进行管理。2002 年 Naylor 提到癌症伤口护理的目的并非是将癌性伤口治愈,而是减少癌症伤口恶化过程中的症状。通过护理使患者感到舒适,尽量减少并发症,减轻患者的症状,维持患者的尊严及自尊,尽最大的可能提高患者的生活质量。

## 一、症状的控制与舒缓

### (一) 出血

1. 出血的预防　癌症伤口除了伤口本身容易自发出血外,外力的碰撞也可能引发出血。因此为避免出血的发生应注意以下几方面因素：

（1）更换敷料时动作要轻柔，不要用力强行撕除敷料。若敷料粘黏宜充分润湿敷料后才取出，以避免或减少出血。

（2）清洗伤口时尽量选用冲洗的方法，避免大力擦拭伤口。

（3）癌性伤口的清创要慎重，肿瘤伤口表面坚固的黄色组织不必进行清除。仅对已经松脱的腐肉进行保守锐性清创。癌症伤口表面覆盖的坚固黑痂清除要慎重。

（4）选用不粘黏伤口基底的敷料，如优拓、美皮贴等；渗液少或干燥伤口避免使用藻酸盐、亲水性纤维敷料，以防止敷料与伤口粘黏而导致伤口出血。

（5）易出血的癌症伤口尽量减少更换敷料的次数。

（6）指导患者尽量减少摩擦脆弱区域的组织，建议穿宽松的棉质内衣。

2. 出血的处理　少量出血可以采取压迫止血和局部止血措施，可用止血材料和止血粉；也可选用控制出血的藻酸盐敷料；硝酸银棒直接行局部灼烧以控制微血管的出血症状。大量出血时，紧急情况下先用纱布压迫止血 10 ~ 15 分钟，再在出血点上使用 0.1% 肾上腺素或其他局部止血药物；必要时请医生查明原因，并按医嘱局部或全身使用止血药或输血。评估出血的原因、量和可能出现的后果，是否导致休克。确认止血后纱布/藻酸盐敷料不需马上撕下。待下次更换敷料时，须先用生理盐水将纱布/藻酸盐敷料完全湿透后再慢慢地撕除，以免造成伤口再次流血。指导患者家中备用止血药物，随时应急处理。

**（二）伤口渗液**

渗液的适当处理既能减轻伤口臭味，又能保护伤口周围的皮肤免受渗液刺激的损伤、阻止渗液浸湿床单和衣服，同时可增加患者的舒适度及增强自信心。因此选择合适的用品和敷料是非常重要的。

目前没有适合各种癌性伤口的完美敷料。使用敷料前需要对患者作全身和局部的评估。渗液少，可选用皮肤保护粉、超薄型泡沫敷料等，渗液较多可使用吸收渗液较强的敷料，如泡沫敷料，藻酸盐敷料，或亲水性纤维敷料，使用藻酸盐敷料或亲水性纤维敷料时，外层敷料根据渗液情况可以选用纱布或棉垫，也可在内层敷料选择非黏性敷料时外层敷料选择纱布或棉垫等。对于创面比较局限，渗液极大量时可运用伤口引流袋或造口袋来收集，这样可以减少更换敷料次数，减少费用，又能准确记录渗液量。当不能运用这些产品时，可以考虑使用尿片、尿垫等来收集，既经济，又能很好地吸收渗液。根据伤口渗液的控制情况、伤口的创面情况来决定更换内层和或外层敷料的频率。

**（三）臭味**

伤口臭味是患者及家属苦恼的原因之一，可使其感觉尴尬、厌恶，进而产生抑郁情绪及社会隔离。处理伤口臭味的总体计划包括清创、及时丢弃旧的伤口敷料、增加敷料更换的频率、控制感染、使用除臭剂和造口用品，外用的臭味吸收物放于伤口床或者其附近有助于减轻臭味。

1. 清洗伤口　清洗伤口最重要是能彻底移除伤口床中的渗液、伤口组织废物，这是臭味移除的首要步骤。一般宜使用注射器抽取生理盐水接套管针或输液头皮针（剪去针头）冲洗伤口，以清除伤口床上松散、腐坏组织，但应注意冲洗过程中避免出血的发生。

2. 清创　机械性清创方式容易引起伤口出血，不建议选用，一般选用自溶性清创。对于脱落的坏死组织可选用保守锐性清创方法来加快坏死组织的清除。在舒缓护理的背景下，保守锐性清创去除失活的组织以控制伤口臭味是较为合理的处理措施。

3. 控制感染　局部应用及口服甲硝唑可用于厌氧菌感染所导致的臭味。因甲硝唑能杀死厌氧菌，从而阻断挥发性脂肪酸（挥发性脂肪酸是恶臭的来源）的形成。有报道称癌症伤口局部应用0.7%或0.8%的甲硝唑于伤口床上每天1次，维持14天，并覆盖湿润的生理盐水纱布或者干的纱布获得满意的结果。使用0.5%的甲硝唑溶液100ml加入100ml的生理盐水中冲洗伤口，每天2~3次，连续应用5~7天，同时加服甲硝唑片。口服甲硝唑已被证实可作为常规使用，根据医嘱服用剂量为400mg，每天3次；如病人诉有恶心可将剂量减少为200mg，每天3次或者400mg每天一次。

4. 敷料和造口用品的选择　国外文献报道含有活性蜂蜜成分的敷料同样可以用于减轻细菌负荷及臭味。这类敷料对于减轻炎症及协助坏死组织自溶也是有效的。主要是该敷料pH值为酸性，可抑制细菌生长，进而降低炎症反应，减少臭味及渗液，而其渗透的作用起到清创的作用。银离子敷料在急慢性伤口中的疗效已被许多研究证实，但在癌性伤口中应用的研究并不多，一些作者根据在临床实践中的观察建议银离子敷料可以应用于癌性伤口，它可以减少伤口臭味。银离子敷料的产品很多，其中高吸收性银离子敷料较适用于癌性伤口。此外，造口袋可有效隔绝臭味并收集渗液。

5. 清新环境　护理时要考虑到环境因素，及时清除伤口敷料和渗液，保持衣服床单等的清洁，适当通风，这些有助于环境空气清新，必要时适当运用空气清新剂。也可以在室内放置咖啡渣作为除臭剂,咖啡渣放置室内可覆盖伤口产生的臭味,或使用干茶包(根据局部伤口的范围而摆放茶包的量,一般3~4包)放在外层敷料中,帮助去除臭味。

**(四) 疼痛**

对接受舒缓护理的患者,疼痛管理是首要关注的问题,特别是伴有难愈性癌性伤口的临终关怀患者。癌性伤口患者的疼痛,可能由于恶性肿瘤本身引起或更换敷料引起。明确疼痛的原因,评估疼痛的程度,按医嘱给予镇痛药或避免伤口相关性疼痛的发生。

1. 由恶性肿瘤引起的疼痛可按医嘱采用恰当的药物处理。

2. 敷料更换引致的伤口相关性疼痛必须尽可能降低。更换敷料时,分散病人的注意力,操作轻柔,当敷料与伤口粘连时先用生理盐水湿润或浸泡,待软化后方可移除去除敷科,切忌用力撕揭敷科,否则会引起疼痛加重,还会增加出血的危险。因频繁敷料更换所引致的严重疼痛,可在更换敷料前遵医嘱给予速效类阿片类药物,局部麻醉剂如利多卡因也被用于控制敷料更换所引起的伤口疼痛。其他有助于减轻疼痛的措施包括选择在移除时对局部组织损伤最小及无需频繁更换的敷料。选择能保护伤口周围皮肤的产品可减轻周围组织炎症所引起的疼痛。非黏性敷料有助于维持伤口环境的湿润并在移除时不损伤组织及减少疼痛。对于中至大量渗液的伤口,应用接触渗液后能形成凝胶状的敷料如藻酸盐、亲水纤维能减少在敷料更换时对组织的损伤。

## 二、心理社会方面的舒缓护理

当人们看到皮肤上的不可治愈的癌性伤口在进展时,如溃疡扩大、结节状肿瘤变大时,确实令人害怕。护士为癌性伤口患者制定护理计划和执行护理时,不仅要考虑到患者的生理需要,也要考虑到患者心理社会方面的需要。

**(一) 与患者和或家属做好沟通**

当确定患者伤口可能无法治愈,适合实施舒缓护理时,考虑与患者及其家属的沟通方案是十分重要的。因为许多患者都认为所有伤口都可能达到完全愈合,应与患者及家属进行沟通,使他们明白伤口是存在无法愈合的可能。

1. 在与他们的沟通中,重点在于强调这类难愈性伤口的存在是健康状况下降的反映,这种情况并非是由于患者本身、其家庭或者照顾者的疏忽或者失败造成的。这样的沟通有助于减轻照顾者的自我责备感及无力感。

2. 信息提供者必须确认知晓并且理解患者及家属关于治疗及护理的目标及治疗方案选择方面的观点及意见。

3. 鼓励患者表达自我看法与感受。

4. 多关心患者,耐心聆听患者的诉说。

（二）改善患者的外观

在为癌症患者提供护理时,要考虑患者的美学需求,选用的外层敷料尽量能使患者舒适和美观。可选用接近皮肤颜色、柔软和顺应性好的敷料,这样容易与凹凸不平的伤口形状相吻合,也覆盖得较为平整,有助维护患者的自尊。指导患者外出时穿宽松的衣服,将伤口覆盖起来,但是要注意安全,避免伤口受到碰撞和挤压。

（三）指导患者改进居住环境

居住环境是影响生活质量的重要因素。好的生活环境会令人心情愉悦,而差的居住环境容易使人产生低落、焦躁的情绪。癌性伤口患者由于其疾病的特殊性,伤口散发出的臭味、流出的渗液会令其居住环境脏、乱、臭。在为患者提供护理时,要指导患者及其家属勤通风、勤打扫,必要时在居室内放置咖啡渣或者清香剂来掩盖臭味。房间内的灯光要明亮,尽量清除障碍物以避免意外跌倒、碰撞而发生紧急事件。

病例与思考

--病例 13--

【病例摘要】

患者女性,56 岁,退休,离异,无儿女。曾于 1995 年 10 月行右侧乳腺癌根治切除术,术后病理报告诊断为右乳浸润性导管癌,并于同年 11 月行 CTX、MTX、5-FU 等药物化疗。2012 年 4 月患者再次发现右胸壁乳房部位出现肿物,不断增大并溃烂。到院检查诊断为右乳腺浸润性导管癌复发,无法手术治疗,医生建议行化疗和放射治疗。但患者拒绝治疗。因伤口问题于 2012 年 11 月到造口专科门诊寻求帮助。

【护理评估】

1. 全身评估　患者步行就诊,体质消瘦、面色灰暗、右上肢肩关节活动受限,不能梳头至枕后。患肢皮肤干燥,无水肿,体温正常。

2. 局部评估　患者穿着文胸,右侧乳房部位使用纸尿片覆盖胶布固定,大量红色渗液已经渗透至敷料下缘并使用卫生巾吸收。中度恶臭味(根据 Haughton & Young,1995 评估标准),揭开内层纱布敷料见肿物向表面突起,呈菜花状,大小 13cm×12cm×7cm,表面有散在性溃疡面,3~8 点可见渗血点,75% 暗红色,25% 黄色腐肉,肿块周围皮肤无潮红无破损(图 13-1)。患者无疼痛,胸壁见瘢痕组织。

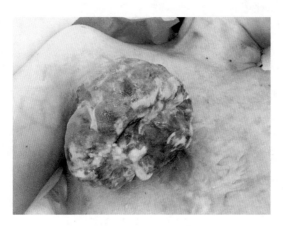

图 13-1　乳腺癌术后复发伤口

3. 心理社会评估　患者清楚自己癌症晚期、表情淡薄。兄弟姐妹不在同一城市。

【护理措施】

1. 心理护理

（1）与患者做好沟通：针对患者目前疾病的现实结果进行考虑，较为合理的伤口护理选择向患者进行阐述。使患者理解护理的目标，更好配合伤口的护理。

（2）心理疏导：尽可能让患者处于最佳身心状态接受护理。患者因肿瘤复发和逐渐增大，伤口大量的渗出液和可能出现的出血，严重影响了患者的外在形象和舒适，同时患者也清楚自己生存的时间很有限，感到悲观。在伤口处理上尽可能使患者舒适，采用经济、方便、有效的方法解决患者现存的伤口问题。

（3）社会支持：患者 1 个人来就诊，现离异独居。就诊时表现懒言、焦虑、孤独。因此，在我们与之沟通时，多聆听患者的倾诉，适当地了解患者的家庭社会关系，经济情况，进行有针对性地心理疏导，使其处于最佳的身心状态接受治疗。

2. 伤口清洁方法　因癌肿表皮破损，触之易出血，故清洗时不能采用传统的擦洗伤口的方法，而选用生理盐水进行冲洗。首先移除敷料，用生理盐水淋湿附着纱块，充分湿润后轻轻取出，避免强行撕除造成大出血。然后用生理盐水一边冲洗一边用纱块把松脱的坏死组织和渗出物清除干净，动作要轻柔，腐肉粘附较紧密时不要强行清除。

3. 止血　伤口冲洗清创后，在肿块表面渗血点位置放置藻酸盐敷料后纱块压迫止血。因藻酸盐敷料可刺激血小板的黏着/凝集及活化内在血液凝集因子,1~2分钟内可完成止血的效应。同时伤口内富含钠离子及水分的组织液,与敷料内的钙离子进行接触性的离子交换,会使藻酸转变成凝胶,避免清除时引起创面的损伤。

4. 敷料选择与包扎　因癌肿呈菜花样,肿块与皮肤连接处接触面积小,肿块容易活动,与衣物容易摩擦而出血,并且渗液有可能导致周围皮肤的缺损。内层脂质水胶敷料包裹肿物,分隔肿物与皮肤,避免它们之间的摩擦。外层覆盖藻酸盐敷料,然后覆盖纱块及棉垫吸收渗液(图13-2)。用宽胶带固定好伤口敷料,尤其下缘,避免敷料在患者活动时松脱或掉离(图13-3)。

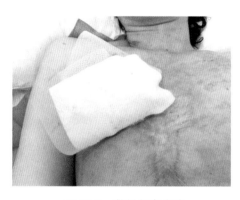 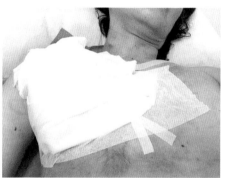

图13-2　敷料包裹癌肿　　　　图13-3　外层敷料包扎

5. 健康指导

(1)衣着:建议穿着宽松的衣服。强调患者不宜穿戴普通胸围,因胸围摩擦及刺激癌肿部位易出血。指导购买或制作专用的胸围,以保护患者的自尊。

(2)饮食:患者体质消瘦,并且渗液量大,呈慢性消耗性进展,如果不能从饮食上补充营养,则加速影响身体功能。建议平衡膳食、多样化、不偏食、不忌食、荤素搭配、粗细搭配。进食高蛋白、高热量、高维生素、易消化食物。烹调时多用蒸、煮、炖,尽量少吃油炸食物。

(3)渗出液及出血的应急自我护理:患者伤口大量渗液,故如果不能及时回院,须自行更换外层敷料,避免渗液漏出,浸渍伤口周围皮肤,弄湿衣服,臭味加重,影响正常生活。指导患者回家后如果渗液量大,可自行更换外层敷料。但因患者自行处理欠专业化,故告知其必须定时到医院复诊及处理伤口。避免伤口受碰撞、摩擦等而引起出血。家中宜备止血药物,如云南白药粉。一旦发生大量出血,应立即在伤口上撒上止血药物,并自行加压止血。

【护理体会】

该患者右侧乳腺癌复发,拒绝肿瘤的姑息性治疗。癌性伤口逐渐增大,患者承受着癌症晚期的精神及心理压力,同时也因伤口出血、大量渗液、恶臭等痛苦而影响患者的外在形象及舒适。通过采用正确的伤口清洗方法及选择合适的敷料进行换药处理,结合个性化的健康指导与心理护理,能有效改善患者症状及舒适度、减少换药频率,降低并发症的发生。

（郑美春）

# 第十四章

# 负压伤口治疗技术

## 第一节 概 述

### 一、简 介

从 20 世纪 90 年代开始,负压伤口治疗技术(negative pressure wound therapy,NPWT)作为一种新型伤口治疗方法,逐渐从美国开始向全球普及开来。到 20 年后的今天,已经是各大医疗机构与伤口治疗有关的科室、中心所必备的设备与技术。

值得一提的是国外文献中常将此技术称为真空辅助闭合(vacuum assisted closure,VAC),而在国内又常被称为真空封闭引流或负压封闭引流(vacuum sealing drainage,VSD),这两者均得名于美国及中国的两家医药厂家所生产 NPWT 套件的商品名,因此作为学术专业名称还是负压伤口治疗技术最为恰

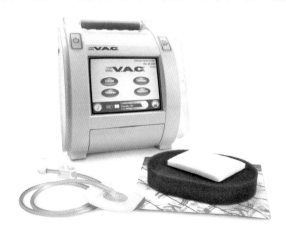

**图 14-1 NPWT 系统构成**

当,这也是目前国际上大多数专家的共识。

NPWT 是采用专用泡沫敷料,利用透明贴膜封闭伤口,使用专用负压泵产生精确控制的负压,来促进伤口愈合的一种伤口治疗技术,主要由专用负压泵、专用敷料、连接管路构成(图 14-1)。

操作过程非常简单(具体会在第三节中详细讲述)。伤口内覆盖专用敷料,用贴膜将开放的伤口封闭起来,负压泵产生的负压通过管路和泡沫敷料均匀稳定地作用于伤口,产生治疗作用,促进伤口的愈合(图 14-2)。目前这套系统已经广泛地应用到各个临床科室各种各样的伤口治疗中,取得了良好的疗效。

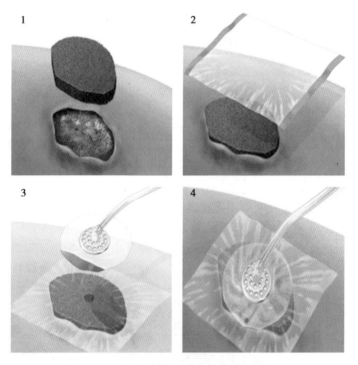

图 14-2　负压伤口治疗技术示意图
①专用敷料覆盖伤口;②贴膜封闭伤口;③连接管路;④连接负压泵开始工作

## 二、发展历史及创新点

### (一) 传统负压引流在医学中的应用

人类在医疗活动中采用"负压""引流"治疗伤口的历史可以追溯到远古时代。中医很早就在治疗皮肤疖肿时采用拔火罐进行"拔脓",将脓液吸出后将浸有药物的纱条放置到伤口中称之为"药捻",这就是采用负压治疗伤口和伤口放置引流条最初的方法和应用。

19世纪中叶开始,西医在外科手术后应用橡胶管放置到术后的腔隙中并采用负压吸引的方法减少术后积血及积液,大大减少了术后感染等合并症的发生率,手术后放置引流成为手术的一项常规操作,以至于在当时的医学界流传这样一句格言 When in doubt,drain(当手术有疑问时放置引流即可)。

此后随着医学的进步和材料的更新,各种形式的引流管、引流条、引流片、引流卷、套管等结合着负压吸引大量应用到临床医疗工作中。

**(二) 现代伤口负压治疗的起源与发展**

在20世纪60年代,美国及前苏联的医学家最早的注意到,采用负压引流治疗的伤口不但能够减少伤口的积液,而且伤口内肉芽组织的生长速度大大加快了,因此提出:负压本身对伤口的愈合有加快的作用。

此后,很多医学家逐渐在科研及临床工作中,依据这一理论基础,采用自制的负压系统治疗伤口,取得了良好的效果,特别是采用透明贴膜及泡沫敷料等先进伤口材料后,使这一技术的可操作性更强。

到1994年美国的一家医药公司开发出负压伤口治疗技术的专用套件(VAC),包含有专用聚氨酯泡沫敷料和贴膜、连接管路、专用负压泵,使得这一技术在临床的应用更加简单易行和标准化。1997年,美国医学家 Morykwas 和临床医生 Argenta 在《整形外科年鉴》上发表了两篇文章(动物实验和临床病例),取得了非常优异的实验结果及临床疗效,并对各种参数及作用机制进行了探讨,确立了 NPWT 在伤口治疗中的地位和治疗规范,成为关于NPWT 的纲领性的文献,他们在当时所采用的很多技术参数依然沿用到现在。

此后 NPWT 在全球范围内迅速扩展开来,成为伤口治疗中一种非常有效的技术和手段,应用到如普外、整形、烧伤、骨科、泌尿、神外、胸心外、妇产、小儿等各个临床科室,不同类型的伤口及创面的治疗中,取得了很好的临床效果。关于 NPWT 在各种类型伤口治疗中取得良好效果的文献更是层出不穷。

**(三) NPWT 是伤口敷料的材料创新与负压引流的理论发展相结合而诞生的新技术**

NPWT 所采用的材料单独每一项都是没有什么特别之处,但由先进的理念将它们结合在一起,就成为一种革命性的伤口治疗新技术。之所以说它新,是因为 NPWT 与传统的负压引流在治疗对象、治疗目的、所采用的材料及方法上有所创新(表14-1)。

表 14-1　NPWT 与传统的负压引流的不同

| | 负压伤口治疗技术 | 传统负压引流 |
| --- | --- | --- |
| 治疗对象 | 治疗开放的伤口和创面 | 术后闭合的腔隙 |
| 治疗目的 | 刺激组织增生,加快闭合 | 防止积液、积血 |
| 材料与设备 | 透明贴膜、泡沫敷料、专用负压泵 | 各种引流管、各种负压源 |
| 负压大小 | 负压较低(50~150mmHg) | 负压较高(200~300mmHg) |
| 负压模式 | 间接负压或持续负压 | 一般用持续负压 |

## 三、作 用 机 制

NPWT 经过20多年的广泛的临床应用,其良好的临床效果,已经确认无疑了,但是一个简简单单的负压作用到伤口上为什么能够促进伤口的愈合呢? 经过多年的研究其作用机制大致如下:

### (一) 缩小伤口的外延

这一效应非常简单,容易理解,同时又是非常有特色的和重要的,有人将其称之为宏形变(macro-deformation)。

常规换药时会向伤口内部填塞敷料,给伤口造成被撑大的倾向,不利于伤口的缩小;而 NPWT 则不同,负压通过填塞在伤口内的弹性极好的泡沫敷料将伤口的四壁持续地向中间牵拉(图 14-3),使伤口持续在一个聚拢缩小的倾向中。特别是对于松弛的、弹性良好的伤口这一效应就非常明显,如应用到肥胖的腹部外科切口裂开的患者,这种作用会有效地对抗伤口自然向外裂开扩大的趋势,改为向中间聚拢缩小,经过数天甚至数周的持续作用,伤口缩

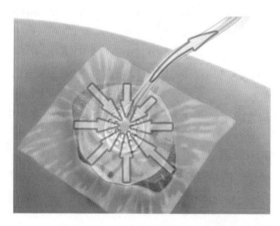

图 14-3　负压使伤口四壁向中央聚拢

小的效果就会变得显著。

（二）加快肉芽组织生长

实验表明，较常规换药，NPWT 促使伤口内肉芽组织生长的速度大幅度提高（图 14-4），这是负压伤口治疗技术作为取得优异疗效的新技术的最重要的根基。

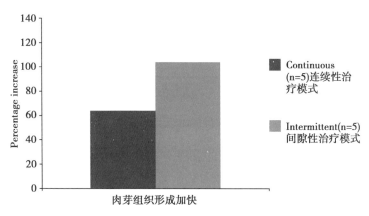

图 14-4　NPWT 促使伤口内肉芽组织生长的速度提高 60%～100%

为什么负压能够如此明显的加快肉芽组织的生长呢？可能的机制有如下几点：

1. 微形变刺激细胞增殖　微形变（micro-deformation）是指发生在细胞水平的，由负压通过泡沫敷料的开孔结构直接引起创面细胞变形。这种变形通过一系列微观生理过程，最终刺激了细胞的增殖，其具体机制仍在研究中。可能的机制：

细胞膜被牵拉→微小梁微小管系统形变→触发基因通路的变化→生化介质达的改变→各种促进细胞增殖的因子释放增加→细胞增殖。

2. 减轻水肿，增加创面血流，有利于肉芽组织增生　在实验中对于 NPWT 伤口的血流采用激光多普勒测量，负压启动时血流增高数倍（图 14-5）。可能的原因包括：

（1）塌陷的微血管再开放：伤口由于炎症等原因，大多有不同程度的水肿，负压可以吸出细胞间水肿液；并由于泡沫敷料塌陷，适度地压迫创面（压力要适当，不能太大，否则会压瘪血管，第三节中会讨论负压的大小），可以有效减轻水肿，使原先被水肿液挤压塌陷的微血管再开放。

（2）新生微血管增加：微形变引起生化介质的改变，如血管生成因子（angiogenic factor）等的增加，使伤口肉芽组织内的新生微血管明显增加，这一点已被显微镜下的组织切片所证实。

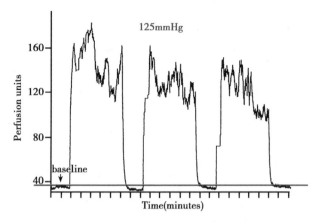

图 14-5 负压启动时创面血流增加 4 倍(间断模式)

(3) 间断负压模式促进血液的流动:一张一弛的间断负压犹如对创面进行按摩,促进了血液的流动。而创面血流的增加能给伤口带来更多的有益的物质,带走更多有害的废物,从而促进伤口内肉芽组织的增生(图 14-6)。

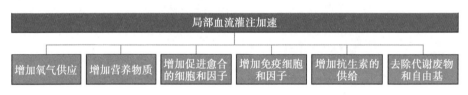

图 14-6 创面血供增加给伤口修复带来很多益处

3. 保持伤口良好的液体环境 20 世纪 60 年代初 Winter 首先提出湿润环境更有利于伤口愈合的新观点,此后的研究进一步显示干燥会对伤口表面肉芽组织的细胞造成损伤,形成一层干燥的结痂,影响毛细血管的形成和成纤维细胞、上皮细胞的生长。

正如不旱不涝才最有利于植物的生长,过湿(液体堆积)也会造成新的问题,一方面堆积的液体会成为细菌繁殖的培养基而发生创面感染,另一方面创面渗液中含有不利于组织修复的有害物质如乳酸、基质金属蛋白酶(MMP)、过多的炎性介质等,也会降低组织修复的速度。

NPWT 通过贴膜将开放的伤口封闭起来,使伤口表面始终保持着湿润的环境,这样的环境有利于肉芽组织的形成和上皮组织的移行,加速伤口愈合;负压又能够将伤口表面多余的液体吸走,避免造成液体堆积而影响伤口的愈合速度。正是 NPWT 这种"防旱防涝"独特机制才提供给伤口最适当的微环境,有利于伤口的愈合。

4. 减轻感染　实验证明,采用 NPWT 一周后,伤口表面细菌计数较对照组明显下降,感染负荷减轻,因此 NPWT 有减轻伤口感染的作用,其可能的原因有:

（1）负压吸走细菌滋生的创面液体,降低细菌在伤口表面繁殖的速度。

（2）改善血供带来更多的抗感染能力,如各种抗体、免疫细胞、抗生素等,以及增强细胞本身的抗感染能力。

（3）贴膜封闭伤口,防止外界污染。

（4）细菌在负压环境下,生存和繁殖能力下降。

NPWT 通过促使伤口壁向中央靠拢(缩小外延)及促进伤口内的肉芽组织增生,填充伤口容积(增加内涵)两种效应加速伤口的闭合或为手术修复创造条件(图 14-7)。

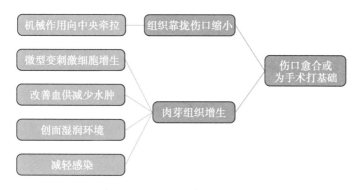

图 14-7　NPWT 作用机制总结

了解了负压伤口治疗的作用机制,就更容易理解下面一节我们要介绍的 NPWT 的适应证、禁忌证、给患者带来的益处以及可能出现的风险。

## 第二节　适应证与禁忌证

负压伤口治疗技术自发明之日起,因其良好的疗效和广泛的适用性,迅速被推广至多种类型的伤口,笔者单位从 2004 年开始进行 NPWT 的临床应用,是国内最早开展规范的 NPWT 的单位之一。从术后切口感染和糖尿病足的治疗开始,逐渐拓展应用到各临床科室和各式各样的伤口与创面的治疗中,均取得了良好的效果。可以说,NPWT 适合于绝大部分伤口和创面。当然,任何治疗也都有其局限性和不良反应,需要我们在工作中扬长避短。下面针对常见的伤口种类进行分析和总结。

# 一、适　应　证

## (一) 各类慢性难愈性伤口

NPWT 能够大幅度提高肉芽组织生长,伤口修复的速度,这对于慢性难愈性伤口有着重大的意义,很多不能愈合的伤口由于 NPWT 的治疗最终愈合。慢性难愈性伤口的定义仍有争议,一般指超过 1 个月无明显愈合倾向的伤口,通常存在局部或全身不利于伤口愈合的因素。常见的有:

1. 糖尿病足　血管病变是糖尿病足的主要的病理改变之一,足部伤口血供不良是伤口难以愈合的重要原因。研究表明,糖尿病足部溃疡常常表现为经皮氧分压($TcPO_2$)不同程度地下降,当 $TcPO_2 < 25mmHg$ 时溃疡往往难以愈合。局部血供的改善对于糖尿病足部溃疡的愈合有着重要的意义。NPWT 对于改善伤口血供有着很好的作用,合适的负压能够增加创面血流数倍,因此糖尿病足是特别良好的适应证。由于糖尿病足患者 ABI 都有不同程度地下降,足动脉灌注压降低,因此在设定治疗压力时要采用较低的负压,一般 $-60 \sim -80mmHg$ 为宜。而且采用间断负压的模式会更有助于伤口血供的提高。

糖尿病足神经病变早期会出现感觉过敏,进行 NPWT 特别是间断模式下会加重疼痛,这时需要适当降低负压,或采取其他镇痛措施以便患者能够坚持治疗。

2. 压力性损伤　压力性损伤是皮肤或皮下组织由于受到压力、剪切力、摩擦力而导致的局限性损伤,常发生在骨骼突出的部位。主要病理改变为组织受压变形后毛细血管血流被阻断导致局部缺血、灌注不足,使组织缺乏氧气和营养物质,最终导致组织的坏死和感染。

对于压力性损伤的治疗除解除局部压力、去除病因外,伤口的保湿是非常重要的,而 NPWT 所提供的干湿适宜的伤口条件正是压力性损伤伤口快速愈合的理想环境。

压力性损伤的治疗也是首先进行清创,清除无生机的坏死组织,清创后,通常保留下来的周围相对"健康"组织也都有不同程度的受伤,NPWT 促进血供的能力能够尽可能挽救这些受伤的组织,并在负压的作用下牵拉组织靠拢,加速伤口闭合。

3. 下肢静脉性溃疡　病因是由于各种原因影响下肢静脉回流,导致浅层静脉血管充血肿胀,静脉压增高,毛细血管壁及静脉血管壁薄弱,血清及液体渗漏到组织间,导致静脉血淤滞及小腿肿胀,阻碍氧气输送导致组织缺氧,细胞坏死形成溃疡。由于上述原因下肢静脉性溃疡愈合是非常困难的。

NPWT 能够以适度的压力间断作用到下肢静脉性溃疡创面,减轻下肢水肿,促进血液循环,并保持湿润的愈合环境,使下肢静脉性溃疡的伤口更加易于愈合。

4. 放射性溃疡　放射性溃疡常见于局部放疗后造成皮肤甚至深部的组织坏死,形成伤口难以愈合。主要病理改变是细胞受到射线的照射损伤后,分裂增殖的能力下降,NPWT 能够释放多种刺激细胞增殖的因子,结合其他前述的原因,促进伤口的愈合。

**（二）各类急性、亚急性伤口**

虽然这类伤口血供没有明显异常,自我愈合的能力较强,采用常规伤口治疗的方法也可以愈合,但采用 NPWT 可以大大加速这种愈合过程。常见的这类伤口有:

1. 手术切口感染、裂开　手术切口感染、裂开是各种外科手术常见的术后合并症,NPWT 有很好的治疗效果。如常见的老年、肥胖患者剖腹手术后,由于脂肪液化继发切口感染、切口裂开。常规换药治疗是将各种类型的敷料填塞至伤口中,导致切口裂开越来越大,延长伤口愈合时间,NPWT 能够吸引伤口四壁向中间聚拢,加快愈合速度。腹腔内的液体渗出、伤口内的液化脂肪、感染的脓液能够被及时地吸引走,有利于减轻感染。对于某些切口裂开皮下会形成潜行的腔隙,NPWT 能够使这些腔隙被负压吸引闭合。当然前提是对这些潜行的腔隙进行较为彻底的清创,清除感染与坏死的组织。

另一个严重的术后切口合并症的例子是正中开胸术后胸骨后感染。由于有缝合胸骨的钢丝作为异物存在,以及作为胸骨后引流困难,且病灶紧邻心脏、肺等重要的生命器官,这个部位的术后感染致死率很高,治疗困难。因为一方面为充分引流需拆除捆绑胸骨的钢丝,但另一方面拆除钢丝又会造成胸廓不完整,反常呼吸,心肺功能受到严重的影响,再加上又常常是心脏手术后,心肺功能本身就很弱,因此很容易导致患者心肺衰竭而死,这是常规伤口治疗所常常面临的窘境。而 NPWT 对于这类患者非常适合,经过清创去除钢丝清除感染组织,负压能够将胸廓和纵隔持续的力度适中的进行固定,稳定呼吸循环,再加上良好的引流作用使死亡率大大降低。

2. 皮肤软组织感染切开引流后形成的伤口　如大的疖、痈、脓肿以及更大范围的坏死性筋膜炎等,经过外科手术的清创引流以及静脉、局部应用抗生素治疗后,急性感染得到控制,就可以应用 NPWT。特别是有些伤口形成较大范围的潜行腔隙或较深的窦道,常规换药由于向伤口中进行填塞敷料,使潜行的腔隙和窦道长时间不能闭合,造成伤口愈合缓慢。而 NPWT 基于前面讲述的作用机制,可以逐步减少填塞敷料的范围,使周围潜行的腔隙在负压的作用下一步步变小,窦道一步步变浅,最终加速伤口的愈合。某些情况下伤口过大、皮肤缺损严重,NPWT 能够尽快为植皮和皮瓣手术准备好伤口条件。

3. 创伤、烧伤 创伤、烧伤造成的伤口及创面常常多发、巨大而不规则，有时又伴有较多的组织损伤以及骨折等，经过外科清创止血后采用 NPWT 能够短时间内迅速封闭伤口、引流出血、固定伤口部位、减轻患者疼痛、方便护理转运。基于前述的 NPWT 的治疗作用能加速伤口的愈合或为手术修复创造条件。这一点对于如战争、地震、车祸、火灾、矿难等出现大规模群死群伤的情况下意义尤为重大，短时间内可以处理大量的患者，然后向各级医院转送转运。因此 NPWT 负压套件是战地医疗和民用抢险机构必备设施。

4. 植皮区或供皮区、皮瓣术后 在整形科或烧伤科为修复皮肤软组织的缺损，常常进行植皮或皮瓣的手术，植皮区、供皮区、皮瓣手术区均是应用 NPWT 的良好适应证。

植皮区采用持续负压的 NPWT 能够替代常规"打包"定植皮的手术方式，而且固定得松紧适中并具有一定弹性，优于常规"打包"手术方式，特别适用于某些难以完全制动的特殊部位如颈部、肩关节、髋关节附近的植皮手术。

供皮区术后会有大面积渗血，常规包扎容易造成局部形成血块继发感染，延长供皮区的愈合时间。采用 NPWT 持续负压能够给创面造成一定的压迫而加快止血，并且及时吸走少量出血，不易形成血块及感染，再加上负压对创面愈合的刺激作用而加速供皮区的愈合。

皮瓣术后采用间断负压模式的 NPWT 能够对皮瓣进行"按摩"，促进皮瓣静脉的回流，提高皮瓣的成活率和成活面积。

5. 筋膜减张切开伤口 由于挤压伤等原因造成肢体骨筋膜室内压力增高，易导致肌肉坏死(骨筋膜室综合征)需要进行肢体皮肤筋膜切开减张，对于这类伤口常规换药容易造成伤口越来越宽，不利于骨筋膜室的压力下降后再次手术缝合，而且伤口渗出较多，管理困难，容易受外界污染。采用 NPWT 可以在降低骨筋膜室压力的情况下维持切口不过度裂开，使再次手术缝合时切口张力较小，而且由于保持切口处于无菌状态，手术感染的可能性也较低。

## 二、禁 忌 证

### (一) 绝对禁忌证

1. 有肿瘤的伤口 NPWT 能够促进伤口愈合的一个重要原因是促进局部的血液循环，因此如果将它应用于有肿瘤的伤口，基于上述原因会促进肿瘤的生长，甚至加快肿瘤的转移与播散，因此对含有肿瘤的伤口是不能够应用 NPWT 的。当然，如果先采用手术等方法将肿瘤全部切除后就可以进行

NPWT 了,例如很多皮肤肿瘤进行外科手术、皮瓣或植皮修复的病例中,就经常采用 NPWT 作为术后辅助的治疗手段。

2. 大量坏死组织未去除的伤口　如湿性坏疽、干性焦痂、有死骨的骨髓炎等,伤口表面如果有较多没有生机的组织,未进行彻底的清创,负压无法传导到伤口有生机的组织中,会阻碍负压对伤口的治疗作用,而且通常我们进行 NPWT 的时候,更换敷料的间隔会比较长。这些没有生机的坏死组织会在贴膜的封闭环境下腐败,造成创面的严重感染。进行 NPWT 之前一个重要的步骤就是要对伤口进行较为彻底的清创。

3. 伤口基底有脆弱的大血管或脏器　虽然 NPWT 所采用的负压是低负压,但如果作用到脆弱的大血管和脏器上仍有可能对它们造成损伤,发生大出血或器官破裂。脆弱的大血管和脏器通常出现在严重的创伤后,外科手术后、放射治疗后等情况下,这些因素已经对伤口下方的血管和脏器造成了潜在的损伤,使它们变得脆弱易破,这种情况下就不宜使用 NPWT 了。

（二）相对禁忌证

1. 有活动性出血的伤口　尽管负压伤口治疗通过压迫组织有一定的止血作用,但它并不是出血的确切治疗方法,也不能单独用于出血的治疗。对于一个持续出血而不能自止的伤口,持续的引流有造成患者大量失血的风险。因此,在对于创伤、感染或外科手术造成的伤口进行清创后,如果伤口有较多的出血,医生进行 NPWT 时要慎重,要严密的观察或者等待更合适的时机,例如伤口出血已经控制,患者整体情况比较稳定时,再开始负压伤口治疗。对于正在进行抗凝治疗的患者,NPWT 前要确定抗凝水平不是太高,以免渗血不止。

2. 暴露的血管和脏器　在暴露血管或器官上的伤口进行 NPWT(如胃肠、脾、肝或其他内脏)需要非常慎重,以免对其造成损害。在此种情况下,比通常低的压力(像 $50 \sim 60\text{mmHg}$,而不是 $80 \sim 100\text{mmHg}$)才是合适的,并且要严密地观察。而且,在应用负压之前,外科医生应该尽可能采取一些措施保护暴露的血管和脏器,例如用邻近的组织去覆盖,或覆盖油纱类的伤口接触层。

3. 较深和形状复杂的窦道　对这类伤口进行清创时,深部的坏死组织不易清除干净,并且由于伤口形状的复杂性使泡沫敷料不易与所有创面完全接触,形成死腔。较细的窦道在进行负压治疗时,细长的泡沫敷料塌陷在窦道颈部形成阻塞,影响负压向窦道深部的传递和分泌物向外引流排出的效果,因此,对于这类伤口进行 NPWT 时要比较慎重,在每次更换敷料时评价治疗效果,如果效果不佳则及时换用其他治疗方法。另外,采用较为致密、结实、压缩比小的白色泡沫敷料,比疏松、压缩比大的黑色泡沫敷料更加安全有效。

4. 严重感染的伤口 感染并非是 NPWT 的禁忌,但仍需慎重。虽然 NPWT 对控制伤口的感染有一定治疗作用,但不能将其作为单独的抗感染措施应用。考虑到更换 NPWT 敷料的间隔一般都在 3 天以上,过于频繁更换敷料会大大增加治疗的费用,因此对于严重感染的伤口可以先采用其他抗感染外用敷料,并进行有效的抗生素治疗,待急性感染控制后再应用 NPWT,同时继续应用其他抗感染措施,及时评价治疗效果,调整治疗方案。

## 三、负压伤口治疗技术的优点

### (一) NPWT 的主要优点

1. 使伤口靠拢、缩小,促使窦道,潜行腔隙闭合。特别是对于外科伤口裂开、软组织感染等。

2. 促进肉芽组织生长,为手术修复创造条件。特别是对于难愈性伤口,如糖尿病足、放射性溃疡等。

3. 增加皮瓣、植皮成活率。特别是对于植皮、皮瓣术后固定。

4. 快速保护创面,隔绝外界,不易感染,易于护理,降低患者疼痛。特别是对于创伤、战伤大宗伤员的快速处理。

### (二) NPWT 给予患者与医疗机构双赢的结果

对于患者,可以获得更快的愈合,更少感染,更少截肢的危险;减轻疼痛,减少镇痛药物的依赖和成瘾;更好的外观和功能恢复;总体上降低费用。

对于医院,可以获得更快的出院,增加病床的周转率,增加医院的收入;更少的院内感染;更少的医疗纠纷。

## 四、局限性和不良反应

### (一) 局限性

各种不同的伤口和一个伤口在不同的阶段均有不同的特点,经 NPWT 充分治疗后(通常为 2~3 周),仍无愈合倾向,就要重新评估,是不是有全身及局部的原因影响了伤口的愈合、是否应该更换治疗方法。重新评估并不是一定要放弃负压伤口治疗。相反,它可能使我们发现一些问题,这些问题实际上干扰了我们包括负压伤口治疗在内的所有治疗。例如是否有未得到充分治疗的感染存在,包括细菌、真菌及其他微生物?是否血管堵塞造成局部严重缺血需要先进行血管介入性治疗或旁路移植手术?是否有未被纠正的全身情况,如营养缺乏、高分解代谢、严重全身疾病等?一旦这些问题被发现和纠正,机体可能最终对负压伤口治疗产生效应。因此对患者和伤口制定个体化的治疗方案,治疗中随时评估、修正治疗方案才能最终取得最佳的治疗效果。

**（二）不良反应**

1. 创面持续出血造成患者失血过多　在前面讲述相对禁忌证的时候已经提到,NPWT 首先要注意的一个严重的不良反应就是持续出血。尽管 NPWT 的所采用的负压是低负压,而且通过压迫组织有一定的止血作用,但如果有较大血管的持续出血或患者的凝血功能异常而不能自行止血,在负压的引流下会造成患者大量失血的风险。因此进行 NPWT 时要注意治疗时机的选择和治疗中的严密观察,这个问题就可以有效预防和及时处理了。

2. 周围皮肤浸渍、湿疹　NPWT 所采用的贴膜并非绝对密闭,气体分子和水分子可以缓慢地通过贴膜,因此贴膜所覆盖伤口周围的皮肤分泌的汗液可以透过贴膜挥发到空气中,因此不会造成汗液堆积。个别患者出汗很多或贴膜质量不佳时会产生周围皮肤的湿疹。NPWT 所采用的泡沫敷料、吸盘管路已经尽可能考虑到了防止阻塞,但即便如此仍有少许情况下出现血块、黏稠的分泌物、坏死组织会阻塞系统,造成创面的渗液、分泌物无法及时地被吸走,这些液体在创面堆积会浸渍周围的皮肤,造成湿疹,因此治疗过程中仔细地观察及护理是非常重要的,发现问题及时处理,好在现在的负压泵多数具备阻塞漏气报警功能。NPWT 所用的贴膜致敏性很低,极少数患者会造成皮肤过敏,只需对症处理即可。

3. 感染加重　对于感染较重、分泌物较多的伤口由于更换敷料频率不够、封闭环境、不利于观察等原因,可能会造成伤口感染的加重。需要在治疗过程中勤于观察,伤口周围的皮肤有无红肿热痛的加重,全身有无感染的征象(发热、白细胞计数上升等),如果确认感染加重,更换敷料的间隔时间要进一步缩短,甚至 2 天一次更换敷料,并配合使用其他抗感染措施,如静脉抗生素的使用、局部抗菌接触层、伤口灌洗技术等。考虑到目前负压套件的价格仍较高,如果再进一步增加敷料更换的频率则会明显增加治疗的费用,对于患者未必是一个最理想的选择。必要时需要重新评估有无其他可替代的更为经济有效的治疗方案。

4. 伤口疼痛　NPWT 所采用的是低负压,通常对伤口的刺激较小,不会引起严重的疼痛,但对于某些病例,由于种种原因疼痛会比较剧烈。由于 NPWT 治疗是 24 小时持续作用,疼痛会影响患者的睡眠、休息、工作。这就需要我们采取措施减轻疼痛,例如减低负压值,由间断模式改为持续模式(间断模式每次启动都容易引起患者的疼痛),适当应用镇痛药等。泡沫敷料直接接触伤口表面的情况下,肉芽组织长入到泡沫敷料的微孔中,更换敷料时会造成创面出血并伴疼痛,这种情况下,可在伤口表面与泡沫敷料间垫一层油纱类的伤口接触层,以缓解泡沫敷料对创面直接的刺激,换药间隔也不宜过长。

最后,医护人员必须根据患者的伤口情况,明确伤口治疗和护理的目标,选择最合适的伤口治疗和护理方案,如果认为适合采用 NPWT 并且没有禁忌证,治疗前还要和患者进行充分的讨论,使其更好地理解 NPWT 的作用,更好地配合治疗。

# 第三节 使用方法与护理

## 一、负压伤口治疗系统的构成

NPWT 系统由专用负压泵、专用伤口敷料和专用连接管路构成(图 14-8)。

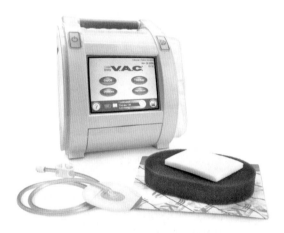

图 14-8 负压泵、内置引流罐、吸盘管路、海绵敷料(黑、白)、贴膜

### (一) 专用的电动负压泵

虽然负压泵的大小、形状、重量各不相同,但必须具备以下几个性能:

1. 持续负压吸引 患者有时会连续使用负压泵数周甚至数月,这对于负压泵的连续工作能力是一个考验。低噪声不会影响患者的休息和生活,能提高患者的依从性,也是至关重要的。负压泵内附电池,方便患者外出而不间断治疗。

2. 压力控制系统 能够产生–200～0mmHg 的压力(因为通常的治疗区间是–150～–50mmHg),并能够进行精确地调节,来适应不同的伤口类型和伤口愈合过程中的不同时段。

3. 时间控制系统　能够设定持续治疗的时间以及设定成按照一定循环周期自动地启动和停止(间歇模式),甚至可以更加智能的波浪式连续周期性改变负压大小。这一循环周期由医生根据伤口的情况而设定。常用的循环周期是启动 5 分钟停止 2 分钟。

4. 便于携带　因为 NPWT 的治疗通常要数周甚至更长,为减少对患者生活工作的影响,不同大小的负压泵被设计出来,有些甚至可以轻松的安置在腰间。

5. 其他　漏气报警、堵塞报警、创面成像分析系统可提高治疗的安全性和方便评价治疗效果。

值得一提的是,医院提供的墙壁中心负压吸引不能代替专用负压泵。墙壁负压是由负压中心设定的,通常比较高(−300 ~ −200mmHg),并且服务于很多房间,简易的调压装置也无法精确地将负压控制到一个理想稳定的水平。过高的负压对创面有害,过低则达不到治疗效果,无法提供间断模式,因此不能达到最佳的治疗效果。

**(二) 专用的伤口敷料**

1. 泡沫敷料　NPWT 专用泡沫敷料具有以下特点。

(1) 遍布泡沫敷料的网眼和孔隙,能够均衡地将负压传递到伤口的每一部分,从表浅的部分到伤口基底的组织,传导负压均匀高效而且不易被创面愈合过程中会产生多种的引流物堵塞,包括渗出的体液、血液和血块、脱落的组织、细菌等。

(2) 泡沫敷料具有较大的弹性、良好的顺应性和可压缩性,能够适合不同形状的伤口,并能随着负压的改变和伤口大小的变化而改变形状。

(3) 敷料需要具有良好的组织相容性和低致敏性,不会引起额外的伤口炎症反应和过敏。

常用的泡沫敷料有两种:

(1) 黑色敷料:其成分为具有疏水性的聚氨酯泡沫。密度低,结构疏松,内部孔径大,弹性好,柔软,压缩比大,利于渗液排出,适合于大多数伤口,是使用最广泛的敷料。尤其适合重度渗液和感染的伤口,对创面造成的微形变较大,促进肉芽组织生长的作用显著。敷料有不同大小和形状,以适应各种大小和形状的伤口,如适合骶尾部形状或手套状等。黑色敷料也有缺点:个别情况下由于肉芽组织生长快,长入到敷料网眼中,造成与创面的粘连,更换敷料时会撕下一薄层肉芽组织,影响治疗效果,并引起患者的疼痛。这时,可以在泡沫敷料与创面之间垫一层伤口接触层,或者采用另一种的白色泡沫敷料以减少这种副作用。

(2) 白色敷料:其成分为具有亲水性的聚乙烯醇泡沫。密度高,结构较为致密,内部孔径小,质地坚韧,不易断裂,肉芽组织不易向敷料内生长,不会造成与创面粘连,适用于细长的窦道或不需要肉芽增生太快的伤口。白色敷料的缺点是当伤口分泌物较多时,有时会造成堵塞,影响负压的传导和分泌物的引流,另外,刺激肉芽组织生长的作用和适应负压闭合伤口的顺应性也弱于黑色敷料。

负压是治疗手段,泡沫敷料是将负压均匀传递到创面的最好的载体,其优点:更大的宏形变有利于缩小伤口,更明显的微形变有利于肉芽组织生长,弹性良好,微孔四通八达,不易堵塞(图14-9)。而纱布传导压力不均匀,易堵塞,弹性不佳,不易达到最佳的治疗效果。因此在有条件的情况下,建议尽可能使用泡沫敷料而非普通纱布。

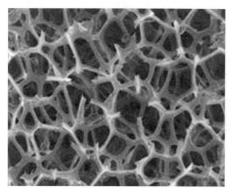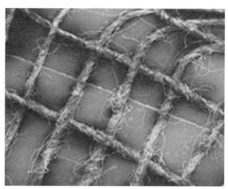

图14-9　泡沫敷料与纱布显微镜下的差异

2. 伤口接触层　在泡沫敷料与伤口之间还可以加入薄层敷料,称为伤口接触层,这不是必须的,只在必要时采用。常用的是一层浸有医用矿物油(如凡士林)的油纱。伤口接触层能降低泡沫敷料对伤口表面的刺激,减轻肉芽组织长入泡沫微孔,减少更换敷料时的疼痛和出血,保护脆弱的创面,如大血管、肠管等,还可根据某些伤口接触层的特有性质达到特殊的治疗效果。如各种抗菌敷料(如含银敷料等)作为伤口接触层来对抗感染,应用时将抗菌敷料直接覆盖创面,来替代油纱布。但该抗菌敷料应能够允许液体透过(非防水敷料),不要影响负压的传导和液体的引流。伤口接触层的缺点是减低微形变对创面的刺激,减慢肉芽组织生长。

3. 透明密封贴膜　看似简单,却是不可替代的关键组件。正是密封贴膜的出现,才使我们将开放的伤口变成闭合,才能使用负压。常用的是丙烯酸材质,这种膜一面有胶,能够粘贴在创面周围适当范围的皮肤上。具有以下特点:①薄而结实,弹性好,才能长时间不破损漏气;顺应性良好,适合不同形状的部位,如会阴部、腋窝等。②具有适当的密闭性:一方面是"封闭",将开放的伤口封闭起来,维持伤口的负压,而且伤口的渗液不会渗出来,帮助保持创面湿润;另一方面又有轻微的"透水、透气":即允许水和气体以分子形式缓慢通透,这样一来皮肤表面的细胞依然能够正常的呼吸,汗液可以透过贴膜蒸发,有效地防止汗液堆积引起的贴膜失效。另外由于氧气分子的通透,防止伤口由于封闭形成厌氧的环境,导致厌氧菌的感染。③贴膜使用方便,有尺寸较大的无菌包装,以便能够剪成适合创面的大小,透明贴膜应该覆盖整个创面的区域还要超出到创面边缘正常皮肤 3~5cm。④低皮肤致敏性,长时间粘贴很少引起皮肤过敏。另外所含的材料不能检测到内毒素。

**(三) 引流管路**

1. 外接吸盘或内置引流管 连接泡沫敷料与引流管的方式有两种,一种是外接吸盘,另一种是内置引流管。外接吸盘是一个四周有一圈贴膜的圆盘形接口,可以很方便地与覆盖泡沫敷料的贴膜进行连接,有些吸盘中还置入测压传感器,在漏气或管路堵塞时报警。内置引流管可以在放置泡沫敷料时戳孔插入到泡沫敷料中,也有些厂家的产品已经将引流管与泡沫敷料制作成一体,直接使用即可,粘贴密封膜时需要小心操作,以免漏气。吸盘的发明使更换敷料的操作变得可靠并快捷,因此现在大多数时候均采用吸盘与泡沫敷料连接。只有在伤口形状特殊时(例如较深的窦道或细长的伤口)才采用内置引流管插入到海绵敷料内(图 14-10)。

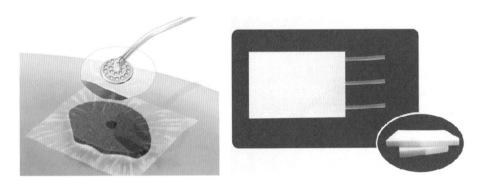

图 14-10 外接吸盘与内置引流管

2. 连接管、塑料夹、直连接头或 Y 形连接头 连接吸盘和引流瓶的连接管长度要适当,以保证活动自如。连接管上应配备塑料夹,当患者要临时脱离负压泵时,可使用塑料夹,临时夹闭管路,保证在断离负压泵时不会使敷料丧失负压。直的接头,用来连接引流管。如果患者有不止一处伤口,或者伤口比较大,医生可使用Y形接头连接多个伤口的引流管并将它们连接到同一个负压泵,方便护理和患者的活动。

3. 引流罐 用来收集负压泵从创面吸引过来的液体和脱落组织,可根据伤口渗液量选择引流罐的容积,或根据上述两者调整倾倒引流罐的间隔。引流罐应有防倒流和避免倾斜倒置时液体被吸入泵体的设计。一次性设计引流罐能够更好地预防交叉感染。某些厂家的引流罐内有吸水的凝胶,能够吸收渗液后固定渗液,防止渗液反流,便于携带和更换。

## 二、操 作 步 骤

### (一) 清创

如果伤口表面有较多的失活组织或感染组织,贸然采用NPWT不但起不到治疗作用,还有可能加重创面感染(图14-11)。因此NPWT禁忌证包括表面有大量坏死组织的伤口。有时伤口的组织坏死界限不确切,进行NPWT时并不要求清创极其彻底,清除所有失活组织(图14-12)。因为这样可能会误伤一些受伤的组织,而它们本有可能从受伤的状态恢复过来。因此应在每次换药时逐步清创。伤口各潜行腔隙要充分开放,特别是窦道等较深的或形状复杂的伤口更需要适当的外科清创,防止死腔或大量失活组织的残留。对于感染严重及感染不断向外扩展的伤口,可暂缓NPWT,待感染控制后再进行。周围的皮肤表面要清洁干净,以利于贴膜的粘合,防止漏气。

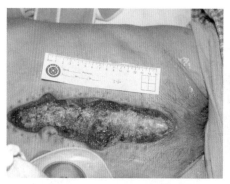
图14-11 清创前坏死组织较多

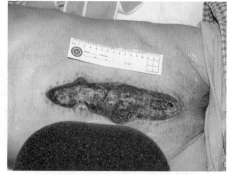
图14-12 清除感染坏死组织

### (二) 泡沫敷料填充伤口

根据伤口的大小、深度,将敷料修剪成与伤口类似形状。负压作用后泡沫敷料会缩小,因此泡沫修剪后的体积需比伤口稍大。直接填充伤口或先在伤口表面垫一层伤口接触层。敷料可以进行任意拼接,甚至用一长条的泡沫敷料作为连接两处伤口泡沫敷料的桥梁(图14-13、14-14)。

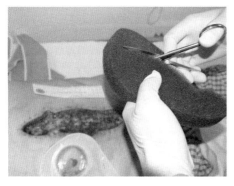

图 14-13　修剪泡沫敷料成伤口形状

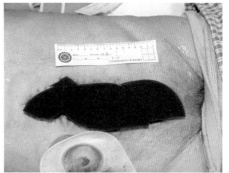

图 14-14　泡沫敷料填塞伤口

### （三）透明贴膜封闭伤口

擦干伤口周围皮肤,将一块大小适当的透明贴膜将泡沫敷料连同伤口一起封闭起来。一般要超过伤口边缘 3~5cm。消毒周围皮肤时避免使用碘伏,以免影响透明贴膜粘贴。对于某些形状特殊的伤口,例如头面部、腋窝、手足、腹股沟、会阴部等部位,伤口旁会有褶皱,容易造成贴膜不严、漏气,可采用医用橡皮泥封堵(图 14-15、14-16)。

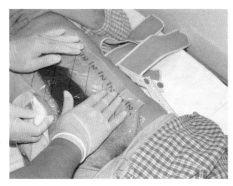

图 14-15　贴膜覆盖伤口和敷料

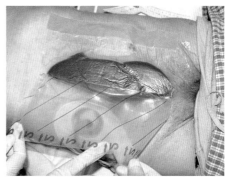

图 14-16　贴膜覆盖伤口和敷料

### （四）连接管路引流瓶

如为吸盘系统,在敷料中部贴膜上剪一个直径 2~3cm 的小孔,用来覆盖吸盘,然后连接管路、引流瓶(图 14-17)。如无吸盘,将引流管全部包裹在泡沫敷料内部,避免引流管直接接触伤口床。将引流管由透明膜边缘引出,并将引流管和透明膜结合部位严密封闭(图 14-18)。避免引流管引出部位直接接触皮肤,以防负压形成后造成皮肤压迫性损伤。吸盘或引流管的放置方向还应该考虑患者的体位方便和防止受压,例如骶尾部压疮,吸盘或引流管不能成为压迫患者伤口的因素。

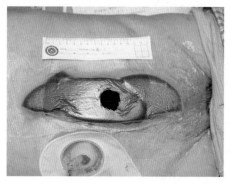

图 14-17　在贴膜中央剪孔

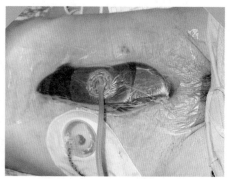

图 14-18　覆盖吸盘

### （五）启动负压泵，测试密封性

调整好负压泵参数就可以启动负压泵了。这时，泡沫敷料和伤口中的空气被吸出，泡沫敷料塌陷（图 14-19）。如果泡沫敷料未塌陷，提示存在漏气点，应找出漏气点加以封闭。可在可疑漏气点部位另贴一块透明膜。先进的负压泵都具有漏气、堵塞报警功能，能提醒医护人员找出问题。在确认了整个系统密封性能良好后，就可以正常工作了（图 14-20）。

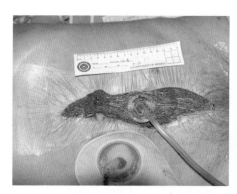

图 14-19　开始治疗后泡沫收缩塌陷

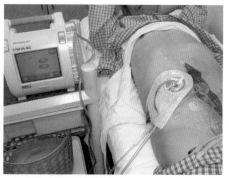

图 14-20　患者整体治疗情况

## 三、参数设置及调整

负压泵的参数设定对于负压伤口治疗的成败起着非常重要的作用，如压力的大小、治疗时间的长短、间歇性治疗或持续性治疗等，应该予以充分的注意。而且治疗的方案和参数需要根据伤口对治疗的反应进行评估和调整。参数设定和调整的目标是用最佳的方式促进伤口尽快愈合，而且尽可能提高患者的依从性。对于上述每一个问题重视的不足，都会降低治疗的效果，甚至会导致治疗的失败。

（一）负压的大小

与常用作术后负压引流的墙壁中心负压（-300～-200mmHg）相比，NPWT所采用的负压是较低的负压（-150～-50mmHg）。

图14-21是对多个临床随机对照实验结果进行荟萃（Meta）分析的结果：横坐标是负压值，绿色的线条表示取得好的治疗效果，红色的线条表示取得不好的治疗效果。可见大多数好的治疗效果都出现在-150～-50mmHg。因此，这一负压区间就是NPWT的最佳负压区间。事实上我们常用的压力是-75mmHg，-100mmHg，-125mmHg三档，更高或者更低的负压只在特殊情况下才使用。

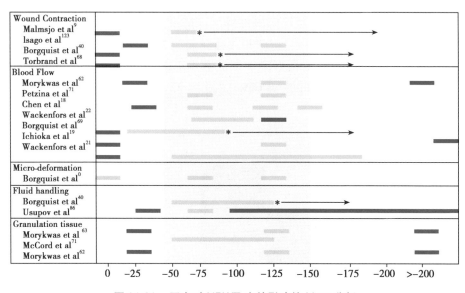

图14-21　压力对NPWT疗效影响的Meta分析

负压过低起不到治疗效果，但是为什么负压不是越大越好呢？因为过大的负压会造成对创面的压迫过大，超过了创面组织的灌注压，创面的血供不但不能增加，反而会减少。NPWT压力范围恰好与人的血压范围相当，这不是巧合。也有些文献报道，采用较大的负压（-400～-200mmHg）治疗伤口取得好的疗效，这些大多针对急性血运好的伤口，也没有随机对照。疗效只是由于引流渗液和向中间聚拢的作用，并不能提高伤口的血供，达不到最佳的疗效。由于这类伤口血供充分，抗压迫能力强，高负压对创面血供的不利影响在临床中难以显现。但如果是对于血供脆弱的慢性难愈性伤口应用高负压，将会对创面造成严重伤害，使本已脆弱的血供完全枯竭，造成伤口更加难以愈合。

在这一范围内如何根据伤口情况选择合适的负压呢？要考虑的因素包括伤口种类、创面组织、治疗目的。

1. 伤口种类 急性创面渗出多,如创伤、感染,应采用较大负压;慢性难愈性创面渗出少,如糖尿病足、静脉性溃疡等,则应采用较小负压。

2. 创面组织 肌肉等血供好的组织,可采用较大负压;脂肪等血供差的组织,应采用较小负压。

3. 治疗目的 为了使伤口向中央聚拢,应采用较大负压;如需刺激肉芽组织增生,则需采用较小负压。另外还要根据患者的耐受程度和治疗过程中的反应对负压大小进行调整。

**（二）选择负压模式**

专用的负压泵提供持续和间歇两种工作模式。间歇负压模式是指电脑控制下,负压泵吸引一段时间,再停止一段时间,交替运行。这样能够一张一弛按摩创面(wound massage),对增加创面血供更有利,因此能更加显著的增加肉芽组织的生长速度(100% vs 60%)(图 14-22)。

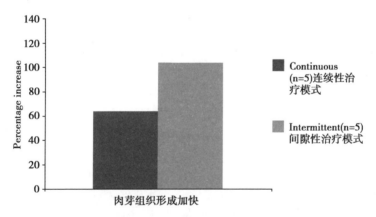

图 14-22 间歇负压模式刺激肉芽组织增生的速度快于连续模式

间歇模式特别适用于创面渗出少、血供差的创面,例如糖尿病足、下肢静脉性溃疡、放射性溃疡等。常用周期设定为启动 5 分钟,停止 2 分钟。

对于渗出多、血供好的伤口多采用持续负压,这样对吸走渗液、组织靠拢更加有利。

**（三）每日负压治疗时长**

如果一个创面有持续的渗出,24 小时不间断地进行负压治疗无疑是最有效的。不但可提高疗效,而且不容易出现创面液体堆积、贴膜失效。

虽然目前负压泵已经充分考虑到便携性,但持续 24 小时不间断地治疗依然会降低患者的依从性,所以在某些类型的负压治疗中允许患者在每天一段时间内脱离负压泵,患者的依从性就会明显提高。根据文献,至少每天的治疗时间不小于 6 ~ 8 小时,才能取得较好的治疗效果,而且只是适用于某些渗出少的慢性伤口,如糖尿病足伤口。对于门诊患者,这样的治疗方案是患者乐于接受的。对于渗出很多的伤口,则必须采取 24 小时持续治疗。

如果患者需要与负压泵短暂地分离,则需要夹闭引流管,避免漏气。一旦看到在透明贴膜下面有引流物的堆积,就需要将引流管尽快重新连接到负压泵上,将负压泵的参数设定到原来的数值,开始采用持续吸引模式,尽快吸走液体,然后再恢复间断模式。

**(四) 敷料更换间隔**

慢性无感染创面 5 ~ 7 天为宜,感染明显渗出多者 3 ~ 5 天为宜。换药间隔过短,会扰乱组织修复愈合,增加患者换药时的疼痛,也增加患者治疗费用。换药间隔过长,不利于伤口的持续清创,无法达到刺激创面启动新的修复进程的目的。间隔时间过长还会让肉芽组织长入到泡沫敷料的微孔中,更换敷料时出血和疼痛较重。另外,换药可查看、评价创面,以便判断是否出现问题(如感染),并予以相应的治疗。

**(五) 整个治疗周期**

需要根据患者具体情况来定,有的伤口经过 NPWT 后可以直接闭合,有的可以为手术准备良好的伤口条件,适时的手术能够大大缩短患者伤口的愈合时间。

如果治疗 2 ~ 3 周未见良好的效果,需要考虑调整治疗方案。并且考虑患者的全身状况,清创是否彻底,NPWT 的各参数是否合适、感染的控制等等。必要时考虑换用其他的治疗方案。

**(六) 伤口灌洗**

对于伤口感染较重、分泌物黏稠、坏死脱落组织多、容易堵塞的伤口,可以采用伤口灌洗的方法。在伤口和泡沫敷料间放置一根或多根滴水管,持续不断地滴入生理盐水或抗生素盐水,对伤口和泡沫敷料进行冲洗,有助于降低伤口的生物负荷,防止堵塞。伤口灌洗滴入速度是可以控制的。

四、常见问题的观察和处理

在 NPWT 过程中,医护人员要经常地巡视患者,发现问题及时处理,除了常规需要处理的问题以外,与 NPWT 相关的常见问题有:

1. 漏气　使用具有漏气报警功能的负压泵能够在第一时间发现漏气。如果负压泵没有漏气报警功能,常可听闻嘶嘶的漏气声音,特别微小的漏气不易发觉,经过一段时间后,通过贴膜可以看到,漏气附近泡沫敷料干结。漏气好发于皮肤褶皱处,如腋窝、腹股沟、会阴部、手、足等形状不规则处。可用一小片透明贴膜"打补丁"堵漏气处,皮肤褶皱处可采用医用橡皮泥进行封堵,仍然难以处理者可以考虑全部更换贴膜或敷料,重新进行封闭。平时要注意保护患处防止贴膜被碰破。

2. 堵塞　使用具有阻塞报警功能的负压泵能够在第一时间发现阻塞。如果负压泵没有阻塞报警功能,常表现为伤口处本应塌陷的泡沫敷料出现膨起,时间长了就会出现积液,甚至浸渍周围贴膜,渗液流出。处理原则:如果阻塞部位位于吸盘、引流管或引流罐只需将相应的部件更换,如果阻塞部位是泡沫敷料本身,则需部分或全部更换泡沫敷料。

3. 感染　如果在治疗过程中发现伤口周围红肿热痛,泡沫敷料内脱落组织多、引流出的液体黏稠并有其他感染的全身表现(发热、白细胞增多),应考虑到创面感染加重的可能,需要进行创面局部、口服或静脉应用抗生素以及增加更换敷料的频率,甚至暂停 NPWT 的治疗,改用其他抗感染效果更好的伤口处理方案,待感染减轻后可继续 NPWT 的治疗。

4. 停止生长　伤口经过 NPWT 一段时间后肉芽组织生长有停滞的迹象,需要分析找出原因,有针对性地治疗。有时需要再次进行清创,给创面造成新的刺激以启动新的修复过程。

NPWT 实施过程中,需根据患者的全身情况的变化(例如是否存在发热等情况,营养状况等),伤口对治疗过程中的反应(大小、颜色、分泌物等)等因素综合决定治疗进程,发挥 NPWT 的最大潜能。

## 病例与思考

### --病例 14-1--

【病例摘要】

患者,男性,55 岁,有糖尿病史 10 年余,血糖控制在空腹 6～10mmol/L,餐后 10～16mmol/L,否认有心脏病史和高血压史。就诊前 10 天右足背红肿热痛,去医院就诊,给予莫匹罗星软膏(百多邦)外敷,口服头孢类抗生素,使用 1 周未见好转,疼痛加剧,2 天前第 5 趾变黑、足背红肿溃破,流出脓液,而来医院就诊,查血糖 18mmol/L。

【临床诊断】

糖尿病足(右),足背感染、第五趾坏死,2 型糖尿病。

【治疗原则】

1. 手术扩创、去除感染坏死组织、充分引流脓液。

2. 静脉应用抗生素控制感染。

3. 应用胰岛素控制血糖。

4. 选择合适的方法,加速创面的愈合。

【护理措施】

1. 全身评估　血糖控制不稳定,波动于 12～18mmol/L,体温 37.9℃,白细胞计数 $13×10^9$/L,中性粒细胞占比 88%,做了脓液培养待报告。右侧 ABI:0.7。

2. 局部评估　患者足部伤口感染严重,大量脓液、坏死组织,经过手术清创后,急性感染控制,创面为白色腱性组织,新鲜肉芽组织稀少,趾骨断端外露,周围皮肤下有 1～2cm 潜行腔隙。

3. 伤口护理　采用 NPWT 4 周,患者一般情况好转,伤口感染控制,潜行腔隙闭合,肉芽组织新鲜,具备植皮手术条件,经植皮手术后痊愈出院(图 14-23～图 14-30)。

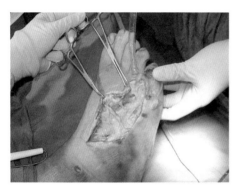

图 14-23　清创手术中,可见大量脓液

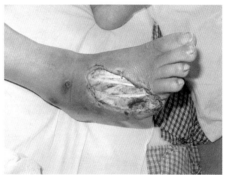

图 14-24　经过 3 天抗感染治疗,急性感染控制开始 NPWT

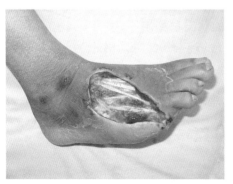

图 14-25　治疗 1 周后创面肉芽组织明显增多

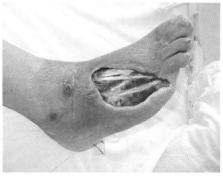

图 14-26　治疗 2 周后肉芽组织覆盖趾骨断端

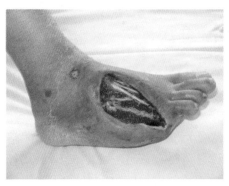

图 14-27 治疗 3 周后感染完全控制、
潜行腔隙闭合

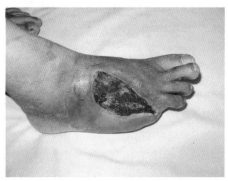

图 14-28 治疗 4 周后创面几乎
全部是肉芽组织

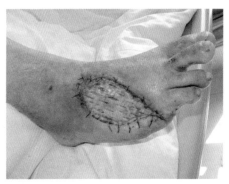

图 14-29 进行植皮手术后 3 天，
植皮成活，无感染

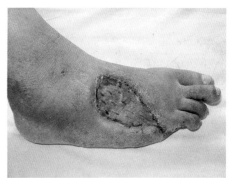

图 14-30 植皮手术后 10 天
创面愈合出院

【护理体会】

糖尿病是全身性疾病，要考虑各个方面的问题，如体温、呼吸循环、血糖、感染、疼痛、肝肾功能等，只有这些全身的状况都稳定了，才有利于局部伤口的修复。足部伤口感染重，血供差是治疗的难点。此时采用的 NPWT 取得了很理想的效果。

病例与思考

--病例 14-2--

【病例摘要】

患者，男性，45 岁，因上颌骨肿瘤行手术治疗，手术中切取左小腿腓骨用于修补上颌骨，术后 2 周出现左小腿皮肤、肌肉坏死、感染，切口裂开，转来我院治疗。

【临床诊断】

左小腿切口感染裂开,上颌骨肿瘤术后。

【治疗原则】

1. 手术扩创、去除感染坏死组织、充分引流脓液。

2. 静脉应用抗生素控制感染。

3. 选择合适的方法,加速伤口的愈合。

【护理措施】

1. 全身评估　血糖控制不稳定,波动于 12～18mmol/L,体温 37.9℃,白细胞计数 $15.0×10^9$/L,中性粒细胞占比 90%,做了脓液培养,报告为混合感染:铜绿假单胞菌、耐甲氧西林金黄色葡萄球菌(MRSA)。

2. 局部评估　患者左小腿伤口感染严重,大量脓液、坏死组织,经过手术清创后,急性感染控制,伤口空腔大,腱性组织外露,腓骨断端外露。

3. 伤口护理　采用 NPWT 6 周,患者一般情况好转,伤口感染控制,肉芽组织生长迅速,伤口缩小,几近愈合,出院(图 14-31～图 14-36)。

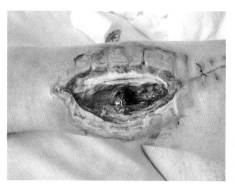

图 14-31　伤口清创前,大量坏死感染组织

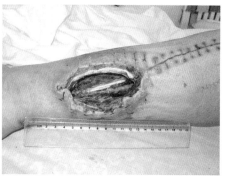

图 14-32　清创后,感染控制,伤口空隙大,开始 NPWT

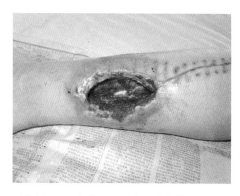

图 14-33　治疗 1 周后伤口内肉芽组织新鲜

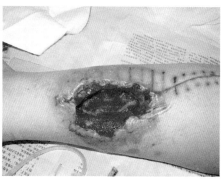

图 14-34　治疗 2 周后覆盖肌腱及骨断端

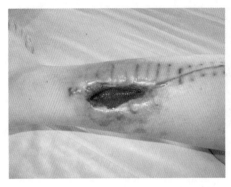

图 14-35　治疗 4 周后伤口明显缩小

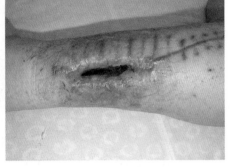

图 14-36　治疗 6 周后伤口
几近愈合,出院

【护理体会】

此病例伤口空腔较大,并伴有感染,常规换药伤口往往需要很长时间才能愈合,采用 NPWT 仅仅 6 周伤口就几近愈合,充分体现了加速组织生长,促进组织靠拢的优点。

（周长青）

# 第十五章

# 其他伤口护理

## 第一节 药物外渗性溃疡的护理

### 一、概　　述

静脉治疗是指将各种药物包括血液制品及血液,通过静脉注入血液循环的治疗方法,是临床应用非常广泛的治疗方法。伴随着静脉治疗的快速发展,静脉治疗的一些并发症也随之而来。药物外渗是指在静脉输液治疗的过程中,腐蚀性药物进入血管以外的周围组织。这些药物会对周围组织产生一定的损伤,使周围的组织发生红斑、肿胀甚至坏死。

外渗性溃疡发生的机制主要包括渗透压引起的损伤、循环不良引起继发性缺血、直接细胞毒损害、机械性压迫、感染。

1. 高渗透压损伤的机制主要为高渗透压使细胞内外渗透压平衡失衡导致细胞损害,严重的会发生组织坏死、溃疡形成。静脉输注钙制剂、钾制剂时,易造成渗透压性损伤。渗透压损害以新生儿、婴幼儿多见。

2. 循环不良继发性缺血多见于使用血管收缩剂的患者。血管收缩剂多用于抢救时静脉输入,此时,患者末梢循环往往处于衰竭状态,血管收缩剂的使用加重了局部血管收缩而导致局部缺血的加重,甚至局部皮肤溃疡和坏死。

3. 细胞毒性药物以化疗药物多见。化疗是肿瘤综合治疗非常重要的措施之一。化疗药物由于其酸碱度及细胞毒性对血管壁的损伤,以及多次穿刺对血管壁的损伤,易引起外渗。药物外渗后与组织细胞的 DNA、RNA 结合,或溶解破坏细胞膜,导致细胞坏死,引起局部组织肿痛、糜烂、坏死或溃疡。

4. 机械性压迫主要是由于较多的输液渗出到局部,造成局部肿胀,压迫神经、血管而形成溃疡。以新生儿及婴幼儿多见。

## 二、相 关 因 素

静脉外渗损伤经常被认为是护理操作不当所致,实际上,静脉外渗的发生与护理操作技术有一定的关系,但与所输注的药物、血管条件及输液持续的时间都有很大的关系。

### (一) 药物因素

药物的渗透压、浓度、pH 值以及药物的细胞毒作用。化疗药物根据其对组织的损伤程度,将其分为发疱剂、非发疱剂和刺激性化疗药物。发疱剂是指外渗后引起局部皮肤水疱并可出现组织坏死的化疗药。如阿霉素、表阿霉素、柔红霉素、吡柔比星、氮芥、长春新碱、长春花碱、去甲长春碱、长春花碱酰胺、放线菌素(更生霉素)、紫杉醇、紫杉特尔、伊立替康、米托蒽醌、丝裂霉素C、放线菌素 D、新致癌菌素等。刺激性化疗药物指外渗后引起局部灼伤和轻度炎症,而不引起坏死的药物,常见的有卡莫司汀、奥沙利铂、达卡巴嗪、氟尿嘧啶、异环磷酰胺、依托泊苷、丙脒腙等。非发疱剂外渗后局部无明显刺激作用,常见有阿糖胞苷、健择、甲氨喋呤、环磷酰胺、顺铂等。

### (二) 血管因素

长期输液患者由于血管反复穿刺,使血管壁受损,其血管脆性增大,弹性下降,管腔变细、变硬,当注射刺激性药物时,使管腔内压力增大,导致药物外渗。

### (三) 操作原因

1. 选择的输液方式不合理,如使用外周静脉输注高浓度、高渗透压或细胞毒性强的化疗药物等。

2. 穿刺时穿透血管或针头斜面未完全进入血管。

3. 穿刺时反复穿刺导致局部血管损伤。

4. 穿刺部位不合适,如在关节部位穿刺,患者关节活动后针头移出血管外或留置针软管与血管内膜的摩擦引起机械性损伤。

### (四) 使用时间

长时间使用同一条静脉通路,特别是外周静脉进行大量输液,使血管内膜受损,通透性增大,导致药液外渗。

## 三、临床表现与分级

### (一) 临床表现

输液部位感觉异常,如发痒、疼痛感、烧灼感等;输液部位局部肿胀、发红、硬结,静脉可呈条索样改变。严重者局部组织坏死,形成溃疡。局部发生感染时可出现红肿疼痛加重,或伴有全身发热等全身感染征象。

（二）分级

美国国家癌症研究所将化疗药物外渗按严重程度分为 3 级。1 级：皮肤红斑、瘙痒；2 级：肿胀或疼痛，伴随局部炎症或静脉炎；3 级：溃疡或坏死。

## 四、处理与预防

（一）护理评估

1. 全身评估  患者有无基础疾病；营养状况如何，是否消瘦、恶病质；生化指标如电解质、血常规等，是否有贫血、低蛋白或白细胞升高或降低，需要清创的患者要特别注意白细胞数、血小板数及出凝血时间；生命体征，是否有发热、脉速等全身感染症状；精神心理状况及家庭社会支持系统。

2. 局部评估  所输药物种类，输液部位及途径，外渗后当时的处理措施，伤口有无渗液及渗液的颜色、量及气味，有无潜行及窦道，疼痛程度、局部温度、周围的皮肤有无红肿等。

（二）输液外渗的预防

1. 合理选择输液方式。护理人员应根据患者输液量、输液治疗时间的长短、输入药物对血管的损伤等，为患者选择合理的输液方式。如连续使用发疱剂治疗、肠外营养、使用 pH 值＜5 或＞9 的灌注液、使用渗透压高于 600mOsm/L 的药物时，不建议使用外周短导管进行输液，可选择中心静脉导管装置。

2. 提高护理人员穿刺技术，避免反复穿刺造成机械性损伤。

3. 提高护理人员专科护理知识。及时巡视患者，尽早发现药物外渗的表现，正确处理早期外渗，减轻患者损伤。输注化疗药物时，注射药物前后均用生理盐水或 5% 葡萄糖冲洗，确保化疗药物输注在血管内。

4. 做好患者宣教。讲解输液外渗的表现，嘱患者输液部位出现疼痛等感觉异常时，及时通知护理人员。

（三）输液外渗的处理

输液外渗的早期处理非常重要，对于输注化疗药物或血管活性药物较多的科室，应建立输液外渗处理流程，使护士在发现外渗后能及时有效地处理。

1. 一旦发现外渗或外漏征象，所有经外周导管或中心血管通路的装置，都应立即停止输液，断开输液装置，应尽量抽出导管中及外渗的药液，并使用相应的拮抗剂，可从原静脉通路注入或局部皮下注入。外渗量较大时，可用粗针头针刺或小切口切开外渗部位，以达到促进药物流出及局部减压的作用。有报道血管活性药物多巴胺所致外渗，在外渗早期局部注射生理盐水稀释的酚妥拉明，效果良好，但缺乏大样本的研究和报道。

2. 局部处理  在药物外渗的 48 小时内，应抬高患肢，促进血液回流与药物的吸收。冷敷可减轻紫杉醇、阿霉素、蒽环类抗肿瘤药物及氮芥外渗所致的局部疼痛感及烧灼感,降低局部损伤。可用冰袋间断冷敷局部48小时。热敷可用于植物生物碱类抗肿瘤药物的外渗,如长春酰胺、长春新碱等。蒽环类药物外渗禁用热敷。植物生物碱类外渗禁用冷敷。因此,在使用热敷或冷敷前,一定要先确定药物的种类。局部湿敷也是常用方法,可用于湿敷的药物有50%葡萄糖、25%的硫酸镁,也有报道用维生素$B_{12}$的高渗混合液、75%的酒精及中药等湿敷。

3. 封闭治疗　常用肾上腺皮质激素稀释后局部注射。常用药物有氢化可的松100~200mg或倍他米松4~8mg,也可用地塞米松和利多卡因混合液,用生理盐水稀释后,在外渗局部皮下包围注射。

4. 特异性解毒剂的使用　仍处于研究阶段。目前,美国食品和药物管理局(FDA)核准盐酸右雷佐生(Totect)静脉注射用于蒽环类药物外渗的处理。在发生蒽环类药物外渗时,可选择远离外渗区域(如对侧肢体的血管)的大静脉输注右雷佐生。欧洲肿瘤护理协会(ONS)建议用透明质酸酶处理植物生物碱外渗,可将透明质酸酶局部皮下注射到外渗区域。目前,我国尚没有公布化疗性发疱剂外渗的治疗准则。

5. 外渗损伤所致溃疡的处理　外渗损伤所致溃疡的处理原则与一般溃疡伤口的处理原则一致,主要为保持伤口湿润,清除坏死组织,预防和处理伤口感染,必要时由外科医生手术切除治疗。清创期使用水凝胶等,使伤口湿润,促进自溶性清创,清创结束,促进创口肉芽生长,可使用藻酸盐敷料、泡沫敷料,也可使用生物活性敷料,缺损过大,关节肌腱等部位,可请烧伤整形科医生尽早介入。

**(四) 健康教育**

1. 在进行化疗或刺激性药物治疗前,对患者进行相关并发症的教育十分重要,护患配合,更有利于及早发现药物外渗。

2. 一旦发生药物外渗性溃疡,易引起患者的不满与纠纷,要充分讲解药物外渗发生的原因,做好与家属的沟通,争取家属的理解和积极配合,保证治疗措施的顺利实施。

3. 饮食教育。化疗期间患者的食欲往往受到影响,指导患者多食高维生素、高蛋白、低脂肪的易消化食物,多食新鲜蔬菜水果。

病例与思考

——病例 15-1——

【病例摘要】

患者,女,26岁,在当地医院顺产分娩一活女婴,体重3600g,产后半小时自诉头晕,乏力不适,按摩子宫阴道出血多,约5000ml,色鲜红,无血凝块,血压测不出,心率150～160次/分,给予快速补液,输注红细胞悬液2U,血浆400ml,静脉输注缩宫素加强宫缩,输注白蛋白,静滴多巴胺升压等治疗,阴道出血仍多。急诊在全麻下行全子宫切除术,术中广泛渗出,输注红细胞悬液15U,血浆2000ml,血小板2U,多巴胺持续静脉滴注,术中留置腹腔引流管,共引流出血性液体约800ml。产后12小时共补液约12 000ml,尿量100ml,紧急转入上级医院。

急诊以"大出血,失血性休克,DIC"收住重症监护病房抢救,入院查体:体温36.3℃,脉搏157次/分,呼吸29次/分,血压124/106mmHg。贫血面貌,昏迷状态,双侧瞳孔等大等圆,直径3mm,对光反应存在。腹部膨隆,移动性浊音阳性。大阴唇水肿明显,可见新鲜侧切缝合伤口。左足背可见16cm×10cm皮肤发红,突出表皮,此处输注的多巴胺组液体已拔除(图15-1)。3天后发红部位逐渐水肿,出现水疱,用1ml注射器抽吸水疱内液体,局部使用氯己定外敷,肿胀减轻。8天后,患者左足背再次出现肿胀,发红,局部皮肤温度高,伤口中心部位发白,水疱变成紫色,请造口治疗师会诊。实验室检查:白细胞计数12.79×10$^9$/L,红细胞计数1.57×10$^{12}$/L,血红蛋白47g/L,血小板计数222×10$^9$/L,总蛋白26.4g/L,白蛋白18.3g/L,肌酐172.3μmol/L。

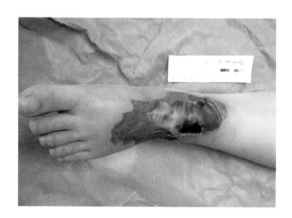

**图15-1 多巴胺输液外渗**

【临床诊断】
1. 多器官功能障碍 急性肾衰竭、急性呼吸衰竭。
2. DIC。
3. 产后出血。
4. 失血性休克。
5. 子宫全切术后。

6. 左足部软组织损伤。

【治疗措施】

1. 经口气管插管辅助通气。

2. 置右股静脉血透导管置管、右颈内静脉中心静脉导管置管、左股动脉置管、行 PICCO 及 CVP 血流动力学监测。

3. 全身抗感染。

4. CRRT 治疗改善肾功能

5. 足背右侧肢体氯己定外敷。

6. 肠内外营养支持。

【护理措施】

1. 全身评估　患者处于昏迷状态,全身多器官功能衰竭,肾衰竭、呼吸功能衰竭,失血性休克,组织灌注不足,末梢循环差,红细胞计数及血红蛋白水平极低,白细胞偏高,低蛋白血症,营养不良。入院 8 天后造口治疗师会诊时患者意识清楚,血压 110/65mmHg、心率 112 次/分,继续使用 CRRT 治疗,呼吸机辅助呼吸,抗生素静脉滴注。

2. 局部评估　伤口评估:左足背伤口面积 16cm×10cm,50% 黑色,25% 黄色,25% 红色,周围皮肤肿胀,皮肤温度增高(图 15-2)。

3. 局部伤口处理

(1) 生理盐水清洗伤口,切除焦痂,放置引流条,伤口引流减压。

(2) 局部使用抗菌敷料。

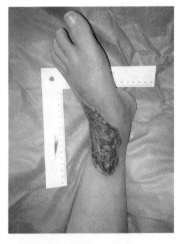

图 15-2　多巴胺外渗好转

(3) 清创:局部保湿、促进自溶性清创,配合保守性锐器清创。

(4) 伤口床准备完毕后,局部皮瓣移植,封闭伤口。

【护理体会】

输液外渗伤口与其他伤口不同,在输液外渗发生后,要及时评估所用药物及外渗的部位、严重程度,尽早干预,输液外渗刚刚发生时,局部组织不会迅速发生坏死,但随着时间的推移,药物在局部的作用,伤口的变化可能会越来越严重,因此,护理人员的严密观察,早期处理十分重要。

## 第二节　急性放射性皮炎的护理

### 一、概　　述

放射性皮炎是指当机体接受放射线照射或放射线核素沾染,由于放射线的电离辐射作用,而导致局部皮肤和周围组织发生炎症性的皮肤反应。

### 二、病因与发病机制

放疗是通过放射线的电离辐射作用产生生物学效应。细胞 DNA 吸收辐射能量以后,发生可逆或不可逆的 DNA 合成和细胞分化的改变,使其增殖能力受到影响,从而达到抑制肿瘤细胞生长的作用。在照射的过程中,受照射部位的正常组织也吸收一定量的射线,从而造成放射反应或损伤。

放射性皮炎是肿瘤放疗过程中常见不良反应,是由电离辐射(包括 X 线、β 射线及放射性核素)照射皮肤、黏膜引起的炎症性皮肤反应。临床根据发生时间分为急性放射性皮炎和慢性放射性皮炎。一次或多次大剂量放射线照射常引起急性放射性皮炎,长期、反复小剂量放射线多引起慢性放射线皮炎,放疗临床上主要是急性皮肤反应。

### 三、临　床　表　现

1. 皮炎的分级　RTOG 将急性放射性皮炎反应分为 5 级,主要表现是:0 级,皮肤无变化;1 级,轻度红斑、出汗减少、干性脱发、水疱;2 级,明显红斑、触痛、片状湿性脱皮、中度水肿;3 级,皱褶以外部位融合性湿性脱皮、凹陷性水肿;4 级,溃疡、出血、坏死。

慢性放射性皮炎较少见,RTOG/EORTC 定义的晚期放射损伤分级为:0级,皮肤无变化;1 级,轻度萎缩,色素沉着,些许脱发;2 级,片状萎缩,中度毛细血管扩张,完全脱发;3 级,明显萎缩,显著的毛细血管扩张;4 级,溃疡;5级,直接死于放射晚期反应。慢性放射线皮炎:皮肤干燥、粗糙、皲裂,毛发脱落,甲色晦暗,出现纵嵴、色素沉着及增厚,甚至脱落,皮损久之可继发鳞癌,少数可为纤维肉瘤,自觉瘙痒或烧灼热。

国内学者根据临床表现将急性放射性皮炎分为三级:1 级:初为皮肤鲜红,以后呈暗红色,或有轻度水肿,3～6 周后出现脱屑及色素沉着,自觉灼热与瘙痒。2 级:显著急性水肿性红斑,表面紧张有光泽,有水疱形成,疱破裂后形成糜烂面,境界清楚,1～3 个月痊愈,遗留色素沉着或脱失、毛细血管扩张和皮肤萎缩等,自觉灼热或疼痛。3 级:局部红肿剧烈,组织迅速坏死,形成顽固性溃疡,溃疡深浅不定,很难愈合,愈合后形成萎缩性瘢痕,伴有剧痛。在溃疡和瘢痕上可继发癌变。

2～3级急性放射性皮炎可伴全身症状,如乏力、头痛、头晕、恶心、呕吐、出血及白细胞减少等,严重者危及生命。

2. 影响皮炎严重程度的因素

(1)内在因素:患者的营养状况、皮肤特点、年龄及种族等。通常机体潮湿的部位及皮肤皱褶处较易出现皮肤反应,例如头颈部、乳腺、腋窝、会阴部和腹股沟等部位。

(2)外在因素:放射线的能量、剂量及分割方式及照射时间、照射部位等均对放射性皮肤反应程度有影响。皮肤表面涂抹有香味的油脂或含有金属元素的物质如汞或银等,常可加重皮肤的反应。有研究报道吸烟与肥胖可能会加重皮肤的反应。

## 四、评估与护理

### (一)评估

1. 全身评估 患者有无基础疾病;营养状况如何,是否消瘦、恶病质;生化指标如电解质、血常规等,是否有贫血、低蛋白或白细胞升高或降低,需要清创的患者要特别注意白细胞、血小板及出凝血时间;生命体征,是否有发热、脉速等全身中毒症状;精神心理状况及家庭社会支持系统。

2. 局部评估 皮炎的部位,分级,是否与放射治疗有关,周围的皮肤有无红肿,局部温度,伤口有无渗液及渗液的颜色、量及气味,有无潜行及窦道,疼痛程度等。

### (二)预防及处理

1. 放射性皮炎应以预防为主 在放疗时应避免过大剂量,放疗以后观察局部皮肤改变,如已发生皮炎,应根据损伤程度决定是否需要继续照射。在放疗过程中要严密观察皮肤颜色变化。放疗部位皮肤应避免搔抓、剃毛、胶布撕拉、用力搓洗等机械损伤;局部避免使用肥皂等化学清洁剂,避免化学性损伤;避免太阳暴晒、冷敷、热敷等温度性损伤;局部不可随便用药;清洁时使用清水轻轻擦拭。

从事放射线工作人员应严格遵守操作规程,加强防护,定期体检,如有异常及时检查。

2. 药物治疗 目前应用于临床的治疗放射性皮炎的药物种类繁多,有表皮生长因子、抗生素软膏、类固醇软膏、芦荟凝胶、三乙醇乳膏、烧伤膏以及中药的单方或组方。外用药物是主要的处理模式。

3. 物理治疗 目前毫米波治疗及激光治疗已广泛应用于伤口的治疗中。He-Ne激光具有消炎、扩张血管、促进肉芽生长的功能。毫米波通过相干震荡可以使组织的微观结构重新排列,蛋白质、氨基酸、酶的活性发生改变,从而达到调节细胞的代谢与功能的作用。对于难愈合的慢性溃疡可考虑使用此方法。急性期患者一般很少应用。

4. 新型敷料　0~3级皮炎可以选择水胶体敷料、片状水凝胶敷料、泡沫敷料、软聚硅酮类敷料。软聚硅酮类，因其具有一定的自粘性，但粘合力不强，去除敷料时不会造成局部脆弱皮肤的损伤。4级皮炎治疗的关键点是镇痛、抗感染和创面护理。如有坏死组织需要清创时，一定要全面评估患者全身状况，并报告医生。确定伤口有无感染，无感染的可使用亲水纤维、藻酸盐类及泡沫类敷料，如果伤口存在感染，应行伤口分泌物培养，选择银离子等抗感染的敷料，必要时全身使用抗感染药物治疗。新型敷料能在保护皮肤的同时为局部提供湿润的愈合环境，减轻局部疼痛，促进伤口愈合。

对于长期不愈的深溃疡必要时应由医生手术切除并行病理活检，警惕癌变的可能。手术指征：损伤深及真皮以下；溃疡直径>5cm；创面及溃疡经久不愈，特别有癌变趋势。创面疼痛可涂抹林可霉素利多卡因凝胶。

目前对于各种治疗方法缺乏大样本临床对照研究，以上所述各种方法，主要是为上皮细胞的自我修复提供良好的环境，如去除感染，控制炎症，促进血液循环，提供湿性愈合环境等，最终的修复要靠机体自身。因此，全身疾病的治疗，营养物质的摄入尤为重要。

（三）健康教育

1. 预防措施指导　对于接受放疗的患者，常规进行皮炎预防的指导，告诉患者，一旦发生局部皮肤发红或瘙痒等不适应及时告知医护人员，不可搔抓，不可自行局部涂抹药物，以防止处理不当导致皮肤损害加重。

2. 讲解治疗护理的方案，取得患者的理解与配合，保证各项护理措施的落实。

病例与思考

--病例 15-2--

【病例摘要】

患者，女性，46岁，3个月前行乳腺癌改良根治术，术后伤口愈合良好。2个月前开始化疗，术后予以CA方案（环磷酰胺600mg/m²，阿霉素60mg/m²）4周期化疗→T方案（紫杉醇175mg/m²），4周期化疗及放疗，行局部放疗25次时，局部皮肤出现发红。护士指导患者不要用肥皂清洗发红部位，穿柔软的衣物，不要用手抓挠局部皮肤，患者坚持放疗32次，放疗结束后局部皮肤出现红斑、疼痛，并出现水疱、表皮破损，初次评估面积20cm×20cm，上有黄色痂皮覆盖（图15-3）。患者体温37.2℃，血压110/72mmhg，脉搏92次/分，呼吸13次/分。患者情绪低落，疼痛评分6分，焦虑使其心理压力非常大，夜间睡眠不好。患者认为自己的皮损是由于开始发红的时候医生没有消毒导致感染，炎症加重。实验室检查:白蛋白 33.1g/L,红细胞计数 $3.5 \times 10^{12}$/L,血红蛋白 110g/L,白细胞 $3.2 \times 10^9$/L。

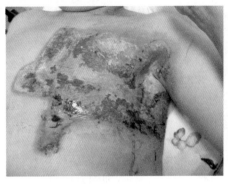
图15-3 乳腺癌术后放射性皮炎

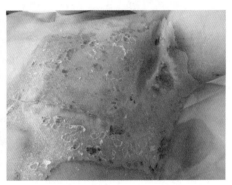
图15-4 放射性皮炎愈合

【临床诊断】

左侧胸部急性放射性皮炎。

【治疗原则】

1. 清洗伤口,去除坏死组织。

2. 控制感染,局部选择抗菌敷料。

3. 增加营养,促进伤口愈合。

【护理措施】

1. 全身评估 生命体征均正常,白细胞偏低,低蛋白血症(血清白蛋白 33g/L),营养不良,情绪低落,焦虑。

2. 局部评估 伤口 20cm×20cm,50% 红色,50% 黄色,伤口有黄色焦痂覆盖,创面有淡黄色渗出液,伤口周边组织红肿,皮温正常,疼痛评估 6 分(图15-4)。

## 第三节 失禁性皮炎的护理

### 一、概　　述

失禁性皮炎(incontinence-associated dermatitis,IAD)是指皮肤长期暴露在尿液和(或)粪便当中,导致的皮肤炎症性损害,皮肤表面有红疹或者水疱,或伴浆液性渗出、糜烂、皮肤的二重感染。其发生部位不仅仅在会阴部,也发生在腹股沟、臀部、大腿内侧等处。

### 二、病因与病理生理

失禁性皮炎的主要原因是大小便失禁。尿失禁时,患者皮肤长期处于潮湿环境,尿液的 pH 值为碱性,而皮肤的 pH 值为弱酸性,皮肤长时间处于碱性环境中,表皮的角质层容易受损。大便失禁时,粪便中的蛋白酶和脂酶,特别是排便次数频繁,呈水样便的患者,粪便还含较多的胆盐和胰脂酶,这些消化酶都会对皮肤造成一定的损伤,使皮肤角质层的防护作用下降,加上潮湿的作用,皮肤极易受损。大小便失禁时在尿液导致的碱性环境中使粪便中的酶活性增强而刺激性则更大。Brown 等认为导致失禁性皮炎的三大危险因素有组织耐受力、会阴部环境和患者的移动力。Gray 等则把失禁性皮炎的危险因素分为六类:长期暴露于湿性环境;大小便失禁;限制装置的使用;碱性 pH;病原体的感染及摩擦。也有研究认为皮肤状况不良如老龄、疼痛、皮肤缺氧、发热及活动减少等也是失禁性皮炎的危险因素。

## 三、诊断与评估

根据患者大小便失禁病史及皮肤损害的表现,对于由于单纯失禁引起的,发生在会阴部的皮炎诊断较容易。但是,对于既有失禁因素,又有压力等因素同时存在,发生在臀部等压力性损伤易发生部位的 2 期压力性损伤与失禁性皮炎则很难区别。从病理生理上来说,失禁性皮炎的皮肤损伤是从外到内的炎症性损伤,从完整皮肤上红疹可进展为水疱形成或者表皮缺失。而压力性损伤是由于组织血管变形引起的缺血性损害。

## 四、预防与护理

### (一) 评估

会阴部评估工具(PAT)是评估 IAD 发生危险性的工具,主要通过刺激物的种类和强度[固/液粪便和(或)尿]、作用持续时间、会阴部皮肤状态、危险因素(如营养不良、鼻饲、低白蛋白等)4 个方面评估。每条项目 1~3 分,总分 3~12 分,分数越高,发生 IAD 的风险越高。

SAT 是用于评估 IAD 严重程度的工具,主要是从受损皮肤范围,皮肤的发红程度及侵蚀 3 个方面进行评估。前 2 项目 0~3 分,后 1 项 0~4 分,总分 0~10 分,得分越高则 IAD 越严重。

### (二) 预防及护理

预防失禁性皮炎是失禁病人护理的重要工作,目前国际上对于 IAD 的防治,主要是清洗、润肤和使用皮肤保护剂三大原则,并可辅以一些支持性干预措施。

预防的重要措施就是减少皮肤长期接触刺激物,从根本上减少皮炎的发生。

1. 对失禁患者进行风险评估 应用会阴评估量表对失禁患者进行评估,

尽早发现有发生失禁性皮炎风险的患者。对高危患者加强巡视,及时发现和清除排泄物,使用正确的失禁护理方法,减少排泄物对皮肤的刺激。具体参考失禁护理相应的章节。

2. 皮肤保护方案

(1) 清洗要点:轻柔,免冲洗,合适的 pH。清洗皮肤时动作要轻柔,不要用力去摩擦。清洗液最好无香味、无刺激性,且接近皮肤的 pH 值。目前国际上常使用免冲洗的清洗液,其 pH 接近皮肤且含有清洁剂和表面活性剂,可清除刺激物或脏污,若含有润肤剂也可修复受损皮肤。

(2) 润肤:润肤剂(如凡士林、赛肤润、菜籽油等含脂高的物质)的作用是填补角质层细胞间的脂质,使皮肤表面更光滑并能填补皮肤屏障间的小裂缝。

(3) 保护剂的使用是为了保护皮肤角质层不受大小便的刺激及粪便中细菌的侵蚀。皮肤保护剂既要有水合作用也要透气,以保证长时间的使用不会引起皮肤的浸渍。常见的皮肤保护剂有两类,一类是油膏类如氧化锌、凡士林、二甲基硅油等;另一类是液体状的丙烯酸酯。其次,中药如烧伤润湿膏、京万红烫伤膏加龙血竭等也有一定的效果。另外,现在比较新型的产品,如 3M 伤口保护膜、康惠尔皮肤保护膜等也可用于皮肤保护。

3. 避免摩擦等其他易导致皮肤受损的问题,对合并有皮肤感染的问题,应及时使用抗细菌或抗真菌药膏外涂。

## 五、压力性损伤与失禁性皮炎的鉴别

对于存在失禁的病人,发生在臀部的压力性损伤与失禁性皮炎鉴别有一定难度,欧美等国家有学者设计了压力性损伤和失禁性皮炎视觉观察鉴别表,使用后提高了护士对于两者的鉴别。目前国内还没有规范应用二者的鉴别表。在位置上,压力性损伤常存在于骨隆突处,如骶尾部,而失禁性皮炎常存在于会阴、肛周、皮肤皱褶处、使用可吸收的垫子等处;在颜色上,压力性损伤表现为压之不褪色的红色、淡红色、深红色、紫褐色(深部组织损伤)等,而失禁性皮炎表现为鲜红或浅红色;在深度上,前者可为部分至全层皮肤的受损,甚至累及皮下组织、肌肉、骨骼,而后者多为浅表性,只侵蚀表皮和真皮;在边界上,前者相对较清楚,后者多为弥散、不规则状;在伤口周围皮肤上,前者一般为正常,可触及肿胀,后者多有红色炎性水肿;其他方面,前者可有分泌物和坏死组织,后者一般无分泌物或坏死组织。1 期压力性损伤和轻、中度失禁性皮炎都表现为皮肤红斑,但 1 期压力性损伤的皮肤红斑是以压之不褪色为特点,评估者可轻轻按压发红的部位,如受压后不能变白则提示为压力性损伤,反则为失禁性皮炎。二者的鉴别还需要关注病史,也有一些新的工具帮助进行鉴别。

病例与思考

**——病例 15-3——**

【病例摘要】

患者男性,80 岁,以"意识丧失 10 小时"主诉入院,诊断:脑梗死、老年痴呆、帕金森综合征。入院时大小便失禁,使用成人尿不湿,肛周、会阴部及阴囊周围 20cm×20cm 皮肤发红(图 15-5)。给予清理排泄物,涂烧伤膏,戴尿路造口袋,5 天后恢复(图 15-6)。

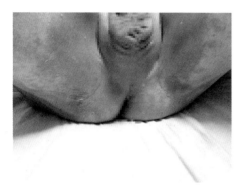

图 15-5 失禁性皮炎　　　　图 15-6 失禁性皮炎恢复

【临床诊断】

脑梗死、老年痴呆、帕金森综合征。

【治疗措施】

清理排泄物,清洗干净,涂烧伤膏,戴尿路造口袋。

【护理评估】

1. 全身评估　老年患者,意识丧失,大小便失禁。

2. 局部评估　肛周、会阴部及阴囊周围 20cm×20cm 皮肤发红。

【护理措施】

1. 对失禁患者进行正确的风险评估,及时采取预防措施。

2. 皮肤保护措施　清洗动作要轻柔,避免冲洗,可涂抹润肤产品,如烧伤油、凡士林等。

3. 避免摩擦引起皮肤破损。

【护理体会】

对于老年、意识模糊、大小便失禁的患者避免使用不透气的产品,要正确进行失禁高危风险评估,加强巡视,及时清理排泄物,采取预防措施。

(乔莉娜　金鲜珍　辛霞　阮瑞霞)

## 附录1　Braden 压力性损伤风险评估量表

| 项目 | 评　分 | | | |
|---|---|---|---|---|
| **感知**<br>机体对压力所引起不适感的反应能力 | **1 完全受限**<br>对疼痛刺激没有反应(没有呻吟、退缩或紧握)或者绝大部分机体对疼痛的感觉受限 | **2 大部分受限**<br>只对疼痛刺激有反应,能通过呻吟、烦躁的方式表达机体不适。或者机体一半以上的部位对疼痛或不适感感觉障碍 | **3 轻度受限**<br>对其讲话有反应,但不是所有时间都能用语言表达不适感。或者机体的一、两个肢体对疼痛或不适感感觉障碍 | **4 没有改变**<br>对其讲话有反应,机体没有对疼痛或不适的感觉缺失 |
| **潮湿**<br>皮肤处于潮湿状态的程度 | **1 持久潮湿**<br>由于出汗、尿液等原因皮肤一直处于潮湿状态,每当移动患者或给患者翻身时就可发现患者皮肤是湿的 | **2 经常潮湿**<br>皮肤经常但不总是处于潮湿状态,床单每天至少换一次 | **3 偶尔潮湿**<br>每天大概需要额外换一次床单 | **4 很少潮湿**<br>皮肤通常是干的,只需按常规换床单即可 |
| **活动能力**<br>躯体活动的能力 | **1 卧床不起**<br>限制在床上 | **2 局限于轮椅活动**<br>行动能力严重受限或没有行走能力 | **3 可偶尔步行**<br>白天在帮助或无需帮助的情况下偶尔可以走一段路。每天大部分时间在床上或椅子上度过 | **4 经常步行**<br>每天至少2次室外行走,白天醒着的时候至少每2小时行走一次 |

| 项目 | 评　分 | | | |
|---|---|---|---|---|
| **移动能力**<br>改变/控制躯体位置的能力 | **1 完全受限**<br>没有帮助的情况下不能完成轻微的躯体或四肢的位置变动 | **2 严重受限**<br>偶尔能轻微地移动躯体或四肢，但不能独立完成经常的或显著的躯体位置变动 | **3 轻度受限**<br>能经常独立地改变躯体或四肢的位置，但变动幅度不大 | **4 不受限**<br>独立完成经常性的大幅度体位改变 |
| **营养**<br>平常的食物摄入模式 | **1 重度营养摄入不足**<br>从来不能吃完一餐饭，很少能摄入所给食物量的1/3。每天能摄入2份或以下的蛋白量（肉或者乳制品），很少摄入液体，没有摄入流质饮食。或者禁食和（或）清流摄入或静脉输入大于5天 | **2 营养摄入不足**<br>很少吃完一餐饭，通常只能摄入所给食物量的1/2。每天蛋白摄入量是3份肉或乳制品。偶尔能摄入规定食物量。或者可摄入略低于理想量的流质或者管饲 | **3 营养摄入适当**<br>可摄入供给量的一半以上。每天4份蛋白量（肉或者乳制品），偶尔拒绝肉类，如果供给食物通常会吃掉。或者管饲或TPN能达到绝大部分的营养所需 | **4 营养摄入良好**<br>每餐能摄入绝大部分食物，从来不拒绝食物，通常吃4份或更多的肉和乳制品，两餐间偶尔进食。不需其他补充食物 |
| **摩擦和剪切力** | **1 有此问题**<br>移动时需要中到大量的帮助，不可能做到完全抬空而不碰到床单，在床上或椅子上时经常滑落。需要大力帮助下重新摆体位。痉挛、挛缩或躁动不安通常导致摩擦 | **2 有潜在问题**<br>躯体移动乏力，或者需要一些帮助，在移动过程中，皮肤在一定程度上会碰到床单、椅子、约束带或其他设施。在床上或椅子上可保持相对好的位置，偶尔会滑落下来 | **3 无明显问题**<br>能独立在床上或椅子上移动，并且有足够的肌肉力量在移动时完全抬空躯体。在床上和椅子上总是保持良好的位置 | |
| Braden Scale 总分23分，15~18分为低危；13~14分为中危；10~12分为高危；≤9分为极高危 | | | | |

资料来源：Bergstrom N，Braden BJ. The Braden scale for predicting pressure sore risk［J］. Nursing Research，1987，36（4）：205-210.

## 附录 2　Braden Q 儿童压力性损伤风险评估量表

| 项目 | 评　分 | | | |
|---|---|---|---|---|
| **移动能力**<br>改变/控制躯体位置的能力 | **1 完全受限**<br>没有帮助的情况下不能完成轻微的躯体或四肢的位置变动 | **2 严重受限**<br>偶尔能轻微地移动躯体或四肢,但不能独立完成经常的或显著的躯体位置变动 | **3 轻度受限**<br>能经常独立地改变躯体或四肢的位置,但变动幅度不大 | **4 不受限**<br>独立完成经常性的大幅度体位改变 |
| **活动能力**<br>躯体活动的能力 | **1 卧床不起**<br>限制在床上 | **2 局限于轮椅**<br>行动能力严重受限或没有行走能力 | **3 偶尔步行**<br>白天在帮助或无需帮助的情况下偶尔可以走一段路。每天大部分时间在床上或椅子上度过 | **4 经常步行**<br>每天至少 2 次室外行走,白天醒着的时候至少每 2 小时行走一次 |
| **感知**<br>机体对压力所引起的不适感的反应能力 | **1 完全受限**<br>对疼痛刺激没有反应（没有呻吟、退缩或紧握）或者绝大部分机体对疼痛的感觉受限 | **2 严重受限**<br>只对疼痛刺激有反应,能通过呻吟、烦躁的方式表达机体不适。或者机体一半以上的部位对疼痛或不适感感觉障碍 | **3 轻度受限**<br>对其讲话有反应,但不是所有时间都能用语言表达不适感。或者机体的一、两个肢体对疼痛的或不适感感觉障碍 | **4 没有改变**<br>对其讲话有反应,机体没有对疼痛或不适的感觉缺失 |
| **潮湿**<br>皮肤处于潮湿状态的程度 | **1 持久潮湿**<br>由于出汗、尿液等原因皮肤一直处于潮湿状态,每当移动患者或给患者翻身时就可发现患者皮肤是湿的。 | **2 经常潮湿**<br>皮肤经常但不总是处于潮湿状态,床单每天至少每 8 小时换一次 | **3 偶尔潮湿**<br>皮肤偶尔处于潮湿状态,每天大概需要 12 小时换一次床单 | **4 很少潮湿**<br>皮肤通常是干的,只需正常换尿布即可,床单仅需要每 24 小时更换一次 |

续表

| 项目 | 评 分 | | | |
|---|---|---|---|---|
| 摩擦和<br>剪切力 | **1 有重要问题**<br>痉挛、挛缩、瘙痒或躁动不安通常导致持续的扭动和摩擦 | **2 有此问题**<br>移动时需要中到大量的帮助,不可能做到完全抬空而不碰到床单,在床上或椅子上时经常滑落。需要大力帮助下重新摆体位 | **3 有潜在问题**<br>躯体移动乏力,或者需要一些帮助,在移动过程中,皮肤在一定程度上会碰到床单、椅子、约束带或其他设施。在床上或椅子上可保持相对好的位置,偶尔会滑落下来 | **4 无明显问题**<br>变换体位时能完全抬起身体。能独立在床上或椅子上移动,并且有足够的肌肉力量在移动时完全抬空躯体。在床上和椅子上总是保持良好的位置 |
| 营养<br>平常的食物<br>摄入模式 | **1 重度营养<br>摄入不足**<br>禁食和(或)清流摄入或蛋白<25mg/L 或静脉输液大于 5 天 | **2 营养摄入不足**<br>流食或导管喂养/通过胃肠外营养不能完全获得成长所需营养物质或蛋白<30mg/L | **3 营养摄入适当**<br>管饲或 TPN 能获得足量的成长所需营养物质 | **4 营养摄入良好**<br>日常饮食可获得成长所需营养物质,不需补充其他食物 |
| 组织灌注<br>与氧合 | **1 极度缺乏**<br>低血压(MAP<50mmHg;新生儿 MAP<40mmHg);氧饱和度<95%;血红蛋白水平<100mg/L;正常患儿无法耐受体位变换 | **2 缺乏**<br>血压正常;氧饱和度<95% 或血红蛋白水平<100mg/L 或毛细管回流时间>2秒;血清 pH<7.40 | **3 充足**<br>血压正常;氧饱和度<95% 或血红蛋白水平<100mg/L;或毛细管回流时间>2 秒;血清 pH 正常 | **4 非常好**<br>血压正常;氧饱和度>95%;血红蛋白水平正常;毛细管回流时间<2 秒 |
| **Braden Q 评估结果:16~23 分为低危;13~15 分为中危;10~12 分为高危;≤9 分为极高危。** | | | | |

资料来源:Pan Pacific Clinical Practice Guideline for the Prevention and Management of Pressure Injury (2012).

# 附录3　Norton 压力性损伤风险评估量表

| 项目 | 4 分 | 3 分 | 2 分 | 1 分 |
|---|---|---|---|---|
| 身体情况 | 良好 | 尚可 | 虚弱 | 非常差 |
| 精神状态 | 清醒 | 淡漠 | 混淆 | 木僵 |
| 活动力 | 活动自如 | 扶助行走 | 轮椅活动 | 卧床不起 |
| 移动力 | 移动自如 | 轻度受限 | 严重受限 | 移动障碍 |
| 失禁 | 无 | 偶尔 | 经常 | 二便失禁 |

**使用说明:**≤14 分属于 Norton 压力性损伤评分表的危险人群,随着分值降低危险性相应增加。

**身体状况:**指最近的身体健康状态(例如:营养状况、组织肌肉块完整性、皮肤状况)

  4 良好:身体状况稳定,看起来很健康,营养状态良好

  3 尚可:一般身体状况稳定,看起来健康状况尚可

  2 虚弱/差:身体状况不稳定,看起来还算健康

  1 非常差:身体状况很危急,呈现病态

**精神状态:**指意识状况和定向感

  4 清醒:对人、事、地定向感非常清楚,对周围事物敏感

  3 冷漠:对人、事、地定向感只有 2~3 项清楚,反应迟钝、被动

  2 混淆:对人、事、地定向感只有 1~2 项清楚,沟通对话不恰当

  1 木僵:无感觉、麻木、没有反应、嗜睡

**活动力:**指个体可行动的程度

  4 活动自如:能独立走动

  3 需协助行走:无人协助则无法走动

  2 轮椅活动:只能以轮椅代步

  1 因病情或医嘱限制而卧床不起

**移动力:**个体可以移动和控制四肢的能力

  4 完全不受限制:可随意自由移动、控制四肢活动自如

  3 稍微受限制:可移动、控制四肢,但需人稍微协助才能翻身

  2 大部分受限制:无人协助下无法翻身,肢体轻瘫、肌肉萎缩

  1 移动障碍:无移动能力,不能翻身

**失禁:**个体控制大小便的能力

  4 无:大小便控制自如,或留置尿管,但大便失禁

  3 偶尔失禁:在过去 24 小时内有 1~2 次大小便失禁之后使用尿套或留

置尿管

2 经常失禁:在过去 24 小时之内有 3~6 次小便失禁或腹泻

1 大小便失禁:无法控制大小便,且在 24 小时内有 7~10 次失禁发生

资料来源:

1. Norton D. Calculating the risk:reflections on the Norton Scale[J]. Decubitus,1989,2:24-31.

2. 于博芮,蔡新中,蔡新民,等. 最新伤口护理学[M]. 北京:人民军医出版社,2008:309-310.

# 附录4　Waterlow 压力性损伤风险评估量表

| 体重指数(BMI) | | 皮肤类型 | | 性别和年龄 | | 营养筛查(MST)总分>2 分应给予营养评估/干预 | |
|---|---|---|---|---|---|---|---|
| 中等<br>(BMI=20~24.9) | 0 | 健康 | 0 | 男 | 1 | 是否存在体重减轻?<br>是→B | |
| 超过中等<br>(BMI=25~29.9) | 1 | 薄<br>干燥 | 1<br>1 | 女<br>14~49 岁 | 2<br>1 | 否→C<br>不确定→C(记 2 分) | |
| 肥胖<br>(BMI>30) | 2 | 水肿<br>潮湿 | 1<br>1 | 50~64 岁<br>65~74 岁 | 2<br>3 | B 体重减轻程度 | C |
| 低于中等<br>(BMI<20) | 3 | 颜色差<br>裂开/红斑 | 2<br>3 | 75~80 岁<br>81+ | 4<br>5 | 0.5~5kg=1<br>5~10kg=2<br>10~15kg=3<br>>15kg=4<br>不确定=2 | 是否进食很差或缺乏食欲?<br>否=0<br>是=1 |
| 失禁情况 | | 运动能力 | | 组织营养不良 | | 神经功能障碍 | |
| 完全控制 | 0 | 完全 | 0 | 恶病质 | 8 | 糖尿病/ | |
| 偶失禁 | 1 | 烦躁不安 | 1 | 多器官衰竭 | 8 | 多发性硬化症/ | |
| 尿/大便失禁 | 2 | 冷漠的 | 2 | 单器官衰竭 | 5 | 心脑血管疾病 | 4~6 |
| 大小便失禁 | 3 | 限制的 | 3 | 外周血管病 | 5 | 感觉受限 | 4~6 |
| | | 迟钝 | 4 | 贫血(Hb<80g/L) | 2 | 半身不遂/截瘫 | 4~6 |
| | | 固定 | 5 | 吸烟 | 1 | | |
| 评分结果:<br>总分>10 分:　危险<br>总分>15 分:　高度危险<br>总分>20 分:　非常危险 | | | | 大剂量类固醇/细胞毒性药/抗生素 | | | 4 |
| | | | | 外科/腰以下/脊椎手术 | | | 5 |
| | | | | 手术时间>2 小时 | | | 5 |
| | | | | 手术时间>6 小时 | | | 8 |

注:* MST:Malnutrition Screening Tool(Nutrition Vol. 15,No. 6 1999-Australia)

资料来源

1. Waterlow J. Pressure sores：A risk assessment card［J］. Nurs Times，1985，81（48）：49-55.

2. National Pressure Ulcer Advisory Panel and European Pressure Ulcer Advisory Panel（NPUAP/EPUAP）. Prevention and treatment of pressure ulcers：Clinical practice guideline. Washington，DC：National Pressure Ulcer Advisory Panel，2009.

# 附录5　压力性损伤愈合评估表

患者姓名：＿＿＿＿＿＿　病历号：＿＿＿＿＿＿＿　压力性损伤部位：＿＿＿＿＿＿

总　　分：＿＿＿＿＿＿　日　期：＿＿＿＿＿＿＿

| 项目 | 评分 | | | | | | 得分 |
|---|---|---|---|---|---|---|---|
| 压力性损伤<br>面积<br>长×宽<br>（cm²） | 0<br>0 | 1<br><0.3 | 2<br>0.3~0.6 | 3<br>0.7~1.0 | 4<br>1.1~2.0 | 5<br>2.1~2.0 | |
| | | 6<br>3.1~4.0 | 7<br>4.1~8.0 | 8<br>8.1~12.0 | 9<br>12.1~24.0 | 10<br>>24.0 | |
| 渗液量 | 0<br>无渗液 | 1<br>少量渗液 | 2<br>中量渗液 | 3<br>大量渗液 | | | |
| 创面<br>组织类型 | 0<br>闭合 | 1<br>上皮组织 | 2<br>肉芽组织 | 3<br>腐肉 | 4<br>坏死组织 | | |

**使用说明：**压力性损伤愈合评估表用于压力性损伤的观察和测量，分别观察和测量压力性损伤的创面、渗出和伤口床组织类型等，并进行评分，3个项目相加得到的总分用于评估患者压力性损伤愈合过程中是否好转或恶化

**压力性损伤面积（长×宽）：**以患者身体的头至脚为纵轴，与纵轴垂直为横轴，以纵轴最长值表示伤口的长度，横轴最长值表示宽度，计算长×宽以估计伤口的面积（单位cm²），不要猜测，一定要使用厘米尺和同一种方法实际测量

**渗液量：**揭除敷料，并在清洗或擦拭之前评估渗液量，分为无渗液、少量渗液、中量渗液和大量渗液（本文未给出具体评估方法，可参照本书其他渗液量评估方法）

**创面组织类型：**

4分—坏死组织：黑色、棕色、棕褐色组织牢固附着在伤口床或伤口边缘，与伤口周围皮肤附着牢固或者松软

3分—腐肉：黄色或白色组织以条索状或者浓厚结块粘附在伤口床，也可能是黏液蛋白

2 分—肉芽组织：粉色或牛肉色组织，有光泽，湿润得颗粒状表面

1 分—上皮组织：浅表性溃疡，有新鲜的粉色或有光泽组织生长在伤口边缘，或如数个小岛分散在溃疡表面

0 分—闭合或新生组织：伤口完全被上皮组织或重新生长的皮肤覆盖

资料来源

1. Pressure Ulcer Scale for Healing, Version 3.0:9/15/98,© National Pressure Ulcer Advisory Panel.

2. Pan Pacific Clinical Practice Guideline for the Prevention and Management of Pressure Injury(2012).

# 附录6　伤口评估记录表

姓名：_____ 病历号：_____

压力性损伤分期：_____ 评估时间：_____

| 项　目 | 评　　估 |
|---|---|
| 1. 伤口位置 | 请在下图中描绘出伤口的具体位置并给予文字说明：_____<br>（如左侧坐骨结处）<br><br> |

续表

| 项目 | 评　估 |
|---|---|
| 2. 渗出液量 | □干润:内层敷料无浸渍　　　　　□湿润:内层敷料可轻微浸渍<br>□潮湿:内层敷料浸渍明显　　　　□饱和:内层敷料潮湿并已渗透<br>□渗漏:敷料饱和,渗出液溢出内层和外层敷料 |
| 3. 渗出液颜色 | □清亮/琥珀色(正常)　　　　　□绿色(感染)<br>□粉色或红色(血染)　　　　　□浑浊/乳白色/奶酪色(化脓的)<br>□黄色或棕色(污染)　　　　　□灰色或蓝色(银离子敷料)<br>□其他_____ |
| 4. 渗液性质 | □高黏稠度(稠,有时黏)　　　□低黏稠度(稀,溏稀的)<br>□正常(浆液性的)　　　　　　□其他_____ |
| 5. 伤口大小 | 长度:_____cm　　　宽度:_____cm　　　相对深度:_____cm |
| 6. 伤口床 | □_____% 上皮化(粉红)　　　□_____% 肉芽组织形成(红色)<br>□_____% 肉芽组织增生(突起/触之易出血)　　□_____% 苍白<br>□_____% 污染(黄色)　　　□_____% 坏死/焦痂(黑色)<br>□其他_____ |
| 7. 伤口边缘 | □上皮爬行　　　　　　　　□边缘模糊、弥漫<br>□边缘清晰,紧贴且平齐伤口基底部<br>□边缘明确,未紧贴于伤口基底部<br>□向下卷边,增厚　　　　　□纤维化、形成瘢痕或过度角化 |
| 8. 窦状的通道 | □窦道:位于_____点钟,深度_____cm<br>□潜行:位于_____点钟,深度_____cm<br>□瘘管:位于_____点钟,深度_____cm　　□无 |
| 9. 周围皮肤外观 | □健康/完整　　□皮肤擦伤　　□干燥/收缩　　□糟脆<br>□色素沉着　　□静脉曲张　　□浸渍　　□湿疹　　□红斑<br>□瘀斑　　□蜂窝织炎　　□水肿　　□硬结 |
| 10. 周围皮肤温度 | □低　　　□高　　　□相等　　　患者体温:_____℃(患侧较健侧) |
| 11. 气味分级 | □无气味　　□移除敷料后可闻到　　□敷料存在时可闻到<br>□与患者一个手臂距离能闻到　　□进入屋内能闻到<br>□一进屋/病房/诊室就能闻到 |
| 12. 疼痛评分 | 您对伤口疼痛的感知(请在括号内标出您的疼痛评分,0 为无痛,10 为剧痛)<br>(　)换药前　无痛 0 \|1 2 3 4 5 6 7 8 9\| 10 剧痛<br>(　)换药中　无痛 0 \|1 2 3 4 5 6 7 8 9\| 10 剧痛<br>(　)换药后　无痛 0 \|1 2 3 4 5 6 7 8 9\| 10 剧痛 |

【参考文献】 NSCCAHS Wound Assessment Guidelines. Sydney：Northern Sydney Central Coast NSWHEALTH，2008.

# 附录7　失禁性皮炎(IAD)评估工具

推荐使用由美国国家压力性损伤顾问小组颁布的实用性诊断工具——失禁性皮炎干预工具。

## 一、会阴评估工具(PAT)

| 评估项目 | 1 分 | 2 分 | 3 分 |
|---|---|---|---|
| 刺激物类型 | 成形的粪便或尿液 | 软便混合或未混合尿液 | 水样便或尿液 |
| 刺激时间 | 床单/尿布每 8 小时一次 | 床单/尿布每 4 小时一次 | 床单/尿布每 2 小时一次 |
| 会阴皮肤状况 | 皮肤干净、完整 | 红斑、皮肤合并或不合并念珠菌感染 | 皮肤脱落、糜烂合并或不合并皮炎 |
| 影响因素 | 低蛋白、感染、鼻饲营养或其他 0 ~ 1 个影响因素 | 2 个影响因素 | 3 个以上影响因素 |

共 4 ~ 12 分,分数越高表示发生失禁性皮炎危害性越高 4 ~ 6 分属于低危害群,7 ~ 12 分属于高危险群

PAT 是评估 IAD 发生危险性的工具,得分越高则发生 IAD 的风险越大。

资料来源：Nix DH. Validity and reliability of the Perineal Assessment Tool[J]. Ostomy Wound Manage,2002,48(2):43-46,48-49.

## 二、皮肤状况评分工具(SAT)

SAT 是评估 IAD 严重程度的工具,得分越高则 IAD 越严重。

| 评估项目 | 分数 | | | | |
|---|---|---|---|---|---|
| | 0 | 1 | 2 | 3 | 4 |
| 皮肤破损范围 | 无 | 小范围（< 20cm²） | 中等范围（小于 20 ~ 50cm²） | 大范围（> 50cm²） | |
| 皮肤发红 | 无发红 | 轻度发红（斑点外观不均匀） | 中度发红（严重点状,但外观不均匀） | 严重发红 | |

续表

| 评估项目 | 分数 | | | | |
|---|---|---|---|---|---|
| | 0 | 1 | 2 | 3 | 4 |
| 糜烂深度 | 无 | 轻度糜烂只侵犯表皮 | 轻度糜烂侵犯表皮及真皮，伴或不伴有少量渗液 | 表皮严重糜烂，中度侵犯到真皮层（少量或无渗出） | 表皮及真皮严重糜烂，合并中等量渗出 |

选择合适的评估时机和频率：高危患者在入院 2 小时内进行初次评估，之后每班次进行评估。

确定评估部位：尿失禁引起的失禁性皮炎常发生于大阴唇、阴囊皱褶；大便失禁引起的失禁性皮炎常发生于肛门周围。

资料来源：Kennedy K L，Lutz L. Comparison of the Efficacy and Cost-effectiveness of Three Skin Protectants in the Management of Incontinent Dermatitis ［D］. Amsterdam：Proceedings of the European Conference on Advances in Wound Management，1996.

# 附录 8　瓦格纳（Wagner）肢端血管伤口分级系统

| 分级 | 特　征 |
|---|---|
| 0 级 | 演变为溃疡前的病灶、愈合的溃疡伤口、骨骼出现变形 |
| 1 级 | 表浅的溃疡但尚未发展到皮下组织 |
| 2 级 | 溃疡穿透皮下组织，骨骼、肌腱、韧带、关节囊可能会暴露出来 |
| 3 级 | 骨炎、脓肿、骨髓炎 |
| 4 级 | 指（趾）端坏疽 |
| 5 级 | 足部坏疽到需关节截肢 |

资料来源

1. Wagner FM. The dysvascular foot：A system for diagnosis and treatment ［J］. Foot Ankle，1981；2：64.

2. 于博芮，蔡新中，蔡新民，等. 最新伤口护理学［M］. 北京：人民军医出版社，2008：315.

## 附录9　美国德州大学健康科学中心糖尿病伤口分类系统

| 分期 | 0级 | 1级 | 2级 | 3级 |
|---|---|---|---|---|
| A | 溃疡前或溃疡后病灶已完全愈合 | 表浅伤口,尚未到达肌腱、关节囊或骨骼 | 伤口已达肌腱或关节囊 | 伤口已达骨骼或关节 |
| B | 溃疡前或溃疡后病灶已完全上皮化且感染 | 表浅伤口,尚未到达肌腱、关节囊或骨骼,已感染 | 伤口已达到肌腱或关节囊,已感染 | 伤口已达骨骼或关节,已感染 |
| C | 溃疡前或溃疡后病灶已完全上皮化并出现缺血情形 | 表浅伤口,尚未到达肌腱、关节囊或骨骼,有缺血情形 | 伤口已达到肌腱或关节囊,有缺血情形 | 伤口已达骨骼或关节,有缺血情形 |
| D | 溃疡前或溃疡后病灶已完全上皮化,同时合并感染及缺血情形 | 表浅伤口,尚未到达肌腱、关节囊或骨骼,同时合并感染及缺血情形 | 伤口已达到肌腱或关节囊,同时合并感染及缺血情形 | 伤口已达骨骼或关节,同时合并感染及缺血情形 |

资料来源:

1. Lavery LA,Armstrong DG,Harkless LB. Classification of diabetic foot ulcerations[J]. Foot Ankle Surg,1996,35(6):528.

2. 于博芮,蔡新中,蔡新民,等.最新伤口护理学[M].北京:人民军医出版社,2008:315.

# 参考文献

1. Buck TE, 刘建民. 影响伤口愈合的因素. 国外医学(创伤与外科基本问题分册), 1990, 11 (3): 146-149.

2. Thomas PH. Clinical Dermatology. 何春涤, 译. 北京: 北京大学医学出版社, 2008.

3. 艾方, 张会敏. 小儿外科伤口感染原因调查分析. 中华医疗感染学杂志, 2012, 22(6): 1165-1167.

4. 安燊, 王振军. 肛瘘的诊断及治疗现状. 中国临床医生, 2008, 36(8): 9-12.

5. 柏志玉. 皮肤擦伤伤口治疗方法概述. 广西中医学院学报, 2011, 14(4): 73-74.

6. 毕志宇. 电刀使用致机体损伤原因和防治. 中国药物与临床, 2009, 9(B07): 66-66.

7. 蔡新中, 蔡新民, 张美娟等. 最新伤口护理学. 北京: 人民军医出版社, 2008.

8. 曹卫红, 柴家科, 杨志祥, 等. 急性放射性皮肤溃疡中血小板源性生长因子及其受体的表达. 中华烧伤杂志, 2005, 21(5): 359-362.

9. 陈爱萍, 曹雪红. 中西医结合护理对系统性红斑狼疮患者皮肤损害的应用研究. 护理实践与研究, 2014, 11(11): 135-136.

10. 陈革, 唐健雄. 腹壁切口的缝合方法和缝线的选择. 外科理论与实践, 2010, 15(6): 582-583.

11. 陈佳丽, 宁宁. 伤口护理学科的发展与人才培养趋势及研究进展. 中华现代护理杂志, 2012, 18(13): 1489-1492.

12. 陈伟玲, 单彩燕, 邱秀娉. 硬皮病合并内脏损害的护理. 当代护士, 2009, 12(1): 6-8.

13. 陈晓蓉, 徐晨. 组织学与胚胎学. 合肥: 中国科学技术大学出版社, 2012.

14. 陈晓铮, 徐降兴, 吴锦明. 78 例狗咬伤综合治疗的体会. 福建医药杂志, 2004, 26(2): 81.

15. 陈孝平. 外科学. 2 版. 北京: 人民卫生出版社, 2010.

16. 陈秀君. 藻酸盐银离子敷料治疗重度肠造口皮肤黏膜分离的护理. 护士进修杂志, 2012, 27(18): 1710-1712.

17. 陈学荣. 中西医结合治疗皮肤病. 北京. 人民卫生出版社, 2012.

18. 成守珍, 黄漫容, 郭少云, 等. 培养与发展伤口慢性伤口、造口专科护士的探讨. 中国护理管理, 2007, 7(9): 13-15.

19. 程芳, 羊丽芳. 39 例癌症伤口临床表现的原因分析及护理管理对策. 实用临床医药杂志, 2012(24): 91-96.

20. 程吉, 吴科, 李京京. 预防治疗手术切口感染、脂肪液化的体会. 中华医院感染学杂志,

2010,20(15):2259.

21. 仇萌,邹先彪.以皮肤损害为主要表现的系统性红斑狼疮1例.临床皮肤科杂志,2010, 39(5):307-308.

22. 仇铁英,黄金."TIME"原则在伤口床准备中的应用研究现状.中华护理杂志,2013,48 (9):855-858.

23. 储兰芳,刘凌昕.系统性红斑狼疮皮肤黏膜损害中西医结合护理的临床应用.中国中医 急症,2010,19(7):1267-1268.

24. 邓玲,黄春晓.12例肢体坏死性筋膜炎的护理.华护理杂志,2008,43(12):1094-1095.

25. 邓平.普外科手术600例伤口感染情况跟踪研究.慢性病学杂志,2010,12(10):1216- 1217.

26. 丁杰,张忠民,潘扬.普通外科切口感染危险因素分析.中华医院感染学杂志,2009,19 (16):2106-2108.

27. 丁炎明,王泠主编.中华护理学会造口伤口失禁专业委员会.中国压疮护理指导意见. 2013.

28. 董百宁.普通外科手术后切口感染探析.中国医院指南,2012,10(22):203-204.

29. 董新寨,艾永宁,李跟娥.地塞米松联合利多卡因局部封闭与硫酸镁湿敷治疗静脉输液 外渗的对比研究.护理研究,2011,7(25):1837.

30. 范存义,柴益民.实用四肢显微外科.上海:上海交通大学出版社,2009.

31. 付小兵,孙晓庆,孙同柱,等.表皮细胞生长因子通过诱导皮肤干细胞分化加速受创表 皮再生的研究.中国修复重建外科杂志,2002,16(1):31-35.

32. 付小兵,程飚.伤口愈合的新概念.中国实用外科杂志,2005,25(1):29-32.

33. 付小兵,孙同柱,杨银辉,等.碱性成纤维细胞生长因子和转化生长因子-β在溃疡与增 生性瘢痕组织中的表达及其对创面修复的影响.中国修复重建外科杂志,2000,14(5): 271-274.

34. 付小兵,王正国.再生医学:原理与实践,上海:上海科学技术出版社,2008.

35. 付小兵.细菌生物膜形成与慢性难愈合创面发生.创伤外科杂志,2008,5(10):416- 417.

36. 付小兵.慢性伤口诊疗意见.北京:人民卫生出版社,2011.

37. 付小兵.糖尿病足及其相关慢性难愈合创面的处理.2版.北京:人民军医出版社, 2013.

38. 付小兵.慢性难愈合创面防治理论与实践.北京:人民卫生出版社,2011.

39. 高传江,李红,白洁如,等.彩色多图像普勒超声对下肢动脉血栓形成的诊断价值.中华 现代影像学杂志,2007,5(4):421-423.

40. 高玲,宁四海.肿瘤患者放疗致急性放射性皮炎的防治及护理进展.中国误诊学杂志, 2009,9(26):6316-6317.

41. 葛均波,徐永健.内科学.8版.北京:人民卫生出版社,2013.

42. 葛小静,章宏伟,史京萍等.藻酸盐银联合水凝胶敷料对慢性创面愈合的作用.中国组 织工程研究,2012,16(3):539-542.

43. 关小宏. 糖尿病足发展史. 中华损伤与修复杂志(电子版),2011,6(4):509-515.

44. 郭桂芳. 外科护理学. 北京:北京大学医学出版社,2000.

45. 韩斌如,王欣然. 压疮护理. 北京:科学技术文献出版社,2013.

46. 韩映华,付佳,李彦华,等. 丹七散瘀搽剂治疗静脉输液外渗的临床观察. 护理研究, 2013,27(12):4043.

47. 何培源,杨跃进. 外周动脉疾病的风险因素控制及其研究进展. 心血管病学进展,2013, 4(34):470-473.

48. 胡爱玲,郑美春,李伟娟. 现代伤口与肠造口临床护理实践. 北京:中国协和医科大学出版社,2010.

49. 胡德英,田蒔主编. 血管外科护理学. 北京:中国协和医科大学出版社,2008.

50. 胡素琴,蒋琪霞. 伤口处理中的认识误区调查与原因分析及其对策. 实用临床医药杂志 (护理版),2008,4(2):11-14.

51. 胡骁骅,张普柱,孙永华,等. 纳米银抗菌医用敷料银离子吸收和临床应用. 中华医学杂志,2003,83(24):2178-2179.

52. 黄蔼丽,张惠珍,陈小媚. 门诊换药室交叉感染的原因及预防措施. 河北医药,2011,33 (15):2369-2370.

53. 黄继人. 现代烧伤创面修复与中西医治疗. 南京:江苏科学技术出版社,2011.

54. 黄蕾,刘立宝,胡爱玲. 泡沫敷料预防高危风险患者压疮的 Meta 分析. 护理学杂志, 2014,29(12):75-78.

55. 黄漫容,曾讯,李敏宜,等. 1 例坏疽性脓皮病患者伤口床准备理论指导下的护理. 护理学报,2013,(16):54-56.

56. 黄漫容,容肖萍,李敏宜. 湿性敷料及免缝胶带治疗切口脂肪液化的效果观察. 护士进修杂志,2011,26(9):827-828.

57. 黄瑶,钱培芬. 美国伤口专科护士发展现状. 护理学杂志,2013,28(24):15-16.

58. 黄瑶,钱培芬. 糖尿病足分级系统及其评价. 中华烧伤杂志,2012,28(1):47-50.

59. 黄跃生. 烧伤外科学. 北京:科学技术文献出版社,2010.

60. 计琴,徐绍莲. 伤口床准备原则在Ⅳ期压疮伴感染患者中的应用. 上海护理,2011,11 (6):88-90.

61. 姜丽华. 临床烧伤科护理细节. 北京:人民卫生出版社,2008.

62. 姜圣洋,井玉生,刘宪国,等. 儿童颌面部狗咬伤的综合治疗. 中国美容医学,2007,16 (9):1244-1245.

63. 蒋琪霞,胡素琴,彭青,等. 坏疽性脓皮病患者溃疡伤口的整体干预. 中华护理杂志, 2009,9,44(9):823-825.

64. 蒋琪霞,李晓华,刘云. 伤口护理专科培训方法及其效果评价. 中华护理杂志,2009,44 (8):732-734.

65. 蒋琪霞,李晓华. 清创方法及其关键技术的研究进展. 中华护理杂志,2009,44(11): 1045-1047.

66. 蒋琪霞,郑美春,霍孝蓉. 美国伤口造口失禁专科护理特色与启示. 中华护理杂志,

2012,47(9):853-855.

67. 晋红中,孙秋宁. 皮肤病与性病学. 北京:中国协和医科大学出版社,2011.

68. 晋红中,孙秋宁. 皮肤病与性病学. 北京:中国协和医科大学出版社,2011.

69. 兰永怀,隋小强,赵新昂,等. 急诊外伤伤口医用胶粘合 112 例临床观察中国临床研究, 2012,25(1):42.

70. 黎俊红,霍顺兴,陆奔,等. 新型敷料在治疗难愈性切口中的应用. 护理实践与研究, 2012,9(4):124-125.

71. 李宝生,张福泉,罗京伟. 临床肿瘤放射治疗学,山东科学技术出版社,2009.

72. 李海燕,孙欣欣,肖海鸟,等. 糖尿病并发急性坏死性筋膜炎 5 例护理体会. 实用医学杂志,2010,26(21):4008-4009.

73. 李辉超. 硅凝胶在瘢痕防治中的应用. 中国美容医学,2012,21(6):1087-1090.

74. 李金艳,郭洪霞,穆婷婷. 湿性愈合方法在癌性伤口治疗中的应用分析. 解放军医学院学报,2013(11):1167-1168.

75. 李静如,滕美芬,顾雪玲. 体表脓肿切开引流术后创面愈合的效果观察. 中国全科医学, 2012,10(7):1946.

76. 李娟,易巧云,黄林志,等. 糖尿病足的研究进展. 中华现代护理杂志,2011,17(35): 4249-4253.

77. 李俊海,曹健鹏. 下肢静脉性溃疡的病因与病理. 中国中西医结合外科杂志,2008,14 (6):521-522.

78. 李开宗. 腹部手术切口处理学. 北京:人民军医出版社,2007.

79. 李乐之. 外科护理学.5 版. 北京:人民卫生出版社,2012.

80. 李茜,郝花. 门诊换药室交叉感染的原因分析及预防措施. 中华医院感染杂志学,2009, 19(6):679.

81. 李世荣. 杨东运. 压力疗法治疗烧伤后瘢痕. 中国临床康复,2002,6(8):1086-1087.

82. 李小兰. 高压氧综合治疗 88 例系统性硬皮病的远期疗效观察. 中国实用医药,2014, (14):130-131.

83. 李晓强,段鹏飞,王深明. 2012 版《深静脉血栓形成的诊断和治疗指南》解读. 中华医学杂志,2013,29(93):2262-2263.

84. 李咏东,周坚,陆勤,等. 香港某医院富尼埃坏疽患者清创术后伤口护理. 护理学报, 2011,18(11B):27-30.

85. 李玉兰,代琴玲,朱元真. 一例坏死性筋膜炎的伤口处理和护理体会. 护士进修杂志, 2013,12,28(24):2299-2301.

86. 李志红,郭淑芹,李亭亭,等. 糖尿病足 Wagner 分级方法和 TEXAS 大学分类法临床应用价值比较. 中华糖尿病杂志,2012,4(8):469-473.

87. 林奇. 人体解剖学图谱及纲要. 北京:北京大学医学出版社,2006.

88. 刘凤,李苏华. 血栓闭塞性脉管炎患者疼痛的护理. 当代护士,2009,10(1):29-30.

89. 刘昌伟. 下肢动脉硬化闭塞症的外科治疗. 临床外科杂志,2006,11(5):265-266.

90. 刘欢,宁宁. 失禁性皮炎护理研究新进展. 华西医学,2013,(7):1132-1134.

91. 刘欢,宁宁.失禁性皮炎与压疮的临床鉴别研究新进展.护士进修杂志,2013,(10):878-881.

92. 刘佳,于瑞英,陈锦,等.清洗液温度对伤口疼痛及伤口愈合速度的影响研究.护理研究,2011,25(5):1325-1326.

93. 刘俊红.创伤伤口愈合及护理研究进展.国外医学(护理学分册),1993,12(5):194-196.

94. 刘丽.生肌玉红膏促进肛瘘术后创面愈合的临床研究.哈尔滨:黑龙江中医药大学,2010.

95. 刘文曾,李峰.影响伤口愈合的因素.中华现代外科学杂志,2005,17(4):286-287.

96. 柳晓杰,白晓东,刘贤华,等.冲吸法治疗急性重症坏死性筋膜炎1例.武警医学,2010,21(3):256-257.

97. 陆再英,钟南山.内科学.7版.北京:人民卫生出版社,2008.

98. 吕文翠.实用外科护理学.天津:天津科技翻译出版公司,2008.

99. 吕义荣,孙慧,谢集建.局部减压法辅助治疗早产儿静脉输注脂肪乳外渗.护理学杂志,2013,28(21):34-35.

100. 马爱云.中西医结合治疗血栓闭塞性脉管炎46例临床护理.齐鲁护理杂志,2008,14(4):27-28.

101. 马慧军,赵广.基础皮肤护理与角质层屏障保护.中国美容医学,2007,16(1):131-133.

102. 梅家才,赵珺,邵明哲,等.糖尿病足的病因分析及外科手术治疗.中国现代普通外科进展,2010,13(1):60-62.

103. 聂红,王云英.细菌生物膜形成与慢性难愈性创面相关性的研究进展.中国微生态学杂志,2012,24(7):661-664.

104. 宁宁,廖灯彬,刘春娟.临床伤口护理.北京:科学出版社,2013:148-154.

105. 潘莉,操静石,兰平,等.藻酸盐敷料治疗腹部切口脂肪液化的临床研究.中国护理实用杂志,2009,25(8):16-18.

106. 彭雯,李其斌,李峥,等.毒蛇咬伤125例临床救治分析.蛇志,2008,20(2):124-126.

107. 朴玉粉,邓述华,周玉洁,等.压疮风险评估工具与预防进展.中国护理管理,2014,14(7):680-682.

108. 钱焕娟,朱雪辉,邢丽娜.犬咬伤108例的术后护理.中国误诊学杂志,2007,7(2):393.

109. 裘华德,宋九宏.负压封闭引流技术.北京:人民卫生出版社,2011.

110. 任翠玉,周金洁,黄良.系统性硬皮病63例的护理.中国误诊学杂志,2011,11(27):7297-7298.

111. 任莉.湿性疗法在临床压疮伤口护理中的应用.中华全科医学,2011,9(9):1444-1447.

112. 沈东超,吴硕琳,吴佳,等.美国临床内分泌协会:血脂异常管理和动脉粥样硬化预防指南(节选第一部分).中国卒中杂志,2012,7(9):733-739.

113. 石冰,谭家祺,陈绍宗. 慢性伤口的病理生理以及治疗. 组织工程与重建外科杂志, 2006,2(1):58-60.

114. 石凯. 压疮的病理分型及分子细胞学的相关性研究. 长春:吉林大学,2013.

115. 石应康,段德生. 外科学(7年制规划教材). 北京:人民卫生出版社,2004:232-244.

116. 史国珍. 糖尿病足的内科治疗. 中国实用内科杂志,2007,27(7):492-494.

117. 舒勤. 急性伤口处置的研究进展. 创伤外科杂志,2013,15(2):178-181.

118. 孙杏云,黄慧选,董礼枫. 自制渗液收集袋在癌性伤口的应用. 中外医疗,2013,(23): 173-174.

119. 孙迎放. 糖尿病足分型. 中华损伤与修复杂志(电子版),2014,9(2):129-130.

120. 覃忠卫. 普通外科手术切口感染相关因素 Logistic 回归分析. 中华医院感染学杂志, 2009,19(23):3200-3201.

121. 唐力军,高毅,赵子粼,等. 碘仿在体内及体外的抑菌作用. 第一军医大学学报,2003, 23(11):1207-1210.

122. 腾海英,潘燕翠,安秀红. 系统性红斑狼疮 80 例皮肤护理. 齐鲁护理杂志,2012,18 (10):91-92.

123. 滕永军. 慢性伤口临床治疗的循证研究. 兰州:兰州大学,2010.

124. 田华,张力文. 1 例合并不同阶段皮损坏疽性脓皮病的护理. 护理实践与研究,2015, (1):148-149.

125. 涂倩,姜丽萍,张静伟,等. 伤口敷料选择及其应用现状. 护理学杂志,2010,25(4):88-90.

126. 屠文震,陈冬冬. 参芪活血方联合肤康胶囊治疗系统性硬皮病皮肤硬化 92 例. 风湿病与关节炎,2013,(11):9-11.

127. 万德森. 造口康复治疗理论与实践. 北京:中国医药科技出版社,2006.

128. 王采凤,巫向前. 压疮形成机制研究进展. 护理学杂志,2007,22(1):74-77.

129. 王成,侯建明. 糖尿病足分级的研究进展. 福建医药杂志,2011,33(1):137-139.

130. 王恒,郝斌. 下肢慢性静脉性溃疡病因学的研究进展. 中国医药科学,2014,5(4):54-57.

131. 王怀经,张绍祥. 局部解剖学. 第 2 版. 北京:人民卫生出版社,2010.

132. 王吉耀. 内科学. 第 2 版. 北京:人民卫生出版社,2010.

133. 王丽,李乐之. 住院期间压疮高危人群的营养筛查和评估. 护理研究,2009,23(11): 2832-2833.

134. 王丽姿,李亚洁. 伤口冲洗压力的研究进展. 护理研究,2008,17(2):134-136.

135. 王珑,陈晓欢. 伤口造口专科护士实践手册. 北京:化学工业出版社,2014.

136. 王庆梅,唐艳光. 伤口护理理论与技术进展. 中华烧伤杂志,2012,28(2):142-144.

137. 王瑞,张勇. 外科急危重症. 北京:军事医学科学出版社,2011.

138. 王杉. 外科与普通外科诊疗常规. 北京:中国医药科技出版社,2013.

139. 王深明,姚陈. 慢性静脉性溃疡的研究现状与诊治策略. 中国医学科学院学报,2007, 29(1):5-8.

140. 王深明. 静脉疾病的临床诊断和治疗策略. 中国实用外科杂志,2006,10(26):736-

738.

141. 王侠生,杨国亮.皮肤病学.上海:上海科学技术文献出版社,2005.

142. 王小玲,赵慧莉,彭峥嵘.软聚硅酮泡沫敷料治疗压疮疗效的系统评价.护理学杂志,
2013,28(11):79-83.

143. 王晓飞,郑雪红.系统性硬皮病患者的护理.中华护理杂志,2003,38(4):283-284.

144. 王晓庆,段培蓓.失禁相关性皮炎的研究进展.护理学报,2012,(14):9-11.

145. 王晓霞,宋春华,何利,等.脂肪液化伤口应用高渗盐敷料的疗效观察.护士进修杂志,
2013,28(4):363-464.

146. 王雅琴,宁宁,陈佳丽,等.我国伤口护士角色功能的研究进展.护理研究,2013,27
(6):1545-1546.

147. 王艳波.血栓闭塞性脉管炎的护理体会.全科护理,2009,7(3):586-587.

148. 王艳艳,姜丽萍,张恩,等.压疮发生的生物力学和循环代谢机制研究进展.护理学杂
志,2010,25(8):93-96.

149. 王迎儿.新型敷料用于外伤患者伤口护理的效果观察.护理与康复,2010,9(4):327-
329.

150. 王玉珍,许樟荣.糖尿病足病的检查与诊断分级.中国实用内科杂志,2007,27(7):
487-492.

151. 王庄斐,关健仪.系统性硬皮病患者的护理.中国社区医师,2012,22(14):369.

152. 吴金艳,叶丹.巨大乳腺恶性肿瘤伤口的护理.浙江预防医学,2008,20(6):89-89.

153. 吴在德,吴肇汉.外科学.北京:人民卫生出版社,2008.

154. 夏建国.烧伤麻醉理论与实践.北京:科学技术文献出版社,20111.

155. 辛爱利,郑雪梅,孙亚利,等.慢性伤口护理进展.护理研究,2009,20(7):1804-1805.

156. 徐洪莲.造口护理与造口治疗师的研究进展.上海护理,2009,9(3):93-95.

157. 徐玲,蒋琪霞.我国12所医院压疮现患率和医院内获得性压疮发生率调研.护理学
报,2012,19(9):9-13.

158. 徐英,杨静,马秀芬.5例患儿被人咬伤伤口的护理.护理学报,2013,20(10A):67-68.

159. 徐元玲,王建东,蒋琪霞.慢性伤口细菌生物膜形成机制及其影响的研究进展.中华护
理杂志,2014,49(4):463-466.

160. 徐媛,刘宏伟.创面修复"TIME"原则及其意义.中国组织工程研究,2012,16(11):
2059-2062.

161. 许邦玉.蛇咬伤患者的护理.职业卫生与病伤,2010,25(1):62-63.

162. 许樟荣.糖尿病足病的诊治与预防.中华损伤与修复杂志(电子版),2014,9(2):119-
122.

163. 闫欣,刘中国,黄丽坤,等.制氧仪促进非一期愈合伤口的临床观察.中国药物与研究,
2014,14(2):226-228.

164. 杨柳,吴洋.系统性红斑狼疮合并剥脱性皮炎患者的皮肤黏膜护理.护理学杂志,
2011,26(13):37-38.

165. 杨敏,卢静,徐斑.透明质酸用于急性伤口的系统评价.中华临床医师杂志(电子版),
2013,7(8):3485-3489.

166. 杨宗城. 中华烧伤医学. 北京：人民卫生出版社,2008.

167. 姚鸿,陈立红. 伤口湿性愈合理论的临床应用进展. 中华护理杂志,2008,43(11)1050-1052.

168. 叶向红,彭南海,蒋琪霞等. 南京军区南京总医院压疮高危及压疮患者营养指南. 中华现代护理杂志,2010,16(8):912-914.

169. 殷磊. 中华护理学辞典. 北京：人民卫生出版社,2011.

170. 殷磊. 护理学基础. 北京：人民卫生出版社,2003.

171. 尹诗,姜冬九. 我国专科护士培养模式综述. 护理学杂志,2012,27(7):95-97.

172. 于博芮,蔡新中,蔡新民,等. 最新伤口护理学. 北京：人民军医出版社,2008.

173. 于江苏,王颜刚. 糖尿病足的发病机制及干细胞移植治疗. 中国组织工程研究与临床康复,2011,15(40):7560-7564.

174. 于轶群,郑小冬,朱如璜,等. 终末期患者癌性伤口的姑息护理. 中国农村卫生事业管理,2013,33(10):1172-1174.

175. 岳海. 双氧水在急诊创伤清创术后感染率的临床观察. 中国医学创新,2012,9(32):129-130.

176. 詹秀兰,黎中良,曾雪玲. 伤口护理新进展. 护理学杂志,2007,22(4):74-76.

177. 张功林,章鸣. 开放性伤口冲洗治疗进展. 生物骨科材料与临床研究,2008,5(3):28-29.

178. 张鸿坤,李鸣. 下肢血栓闭塞性脉管炎治疗策略. 中国实用外科志,2008,28(10):835-837.

179. 张纪蔚. 下肢静脉性溃疡的临床诊断和鉴别. 中国中西医结合外科杂志,2008,14(6):523-525.

180. 张静,张仲,胡永清等. 伤口愈合的研究进展. 中华骨科杂志,2005,25(1):58-60.

181. 张荔群,张鸣青. 糖尿病足的发病机制与治疗. 现代中西医结合杂志,2009,1(4):461-463.

182. 张连阳."创面局部用药防治感染规范"解读. 中华创伤杂志,2013,29(10):908-910.

183. 张培华,蒋米尔. 临床血管外科学. 北京：科学出版社,2010:361-373.

184. 张其健,戴薇薇,唐琼芳. 我院伤口护理中心的建立与运行管理实践. 护理管理杂志,2013,13(11):777-778.

185. 张奇,张瑞岩. 外周动脉疾病诊治策略. 国际心血管杂志,2011,6(38):345-346.

186. 张旭,裘祖雄,魏敬. 手术切口分类愈合等级与统计的准确性探讨. 中国医院统计,2007,14(2):187-189.

187. 张学军,陆洪光,高兴华. 皮肤性病学. 北京：人民卫生出版社,2014.

188. 张学军. 皮肤性病学. 8 版. 北京：人民卫生出版社,2013.

189. 张雅坤. 自制简易负压吸引器在治疗糖尿病足溃疡创面中的效果. 解放军护理杂志,2011,28(10B):70-74.

190. 赵广. 临床皮肤病性病彩色图谱. 北京：金盾出版社,2004.

191. 赵维彦,李炳万,梁丽荣. 手部人咬伤的治疗. 实用手外科杂志,2007,21(1):36-37.

192. 赵小义. 外科护理学. 西安：第四军医大学出版社,2010.

193. 郑维敏,刘秀芬.双氧水与碘伏在外科清创术中的应用.齐鲁护理杂志,2011,17(21):
115.

194. 郑岳臣,涂亚庭,陈兴平.于光元皮肤性病诊断与鉴别诊断.上海:上海科学技术出版
社,2011.

195. 中华人民共和国卫生行业标准,静脉治疗护理技术操作规范433,2013.

196. 中华医学会创伤学分会组织修复专业委员会(组).慢性伤口诊疗指导意见(2011
版).北京:人民卫生出版社,2011.

197. 中华医学会风湿病学分会.系统性红斑狼疮诊断及治疗指南.中华风湿病学杂志,
2010,14(5):342-346.

198. 中华医学会外科学分会血管外科学组.深静脉血栓形成的诊断和治疗指南(第2
版).中国血管外科杂志(电子版),2013,5(1):23-26.

199. 中华医学会血管外科分会血管外科.慢性下肢静脉疾病诊断与治疗中国专家共识.中
华普通外科杂志,2014,29(4):246-252.

200. 中华医学会血管外科学组.深静脉血栓形成的诊断和治疗指南.中华外科杂志,2012,
50:611-614.

201. 周常青等译,美国负压创面治疗技术.北京:中国科学技术出版社,2005.

202. 周静,苏玉文.15例坏疽性脓皮病临床总结及3例丙种球蛋白冲击治疗的有效性评
价.中国医药指南,2012,(19):291-292.

203. 朱大年.生理学.第7版.北京:人民卫生出版社,2008.

204. 朱家骏,王宝玺,孙建方,等.皮肤病学.上卷.2版.北京:北京大学医学出版社,2014.

205. 朱秋平,张薇.美盐敷料用于感染性伤口换药.护理学杂志,2010,25(22):61-62.

206. 祖国红,李福生.放射性皮炎的研究进展.中国辐射卫生杂志,2012,21(3):380-384.

207. Ahn SA, Mustoe TA. Effects of ischemia on ulcer wound healing:A new model in the rabbit
ear. Ann Plast Surg. 1990,24(1):17-23.

208. Alexander S. Malignant fungating wounds:managing pain,bleeding and psychosocial issues.
J Wound Care,2009,18(10):418-425.

209. Alvarez OM,Rogers RS,Booker JG,et al. Effect of noncontact normothermic wound therapy
on the healing of neuropathic(diabetic)foot ulcers:an interim analysis of 20 patients. J Foot
Ankle Surg,2003:42(1):30-35.

210. Apelqvist J,Bakker K,van Houtum WH,et al. Practical guidelines on the management and
prevention of the diabetic foot. Diabetes Metab Res Rev,2008,24(Suppl 1):S181-S187.

211. Archer NK,Mazaitis MJ,Costerton JW,et al. Staphylococcus aureus biofilms Properties,reg-
ulation and roles in human disease. Virulence,2011,2(5):445-459.

212. Argenta LC,Morykwas MJ. Vacuum-assisted-closure:A new method for wound control and
treatment:Clinical experience. Ann Plast Surg,1997,38(6):563-576.

213. Arnold M,Barbul A. Nutrition and wound healing. Plast Reconstr Surg,2006,117(7 sup-
pl):42s-58s.

214. Australian Wound Management Association. Pan Pacificclinical practice guideline for the
prevention and management of pressure injury. WA:Cambridge Media Osborne Park,2012.

215. Bakker K,Schaper NC. The development of global consensus guidelines on the management and prevention of the diabetic foot 2011. Diabetes Metab Res Rev,2012,28(Suppl 1):116-118.

216. Bale S,Cameron J,Meaume S. Skin care science and practice of pressure ulcer management. London:Springer,2006.

217. Bale S,Harding K&Leaper D. An Introduction to Wounds. Emap Healthcare. London,2000.

218. Barrientos S,Stojadinovic O,Golinko MS,et al. Growth factors and cytokines in wound healing. Wound Repair Regen,2008,16(5):5601-5858.

219. Becker F. Varicose veins. Chonic venous insufficiency. Lower limbs venous ulcers. Point of view. Rev Med Interne,2004,25(1):65-73.

220. Bennett G,Dealey C,Posnett J. The cost of pressure ulcers in the UK . Age Ageing,2004,33(3):230-235.

221. Bergstrom N,Braden J. The Braden scale for predicting pressure sore risk . Nursing Research,1987,36(4):205-210.

222. Birke-Sorensen H,Malmsjo M,Rome P,et al. Evidence-based recommendations for negative pressure wound therapy:Treatment variables(pressure levels,wound filler and contact layer)-Steps towards an international consensus. Journal of Plastic Reconstructive & Aesthetic Surgery,2011,64(3):S1-S16.

223. Biswas S,Roy S,Banerjee J,et al. Hypoxia inducible microRNA 210 attenuates keratinocyte proliferation and impairs closure in a murine model of ischemic wounds. Proc Natl Acad Sci USA,2010,107(15):6976-6981.

224. Bjarnsholt T,Kirketerp-Moller K,Jensen Po,et al. Why chronic wounds will not heal:a novel hypothesis. Wound Repair Regen,2008,16(1):2-10.

225. Black J,Clark M,Dealey C,et al. Dressings as an adjunct to pressure ulcer prevention:consensus panel recommendations . International Wound Journal,2014,11(2):1-5.

226. Black JM,Gray M,Bliss DZ,et al. MASD part 2:incontinence-associated dermatitis and intertriginous dermatitis:a consensus. Wound Ostomy Continence Nurs,2011,38(4):359-370;quiz 371-2.

227. Bodnar JA,Morgan WT,Murphy PA,et al. Mainstream smoke chemistry analysis of samples from the 2009 US cigarette market. Regul Toxicol Pharmacol,2012,64(1):35-42.

228. Bongiovanni CM,Hughes MD,Rw B. Accelerated wound healing:multidisciplinary advances in the care of venous leg ulcers. Angiology,2006,57(2):139-144.

229. Bosanquet DC,Rangaraj A,Richards AJ,et al. Topical steroids for chronic wounds displaying abnormal inflammation. Ann R Coll Surg Engl,2013,95(4):291-296.

230. Bowler PG,Duerden BI,Armstrong DG. Wound microbiology and associated approaches to wound management. Clin Microbiol Rev,2001,14(2):244-269.

231. Braswell SF,Kostopoulos TC,Ortega-Loayza AG. Pathophysiology of pyoderma gangrenosum (PG):An updated review. Am Acad Dermatol,2015,73(4):691-698.

232. Brown DS,Sears M. Perineal dermatitis:a conceptual framework. Ostomy Wound Manage,

1993,39(7):20-2,24-5.

233. Brown RL,Ormsby I,Doetschman TC,et al. Wound healing in the transforming growth factor-β1 deficient mouse. Wound Rep Reg,1995,3(1):25-36.

234. Carville K. Wuond Care. Australia:Silver Chain Foundation,2012:241.

235. Chen L,Wen YM. The role of bacterial biofilm in persistent infections and control strategies. Int J Oral Sci,2011,3(2):66-73.

236. Chisholm CD,Cordell WH,Roger K,et al. Comparision of a new pressurized saline canister versus syringe irrigation for laceration cleaning in the emergency. Ann Emerg Med,1992,21 (11):1364-1367.

237. Cooper DM,Yu EZ,Hennessey P,et al. Determination of endogenous cytokines in chronic wounds. Ann Surg,1994,219(6):688-691.

238. Cooper RA,Ameen H,Price P,et al. A clinical investigation into the microbiological status of 'locally infected' leg ulcers. Int Wound J,2009,6(6):453-462.

239. Dealey C. The care of wounds:a guide for nurses. 2nd ed. Oxford:Blackwell science,2005.

240. Deatrick KB,Wakefield TW,Henke PK. Chronic venous insufficiency:current management of varicose vein disease. Am Surg,2010,76(2):125-132.

241. Doughty DB. WOCnurse consult:painful lower extremity ulcers. Journal of Wound Ostomy & Continence Nursing Official Publication of the Wound Ostomy & Continence Nurses Society,2011,38(3):265-267.

242. Engrav LH,Heimbach DM,Rivara FP,et al. 12-Year within-wound study of the effectiveness of custom pressure garment therapy. Burns Journal of the International Society for Burn Injuries,2010,36(7):975-983.

243. Eriksson G,Eklund AE,Kallings LO. The clinical significance of bacterial growth I venous leg ulcers. Scand J Infect Dis,1984,16(2):175-180.

244. Erinjeri JP,Fong AJ,Kemeny NE,et al. Timing of administration of bevacizumab chemotherapy affects wound healing after chest wall port placement. Cancer,2011,117(6):1296-1301.

245. European Pressure Ulcer Advisory Panel and National Pressure Ulcer Advisory Panel. Prevention and treatment of pressure ulcers:quick reference guide. Washington DC:National Pressure Ulcer Advisory Panel,2009.

246. Fajardo LF,Berthrong M. Radiation injury in Surgical pathology Ⅲ:Salivary glands,pancreas and skin. Am J Surg Pathol,1981,5(3):279-296.

247. Falanga V. Classication for wound bed Preparation and stimulation of chronic wounds. Wound Repair Regen,2000,(8):347-352.

248. Fore J. A review of skin and the effects of aging on skin structure and function. Ostomy Wound Manage 2006,52(9):24-35.

249. Fowler E. Chronic wounds:an overview//Krasner D. Chronic wound care:a clinical source book for healthcare Professionals. King of Prussia PA:Health Management Publications, 1990:12-18.

250. Freedman G, Cean C, Duron V, et al. Pathogenesis and treatment of pain in patients with chronic wounds. Surg Technol Int, 2003, 11(11):168-179.

251. Game FL, Hinchliffe RJ, Apelqvist J. et al. Specific guidelines on wound and wound-bed management 2011. Diabetes Metab Res Rev, 2012, 28(Suppl 1):232-233.

252. Gardner SE, Franz RA, Bergquist S, et al. A prospective study of the pressure ulcer scale for healing(PUSH). J Gerontol A Boil Sci Med ScI, 2005, 60(1):93-97.

253. Gillespie BM, Chaboyer WP, Mclnnes E, et al. Repositioning for pressure ulcer prevention in adults(Review). The Cochrane Library, 2014.

254. Goh T, Goh LG, Ang CH, et al. Early diagnosis of necrotizing fasciitis. Br J Surg, 2014, 101(1):119-125.

255. Gohel MS, Barwell JR, Taylor M, et al. Long term results of compression therapy alone versus compression plus surgery in chronic venous ulceration(ESCHAR): randomised controlled trial. BMJ, 2007, 335(7610):83.

256. Gottrup F, Apelqvist J. Present and new techniques and devices in the treatment of DFU: a critical review of evidence. Diabetes Metab Res Rev, 2012, 28(Suppl 1):64-71.

257. Gray M, Bliss DZ, Doughty DB, et al. Incontinence-associated dermatitis: a consensus. Wound Ostomy Continence Nurs, 2007, 34(1):45-54; quiz 55-56.

258. Gray M. Incontinence-related skin damage: essential knowledge. Ostomy Wound Manage, 2007, 53(12):28-32.

259. Hall-Stoodley L, Costerton JW, Stoodley P. Bacterial biofilms: from the natural environment to infectious disease. Nature Review, 2004, 2(2):95-108.

260. Harris JE. Smoke yields of tobacco-specific nitrosamines in relation to FTC tar level and cigarette manufacturer: analysis of the Massachusetts Benchmark Study. Public Health Rep, 2001, 116(4):336-343.

261. Haubner F, Ohmann E, Pohl F, et al. Wound healing after radiation therapy: review of the literature. Radiat Oncol, 2012, 7:162.

262. Haubner F, Ohmann E, Pohl F, et al. Wound healing after radiation therapy: Review of the literature. Radiation Oncology, 2012, 7(1):1-9.

263. Haughton W, Young T. Common problem in wound care: Malodorous. Br J Nurs, 1995, 4(16):959-960, 962-963.

264. Heinen MM, van Achterberg T, Reimer WS, et al. Venous leg ulcer patients: a review of the literature on lifestyle and pain-related interventions. J Clin Nurs, 2004, 13(3):355-366.

265. Kuroyanagi H, Akiyoshi T, Oya M, et al. Laparoscopic-assisted anterior resection with double stapling technique anastomosis: safe and feasible for lower rectal cancer . Surg Endosc, 2009, 23(10):2197-2202.

266. Hodgetts T, Turner L. Trauma rules 2: incorporating military trauma rules. 2th ed. London: BMJ Publishing Group, 2006.

267. Hofman D, Moore K, Cooper R, et al. Use of topical corticosteroids on chronic leg ulcers. J Wound Care, 2007, 16(5):227-230.

268. Howdieshell TR, Callaway D, Webb WL, et al. Antibody neutralization of vascular endothelial growth factor inhibits wound granulation tissue formation. J Surg Res, 2001, 96(2):173-182.

269. Jeffcoate WJ, Lipsky BA. Controversies in diagnosing and managing osteomyelitis of the foot in diabetes. Clin Infect Dis, 2004, 39(Suppl 2):115-122.

270. Kennedy KL, Lutz L. Comparison of the efficacy and cost-effectiveness of three skin protectants in the management of incontinent dermatitis. Amsterdam: Proceedings of the European Conference on Advances in Wound Management, 1996.

271. Keryln C. Wound care manual. Obsorne Park, Australia: Silver Chain Foundation, 2005.

272. Kim WS, Park BS, Sung JH, et al. wound healing effect of adipose-derived stem cells: a critical role of secretory factors on human dermal fibroblast. J Dermatol Sci, 2007, 48(1):15-24.

273. Kottner J, Balzer K. Do pressure ulcer risk assessment scales improve clinical practice?. Journal of Multidisciplinary Healthcare, 2010, 16(3):103-111.

274. Krizek TK, Robson MC, Kho E. Bacterial growth and skin graft survival. Surg Foum, 1967, 18:518-519.

275. Lavery LA, Armstrong DG, Harkless LB. Classification of diabetic foot ulcerations. Foot Ankle Surg, 1996, 35(6):528.

276. Lazarus GS, Cooper DM, Knighton DR, et al. Definitions and guidelines for assessment of wounds and evaluation of healing. Arch Dermatol, 1994, 130(4):489-493.

277. Letizia M, Uebelhor J, Paddack E. Providing palliative care to seriously Ⅲ patients with nonhealing wounds. J Wound Ostomy Continence Nurs, 2010, 37(3):277-282.

278. Ligresti CFBo. Wound bed preparation of difficult wounds: an evolution of the principle of TIME. Int wound J, 2007, 4(1):21-29.

279. Lineaveaver W, Howard R, Sonlu D, et al. Topil antimicrobial tonicity. Arch Sury, 1985, 120(3):267-270.

280. Lipsky BA, Berendt AR, Cornia PB, et al. 2012 infectious diseases society of America clinical practice guideline for the diagnosis and treatment of diabetic foot infections. Clin Infect Dis, 2012, 103(1):2-7.

281. Lo, S. F. Experiences of living with a malignant fungatin wound: a qualitative study. Journal of Clinical Nursing, 2008, 17(20):2699-2708.

282. Lo, Shu. Symptom burden and quality of life in patients with malignant fungating wounds. Journal of Advanced Nursing, 2012, 68(6):1312-1321.

283. Lund-Nielsen B. The effect of honey-coated bandages compared with silver-coated bandages on treatment of malignant wounds-a randomized study. Wound Repair & Regeneration, 2011, 19(6):664-670.

284. Mahdavian Delavary B, Van d V W M, Ferreira J A, et al. Formation of hypertrophic scars: Evolution and susceptibility. Journal of Plastic Surgery & Hand Surgery, 2012, 46(2):95-101(7).

285. Maida V, Corbo M, Dolzhykov M, et al. Wounds in advanced illness:a prevalence and inci-dence study based on a prospective case series. International Wound Journal,2008,5(2): 305-314.

286. Maida V, Ennis M, Kuziemsky C, et al. Symptoms associated with malignant wounds:a pro-spective case series. Journal of Pain and Symptom Management,2009,37(2):206-211.

287. Mcdonald WS, Nichter LS. Debridement of bacterial and particulate-contaminated wound. Ann Plastic Surg,1994,33(2):142-147.

288. Mendelsohn FA, Divino CM, Reis ED, et al. Wound care after radiation therapy. Adv Skin Wound Care,2002,15(5):216-224.

289. Merkel PA, Silliman NP, Denton CP, et al. Validity, reliability, and feasibility of durometer measurements of scleroderma skin disease in a multicenter treatment trial. Arthritis Rheum, 2008,59(5):699-705.

290. Moffatt CJ, Franks PJ, Doherty DC, et al. Prevalence of leg ulceration in a London popula-tion. Q J Med,2004,97(7):431-437.

291. Morykwas MJ, Argenta LC, Shelton-Brown E I, et al. Vacuum-assisted-closure:A new meth-od for wound control and treatment:Animal studies and basic foundation . Ann Plast Surg, 1997,38(6):553-562.

292. Mulholland MW, Maier RV, et al. Greenfield's Surgery Scientific Principles and Practice, 4th ed, Lippincott Williams & Wilkins, Philadelphia 2006. Copyright © 2006 Lippincott Williams & Wilkins.

293. Mustoe T A, O'Shaughnessy K, Kloeters O. Chronic wound pathogenesis and current treat-ment strategies:a unifying hypothesis. 2006,117(Suppl 7):35s-41s.

294. Mustoe T. Understanding chronic wounds:a unifying hypothesis on their pathogenesis and implications for therapy. Am J Surg. 2004,5(Suppl 1):65-70.

295. National Pressure Ulcer Advisory Panel(NPUAP)announces a change in terminology from pressure ulcer to pressure injury and updates the stages of pressure injury. the National Pressure Ulcer Advisory Panel-NPUAP-News-Hot Tops.

296. National Pressure Ulcer Advisory Panel and European Pressure Ulcer Advisory Panel (NPUAP/EPUAP). Prevention and treatment of pressure ulcers:Clinical practice guide-line. Washington, DC:National Pressure Ulcer Advisory Panel,2009.

297. National Pressure Ulcer Advisory Panel, European Pressure Ulcer Advisory Panel and Pan Pacific Pressure Injury Alliance. Prevention and Treatment of Pressure Ulcers:Quick Refer-ence Guide. EmilyHaesler(Ed.). Cambridge Media:Perth, Australia;2014.

298. National Pressure Ulcer Advisory Panel. 2007 National Pressure Ulcer Staging Definition. World Council of Enterostomal Therapists Journal,2007,27(3):30-31.

299. Naylor, W. A guide to wound management in palliative care. Int J Palliat Nurs 2005,11 (11):572,574-579.

300. Newman LG, Waller J, Palestro CJ, et al. Unsuspected osteomyelitis in diabetic foot ulcers. Diagnosis and monitoring by leukocyte scanning with indium in 111 oxyquinoline. JAMA.

1991,266(9):1246-1251.

301. Norton D. Calculating the risk:Reflections on the Norton Scale. Decubitustus,1989,2:24-31.

302. Norton D. Calculating the risk:Reflections on the Norton Scale. Decubitus,1989;2:24-31.

303. NSCCAHS Wound Assessment Guidelines. Sydney:Northern Sydney Central Coast NSWHEALTH,2008.

304. O' Brien C. Malignant wounds:managing odour. Can Fam Physician,2012,58(3):272-274,141-143.

305. Odland G. The fine structure of the interrelationship Of cells in the human epidermis. Biophys Biochem C 0L1958,10(4):529-530.

306. Pan Pacific Clinical Practice Guideline for the Prevention and Management of Pressure Injury(2012).

307. Pancorbo-Hidalgo P,Garcia-Fernandez F,Lopez-Medina,et al. Risk assessment scales for pressure ulcer prevention:a systematic review. Journal of Advanced Nursing,2006,54(1):94-110.

308. Partsch H,Clark M,Mosti G,et al. Classification of Compression Bandages:Practical Aspects. Dermatologic Surgery,2008,34(5):600-609.

309. Paul. J. C. ,Pieper,B. A. Topical metronidazole for the treatment of the wound odour:a review of the literature. Ostomy Wound Manage 2008,54(3):18-27.

310. Paz Maya S,Dualde Beltrán D,Lemercier P,et al. Necrotizing fasciitis:an urgent diagnosis. Skeletal Radiol. 2014,5,43(5):577-589.

311. Peirce SM,Skalak TC,Rodeheaver GT. Ischemia reperfusion injury in chronic pressure ulcer formation:A skin model in the rat. Wound Repair Regen. 2000,8(1):68-76.

312. Percival SL,Hill KE,Malic S,et al. Antimicrobial tolerance and the significance of persister cells in recalcitrant chronic wound biofilms. Wound Rep Reg,2011,19(1):1-9.

313. Pressure Ulcer Scale for Healing, Version 3. 0:9/15/98,© National Pressure Ulcer Advisory Panel.

314. Probst S,Arber A,Faithfull S. Malignant fungating wounds:A survey of nurses' clinical practice in Switzerland. European Journal of Oncology Nursing,2009,13(4):295-298.

315. Raffoul W,Far MS,Cayeux MC,et al. Nutritional status and food intake in nine patients with chronic low-limb ulcers and pressure ulcers:importance of oral supplements. Nutrition. 2006,22(1):82-88.

316. Reddy M. Skin and wound care:important considerations in the older adult. Adv Skin Wound Care 2008;21(9):424-436.

317. Regan MA,Teasell RW,Wolfe DL,et al. A systematic review of therapeutic interventions for pressure ulcers after spinal cord injury. Arch Phys Med Rehabil 2009;90(2):213-231.

318. Reid RR,Sull AC,Mogford JE,et al. A novel murine model of cyclical cutaneous ischemia-reperfusion injury. J Surg Res. 2004,116(1):172-180.

319. Robson MC,Wound infection:a failure of wound healing used by an imbalance of bacteria.

Surg Clin North Am. 1997,77(3):650.

320. Rubin E,Farber JL. Pathology. 3rd Edition. Philadelphia:Lippincott Williams & Wilkins, 1999.

321. Santilli JD,Santilli SM. Chronic critical limb ischemia:diagnosis,treatment and prognosis. Am Fam Physician 1999;59(7):1899-1908.

322. Scemons Donna J Elston Denise. Nurse to Nurse WOUND CARE. New York Chicago San Francisco Lisbon London Madrid Mexico City:The McGraw-Hill Companies,2009:99-133.

323. Schmid P,Cox DA,Bilbe G,et al,TGF-Bs and TGF-B type II receptor in human epidermis: Differential expression in acute and chronic skin wounds. J Pathol. 1993,171(3):191-197.

324. Schneider LA,Korber A,Grabbe S,et al. Influence of pH on wound-healing:a new perspective for wound-therapy? Arch Dermatol Res. 2007,298(9):413-20.

325. Schneider LA,Korber A,Grabbe S,et al. Influence of pH on wound-healing:a new perspective for wound-therapy? . Arch Dermatol Res. 2007,298(9):413-420.

326. Schultz GS,Sibbald RG,Falanga V,et al. Wound bed preparation:A systematic approach to wound management . Wound Repair Regen,2003,11(Suppl 1):S1-28.

327. Secor PR,James GA,Fleckman P,et al. Staphylococcus aureus biofilm and planktonic cultures differentially impact gene expression,mapk phosphorylation,and cytokine production in human keratinocytes. BMC Microbiology,2011,21(11):143-155.

328. Singh A,Halder S,Menon GR,et al. Meta-analysis of randomized controlled trials on hydrocolloid occlusive dressing versus conventional gauze dressing in the healing of chronic wounds. Asian J Surg,2004,27(3):326-332.

329. Sorensen LT,Horby J,Friis E,et al. Smoking as a risk factor for wound healing and infection in breast cancers surgery. Eur J Surg Oncol,2002,28(8):815.

330. Sørensen LT. Wound healing and infection in surgery:the pathophysiological impact of smoking,smoking cessation,and nicotine replacement therapy:a systematic review. Ann Surg 2012;255(6):1069-1079.

331. Staudacher C,Vignali A,Saverio D P,et al. Laparoscopic Vs. Open Total Mesorectal Excision In Unselected Patients With Rectal Cancer:Impact On Early Outcome. Diseases of the Colon & Rectum,2007,50(9):1324-1331.

332. Strasser F. ,Walker P. ,Bruera E. Palliative pain management when both pain and suffering hurt. Palliat Care 2005,21(2):69-79.

333. The Trans Tasman Dietetic Wound Care Group. Evidence based practice guidelines for the nutritional management of adults with pressure injuries. 2011.

334. Trent JT,Kirsner RS. Leg ulcers in sickle cell disease. Adv Skin Wound Care 2004;17(8): 410-416.

335. Turan A,Mascha EJ,Roberman D,et al. Smoking and perioperative outcomes. Anesthesiology 2011;114(4):837-846.

336. Ubbi D T. A systematic review of topical negative pressure therapy for acute and chronic wounds. Br J Surg,2008,95(6):685-692.

337. Veves A, Murray HJ, Young MJ, Boulton AJ. The risk of foot ulceration in diabetic patients with high foot pressure: a prospective study. Diabetologia 1992; 35(7): 660-663.

338. Volk SW. Mesenchymal stem cell in ischemic wound healing. Advances In Wound Care, 2010, 1: 471-476.

339. Wang AS, Armstrong EJ, Armstrong AW. Corticosteroids and wound healing: clinical considerations in the perioperative period. Am J Surg 2013; 206(3): 410-417.

340. Waterlow J. Pressure sores: A risk assessment card. Nurs Times, 1985, 81(48): 49-55.

341. Wengstrom Y, Margulies A. European Oncology Nursing Society extravasation guidelines. Eur J Oncol Nurs, 2008, 12(4): 357-361.

342. WHO. The development of the WHO quality of life assessment instrument [R]. Geneva: WHO, 1993: 1.

343. Wicke C, Bachinger A, Coerper S, et al. Aging influences wound healing in patients with chronic lower extremity wounds treated in a specialized Wound Care Center. Wound Repair & Regeneration, 2009, 17(1): 25-33(9).

344. Wilkinson EA. Oral zinc for arterial and venous leg ulcers. Cochrane Database Syst Rev. 2014, 9: CD001273.

345. Winter GD. Formation of scab and the rate of epithelation of superficial Wounds in the skin of the domestic pigNature, 1962, 193: 293.

346. World Union of Wound Healing Societies (WUWHS). Principles of best practice: Wound infection clinical practice. A consensus document. London: MEP Ltd, 2008.

347. Wound Ostomy and Continence Nurses Society (WOCNS). Guideline for Prevention and Management of Pressure Ulcers. Mount Laurel. WOCNS, 2010.

348. Wozniak SE, Gee LL, Wachtel MS, et al. Adipose Tissue: The New ENDocrine Organ? A Review Article. Dig Dis Sci. 2009, 54(9): 1847-1856.

349. Wu L, Brucker M, Gruskin E, et al. Differential effects of PDGF-BB in accelerating wound healing on aged versus young animals: The impact of tissue hypoxia. Plast Reconstr Surg. 1997, 99(3): 815-822.

350. Wu SC, Crews RT, Armstrong DG. The pivotal role of offloading in the management of neuropathic foot ulceration. Curr Diab Rep 2005; 5(6): 423-429.

351. Xu J, Clark RA, Park WC. P38 mitogen-activated kinase is a bidirectional regulator of human fibroblast collagenase-1 induction by three-dimensional collagen lattices. Biochem J. 2001, 355(Pt 2): 437-447.

352. Y. Wengström, A. Margulies, European Oncology Nursing Society extravasation guidelines. European Journal of Oncology Nursing (2008) 12, 357-361.

353. Yanaki T, Nozaki M, Sakurai H, et al. The classification, assessment and treatment strategy for Venous leg ulcers. J Plas Surg2006: 49(2): 27-137.

52检